# 40周 全程 孕产指南

（第二版）

北京妇产医院孕产专家为准爸准妈量身定制的
40周完美孕产全程指南方案

于松◎主编

海峡出版发行集团
THE STRAITS PUBLISHING & DISTRIBUTING GROUP

鹭江出版社
LUJIANG PUBLISHING HOUSE

2016年·厦门

## 图书在版编目（CIP）数据

40周全程孕产指南／于松主编．—2版．—厦门：
鹭江出版社，2016.4

ISBN 978-7-5459-1130-5

Ⅰ．① 4… Ⅱ．①于… Ⅲ．①孕妇－妇幼保健－指南
②产妇－妇幼保健－指南 Ⅳ．① R715.3-62

中国版本图书馆 CIP 数据核字（2016）第 048801 号

40ZHOU QUANCHENG YUNCHAN ZHINAN (DIERBAN)

40 周全程孕产指南（第二版）

于 松 主编

出版发行：海峡出版发行集团

鹭 江 出 版 社

| | | | |
|---|---|---|---|
| 地　　址：厦门市湖明路 22 号 | | 邮政编码：361004 |
| 印　　刷：北京睿特印刷厂大兴一分厂 | | |
| 地　　址：北京市大兴区星光工业开发区西红门福伟路四条十号 | | 邮政编码：101109 |

开　　本：787mm×1092mm 1/16

印　　张：29.75

字　　数：555 千

印　　次：2016 年 4 月第 1 版　　2016 年 4 月第 1 次印刷

书　　号：ISBN 978-7-5459-1130-5

定　　价：49.80 元

**如有发现印装质量问题请寄承印厂调换**

# 再版序

　　因为工作的缘故，我每天都会迎接新生命。伴随生命诞生的激动和喜悦，这既是我遇到困难时的最大支撑，也是我努力工作的动力。我希望我的工作能尽可能护航每对夫妻孕育生命的过程，让每个新生命的降生都平安顺利。然而我个人产科临床工作可以帮助的孕产妇毕竟是有限的，我想如果我能够把20余年的围产期保健、产科分娩及产后护理的知识写下来，传播出去，可能就会有更多人因此受益，于是2009年我编写了《40周全程孕产指南》一书。

　　随着这本书的广受欢迎，一再加印，这些相对系统的孕产知识得到广泛传播，我多年的心愿实现了。在此我要特别感谢当年支持过我的出版社和相关编辑，正是有了他们的支持和帮助，我多年从医的经验才有机会被更多的孕妈妈们接受，我感到自己的努力没有白费。

　　医学在进步，知识也在更新，为了更好地服务于新一代孕妈妈，我根据近几年最新的医学研究结果和临床常见问题对《40周全程孕产指南》进行了全面修订，不仅调整了相关评价指标和方法，而且对本书出版这几年来读者咨询最多的问题，如孕期用药、孕期饮食管理和运动问题等方面进行了补充说明，此外还特别调整了产后护理（即月子）的章节，使内容更加实用，方便操作。

　　怀孕、分娩对每对新手父母来讲都是考验和挑战，但只有掌握了正确的方法，做好管理和保健，有问题积极诊治，绝大部分人是可以拥有一个轻松健康的孕期并能平安生下宝宝的。在阅读的过程中，如果我的专业技能和经验对您有所帮助，我将非常荣幸和欣慰，如有疏漏和欠缺也敬请读者批评指正。

　　最后，愿天下所有的夫妻都能收获健康、聪明、可爱的宝宝！

于松

2016年3月

# 初版前言

得知那颗种子在自己体内生根、萌芽时，得知不久的将来即将荣升为爸爸妈妈时，年轻的小两口会有什么样的感受呢？激动？欣喜？无助？担心？惶惑？……我想更多的爸爸妈妈会以一种复杂的心情面对这一切，欣喜中交织着无助，激动里混杂着惶惑。他们为即将来到的新生命而骄傲，也为自己能不能为这个小东西的到来做好准备而担心。

作为过来人，我也经历了这一切。但比大多数年轻爸妈幸运的是，我的专业知识给了我许多帮助与安慰。作为一名专业的妇产科医生，我清楚整个40周的孕期里，每一周胎儿和孕妇的身体都会发生哪些变化，可能出现哪些异常情况，需要注意什么，如何预防一些可能的异常……因为有了充分的准备，便可以从容不迫地迎来孩子的降临。之后，在行医的几十年里，我无数次地遇到过满眼信任与无助的年轻夫妻，也会尽我所能地帮助每一位需要帮助的年轻父母。但是，我觉得我做得还远远不够，希望得到专业妇产科医生建议的年轻父母远远不止医院门诊里遇到的这些。如何让我的经验、我的专业知识帮到更多的人呢？我想到了图书，它无疑是一个非常好的途径。

在本书里，我以一对夫妻真实的备孕、怀孕经历为线索，将诸多孕产知识串于其中。在内容上，我将孕产知识分为三个部分：备孕、好孕和顺产。

许多孕产指导类书籍直接就从妊娠期开始讲，我认为不妥。因为，只有夫妻双方从身体上、物质上、精神上真正做好了充足准备，才能为即将到来的妊娠期及孩子的出生，提供一个良好的出生环境。有些年轻夫妻并不重视备孕，这样突如其来的宝宝有时能够给人带来惊喜，但万一有什么纰漏的话，恐怕是惊大于喜。

40周的妊娠期是本书的重点。这里，我特别指出了一些不科学的妊娠观点。孕期，有的准妈妈因为怀孕带来身体不适，就干脆在家静养，当"宅"妈。我不提倡这样的行为。一般情况下，只要身体状况良好，我建议准妈妈们在预产期到来前的一两周再请假休息。适量的运动和工作，对胎儿和孕妇只有好处没有坏处。还想特别强调的一点是分娩方式。

现在，我国做剖宫产的妈妈们越来越多，有的妈妈本来条件很好，可以自然生产，但因为怕疼，就要求剖宫产。其实，人体的结构已经为自然生产做好了充分的准备，自然生产对母子都有好处。而且，我认为分娩的疼痛正是上天在提醒人类珍惜生命的一种方式。

在这本书里，我们会看到，随着妊娠的进行，这对年轻夫妻也逐渐由稚嫩走向成熟，由强调个性张扬而逐渐懂得了相互包容、理解与支持的重要性。阅读的时候，年轻的读者们可能会觉得在这对夫妻身上有着些许自己的影子。他们所经历的，其实正是我身边许多年轻夫妻的基本人生走向。由二人世界过渡到三口之家，一个新成员的加入，是我们成长所必须经历的一个阶段，也是一个家庭走向稳固牢靠的重要基石。

总之，我希望以我的经历和从医多年的经验，通过这本书，能够给年轻的准父母们一些有效的、切实可行的帮助。

宝贝，许多奇迹，因为有你，就会存在！

宝贝，陪着你慢慢长大，是一件多么幸福的事！

于松

2010年4月

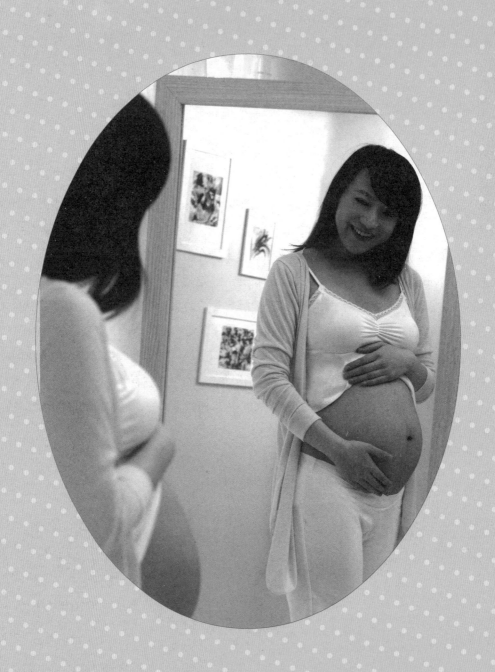

## 上篇　备孕

从单身贵族到二人世界，夫妻俩的人生经历了一次重大变革。眼下，他们正酝酿着又一次变革，要向三口之家看齐。备孕的过程虽然酸甜苦辣咸五味俱全，不过希望的意味在这个小家庭里也日渐浓重起来……

## 第1章　有备而孕

关键词◎受孕◎子宫结构◎最佳生育年龄◎孕前检查◎疫苗◎疾患

## 💛 第2章　优生优孕

关键词◎受孕时间◎孕前用药◎母亲体质◎遗传◎饮食◎锻炼

## 中篇　好孕

　　得知一个小生命在体内萌芽时,她心中涌动着前所未有的喜悦。这是一个奇迹!男人不会体会其中的滋味,这是上帝送给女人的礼物。是的,看着妻子由内而外的变化,他有些茫然,他很难理解妻子抚着肚子的神秘微笑,但是他明白作为一个男人应承担的责任。

## 第3章　妊娠0~4周

关键词◎确认怀孕◎安胎养胎◎胎儿发育◎孕妇生理变化◎计算预产期◎孕期运动◎孕期用药◎孕期饮食◎孕期疾病防治◎高龄产妇◎胎教准备

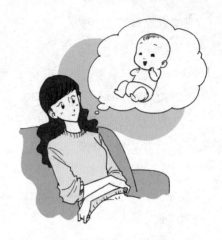

# 第4章 妊娠5~8周

关键词◎胎儿发育◎生理变化◎情绪变化◎产检准备◎运动◎饮食◎旅行◎感染源◎预防流产
◎眩晕◎早期流产

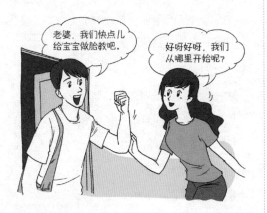

关键词◎生理变化◎妊娠激素◎产前检查◎绒毛膜取样术◎羊膜腔穿刺术◎脐带血检验◎唐氏综合征◎双胞胎◎穿着◎产前课程

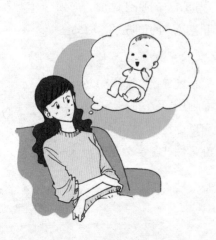

## 第6章　妊娠13~16周

关键词◎生理变化◎皮肤问题◎情绪反应◎ABO溶血◎饮食◎葡萄胎◎运动◎母子信息传递

## 第7章　妊娠17~20周

关键词◎孕期阑尾炎◎孕中期"性"福◎孕期旅行◎胎动◎触觉胎教

# 第8章　妊娠21~24周

关键词◎胎儿发育◎生理变化◎孕妇穿着◎孕期不适◎孕妇粥◎孕检项目◎语言胎教

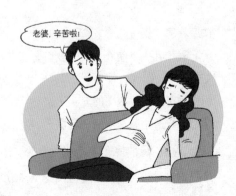

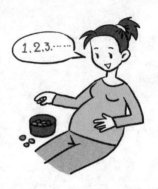

# 第10章　妊娠29~32周

关键词◎宝宝变漂亮了◎尿频◎测量骨盆◎胎位纠正◎预防早产◎疼痛◎音乐胎教◎睡个好觉

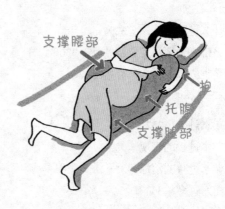

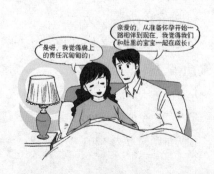

## 第12章　妊娠37~40周

关键词◎拉梅兹呼吸法◎假性阵痛◎临产信号◎阴道分娩◎剖宫产◎水中分娩◎无痛分娩

# 下篇　分娩

随着临产期的日益临近，小夫妻变得越来越无助。她无法想象孩子怎样通过窄窄的产道，而老公则对父亲这个角色充满了恐慌和无助。然而，随着那一声嘹亮的啼哭，他们突然明白了：这个世界果然有奇迹！

## 💗 第13章　临产及分娩

关键词◎确定医院◎分娩准备◎第一产程◎第二产程◎第三产程◎产力◎分娩姿势◎助产术◎难产◎脐带脱垂

# 💗 第14章　产后母婴护理

关键词◎产褥期◎恶露◎产后大出血◎月子病◎束腹带◎阿普加评分◎新生儿护理 ◎新生儿疫苗接种

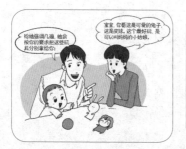
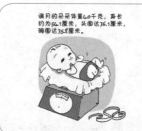
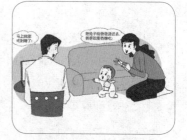
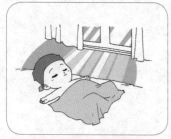
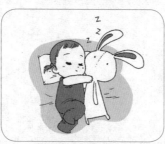
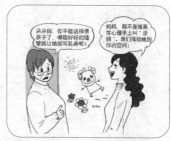
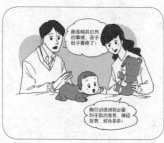
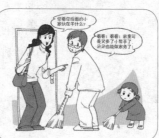
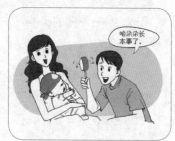

# Part 1

# 上篇　备孕

从单身贵族到二人世界，夫妻俩的人生经历了一次重大变革。眼下，他们正酝酿着又一次变革，要向三口之家看齐。备孕的过程虽然酸甜苦辣咸五味俱全，不过希望的意味在这个小家庭里也日渐浓重起来……

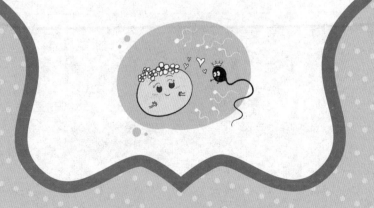

# 第1章　有备而孕

# ① 精子与卵子的约会

激情过后，妻子望着身边渐渐沉入梦乡的老公，嘴角轻轻地向上扬起。高潮时小腹传来的轻微抽动现在还令她快乐地战栗。大学那会儿，她是历史系小有名气的美女加才女，追求她的男生可不少，其中还不乏佼佼者。但是她偏偏选中了读数学系的他。她看中的是他的沉稳踏实。大学毕业后，两人就结婚了，她成了一位中学历史老师，他则进了一家企业。婚后的生活充满安宁、幸福，他们决定要一个小孩。她希望这一次老公的精子能顺利进入她的体内，和卵子结合，早日实现自己做妈妈的愿望。

事实上，精子和卵子的约会并不容易。女人在一年的时间里，只有 30 天有机会受孕。就算是在那 30 天里，成功受孕也需要一连串看似没有关系的事件配合得天衣无缝才行。因为成功与否与女人自青春期即展开的周期有关。

## ♥ 卵巢的结构

当女性进入青春期后，卵巢会发生一系列的变化。卵巢是两个像核桃一样的器官，分别位于女性的骨盆两侧，它们不仅分泌造成青春期的荷尔蒙，同时也具备创造新生命的原材料：卵子。每个卵巢中含有 10 万个以上的卵子，从青春期开始，女性大脑中的脑下垂体每个月都会告诉它释放一个卵子。有两根输卵管连接着卵巢与子宫。经过输卵管，卵子要花 3 天才能完成从卵巢到子宫这段 15 厘米的距离。在这里，卵子等待着精子的到来。和卵子一起被排出的，还有大约 500 多个营养细胞，它们是一些黏糊糊、近乎透明的东西，它们裹挟着卵子，为卵子提供所需的营养。科学实践证明女人的一生只能排卵 400 次，所以一定要把握好创造新生命的机会。

## ♥ 精子的结构

精子就像小蝌蚪，头部呈圆柱形，尾部细长。男性自青春期后，一生当中都能够不断产生精子。而且他们产生精子的速度很快，每秒可以产生数千个精子。男性一次射精就可以射出约2亿个精子，但这其中，仅有一个可能使一个卵子受精。

精子经过睾丸中错综复杂的管道到达勃起的阴茎，这个距离将近1米，它们身处的白色液体不过是补充它们长途旅行所需的营养物质。在高潮来临时，肌肉收缩，将这些液体从男性体内一路送到女性阴道内。

女性的阴道壁是酸性的，以保护它不受细菌的感染，但对精子来说，这却是致命的。1个小时内，2亿精子死伤过半。幸存的精子依然勇猛地向子宫进发。但是，这段路程依然曲折。从阴道通往子宫的路并非直线，它是一个90度的转角。

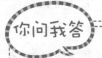

### 体位和怀孕有关系吗

很多人告诉想做父母的年轻夫妻，理想的体位能够帮助女性更快怀孕。其实，这种说法并不准确。男性射精之后会在女性阴道的底处形成精液池。15分钟之后，凝固的精液池又逐渐变回液体形态。接着，这些精液、黏液、精子，以及从阴道壁上剥落下来的细胞全都混合在了一起，流到阴道前庭。这时，女性无论是站立、走动，甚至只是咳嗽一声或者打个喷嚏，都可以让它排出来。即使是睡觉时，它也会自动流出来。这是在射精后10分钟到2小时内会发生的情况，即回流。有的女性以为回流是使她们不孕的原因之一，以为只要找到理想的体位，使回流不再发生，就会增加她们受孕的概率。可见，这是不科学的。要说体位和怀孕的关系，那就是体位会影响男女在性交过程中的状态。采取背后式性交，至少对男性来说，会让他们处于警戒状态，更易引起兴奋。

## ♥ 精子在子宫内的运动——女性压力过大影响受孕

子宫的形状像一个倒放的梨子，由一堆肌肉组织形成。子宫最狭窄的那端约有3厘米的部分露出于阴道内，这就是子宫颈。在子宫颈内，有一根导管通往阴道，而这也正是精子们到达子宫的唯一途径。子宫颈里充满黏液，它们默默地保护着女性的健康，同时还调节着对精子的需求量。在排卵期，黏液所含水分增加，通路变得比较宽阔，便于精子进入；在非排卵期，或条件不宜时，如生活困窘、精神压抑、身体条件不佳等，黏液会变得非常黏稠，使导管之间的通路变得狭窄，即使精子进入黏液，也很难通过导管，就算通过导管，此时精子的游速也会大减。事实上最有利于精子通过的时候，最宽的地方也只能容纳两个精子同时并排通过。

在发生性关系的数小时内，子宫本身也会产生收缩，帮助精子前进。进入子宫后，精子们借助于子宫壁肌肉皱褶之间的细微波动，顺利进入位于子宫顶端的输卵管，等待着卵子的到来。

## 💜 卵子的受精过程

经过这样的长途跋涉，能够进入输卵管的只有 200 个精子，但这同样是一次充满变数的等待。谁也不知道这个月两个卵巢中的哪一个会排卵，卵子会在两根输卵管中的哪一根出现。

可能，精子终于有幸遇到了藏在输卵管皱褶深处的卵子，但是让卵子受精也绝非易事，精子还需要经受再一次的考验。

包裹着卵子的有三层物质，最外面是一层形状不定的细胞；下一层是卵子的外皮，它是一层平滑的薄膜，叫作透明层；透明层下面，则是卵黄膜。最先遇到卵子的精子用自己的头部切入卵细胞，之后进入到透明层。如果它顺利穿过这三层阻碍到达卵黄层，才算真正实现与卵子的亲密接触。卵子很专一，一般情况下只要迎进一个精子，它的表面就会释放出某种化学物质，用不了几秒钟，其他的精子就不可能再钻进来了。

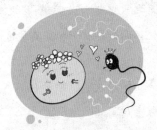

每一次相遇都会造就生命的奇迹

温馨提示

### 性爱体位：安全最重要

人们只是单纯地寻求某种方式来释放冲动，于是便产生了传统的性爱体位。但如今，随着人们对性生活的要求不断提高，单调、一成不变的体位已经不能满足绝大多数人的需要了。中国古代书籍《医心方》中就记载了 30 多种性爱体位。若要说出最好的体位，每对夫妻都会有自己的答案。

一般来说，最自然、感觉最舒适的体位就是最好的。如果要尝试一些新动作，必须保证安全，尤其是男性的安全。因为在勃起时，阴茎海绵体充血，海绵体内压力升高，此时阴茎的柔软性会明显降低，受到不当外力就容易发生损伤。

## ② 容易受伤的精子

一天下班前，她接到老公的电话："老婆，今天不回家吃饭啦。我们头儿请客。"放下电话，她做了自己的晚饭。吃过饭又看了两集电视剧，老公还没有回家，她觉得有必要查查岗，便拨通了老公的电话："老公，吃完饭没有？什么时候回家？"电话那头，老公兴致勃勃地说："我们刚吃完，头儿说前一阵子大家辛苦啦，要请大家去蒸蒸桑拿呢！"她一听，无名之火冒起，大吼道："快回来，蒸什么桑拿，你不知道我们想要孩子吗？"老公愣住了，他不明白要孩子和蒸桑拿这两者间有什么联系。

她是对的，精子并没有我们想象的那样坚强，想做父亲的男性最好少蒸桑拿，因为高温会对睾丸产生伤害。

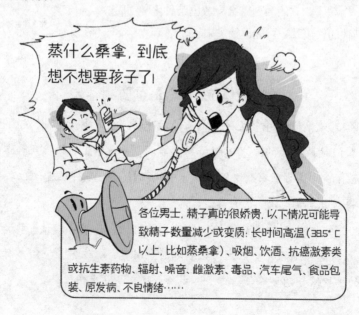

蒸什么桑拿，到底想不想要孩子了！

各位男士，精子真的很娇贵，以下情况可能导致精子数量减少或变质：长时间高温（38.5℃以上，比如蒸桑拿）、吸烟、饮酒、抗癌激素类或抗生素药物、辐射、噪音、雌激素、毒品、汽车尾气、食品包装、原发病、不良情绪……

为了避免无心的伤害，备孕夫妻有必要了解一下哪些因素会影响精子、卵子的质量。

## ♥ 高温

在动物实验中，将雄性动物置于38.5℃的高温下55分钟后，其生育能力就会下降。而对于人类，究竟多高的温度和在这种温度下暴露多长时间会对睾丸产生影响，学界还有争议。但大家的共识是，男性应尽量避免在高温环境中停留过长时间，如洗桑拿浴和用热水泡澡等。

### 温馨提示 睾丸的温度与男性体重的关系

睾丸是男性最为重要的性器官，它制造精子，分泌雄激素，是男人之所以为男人的根本。睾丸对温度的要求很高，最佳温度是35℃左右，遇热则不能正常工作。如果男性身体过度肥胖，就会导致腹股沟处的温度升高，从而损害精子的成长，严重的甚至会导致不育。因此，男性体重控制在标准范围内可以提高精子的质量。

为了保持体重，很多男性会选择运动。但是锻炼强度也要适中，剧烈的运动，如马拉松和长距离的骑车等，同样会使睾丸的温度升高，破坏精子成长所需的适宜环境。而且骑车还会使脆弱的睾丸外囊血管处于危险之中，因此，建议男性在骑车时要穿有护垫的短裤，并选择减震功能良好的自行车。

## ♥ 吸烟

吸烟有害健康我们都知道。很早的时候，科学研究就得出了这样的结论：烟草中产生的尼古丁和多环芳香烃类化合物会引起睾丸萎缩和精子形态改变。吸烟者与非吸烟者相比，精液质量的各项主要指标都显著降低，精子的畸形率升高，精液中白细胞数量增加。吸烟对女性卵子影响也很大，研究结果显示，吸烟会使女性的卵巢功能迅速老化，25岁的吸烟女性的卵巢功能与不吸烟的35岁女性相近。且吸烟会影响输卵管运动能力，进而影响受精卵的植入。

## ♥ 喝酒

喝酒伤身，这也是大家的共识。丹麦的一项研究发现，1周喝10次酒的女性比1周喝

1~5 次的女性，成功怀孕的时间明显推迟。科学家们还发现，慢性酒精中毒患者会出现睾丸萎缩，导致精液质量下降。因此，计划怀孕的夫妻一定要避免经常性的过度饮酒。酒后性生活更是受孕大忌。

## 可乐杀精吗？

最近有一种说法，可乐杀精。一时间，喜欢喝可乐的男士们惶惶不已。其实目前并没有可靠的实验数据说明可乐有杀精作用。

如果要验证可乐饮料内的成分是否会对精子产生影响，需要根据循证医学的原则，设计合理的研究方法，来验证长期口服可乐等饮品对精子的产生和功能是否具有负面效应，同时还要注意到其他因素对精子产生的影响。这种实验需要大量样本，然后进行对照分析，并且在实验过程中要严格按照饮用和非饮用可乐两组人群进行分组，得出实验数据后，经过样本抽样调查，用数理统计的科学方法最终得出实验结论。目前还没有人进行过这样的实验。

但专家们也同时指出，虽然实验结果不能直接证明可乐具有杀精作用，但是也不排除可乐对精子有不良影响。

## 💜 药物

抗癌、激素类、抗生素等药物也会影响精子、卵子质量。它们可能损害人体生育功能，造成精子、卵子数量和质量下降，还能通过影响性腺的内分泌功能，导致性功能障碍。药物的种类、剂量、疗程以及患者的年龄等因素决定着这些药物对生育能力的影响程度。一般来说，药物的剂量越大、疗程越长、患者的年龄越小，生育能力的受损程度就越严重，恢复生育功能所需要的时间也越长。需要注意的是，有些性保健品里面含有性激素或者类似成分，这些成分可能会影响睾丸的正常生精功能，想要做爸爸的男性在选择保健品时要格外注意。

## 💜 辐射

辐射对人体的影响也日益受到大家的重视。大剂量的辐射能够导致睾丸和卵巢的组织结构改变，增加精子的畸形率，降低精子数量和密度，影响卵子质量。但小剂量的辐射是否会影响生育能力，目前还没有确切的科学答案。至于我们日常使用的电子设备和家用电器，如手机、电脑、电冰箱等，一般认为影响不是很大。备孕期间需要尽量减少与辐射源的接触，但也不必过分紧张。

## ♥ 噪声

噪声对人体的影响是近年来才提出来的。有些专家认为环境中存在着能够像激素一样影响人体内分泌功能的化学物质及其他元素，噪声就是其中之一。它会使人体的内分泌紊乱、精液和精子异常。而长时间的噪声污染还能够引起男性不育、女性流产和胎儿畸形。这就是所谓的"环境激素"理论。

## ♥ 雌激素

雌激素也会影响男性的生殖系统。不少人以为雌激素只存在于女性体内，其实，男性体内也能产生雌激素，只不过量少而已。一些男性专用的药物里就含有雌激素。男性短期用这些药物，并不会对生殖系统产生明显的破坏。但是，如果长期接触含有雌激素的物品，就对生殖系统的健康造成较大的影响。因为雌激素过高的话，就会引发睾丸组织结构变化，引起睾丸癌，降低精液中的精子数量，造成男性乳房发育，导致内分泌紊乱。

有一些丈夫在护肤时习惯随意用妻子的化妆品，这里潜伏着重大的隐患。因为专门为女性研制的化妆品中，有些可能含有一定的雌激素，男性长期使用，将后患无穷。

## ♥ 毒品

毒品对人的身体健康破坏巨大，对生育能力也影响极大。比如大麻可使血液中雄激素水平降低、精子密度下降，导致男性乳腺发育；可卡因也会使精子密度下降。毒品会使女性月经周期紊乱，甚至闭经。孕期吸食毒品，会导致胎儿发育迟缓、早产、甚至死亡。

## ♥ 汽车尾气

汽车尾气是我们容易忽略的一个因素。汽车尾气中含有大量有害物质，如二氧化硫、二氧化碳等。长时间接触这些物质，人体会受到积累性的损害，不但影响生殖健康，还可能增加肿瘤等疾病的发生率。最严重的是，汽车尾气中含有的二噁英是极强的内分泌环境干扰物质，可以使男性的睾丸形态发生改变、精子数量减少、生精能力降低。

## 食品包装

食品包装对精子质量的影响源于一种名为邻苯二甲酸酯的化学物质。据德国一个研究协会日前发布的研究结果显示，过去几十年间，男性精子数量的减少可能与邻苯二甲酸酯有关。邻苯二甲酸酯是一种软化剂，普遍被用于玩具、食品包装、壁纸、清洁剂、润滑油、指甲油、香皂和洗发液等数百种产品中。

研究发现，邻苯二甲酸酯会干扰男性内分泌，使精子数量减少、运动能力低下、形态异常，严重的还会导致睾丸癌。邻苯二甲酸酯对胎儿也有影响。如果母亲用指甲油的话，指甲油中的邻苯二甲酸酯会通过母亲的呼吸系统和皮肤进入体内，危害到她们未来所生育的男婴的生殖系统。

邻苯二甲酸酯也会通过塑料食品包装盒进入人体内，如食品罐头内涂层、可回收的矿泉水瓶等。我们平时最好不要用塑料容器泡方便面，也不要用塑料容器在微波炉中加热食品，使用耐热玻璃器皿或陶瓷器皿是比较安全的做法。

## 原发病

除了生活习惯和生活环境会影响精子、卵子质量之外，备孕夫妇还要注意一些原发病。特别是参与精子、卵子产生、储存、获能、运输过程的组织器官出现异常，将对受孕产生致命打击。例如，前列腺疾病易致精液不液化，从而会使精液黏稠度增高、精子活力减弱，阻碍其在女性生殖道中的活动能力；精索静脉曲张会使精液异常，主要表现为精子数量少、活动度低、形态不正常；精囊炎会使精液 pH 值发生改变，影响精子活力。而女性输卵管有炎症，会导致输卵管堵塞，精子不能通过与卵子相遇造成不孕；像子宫肌瘤、子宫内膜异位、附件炎等女性生殖系统疾病如果没有治疗痊愈，也难成功怀孕。此外，一些全身性疾病也可影响生育，比如糖尿病患者容易出现男性勃起功能障碍。所以要正常生育就必须有效治疗或控制这些原发病。

## 不良情绪

不良情绪会影响神经系统和内分泌系统，从而影响精子、卵子的生成、成熟和运动能力。

# 3 男女最佳生育年龄

睡前，她依偎在老公怀里说道："还是早点儿要小孩好。今天李梅姐还问我们什么时候要小孩呢。"李梅是她的同事，同在历史组，现在都38岁了，也一直没有要小孩。她和丈夫本来计划"丁克"的，但是近两年来，他们却越来越感受到了孩子对于一个家庭的重要性。"没有孩子，整个家都没有生气。"李梅经常这样对她说。李梅和丈夫进行了长达1年的备孕，却没有成功。李梅已经有些灰心了。"也不一定，太年轻了要小孩也不好。要心理和生理都成熟、都准备好了，才能要小孩。"老公温柔地抚摸着她的头发，轻轻地说，"就像我们这样才是准备好了的。"

关于最佳生育年龄的问题，学界一直没有停止过探讨和争论。男、女的最佳生育年龄到底是多少岁，学界一直没有定论。

## 女性最佳生育年龄为25~29岁

我国的妇产科专家一般认为，女性最佳的生育年龄为25~29岁。在此年龄段，女性的生育力最旺盛，子宫收缩力最好，出现难产的概率比较低。如果产妇年龄太小，如20岁或者不到20岁，容易出现合并妊娠高血压综合征、早产等，也可能因为骨盆发育不完全而导致难产；产妇年龄过大，特别是超过35岁，卵细胞发生畸变的可能性增加，因此胎儿畸形的发生率增加。相关数据显示，25~29岁生育，先天愚型婴儿的发生率仅为1/1500，30~34岁为1/900，35~39岁则上升到1/300，45岁以上竟达1/40。而且高龄产妇所产婴儿还常常出现染色体异常及体力、智力先天不足等问题。

## 男性最佳生育年龄为25~35岁

这个年龄段的男性精力充沛，身体健壮，精子质量最高。随着年龄的增加，源于男性的染色体疾病也有所增加。有数据显示，21三体综合征（先天愚型）中那个额外的21号染色体，大约有1/4来源于父亲。另有资料显示，新生儿死亡率随父亲年龄增加而增加。如果父亲年龄超过40岁，子女发生畸形的情况增加1倍。另外的一组数据则显示智力和体力优秀者出生时，其父亲平均年龄为29岁。

## 超过35岁的产妇属高龄产妇

中国国际医学研究院妇产科崔大夫说："女性的最佳生育年龄出现在30岁之前，最晚也不应该超过35岁，在最佳生育年龄生育，对母亲、孩子都有好处，女性在35岁之后生育就算是高龄产妇了，生育就进入了危险阶段。而由于男性的发育和健康等原因，他们的最佳生育年龄比女性要晚些，结婚年龄上出现一些差距是科学的，但是男性承担的工作压力大，30岁以后更是如此，增多的社会应酬、忙乱的生活等都会破坏或损耗精子，所以如果能够提前并在压力相对小的时候结婚生子，这样就能够保证处于最佳生育期，且精子质量有保证，从而生育出最佳宝宝。"所以一定要把握好创造新生命的机会。

### 尽量不要错过最佳生育年龄

35岁及以上第一次分娩的产妇就是高龄初产妇。高龄初产妇妊娠与分娩的危险系数都很高。第一，容易流产，妊娠成功率不高。35岁及以上的产妇比20~29岁的产妇自然流产率增加了3倍。第二，妊娠后期易并发妊娠高血压综合征，致使胎儿发育缓慢，死胎、死产的发生率及围产儿死亡率也随之升高。高龄初产妇妊娠高血压综合征的发病率约为年轻初产妇的5倍。第三，胎儿畸形率高。第四，产妇发生高血压、糖尿病、心脏病等并发症的概率高，对胎儿的生长发育不利。

因此，想要孩子的女性们在做好自己职业规划的同时，千万不要错过最佳生育期。

事业固然重要，小夫妻们也要尽量早要宝宝，早点儿接回上天赐给你们的天使宝贝。

# ④ 要提前注射的疫苗有哪些

清晨，阳光射进窗户，叫醒了沉睡中的她。这是周末，难得一觉睡到自然醒，她的心情很好。老公出门办事了，床头柜子上摆着老公为她准备的早餐，还有字条，提醒她今天去接种风疹疫苗。虽然昨天就计划好了今天要去医院接种疫苗，但她还是不想起床。好不容易到周末了，在家里晒着太阳读小说、听音乐，多么惬意啊！准备怀孕一定要注射疫苗吗？

为了预防孕期的一些传染疾病，最直接有效的办法就是接种疫苗。虽然我国还没有专为备孕阶段的女性设计的免疫计划，但是专家建议最好注射这两种疫苗：一个是风疹疫苗，另一个是乙肝疫苗。因为准妈妈一旦感染上这两种疾病，病毒会垂直传播给胎儿，造成严重的后果。其他的还有甲肝疫苗、流感疫苗和水痘疫苗，准备当妈妈的女性可以视自己的具体情况而定。所以，

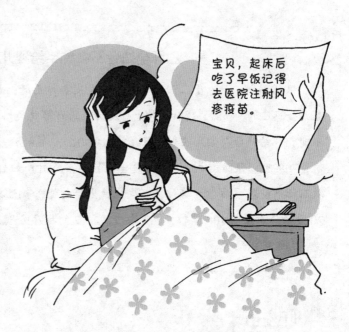

为了未来的宝宝，她的这个周末是必须要去医院了。

## 💜 风疹疫苗

25% 的风疹患者会在孕早期发生先兆流产、流产、胎死宫内等严重后果，也可能导致婴儿先天性畸形或先天性耳聋，因此预防风疹最好的办法当然是在孕前注射疫苗了。风疹疫苗至少在孕前 3 个月注射，有效率可以达到 98%，而且能够使接种者终身免疫。在怀孕前没有接种疫苗，或者是怀疑感染风疹病毒的孕妇，应当尽快到医院做免疫性抗体 IgM 测定。一旦确定患有急性风疹，一般医生会劝说患者考虑终止怀孕。

## 💜 乙肝疫苗

母婴传播是乙型肝炎传播的重要途径之一。乙肝病毒是垂直传播的，能够通过胎盘屏障，直接感染胎儿。若妈妈患有乙型肝炎，婴儿一出生就成为乙肝病毒携带者的概率高达 85%~90%。而这其中，25% 的患者在成年后会转化成肝硬化或者肝癌。同时，乙肝病毒还可能导致胎儿发育畸形。所以，为了使婴儿免遭乙肝病毒侵害，一定要注射乙肝疫苗。

乙肝疫苗的注射要按照 0、1、6 的程序。即从第一针算起，在此后 1 个月时注射第二针，在 6 个月时注射第三针。所以一般建议在孕前 9 个月开始注射乙肝疫苗。但由于有一些人在打完第三针后还是不能产生抗体，或者产生抗体的数量很少，还需要进行加强注射。所以，注射乙肝疫苗的时间提前到孕前 11 个月会更好。

### 你问我答

**乙肝孕妇会不会传染给婴儿？**

根据统计，母亲小三阳，40% 的新生儿会患乙肝；母亲大三阳，90%~95% 的新生儿会患乙肝。当然，现代医学也可成功阻断母婴传染。一种简单的方法就是剖宫产、不哺乳、给产后新生儿注射乙肝疫苗，按 0、1、6 的程序接种乙肝疫苗 30 毫克各一次，70% 可以预防。也可以采用复合法预防：乙肝产妇妊娠 7、8、9 三个月每月注射抗乙肝免疫球蛋白 200 单位，新生儿娩出后大腿外侧注射乙肝免疫球蛋白 100 单位，20 天之后再注射 100 单位，然后按 1、2、7 的程序分别接种乙肝疫苗 30、10、10 毫克，95% 可以预防。

## 💜 甲肝疫苗

甲肝病毒可以通过水源、饮食传播。而妊娠期因内分泌的改变和营养需求量的增加，会增加肝脏的负担，使其抵抗病毒的能力减弱，极易被感染。所以，经常出差或经常在外面就餐的女性，应该在孕前注射疫苗。至少要在孕前3个月注射疫苗。接种甲肝疫苗后的8周左右就可产生很高的抗体，获得良好的免疫力，接种疫苗后3年可进行加强注射。

## ♥ 流感疫苗

流感疫苗属短效疫苗，抗病时间只能维持1年左右，而且只能预防几种流感病毒，备孕女性可以根据自己身体的具体状况自行选择。北方地区每年的10月底或11月初，南方地区每年的11月底或12月初都是注射疫苗的时间。备孕女性应该在注射流感疫苗3个月以后再怀孕。

## ♥ 水痘疫苗

如果孕早期感染水痘，可能会导致胎儿先天性水痘或新生儿水痘。如果怀孕晚期感染水痘，则有可能导致孕妇患上严重肺炎甚至致命。通过接种水痘—带状疱疹病毒疫苗，可在孕期有效预防感染水痘。水痘疫苗的抗病期可以达到10年以上。备孕女性应当在怀孕前的3~6个月接种疫苗。

另外，由于对水痘没有特效药物治疗，主要是以预防感染为主，所以育龄女性在怀孕前后要避免接触水痘患者。

温馨提示

### 不是所有疫苗都适合备孕女性

不是所有的预防接种疫苗都是安全的，如麻疹和腮腺炎等病毒性减活疫苗、口服脊髓灰质炎疫苗以及百日咳疫苗，备孕女性都应当禁用。另外，有流产史的备孕女性接种疫苗要更慎重。备孕女性如果有接种疫苗的需求，应该向医生说明自己的情况，包括过往、目前的健康情况和过敏史等，让医生决定究竟该不该注射。备孕女性在接种疫苗时应清楚了解该疫苗接种多久后怀孕才安全，避免疫苗对胎儿产生的不良影响。一般接种疫苗，最好在孕前3个月，具体每种疫苗差异需要咨询医生。

## ⑤ 提前10个月做全身健康检查

"亲爱的，我们是不是应该去做一个全身检查呀？"她推推身边看书的老公说道。"你去就行了吧，我最近挺忙的。"老公埋头于书本，头都没有抬一下。她心里有点儿小火苗，她压了压，柔声说道："老公，孩子可有你的一半呢。""将来是要在你肚子里长的，你准备好就行啦，我的任务就是给你准备好环境。"老公依然没有抬头。她心里的小火苗呼啦一下子旺了，音调一下子高了八度："不去拉倒，我不稀罕，反正孩子又不是我一个人的！"老公抬起了头，满眼都是委屈。

备孕的夫妻往往有一个误区，认为只要妻子做检查就行，丈夫就不用了。众所周知，健康宝宝必须是健康精子和健康卵子结合的产物。所以，丈夫和妻子一样，都需要做孕前的全身检查。孕前检查最好在孕前10个月到1年的时间进行，这也是为了给身体一个调适的时间。

### 女性的孕前检查

### ♥ 血常规检查

在这个检查中，我们可以得到这样一些与安全怀孕有关的信息：血色素数值、白血球数量、有无潜在感染，以及备孕女性是否患有贫血。如果患有严重的贫血，那么很有可能会在孕期出现铁供给量不足的情况，从而影响胎宝宝的发育，并且对产后的恢复也产生不好的影响。通过血小板的数值，可以了解到备孕女性的凝血机能，以及是否有血液系统或免疫系统疾病。红血球的体积及脆性检查，有助于发现地中海贫血携带者（这在我国南方比较常见）。同时还包括血型的检测，如果妻子是 O 型血（RH 阴性血），丈夫是 A、B 或 AB 型血（RH 阳性血），则会出现新生儿溶血的可能。

## 💜 尿常规检查

尿常规检查有助于肾脏疾病的早期诊断。怀孕会加重肾脏的负担，并增加患高血压的风险，尿常规检查还能够发现备孕女性是否有泌尿系统感染或糖尿病等。

## 💜 妇科B超检查

妇科 B 超检查有助于了解备孕女性子宫卵巢发育的情况，如输卵管内是否有积水、肿物，是否有子宫畸形、子宫肌瘤及子宫腺肌症，卵巢内是否有肿物等。如果出现上述状况，就需要在怀孕之前先进行治疗。

## 💜 心电图、胸部X线检查

即对备孕女性的心脏和肺部进行疾病诊断。不要担心透视后 X 线会对怀孕有影响，那一点残留远远达不到致畸水平。

## 💜 病毒及弓形体筛查

对胎儿有伤害的病毒包括风疹病毒、巨细胞病毒、柯萨奇病毒、疱疹病毒、EB 病毒。当然还有弓形体（不是病毒）。如果家中养过猫狗等宠物或与动物有过接触，或是近期吃过半熟或全生的肉类、鱼类和蔬菜，或是近期接触过风疹病人及皮肤出现过红斑、皮疹，或是曾有输血、进行器官移植经历等，可以先咨询医生，然后由医生决定是否需要进行此项检查。这些特殊的病原体有可能引起胎儿宫内感染，同时也是造成新生儿出生缺陷的重要原因之一。如果检测中没有发现风疹抗体，医生会建议你先接种风疹疫苗再考虑怀孕。对于弓形体，如果检测结果为 IgM（+），说明目前有感染，可以先进行治疗，等到 IgM 转阴，出现 IgG（保护抗体）后再怀孕。此外，医生还会根据需要安排备孕女性进行其他细菌、病毒的筛查。

## 💜 性传播疾病检测

包括梅毒血清检查及艾滋病病毒检验。梅毒是由梅毒螺旋体引起的一种传播性疾病，如果孕妇患梅毒可通过胎盘直接传染给胎儿。艾滋病的病原体是人类缺陷免疫病毒（HIV

## 怀孕期间能不能养宠物?

动物身上的毛很长,会带有弓形虫。如果你在怀孕头三个月染上弓形虫病毒,对你本身没什么影响,但对胎儿的影响很大。1个月的胎儿如果感染弓形虫病毒,50%以上会是畸形,2个月的概率是30%,3个月的概率是10%。如果准备要宝宝,最好提前三个月把宠物送走,并要特别进行弓形虫、风疹、巨细胞病毒的检查。

## 什么是TORCH检查?

TORCH是一组可导致先天性宫内感染及围产期感染,并引起胎儿畸形的病原体微生物的英文名称缩写,其中T是弓形虫,R是风疹病毒,C是巨细胞,H是单纯疱疹I/II型,O表示其他。TORCH感染严重危害新生儿健康,所以为了优生优育,产前最好进行TORCH检查。

病毒),该病毒会破坏人体免疫能力,导致免疫系统失去抵抗力,从而发生各种疾病,最终致人死亡。

## ♥ 乙肝两对半检查及甲肝、丙肝抗体测定

如果你有乙型肝炎或是乙型肝炎表面抗原携带者,那么你的宝宝需要在出生后立刻注射免疫球蛋白进行保护。如果检测结果表明你既不是携带者也没有乙肝抗体,说明你是乙肝易感人群,即比别人更容易感染乙肝,为保险起见,最好在怀孕之前先接受乙型肝炎疫苗注射。

## ♥ 子宫颈刮片检查

子宫颈刮片是目前广泛用来检查子宫颈癌最简便有效的诊断方法,就是从子宫颈取少量的细胞样品观察是否有异常。它可以检查子宫颈细胞微小的极早期的变化,使致命的癌细胞还没有真正扩散之前就被"歼灭"。如果你在宫颈癌筛查试验(TCT检查)中发现宫颈有重度炎症及癌变,则需要先进行治疗,并向医生咨询后再怀孕。

## ♥ 染色体检测

如果你们有过反复流产史、胎儿畸形史,或者你或你的丈夫有家族遗传病史,医生可能会

安排你们进行一次染色体检测。染色体检测能预测生育染色体病后代的风险，及早发现遗传疾病及本人是否有影响生育的染色体异常、常见性染色体异常，以采取积极有效的干预措施。

## 💗 性激素六项检查

如果你有月经不调的历史，医生可能会安排你进行性激素六项的测定，包括促卵泡成熟激素、促黄体生成素、雌激素、孕激素、泌乳素、雄激素等。通过检测结果了解你月经不调、不孕或流产的原因，并进行相应的指导，必要时还可能检查你的甲状腺功能。

有的男性总以为自己身体很棒，不需要检查，殊不知，有一些疾病自身并没有不适的感觉，如无精子症。还有一些人以为曾使以前的女朋友怀过孕，自己的生育能力肯定没问题。殊不知，即使已经有过一个健康的孩子，再患上无精症的人也不少。

## 男性的孕前检查

## 💗 精液检查

通过精液检查，可以获知精子活力、是否少精或弱精、畸形率、死亡率的情况，以及判断是否有前列腺炎等，并提出相应的建议和决定是否采用辅助生殖技术。采集精液时需要注意：一是采集精液前必须停止性生活 2~7 天；二是不得有手淫、梦遗等情况，还应禁烟戒酒，忌服对生精功能有影响的药物等；三是时间以晨起为佳。

## 💗 泌尿生殖系统检查

男性泌尿生殖系统的疾病对下一代的健康影响极大，因此这个隐私部位的检查必不可少。可以先问一下父母，自己小时候是否患过腮腺炎、隐睾，睾丸是否有过外伤、做过手术等情况，将这些信息提供给医生，并仔细咨询。

另外，医生还会详细询问备孕夫妻家人以往的健康状况，是否患过特殊的疾病，以及是如何治疗的，其中的重点是询问精神病史、遗传病史等。如果医生觉得有必要，还会要求备孕夫妻做其他的相关检查等。

## 💗 遗传病咨询

遗传病指完全或部分由遗传因素决定的疾病，常为先天性的，也可后天发病。遗传病的影响程度与病情有关，像地中海贫血病、血友病、苯丙酮尿症等这些严重的家族遗传性疾病如果遗传给下一代，不但影响孩子一生的幸福，将来还可能成为家庭的负担。为实现优生优育，备孕时应做遗传病咨询和筛查，听取医生建议和指导，控制和降低后代患病风险。

## 丈夫是色盲，会遗传给孩子吗？

丈夫是红绿色盲，妻子不是红绿色盲基因携带者，但所生是女儿就会遗传父亲的色盲基因，是儿子则不会被遗传。而女儿长大后有可能将从父亲遗传来的色盲基因传给她的儿子。

## 孕前应进行遗传病咨询的高风险人群

夫妇双方之一有遗传病家族史或家族成员患有某些遗传病或先天畸形的夫妇；

曾经生育过遗传病患儿、不明原因智力低下儿或畸形儿的夫妇；

不明原因的反复流产或有死胎、死产等病史的夫妇；

孕前夫妇一方接触过不良环境因素，如接触到了放射线、化学、生物等有害物质；

孕前夫妇一方患有某些慢性病，如哮喘或者过敏症；

夫妇一方在常规检查或常见遗传病筛查时有异常；

夫妇婚后多年不育的；

妻子年龄 35 岁以上，丈夫年龄 45 岁以上的高龄夫妇。

### 温馨提示 孕前检查的注意事项

血常规、尿常规、乙肝表面抗原和一些特殊病原体的检测是备孕女性一定要做的检查。有条件的地方应该进行染色体的检测，避免遗传性疾病。如果从事放射线、化学物质、农药或高温等工作，可能会影响生殖细胞的生长发育，这时男性一定要做精液检查。

# ⑥ 提前3个月补充叶酸

"亲爱的，一会儿你顺路去药店帮我买一瓶斯利安，好不好？"她看到老公正换鞋要出门，马上吩咐道。"斯利安是什么啊？"老公问道。"叶酸。"她说。"叶酸是什么？有什么作用呢？"老公的这个问题倒把她问住了，她也不知道叶酸是什么、起什么作用，她只是听人说怀孕前3个月要补充叶酸，否则容易生下有缺陷的孩子。

大家都说怀孕前3个月吃叶酸好，那么叶酸究竟是什么呢？它有什么作用呢？上面这对年轻爸妈的疑惑肯定也是许多备孕夫妻的疑惑。

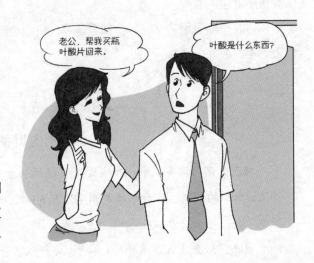

## ♥叶酸是什么

叶酸，维生素B复合体之一，相当于蝶酰谷氨酸，是从菠菜叶中提取纯化的，与维生素M是同一物质。叶酸有促进骨髓中幼细胞成熟的作用。因为叶酸参与核酸中嘧啶和嘌呤的合成，所以如果缺少叶酸会导致红血球的异常、未成熟细胞的增加、贫血以及白血球减少等情况。

## ♥孕妇缺乏叶酸会怎样

科学家发现，孕妇缺乏叶酸，可使胎儿出现神经管畸形的概率增加，如常见的无脑畸形和脊柱裂等，眼、口唇、腭、胃肠道、心血管、肾、骨骼等器官的畸形也可能与叶酸的缺乏有关。当然，也不能说只要补足叶酸，胎儿就绝对不会出现上述问题，因为这些病还有其他的诱发因素，叶酸缺乏是其中重要因素之一。

事实上，不少出生缺陷是可以避免的，比如备孕女性每天补充适量叶酸，就能够防止绝大部分神经管畸形婴儿的产生。

## 🖤 什么时候补充叶酸

是不是只要怀孕之后补充叶酸就可以了呢？答案是否定的。怀孕第3~4周时，胚胎的神经管就已经闭合了，如果没有完全闭合，那就是神经管畸形，表现为以脊柱裂、脑膨出、无脑儿为主的中枢神经系统发育畸形。所以，女性应当在备孕阶段就补充叶酸，准备一个良好的孕育环境。

叶酸补充的最佳时间应该是从准备怀孕前3个月至整个孕期。在孕中、后期，胎儿DNA的合成及胎盘、母体组织和红细胞的增加都将使孕妇对叶酸的需要量大大增加。所以，即使胎儿的神经系统在孕早期已经发育完成，但孕中、后期补充叶酸也有利于降低妊娠高血脂发生的危险。

怀孕前长期服用避孕药、抗惊厥药等，可能会干扰叶酸等维生素的代谢，因此备孕女性最好在孕前6个月停止用药。

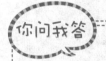

### 如何补充叶酸

据有关部门调查显示，我国育龄女性的膳食叶酸摄入量仅为266微克/天，除去烹调加工的损耗，实际吸收利用率只有50%。而一般成年人的叶酸摄入量应为400微克/天，孕妇应为600~800微克/天。

因此，妇女应从备孕开始（尽早）多摄入富含叶酸的食物，如动物肝脏、深绿色蔬菜及豆类。由于叶酸补充剂中的叶酸会比食物中的叶酸更好地被机体吸收利用，因此，怀孕后每日应继续补充400毫克，直至整个孕期。备孕怀孕女性最好能在医生的指导下服用叶酸制剂，不要用"叶酸片"代替"小剂量叶酸增补剂"。叶酸增补剂每片中仅含0.4毫克叶酸，是国家指定的唯一预防出生缺陷的药品（商品名称为"斯利安"）。

# ⑦ 提前6个月看牙

还没起床，她就哼哼起来了。老公很紧张，立刻凑上前去："老婆，怎么啦？"她紧皱眉头，含糊不清地说："牙疼。"老公赶紧给她拿来外套，一边帮她穿上一边说："我们上医院看看吧。牙疼不是病，疼起来真要命呢。"她心底涌起了一阵暖流。

如果你准备怀孕，应该提前6个月去医院看口腔科医生，做一次口腔检查，听听牙医给你的建议。孕期如果出现牙周和其他牙齿疾病，不管治疗手段还是用药方面都会有很多禁忌。因此，保证牙齿健康，也是平安度过孕期的前提之一。

## ♥ 牙周病

孕期雌性激素增加，免疫功能较差，牙菌斑菌落生态改变，血管的通透性增强，牙周组织对牙菌斑的局部刺激反应加重，从而出现血管增生等发炎症状。同时，牙周浮肿、牙齿松动等其他牙周问题在孕期也很常见。所以，怀孕前进行牙周疾病的检查，消除炎症，去除牙菌斑、牙结石等局部刺激因素非常有必要。

## ♥ 龋齿

龋齿就是我们平常说的"蛀牙"。由于孕期饮食习惯和身体状况的改变，孕妇容易忽略口腔卫生，让食物残渣附着在牙面上，致使口腔内细菌增多。同时，食物残渣中的碳水化合物发酵会导致牙齿脱钙，形成龋齿。若孕前有龋齿，怀孕期间往往会加重蛀牙的发展。如果孕前未填充龋洞，放任自流，孕期甚至会发展成至深龋或急性牙髓炎，剧痛会令人辗转反侧、夜不能眠。母亲孕期龋齿也会影响下一代的牙齿健康。曾有调查显示，母亲有蛀牙，下一代患蛀牙的可能性也大大增加。

## ♥ 阻生智齿

阻生智齿是指口腔中最后一只磨牙（俗称"后槽牙"），如果不能完全萌出，部分牙体被牙龈所覆盖。若怀孕前有阻生牙未拔除，再加上牙菌斑堆积，阻生牙四周的牙龈就会发炎肿胀，随时会导致冠周炎发作，伴随着组织间隙感染，会令孕妇的腮部肿胀、张口困难、无法进食。假如炎症控制不及时，还会出现海绵窦静脉炎，严重时会威胁孕妇的生命。因此，孕前口腔检查时，如有需拔的阻生牙，一定要尽早拔除，以免后患。

## ♥ 残根、残冠

如果怀孕前有残根、残冠而未及时处理，孕妇容易因其周围的炎症而出现牙龈肿痛。因此，残冠、残根或以前已做根管治疗而明显有根尖病灶的牙齿，都应该及早治疗，或拔掉，或补缀，以避免怀孕期间疼痛。

## ♥ 洁牙

如果牙齿没有其他的问题，只需要在怀孕之前洁牙就可以了，也就是我们常说的洗牙。一般来说，孕早期的3个月不易看牙和洗牙，所以怀孕前1个月最好做个全面清洁，以防孕期牙病来捣乱。

总之，为避免妊娠期牙病及诊治可能对胎儿产生的不良影响，消除孕妇及家人的忧虑，怀孕前应将潜在的隐患去除。此外，怀孕时还要养成餐后正确刷牙、常用淡盐水漱口的好习惯。如果妊娠期罹患牙病，要权衡利弊，配合牙医尽早治疗。

温馨提示

### 孕期长智齿怎么办

由于智齿中很容易存留食物残渣，所以时常引发冠周炎症。而在怀孕期间，女性的机体抵抗力会有所下降，更容易感染牙周炎。因为孕妇不宜接受X线检查，且智齿拔除手术并发症相对较多，对孕妇创伤较大，术中及术后用药也可能对胎儿产生影响，所以，不主张让孕妇拔除智齿，而应以保守治疗为主。孕期口腔问题当以预防为主，如果确实需要在孕期治疗的，建议应在孕中期(13~27周)进行，以免引起流产或早产。

# 8 孕前需积极治疗的疾病

老公打开门，很意外，她竟然没有迎上来拥抱他。他踮着脚尖悄悄走到房里，发现她正坐在书桌前垂泪。望着梨花带雨的妻子，老公很心疼，轻轻地搂着她的肩，关切地问道："亲爱的，怎么啦？有什么事情快告诉我。"她回身抱住了丈夫，呜咽道："我最好的朋友珍珍，因为糖尿病，被迫流产了。"

也许你患上的只是一些普通的疾病，但由于你是孕妇，妊娠期间的生理变化加重了你原本的病情，从而会影响胎儿的正常生长发育，甚至引起流产、早产、胎儿畸形和胎儿死亡。所以，如果你的身体正患了某种疾病，而你又想要一个宝宝，最好先治愈疾病再怀孕。下面，我们简单地介绍一些常见疾病，以及这些疾病对胎儿的不良影响。

## ♥ 糖尿病

患有糖尿病的女性流产率可达15%~30%，糖尿病妊娠高血压综合征的发生率较非糖尿病孕妇高13%~30%，有糖尿病血管的病变更易发生，可达68%。羊水过多的发生率为非糖尿病孕妇的20~30倍，而羊水骤增可致孕妇心肺功能不全。产后出血的发生率也较非糖尿病产妇高。同时，糖尿病孕产妇较非糖尿病者更易继发感染，而且产后感染常

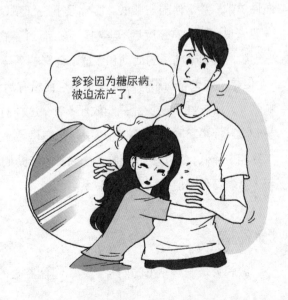

较严重。另外，糖尿病对新生儿也有很大影响：糖尿病孕妇容易生出巨大儿，巨大儿可使分娩受阻，胎儿缺氧；围产儿死亡率达 5%~10%，多发生在孕 36~38 周；糖尿病孕妇的胎儿及新生儿畸形率更高，为非糖尿病孕妇的 4~10 倍。患有糖尿病的女性建议在怀孕前先使用避孕工具避孕 3 个月，严格控制代谢紊乱，使血糖保持正常或接近正常，然后再考虑妊娠。妊娠后 2~10 周尽可能控制血糖，有助于减少畸胎可能。但如果已合并糖尿病心血管病变及糖尿病肾病、增殖性视网膜病变或玻璃体出血时，建议患者应尽量避孕，怀孕者应终止妊娠。

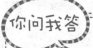

### 糖尿病孕妇要注意什么？

糖尿病孕妇要注意的首先是控制饮食。摄入过多，不利糖尿病康复；摄入太少，不利胎儿生长发育。所以要有一份科学合理的食谱，既利于控制孕妇病情，又利于胎儿生长发育。其次，孕期不宜口服降糖药，以免通过胎盘到达胎体，造成新生儿低血糖症或者畸胎，甚至死亡。同时，要定期去产科和内分泌科做检查，包括查眼底、肾功能、B 超、胎盘功能及胎儿情况。若发现眼底、肾功能恶化，应立即终止妊娠。

## ♥ 子宫颈糜烂

子宫颈糜烂是一种慢性炎症，其主要表现是白带增多、黏稠，偶尔也可能出现脓性、血性白带，并常伴随着腰酸、腹痛及下腹部重坠感，性生活时也可能会引起接触性出血。一般来说，轻度宫颈糜烂不影响怀孕，而到了重度宫颈糜烂，宫颈黏液变黏稠，含有大量白细胞，不利于精子的活动和穿透，会影响受孕。

但是，如果孕前患有轻度宫颈糜烂而没有治愈便怀孕，因物理治疗和药物治疗都会影响胎儿，所以妊娠期一般只能放任不管，这样有可能使感染加重，甚至引起阴道出血，容易和流产混淆。同时，感染还可引起胎膜早破，发生流产、早产、宫腔感染，胎儿体重低、生存能力降低、智力受到影响，产妇易患产褥期感染，甚至败血症。此外，子宫颈糜烂还与子宫颈癌和癌前病变有一定关系。

## ♥ 盆腔炎

盆腔炎是一种常见的妇科病，引起盆腔炎的原因有很多，常由于经期、分娩、流产、手术时细菌进入内生殖器所引起。

现在患有盆腔炎的女性很多，如果炎症仅局限于盆腔内的结缔组织，是不会影响受孕的；但如果盆腔炎累及输卵管，使输卵管发生粘连，导致它狭窄、堵塞，就会影响受孕，甚至会导致不孕。即使怀孕，也会因为宫腔感染，牵连胎盘急慢性炎症，使胎儿出现宫内生长受限、宫内窘迫，甚至胎死宫内。盆腔炎对产妇也有很大的威胁，甚至会造成产妇产道感染。

## ♥ 阴道炎

阴道炎同样是妇科门诊常见的疾病，是阴道黏膜及黏膜下结缔组织的炎症。以白带的性状发生改变以及外阴瘙痒灼痛为主要临床特点，感染累及尿道时，伴有尿痛、尿急等症状。常见的阴道炎有细菌性阴道炎、滴虫性阴道炎、念珠菌性阴道炎、老年性阴道炎。阴道炎都会导致阴道分泌物增多，从而影响精子的穿透能力，对怀孕有一定的影响。患有轻度霉菌性阴道炎，一般对怀孕无妨。但如果是比较严重的阴道炎，则应治愈后再怀孕。如果不及时治疗，胎儿被感染后，皮肤上会出现红斑疹，脐带上出现黄色针尖样斑，若胎儿从阴道分娩，则有2/3的新生儿发病，出现鹅口疮和臀红。因此，还是治愈后再怀孕比较好。

## ♥ 附件炎

女性内生殖器官中，输卵管、卵巢被称为子宫附件，附件炎是指致病微生物引起输卵管和卵巢感染，临床上常与盆腔炎相伴发生。附件炎分为急性和慢性两种，发热、寒战、下腹剧痛等是急性附件炎的常见症状，慢性附件炎的症状一般表现为程度不同的腹痛，或小腹坠胀和牵扯感，时轻时重，伴有白带增多、腰疼、月经失调等。如果治疗不及时或治疗不彻底，急性附件炎会转为慢性附件炎，慢性附件炎久治不愈，则可能导致输卵管积水或卵巢囊肿，成为不孕或宫外孕的诱因。所以一旦患上附件炎千万不能掉以轻心，应在第一时间到正规专业的医院就诊检查，确认病因后对症治疗，避免出现不孕不育的严重后果。日常生活中要避免长时间坐着和穿紧身裤，以免下肢血流不畅和会阴部不透气，影响子宫附件排毒功能。另外，还要注意卫生，清洁外阴时应先洗会阴再洗肛门，防止将肛门处的细菌带入阴道，诱发附件发炎。

## ♥ 子宫内膜炎

子宫内膜炎是子宫内膜的炎症，可以分为急性子宫内膜炎和慢性子宫内膜炎两种。急性子宫内膜炎的主要表现是体温升高，下腹痛，白带改变，量变多，有时还有血或恶臭，触摸检查时子宫有触痛且略大。慢性者除上述表现外，还往往伴有月经过多、痛经、下腹痛和腰骶胀痛。子宫内膜炎会使男性精子进入宫腔后，死亡或活动力降低，导致受孕困难，还可能在怀孕后经胎盘感染胎儿，致使胎儿畸形、流产、胎膜早破。如患子宫内膜炎，计划怀孕时就要提前抓紧治疗。平时生活中应保持心情舒畅，注意营养，劳逸结合，增强自身抵抗能力，经期注意卫生，避免经期性生活，不打算生育时做好避孕，避免人工流产等妇科手术，妇科检查或手术要去正规医院。

## ♥ 肾病

肾病的范围非常广泛，包含急慢性肾炎、肾病综合征、泌尿系统感染等。肾脏的代偿能力非常强大，却往往容易被忽视，直到肾功能严重受损，人体出现明显的异常感觉。妊娠后，孕妇的血容量要增加50%，肾脏的工作量也增加50%~65%，如果出现合并妊娠期糖尿病、妊娠期高血压综合征，肾脏将首先受到损害。患有肾脏疾病的育龄女性，妊娠后原有的疾病明显加重，大量的蛋白从尿中排出，孕妇会出现低蛋白血症，导致水肿加重，甚至出现胸、腹腔积水，胎儿出现发育不良、低体重、子宫内缺氧，严重者胎死宫内。妊娠后增大的子宫压迫输尿管，尿流缓慢，易发生泌尿系统感染。所以，最好在孕前做好准备工作。

温馨提示

### 肾病女性当妈妈要慎重

其实，在肾脏科医生的指导下，血压正常、肾功能正常的女肾病患者，妊娠的成功率可达95%以上。这说明，部分女性肾病患者还是有机会拥有一个自己的宝宝的。但是女性肾病患者如果存在下列情况则不能怀孕：

1. 肾病综合征患者由于血浆白蛋白低下，常常导致胎儿发育迟缓和早产。

2. IgA 肾病患者，其胎儿死亡率很高。

3. 中度肾功能不全患者，其胎儿发育迟缓和早产的发生率很高，孕妇肾功能可出现进行性恶化。

4. 继发性肾脏病如狼疮性肾炎患者妊娠后，可诱发或加重病情，故应十分慎重。又如糖尿病肾病患者，妊娠后易发生先兆子痫、早产、胎儿畸形、巨大儿和胎儿呼吸窘迫综合征等，故不应怀孕。

## 9 孕前心理准备

　　这几天她的心情越来越低落了。她既不会像以前没事就缠着老公讨论生男孩好还是生女孩好，也不会有空就逛童装店了，确切地说，她对怀孕的热情一下子就从100度降到了0度。妻子的变化，老公看在眼里急在心头，他想尽早地解决妻子的心理症结。临睡前，她悠悠地说："去了几次医院妇产科，发现孕妇并不像大家形容的那么漂亮，而且几乎都很丑。脸上长着痤疮或者大块的斑，都看不到腰了，入眼就是一个大肚子……真可怕！如果我怀孕了肯定也那么丑……"老公一下子乐了，原来妻子是在担心怀孕会变丑呀，他重重地亲了一下妻子的脸颊，安慰她说："亲爱的，你在我眼里永远都是最漂亮的。"

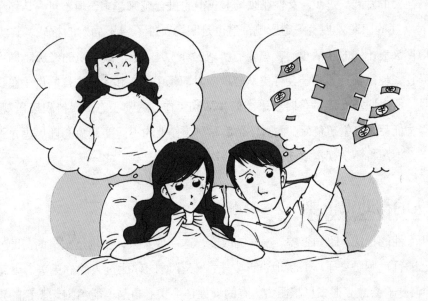

从少女到妻子再到母亲，这是女性的必经阶段，每一个阶段都有别处没有的风景与精彩，尤其是做母亲，这是造物主赐给女性的特别礼物。体会一个生命由无到有，体会生命奇迹的律动，那种喜悦只有女人能体会。

## ❤ 接受孕期的各种变化

不可否认，怀孕中的女性容貌上可能会有些变化，而且为了胎儿的出生要经历分娩的痛苦，由于供给胎儿营养，甚至可能加速衰老，这些也使得一些女性对"母亲"这个角色渴望并害怕着，就像爱美的她——渴望着丈夫的爱和孩子的喧闹，同时又担心自己在妊娠分娩这个漫长过程中的形象变化，并因此而失去丈夫的爱。

备孕的女性要调整好自己的心态。从大的方面来说，正是因为女性的妊娠分娩才有了人类的延续，才有了人类进化的种种可能，这样的生理构造是女性收到的最美好的礼物。

从个人来讲，陪伴一个生命从孕育、诞生、成长，能够让你看到生命本身的惊喜与不可思议；而孕育本身需要你更耐心和勇敢，于是，你也惊喜地看到自己的成长，看到自己原来比预想的要强大很多，感受到为人母的自豪。有同事面对工作中的挑战时跟我说："这有什么难的啊？我连孩子都生过。"看看这是怎样的自信啊，而过去她可是事事都需要别人照顾的"小鸟依人"型的人。

## ❤ 平衡工作与怀孕

随着社会的发展与进步，女性在职场上获得的机会越来越多，但不可否认怀孕生孩子的确会对女性的职业发展有一定影响，这也是职场女性不得不面对的挑战。其实在人生的不同时期会有不同的生活重心，总要有所取舍。十月怀胎，做母亲的经历短期可能会影响你的升迁，但从长远看却能使你更从容地应对职场中的人和事，这样的例子在我们身边并不少见。所以职场女性备孕时要平衡好生活和工作，调整心态，保持积极乐观的情绪，工作时量力而行，避免超负荷。面对怀孕后种种工作上的不适要避免心理焦虑，积极调节心理落差，不妨将怀孕视作重新工作前的一次休假。

## ❤ 丈夫的帮助很重要

对于女性的担忧，比如容貌、身材的改变，这需要家人，特别是丈夫的帮助。如果丈夫以自己的行动呵护妻子，不断地告诉妻子："怀孕时的你比过去的你更美，更充满女人味。"相信妻子会减少很多思想压力。有的女性还会担心自己不能承担起教育的重任；担心自己给予了孩子生命，却没能帮助孩子以最好的方式成长。对于这样的担心，丈夫要多多安慰妻子，告诉妻子："将来养育孩子不是你一个人的事情，也是我的责任，我们全家都会全力以赴的。而且，就算没有经验，也可以边养边学。前人有那么多成功的教育经验，我们完全可以做好。"

## ♥ 准爸爸也要做好孕前心理准备

面对怀孕这件事，有心理压力的不仅是妻子，丈夫也会有许多的心理压力。比如，担心妻子教育孩子的能力与经验；担心成为母亲后的妻子将情感转移到孩子身上，完全地忽略掉自己；担心因为照顾妊娠期的妻子而承担过多的家庭事务，从而影响自己的事业发展；担心妻子因为妊娠与分娩在形体与性格方面都发生太大的变化……

丈夫这时候需要承担起一家之主的重任，调适好自己的心态，为备孕创造良好的心理环境。首先，丈夫要从内心里渴望妻子的怀孕，渴望未来宝宝的来临，真诚地期待做父亲。其次，丈夫要细心关注妻子的心理状态，注意妻子承受的压力与其他孕期问题。最后，也是最重要的，就是丈夫要用心呵护妻子平安度过孕期与生产过程。

所谓"生命中不可承受之轻"，沉甸甸的是生命的质量，而妻子的妊娠期就是对丈夫的最大考验，丈夫一定要充分重视并担当起自己的责任来。

温馨提示

如果婚后你想要一个孩子，而你的爱人因为工作等原因希望推迟要孩子的时间，这个时候你一定要主动将内心的想法毫无保留地告诉对方，获得对方的理解与支持，使双方达成统一的意见。

如果你们已经决定要孩子了，那么在日常的生活中也要做到双方一致，因为在生孩子这件事情上你们是缺一不可的。例如，在备孕的过程中需要双方在改掉一些错误的生活习惯、养成良好的作息时间、坚持进行适量的运动、补充必要的营养等方面达成一致的意见。不能只要求备孕女性怎样做，因为怀孕不是准妈妈一个人的事情。

# 10 物质准备要先行

老公已经连续加班一个星期了，她觉得有必要好好跟丈夫谈一谈。这天，老公又是晚上11点才回家，脱下外套回到房里，发现妻子正躺在床上看书，老公很感动，说道："老婆，我加班的时候你就不用等我了，先睡吧。"她合上书，轻轻地说："你每天早出晚归，我们虽然睡一张床，算来这一周都没说上十句话呢。"老公上前搂住妻子，内疚地说："对不起，这阵子实在是太忙了。我想趁你怀孕前好好地负责几个大项目，为孩子多挣点儿奶粉钱。等你怀孕了，我就可以专心照顾你了。"她听得心里一暖，紧紧地抱住了丈夫。

所谓"兵马未动，粮草先行"，生个宝宝要花费多少钱？这也是备孕夫妻需要特别注意的问题。一般来说，生孩子的费用主要来自三部分，一部分是孕期营养费用，一部分是孕期检查费用，一部分是生产费用。网友erin_727曾在摇篮网上公布过自己怀孕期间的孕检和生产费用，她是在北京市宣武妇幼医院做的孕检和生产。下面是她的费用清单：

我觉得生孩子不是大手术，我的身体条件也不错，既不是高龄产妇，也不是稀有血型，再加上大医院费用高，人又多，听说照个B超也得排期，我嫌麻烦，就决定在离家比较近的宣武妇幼生。我没有保险，费用都是自付。末次月经是2008年3月28日，预产期是2009年1月5日。废话少说，现在开始罗列清单。

**孕检费用：共计2154.59元。**

第一次（2008年7月3日）：355.68元（检查费）、99元（药费），共计454.68元。

项目：普通B超、静脉抽血、阴道检查、宫颈刮片、产科复诊、多普勒检查（听胎心）、细胞CT自动分析、阴道分泌物常规、微量元素（剪一绺头发），还有采血器、窥器、隔离单、门诊病历费和化验费。医生说有炎症，开了红核妇洁洗液。

第二次（2008年7月24日）：341.21元（检查费）、242.5元（药费），共计583.71元。

项目：彩超、静脉抽血、微循环检查、产科复诊、听胎心、血常规、尿常规、唐氏筛查和采血器费用。因为有出血情况，确定为先兆流产，开了药，黄体酮和孕康口服液。

第三次（2008年10月17日）：185元（检查费）、10元（建档费），共计195元。听说不能老做B超，我这次就推迟了孕检时间，结果被大夫狠狠数落了一通。

项目：彩超、微循环、产科复诊、听胎心、心电图、血常规、尿常规、口服葡萄糖耐量试验（糖尿病）。

第四次（2008年10月31日）：27.53元（检查费）、345.6元（药费费），共计373.13元。

项目：骨盆内诊、产科复诊、骨盆测量、听胎心、尿常规和隔离单。还是有炎症，又开了硝呋太尔制霉素阴道软胶囊、硝呋太尔片和红核妇洁洗液。

第五次（2008年11月17日）：69元（检查费）。

项目：微循环、产科复诊、听胎心、血常规、尿常规。

第六次（2008年12月1日）：14元（检查费）。

项目：产科复诊、听胎心、尿常规。

第七次（2008年12月12日）：271.54元（检查费）。

项目：静脉抽血、微循环、产科复诊、胎心监护、彩超、听胎心、血常规、凝血酶原时间及活动度、活化部分凝血活酶时间、凝血酶凝结时间、纤维蛋白原定量、尿常规和采血器费用。

第八次（2008年12月19日）：34元（检查费）。

项目：产科复诊、胎心监护、听胎心、尿常规。

第九次（2008年12月30日）：124元（检查费）。项目：产科复诊、胎心监护、彩超、听胎心、尿常规。

第十次（2009年1月4日）：35.53元（临上篇备孕35产检查费）。

项目：肛查、产科复诊、胎心监护、听胎心和隔离单费用。

**生产费用：共住院5天，共计3006.60元。**

妈妈部分：材料费203.05元、床位费820元（1天3人间，4天单间）、护理费42元、化验费15元、检查费185元、其他5元、手术费243元、输氧费7元、西药费284.449元、诊疗费36元、治疗费158.2元、中成药597元，共计2595.699元。

宝宝部分：材料费30.06元、护理费48元、检查费75元、西药费134.3395元、诊疗费36元、治疗费

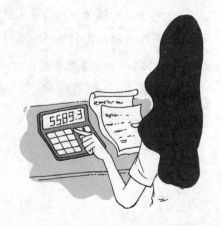

87.5 元，共计 410.8995 元。

妈妈出院药费：428.11 元。药名：安素美、妇炎舒胶囊、益气维血颗粒、复方益母片。孕检、生产、出院开药，共计 5589.3 元。

除了上面列出的孕检和生产费用之外，还有营养费用。多数家庭在妻子怀孕前便开始增大生活开支，通常每月增加 200~500 元，以一年计，这些开销大概在 2400~6000 元之间。如果选择在市级以上医院生孩子（顺产），从打算要孩子到孩子生下来，一般家庭这段时间需要多支出 5000~9000 元；如果是剖宫产，则要多花 7000~12000 元。

孩子出生前后，妈妈由于身体原因很可能没有办法上班，如果物质准备仅考虑到孩子出生时为止显然是不够的。所以，"粮草"还是要多多准备才行。这些"粮草"还包括以下一些：

是否雇用月嫂或保姆：月嫂的费用地区差异较大，以北京为例，月嫂平均工资为 8000 元，低一些的有 5000~6000 元的，高的则 10000~15000 不等，月嫂主要负责照顾母婴起居、通乳催乳等；如果雇保姆，也分为住家的和不住家的，价格也从 3000~5000 不等，保姆负责的项目会更多一些，比如洗衣、做饭、打扫卫生，时间也不仅限于月子期间。

为婴儿需要准备的物品不少，大致分成以下几类。

● 衣物及生活用品：婴儿床、纸尿裤、衣服鞋袜、被褥、毛巾、洗护用品、奶瓶等，该项内容品种繁多，档次差别很大，比如婴儿床，有几百元的，也有上万元的，我们要根据自己的经济状况做好预算，不必被广告宣传的种种效果迷惑而去勉强消费。在保证基本功能的前提下，再根据结合偏好和实际情况来选择。

● 奶粉：一罐 900 克的婴儿配方奶粉大约 150~300 元，宝宝的食量和喂养情况（混合喂养或纯配方奶喂养）不同，开销差异较大。纯母乳喂养的家庭这项开销为零，而纯配方奶喂养的家庭，月开支大约为 1500~2000 元不等。

● 其他：玩具、辅食（6 个月开始添加）等，这项开销差异较大，但一般都会有，所以，需要根据家庭经济状况做好预算。

# 第2章　优生优孕

·关键词·

◎受孕时间　◎孕前用药　◎母亲体质　◎遗传

◎饮食　　　◎锻炼

# 1 影响优生的因素

"老婆，快来看电视！"正在看新闻的老公突然喊了起来。在房里改学生作业的她答应着出来了，原来是在播放新闻，新闻里说，香港妇女母乳的二噁英含量比内地的高出一倍多。研究亦同时发现，母乳内的二噁英主要是来自食物。二噁英是致癌物质，存在于空气、泥土、水、海洋沉积物及食物中，尤其奶类产品、肉、鱼及贝类中含量最多，二噁英分解的速度极慢，会积聚在动植物以及海洋生物体内，因此可能透过食物链累积。人类若吸入大量二噁英会增加患严重皮肤病、肝脏功能变异、免疫系统衰退以及神经系统变异的风险。"怎么现在有那么多的有害物质呢？"她感慨道。老公回答道："还不是污染太严重啦！"

是的，环境污染越来越严重，也为新生命的诞生增加了许多无谓的风险。中科院院士贺林指出，在全国范围内，每30秒就有一个缺陷儿出生，且发生率正逐年上升，与我国建国初期相比，缺陷儿发生率不但没有降低，反而增高了。南京鼓楼医院妇产科主任胡娅莉曾说，出生缺陷25%~30%是遗传因素所致，10%为环境污染所

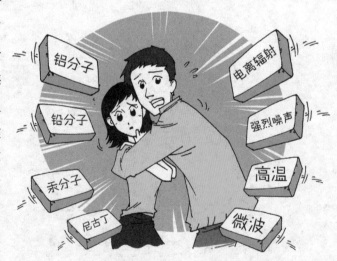

铝分子　电离辐射　铅分子　强烈噪声　汞分子　高温　尼古丁　微波

致，剩下的为遗传因素与环境污染共同所致。很显然，环境污染已经占据重要比例。总的来说，影响优生的外界因素包括化学环境因素和物理环境因素两类。

## 化学环境因素

主要是日常生活中接触到的一些化学物质，如铝、铅、汞、尼古丁、酒精、咖啡因等。这些都是优生的大敌，而且是造成胎儿大脑及神经系统缺陷的祸首。

铝。环境中的铝可经多种途径与人接触，一般低剂量无毒，高剂量有蓄积作用，动物实验中给大鼠腹腔注射氧化铝 40~200mg/kg，子代即有畸形，主要表现为神经系统的畸形。虽然目前有关铝对人类生殖影响的阈值尚不清楚，但从优生角度出发，孕妇应尽量减少使用含铝药物及铝制炊具。

铅。在工业上应用极广，长期与铅接触的女工，在妊娠前后一段时间，应脱离含铅环境。因为妊娠后，胃肠运动缓慢，使铅吸收更完全。

汞。在动物实验中表明，汞可引起胎儿畸形，因此妇女妊娠后也要避免接触汞，尤其是从事与汞有关行业的女工。

尼古丁。烟草中的尼古丁、一氧化碳和多环芳香烃对孕期胎儿最有害。众所周知，吸烟孕妇的胎儿体重较正常儿低，且常伴有发育迟缓、智力低下等现象。动物实验还证实吸烟可引起畸形，其影响程度与吸烟数量及吸烟年限有关。

酒精。更是人类优生的一大天敌，是公认的人类致畸物质，能引起胎儿畸形。胎儿畸形的发生率与妊娠期饮酒量呈正比关系，包括丈夫有嗜酒史，也能引起胎儿畸形。

## 物理环境因素

物理因素是指人们在日常生活和生产劳动中存在的气象条件、辐射、噪声和振动等。

电离辐射。最严重而常见的物理致畸物就是电离辐射。卵巢对放射线极度敏感，妇女在非孕期长期接受放射线，即使是小量，但多次辐射亦可使卵细胞发生染色体畸变或基因突变，可导致受精后胎儿发生畸形。放射诊断（包括 X 线片与 CT 等）、放射治疗与核医学在医学上的广泛应用使医用辐射成为人们接触人工电离辐射的主要来源。在孕期接触大量放射线可使胎儿染色体断裂、畸变，造成胎儿畸形。

强烈噪声。有研究发现，孕早期接触噪声的孕妇，胎儿畸形发生率明显高于不接触噪声的孕妇。女性孕期接触噪声声级超过 85~90 分贝可导致自然流产与低体重儿发生率增高。因此，孕妇在职业环境中应当做好孕期防护。妊娠期理想的声音环境是：不低于 10

分贝，不高于 35 分贝。

**高温。**不管何种原因引起的母体体温升高，胚胎都会受到高温环境的影响。美国曾经进行过一项母亲孕期发热与胎儿先天性心脏病关系的研究。结果表明，有孕早期发热史的孕妇胎儿先天性心脏病的发生率比没有发热史的孕妇高 80%。所以女性妊娠期不宜用过热的水淋浴。

**微波。**微波是一种非电离辐射，近 20 年来已广泛应用于工业、医学、通信和日常生活中，因此人们每天都接受不同程度的微波辐射，最典型的微波辐射就是微波炉。微波对胚胎发育有害，有研究发现，职业性接触微波的人群中，男性的子代中先天愚型发病率高，而女性妊娠后容易流产。

### 什么工作环境不利于怀孕呢？

有些工作环境由于接触化学物质、病菌、辐射、噪声，或作息时间不定，不利于孕育健康的宝宝，需要准妈妈在孕前和孕中做些调换。一般来说，需要调换的工作有：

- 经常接触铅、锡、汞等金属的工作。
- 从事高温作业、振动作业和噪声过大的工作。
- 经常接触电离辐射的工作。
- 医务工作者，尤其是临床医生、护士。
- 经常密切接触化工农药的工作。
- 经常上夜班或经常加班熬夜的工作。

### 饮食可以加强肌体抵抗电磁辐射力

年轻的夫妻备孕应该提前做好防辐射工作。电磁辐射的防护，需依据所受影响的轻重提前半年至两年。如果到怀孕以后再进行电磁辐射防护可能为时已晚，尤其是男性的防护更为重要。不过通过日常饮食，如多吃胡萝卜、西红柿、海带、瘦肉、动物肝脏等富含维生素 A、维生素 C 和蛋白质的食物，都能加强肌体抵抗电磁辐射的能力。

## ② 自测排卵日期

早上，老公正要出门，她忽然跑到他身后搂着他柔声说道："老公，晚上早点儿回家哦，我的排卵期到了。"闻着妻子身上特有的幽香，老公心中一阵躁动，立刻点头："嗯，好，好。"中午，老公接到王海燕的邀请，说在外省工作的大学班长来了，晚上要一起聚聚。老公想起早上妻子的吩咐，马上报告。她得知后非常失望，甚至表现得有点儿不理智，因为王海燕是老公的初恋情人。她质问老公是不是想见大学时代的初恋情人？"天地良心，我只是想参加同学聚会，而且你平时也不是这么不讲理的呀，怎么突然就这样善妒了呢？生理原因吗？"

她突然的善妒就是因为生理原因。据加拿大多伦多约克大学的研究显示，女性在每月排卵期时最善妒，会刻意贬低其他女人的吸引力，以争取自己喜欢的男人。排卵期消退后，她们对其他女性的看法也会转趋正面。女性是如何知道自己的排卵期的呢？排卵期又有什么特征呢？

排卵日期的自测有四种方法：基础体温法、月经周期推算法、宫颈黏液法、经间痛感觉法。当然，这四种方法又要视个体的具体情况而定。

### ♥ 基础体温法

正常女性在经过充分睡眠，醒后立即测出的体温称为基础体温。所以，要用基础体温法自测排卵期，当在清晨醒来后未起身之时立即测体温。在一个月经周期内，女性的基础体温会有周期性变化，一般来说，排卵时的基础体温最低，月经期更高一点，排卵后体温升高，直到下次月经前一两天下降。所以，排卵一般发生在基础体温由低到高上升的过程中，基础体温升高一天后，表示排卵已经发生。在排卵日前的一段日子里，基础体温一般在 36.5℃以下，到排卵日前一天，体温再下降一点，排卵日这天体温最低，一天后基础体温开始上升，幅度超过 0.5℃，经过 12~16 天，直至月经来潮。

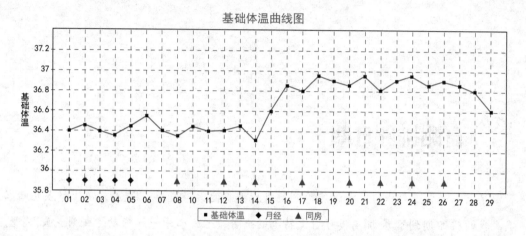

基础体温曲线图

## 月经周期推算法

对于月经规律的女性，可以利用日历表来推算自己的排卵期。一般来说，排卵日在下一次月经来潮前的第 14 天。在日历表上标出这个日期，并按此安排性生活，就最容易受孕。由于排卵期会受疾病、情绪、环境及药物的影响而发生改变，应与其他方法结合使用。

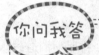

### 月经周期很长如何算排卵期？

心情、气候、身体等很多因素，都会影响女性的月经周期，所以不少女性的月经周期可能超过 28 天，这时就需要将几种方法结合起来推算排卵期。首先通过以往基础体温的测量数据，推断最低体温可能出现的日期，在这个日期的前后 3~4 天内使用排卵试纸，另外再结合对白带的量和性质的观察，就可大致推断出排卵期。

## 宫颈黏液法

子宫颈分泌的黏液会随着女性生理期的变化而出现或黏稠或清薄的状况。在月经周期后半段，子宫分泌的黏液又黏又稠，形成一个"栓子"堵住子宫颈口，这时即使再强有力的精子也很难通过子宫颈口这一"关卡"。到了排卵期，子宫颈开启，子宫分泌的黏液水分增加，变得又清又薄，精子变得容易通过，进入子宫。24小时后，子宫颈再自行关闭。只要观察自己子宫颈的黏液状况就可知道自己是否在排卵期。接近排卵期时，由于雌激素的作用，黏液排量增多且变得清亮滑润而富有弹性，如同鸡蛋清状，拉丝度高不易拉断，出现这种黏液的最后一天的前后48小时之间是排卵日。因此，在出现阴部湿润感时即排卵期，也称为易孕期。排卵之后，宫颈黏液常稠厚而量少，甚至没有黏液，此时女性会感觉阴道口干燥，称为干燥期。

##  经间痛感觉法

卵子每个月一次从一侧卵巢中发育成熟后，"挤"出卵巢，释放出来，游向输卵管，这是一个动力学过程。离开卵巢的这一过程大约需要1~2分钟。此时卵泡破裂，卵子脱颖而出，会造成轻微出血。如果这时的出血部位正好对着腹膜，女性就会感觉到一种隐隐约约的疼痛，医学上称之为经间痛。各人的经间痛感觉不完全一样，有的并不感到疼痛而只在一侧腰部有一阵阵发酸，也有的妇女感到腰部胀，另外一些女性则无任何不适感。有这种经间痛体验的女性，可以根据这种痛感来预测自己的排卵日，安排受孕时机。

你问我答

### 排卵期出血能怀孕吗?

排卵期出血，即月经中期出血，是指两次正常量月经之间的少量出血，可伴有不同程度的小腹痛。一般来说排卵期出血不会影响到怀孕，但是由于有些疾病会出现排卵期出血的症状，必须排除生殖道的其他疾病的可能，如月经不调、宫颈糜烂、宫颈息肉、宫颈癌、子宫内膜息肉、子宫黏膜下肌瘤、子宫内膜腺癌等。

### 自测排卵期有四个注意事项

● 最好几个方法结合起来使用以提高准确性。

● 有内分泌紊乱疾病并长期服用某些药物等情况干扰时不易测准。

● 确有其他器质性病因造成不孕的，应针对病因进行治疗后，再配合使用这些方法。

● 月经不规律的女性使用自我测定方法较难测准排卵期。

# ③ 特殊时期不宜受孕

参加完同学聚会，他心里久久不能平静。王海燕的变化如此大，他真是没有想到。曾经清澈如秋水的眼睛完全没有了光彩，当年，他就是因为那对大眼睛而对王海燕一见钟情的。后来因为王海燕的父母觉得他家境不好，才棒打鸳鸯。之后，王海燕嫁给一个商人，据说满身珠光宝气，很有富太太范儿。这次见了王海燕才知道，原来她都流产三回了。第一次是因为怀的胎儿有缺陷，只能引产。第二次是因为与前一次引产间隔时间太短，没有保住。第三次虽然很小心，但胎儿在三个月的时候还是没保住。她的夫家家业庞大，特别需要继承人，所以她的压力特别大。看着身边熟睡的妻子，他的心突然柔软起来，他轻轻地吻了吻妻子的眼睛，心里暗暗地说："我们一定会有一个健康宝宝的！"

王海燕习惯性流产的一个很大的原因是引产后没有休整好就再次怀孕。

## 💗 流产、引产或者生产之后不宜立即怀孕

这时，子宫和卵巢需要休整，受损的子宫内膜也需要修复。因此，至少要半年后才能再次怀孕，以尽可能减少婴儿发生低体重的危险。同样，正在患病，或病后初愈，身体尚未恢复的女性，也不宜受孕，这样都不利于优生。

## 💗 不良情绪下不宜受孕

心情不畅、情绪波动过大，或者精神受到创伤时，都不宜怀孕。所以在大喜，比如洞房花烛夜；大悲，比如亲人离世之时，都不宜怀孕。

## 过度劳累时，不宜受孕

过度疲劳将影响精子质量，特别是新婚夫妇在旅行过程中，应该积极采取避孕措施。

## 患慢性病长期服药不宜受孕

很多治疗慢性疾病的药物，不仅在体内停留和作用的时间比较长，而且还会影响精子和卵子的质量，对胎儿造成不良影响。因此，在准备怀孕前，用药必须特别谨慎，而且为了防止不良后果的发生，应在病愈停药半年以后受孕为宜。

## 口服避孕药者不宜立即怀孕

避孕药是一种激素，长期服用会影响人体健康，为了优生优育，不宜在停药后马上受孕，应在停药后改用其他避孕方法避孕 6 个月后再受孕。

## 醉酒后不宜受孕

胎儿的双亲在非适当的时候饮酒或过量饮酒可损害生殖细胞，导致胎儿发育不正常，生长迟缓，中枢神经系统功能低下和畸形，危及下一代。

## 大量吸烟后，不宜受孕

吸烟易导致流产、新生儿缺陷和婴儿猝死综合征等，因为烟中含有的毒素可能对女性造成永久性损伤。如果工作或生活环境有人吸烟，造成女性被动吸烟，同样危害极大，应避免接触或远离这样的环境。有研究报告显示，在童年或年轻时曾吸入二手烟的女性，未来出现受孕困难或流产的记录超过没有此经历的女性。

## 接受放射治疗或接触有害物质后，不宜受孕

比如在接受 X 射线检查后，应过 3 个月以后再受孕，以免卵细胞遭受 X 射线的损害发生畸变，导致流产、胎死宫中及胎儿畸形等。

## 患有遗传疾病者不宜怀孕

如先天性聋哑、全身性白化病、精神分裂症、克汀病等，男女双方虽可以结婚，但不

能生育，因为怀孕将不能保障生下一个健康的孩子。色盲、血友病等伴性遗传病患者，在怀孕后应做胎儿性别鉴定，选择生育女孩，通过控制胎儿性别，避免遗传病的发生。

## 营养不良者不宜受孕

目前单纯的营养不良育龄妇女较少，但广义的营养不良者却有所增加，表现为膳食结构不合理，造成营养成分不均，缺乏微量元素和宏量元素或维生素，糖耐量低减甚至出现妊娠期糖尿病，还有缺铁性贫血等。

## 有病毒感染者不宜受孕

如育龄妇女感染梅毒、弓形虫、风疹、巨细胞病毒、单纯疱疹等病毒，若受孕可导致胎儿流产、死胎、畸形、早产等。目前还没有更好的治疗办法阻止这些病毒对胎儿的感染。

夫妻任何一方如患有 B 型肝炎、性病、肾炎、肺结核或肝功能异常，均不可轻易怀孕，要及时治疗，治愈至少 3 个月后再受孕。对患有糖尿病、心脏病或癌症的女性，是否怀孕应积极听取医生的意见。

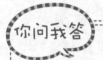

### 月圆之夜不能受孕吗？

民间流传一种说法，月圆之夜受孕容易出现低智儿或者畸形儿。这种说法并不科学，可能是月圆之夜孕妇忌房事的误传。

天文与医学的研究证实：月圆之夜，月球对地球的引力最大，导致地轴的位置发生微小的改变。由于地球的磁场效应作用于人体的器官及组织细胞，使人体的气压较低，在低压情况下，血管内外的压强差别增大，可以导致毛细血管出血。美国一项研究表明：月圆之夜动手术可致病人失血较多。人体中约有2/3是液体。而月球的引力能够像海水潮汐那样对人体中的液体发生作用，影响人的情绪、体液和水电解质的平衡，引起人体生物潮。尤以满月时月亮对人的行为影响最为强烈，满月往往使人容易激动和兴奋。而情绪波动至极是导致流产或早产、诱发心血管系统疾病的严重诱因。所以，月圆之夜孕妇应避免房事，以防诱发流产及早产，损害生殖细胞，导致胎儿发育不正常、生长迟缓、中枢神经系统功能低下和畸形。

# 4 怀孕的最佳时机

听说老同学和妻子正在积极备孕，王海燕很是热心，连忙告诉他一定要在最佳的时间怀孕，这样生出健康聪明的宝宝概率高。他忙问："那什么时候怀孕最好呢？"王海燕说："那还用问，当然是秋天啦。""为什么呀？"他很是不解。王海燕一脸的"你怎么这么笨"的神情，说道："那还用说？秋天水果最多呀。"果然秋天怀孕最好吗？他该不该听从王海燕的建议呢？

## ♥ 夏末秋初怀孕好

我们人类的繁殖是没有季节限制的，一年之中任何时候都可以，但是为了优生、优育，我们应该有准备怀孕。选择合适的季节受孕，是为了能更好地利用外界环境中有利胎儿生长发育的因素，避开可能的孕育风险。夏末秋初怀孕，准妈妈的早孕反应阶段正值秋季，避开了盛夏气候炎热对食欲的影响。同时，就像王海燕说的，秋季蔬菜、瓜果供应齐全，容易调节食欲、增加营养。而当冬季，易感风疹、流感等疾病的时候，妊娠已达中

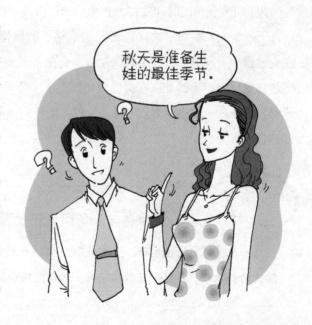

秋天是准备生娃的最佳季节。

期，对胎儿的器官发育的影响已大大减少。待到足月分娩，正是气候宜人的春末夏初，这

样的季节也特别有利于新生儿对外界环境的适应，从而能更好地生长发育。

## 尽量在夫妻双方的生物节律高潮期受孕

生物节律即生物生命活动的周期性变化规律，人体内存在着多种自然生物节律，如体力、智力、情绪、血压、经期、睡眠等，其中体力、情绪和智力三个生物节律对人体的自我感觉影响最大，让我们有时感到体力充沛，情绪饱满，精神焕发；而有时却又感到浑身疲乏，情绪低落，精神萎靡。

经过长期观察研究科学家们发现，人的体力是以 23 天为一个周期进行变化的，情绪的变化周期为 28 天，智力的变化周期则为 33 天。在每个周期中，人的体力、情绪和智力会高低起伏，高潮期人会感觉心情舒畅，精力充沛，工作效率高。低潮期内人容易心情不佳、疲劳、健忘，工作效率低。

如果孕育孩子时父母双方处于生物节律的高潮期，则精子和卵子的质量高，孩子更可能遗传到父母智力、体力、性格和容貌上的优势，因此，从优生的角度来说，准备怀孕时男女双方应调适好身心，确保处于生物节律的高潮期。

## 下午做爱更易受孕

为了研究受孕的时间规律，意大利卡尼奇博士曾请了50多名男性参加试验，研究后发现，下午5～7时75%的试验者无论是精子的数量还是质量都达到高峰。还有研究发现在女性受孕上起着关键作用的荷尔蒙，会在下午3~7时使大多数妇女排卵。因此，如果希望增加受孕概率不妨试试在女性排卵期的下午做爱。当然对于一天之中哪个时间最好，也不必盲目教条，只要夫妻双方身心良好，彼此充满爱意，排卵期间，一天中无论什么时候都适合。

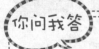

如果备孕一年以上还是没怀孕怎么办？

如果有正常的性生活，没有采取任何避孕措施至少1年以上却没有怀孕，就要去医院检查诊断，早发现问题早治疗，讳疾忌医和有病乱投医都无助于治疗。

## ⑤ 孕前用药需注意

不知道为什么，他脸上突然又红又痒起来。旁边工位上的美女同事看了很肯定地告诉他是过敏了，然后给他拿了半盒西可韦，说吃两天就行了。下班后，他回家打开包装，看到药品说明书上有"妊娠期及哺乳期妇女禁用"的字样，有点儿犹豫起来：这备孕期间，男性能不能随便吃药呀？这种药会不会对精子有影响呢？

我们都知道孕妇用药要谨慎。其实，不仅孕妇，备孕期间的夫妻都要谨慎用药。

## ♥ 备孕期丈夫为什么要谨慎用药

孕前不仅妻子用药要注意，丈夫用药也需要特别注意。

有研究表明，许多药物会影响精子与卵子的质量，甚至使胎儿畸形。"用药问题"必须引起备孕夫妻的警惕。

在正常情况下，睾丸组织与流经睾丸的血液之间有一个防护层，医学上称之为血睾屏障。这一屏障可阻止血液中某些物质进入睾丸。但是很多药物却能通过血睾屏障，影响精卵健康结合。常见的一些免疫调节剂，如环磷酰胺、氮芥、顺铂等药物，其毒性作用强，可直接扰乱精子 DNA 的合成，包括使遗传物质成分改变、染色体异常和精子畸形。男性不育症、妇女习惯性流产（早期胚胎丢失），其中部分原因就是男性精子受损的结果。例如，西可韦不太适合孕前丈夫服用。西可韦主要成分是盐酸西替利嗪，属于抗组织胺药，会对男性的精子质量产生不良的影响。其实不仅是抗组织胺药，还有抗癌药、咖啡因、吗啡、类固醇、利尿药等，都会影响男性的精子质量。

## ❤ 慎用壮阳药物

对一些"壮阳药物"，备孕丈夫也要慎用。有研究显示，壮阳药会影响精子的活性，降低男士的生殖能力。在实验室中，专家观察了此类药品对精子的影响，结果发现精子的活动能力因药物降低了50%。而且它们可以使精子变懒，降低受孕过程。年轻人经常使用这种药物，最终会影响自己的生育能力。这些药物还可随睾丸产生的精液通过性生活排入阴道，经阴道黏膜吸收后而进入血液循环，使低体重儿和畸形胎的发生率增高，增加围产期胎儿的死亡率。因此，在怀孕前的2~3个月和怀孕期，丈夫用药一定要小心，可能的话，最好停用一切药物。

## ❤ 备孕女性用药的注意事项

有些药物，如激素、某些抗生素、止吐药、抗癌药、安眠药等，都会对人体生殖细胞产生一定程度的影响。卵子从初期卵细胞到成熟卵子约14天，在此期间卵子最容易受药物的影响。女性当停药20天后再受孕，以避免药物对卵子的不良影响。也有些药物的影响时间可能更长，因此有长期服药史的备孕女性一定要咨询医生，以确定安全受孕时间。

备孕时绝不可接触利巴韦林（俗称的病毒唑）和异维A酸（又称异维甲酸），因这两种药有明显致畸作用，且从人体内完全排除需要的时间长，所以不仅备孕时需避免接触，怀孕后更要注意。由于异维A酸类药物是治疗青春痘的药物之一，备孕期间祛痘类的化妆品、护肤品要慎用。另外，预防麻疹、风疹和腮腺炎的疫苗也存在明显致畸、导致流产早产可能，接种这3种疫苗后3个月内不能怀孕。

为了规避用药对怀孕的影响，备孕时即使正在服用的是营养药物，女性也最好停药或至少咨询医生后再怀孕，因为补充某些额外的营养未必会有益胎儿。不过有研究表明，孕前或怀孕后几周每天服用含10毫克维生素$B_6$的复合维生素，会使恶心、呕吐等孕期早孕反应发生的可能性减少。而备孕时每天补充15毫克的锌，会增加生殖能力，提高备孕效率。当然由于每个人的身体适应性不同，事先咨询医生备孕期间的用药，是比较谨慎的选择。

避孕药属于激素类药物，为了避免药物的不良影响，最好等体内避孕药物全部代谢完，正常排卵后再怀孕。一般而言口服长效避孕药的女性，计划怀孕前半年就应停药，口服短效避孕药的女性，应在计划怀孕前3个月停药，停药期间可采用避孕套避孕。在此也建议没有生育过的妇女最好别采用长效避孕药避孕。由于避孕药的种类多样，为了优生优育，还可针对具体使用的避孕药去咨询医生。减肥药成分复杂，因此建议备孕期间不要服用。

# 6 母体体质很关键

王海燕又一次流产了。他听到消息后，心里有些隐痛。虽然他现在对王海燕并没有什么特别的想法，但毕竟曾经那么相爱过，他希望她的人生幸福美满。下了班之后，他跑到公司顶楼，给王海燕打了一个电话。原来王海燕这次流产是因为母体营养不良，不足以供应胎儿的生长。"凭你家的条件，怎么会出现这样的事情呀？"他心痛地说。"都是以前流产就没养好，再加上老想保持身材，没有给胎儿准备好的条件……唉……"王海燕呜咽起来。他心底又隐隐作痛，他沉默了一会儿，低声说："你这一次一定要养好了……你还年轻，以后还有很多机会。"王海燕没有答话，他听到电话那头有嘤嘤的哭声。几分钟之后，王海燕挂了电话。

母亲的体质对胎儿能否健康成长非常关键。妊娠期间，胎儿完全靠母体提供成长所需的营养，母体营养供应不足，会影响胎儿发育，甚至造成早产、流产、死胎、低体重儿或宝宝出生后体质差等；孕期营养不良，还可能导致孕妇贫血、体弱多病、腰酸腿痛等。

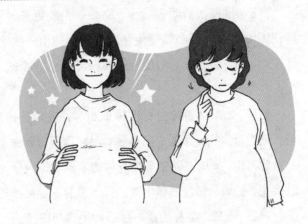

## 💙 体质

体质，是指一个人特有的生理表征，它受先天遗传、后天饮食营养、心理情绪压力、疾病（感染病菌或病毒的影响）、种族特性等因素的交互影响。体质不好的女性要当妈妈，最好在孕前调养好，给胎儿准备一个营养丰富的适宜环境。

## 💗 体质不好的女性如何进行孕前调养呢？

**生活习惯健康，饮食合理。**要养成健康的生活习惯，要合理饮食，少吃垃圾食品，多吃水果蔬菜，肉类也要合理搭配。不要一忙就忘了吃饭，也不要为了保持身材而盲目节食。

**过好生理期。**尤其在生理期，体质差的女性更要当心。月经期由于盆腔充血，胞宫经血下行，血室开放，抵抗力减弱，又容易发生情绪波动，若不注意摄取营养，可能会导致妇科疾病。

**要坚持运动。**当然，运动时要注意适量。如果体质比较差就不要做太过激烈的运动，也不要时间太长，感觉出汗就行了。

**保持良好的睡眠。**睡眠可以消除疲劳，保持体力和精力，还可以增强免疫力，康复机体。在正常情况下，人体能对侵入的各种抗原物质产生抗体，并通过免疫反应而将其清除，保护人体健康。睡眠能增强机体产生抗体的能力，从而增强机体的抵抗力；同时，睡眠还可以使各组织器官自我康复加快。所以现代医学中常把睡眠作为一种治疗手段，用来帮助患者度过最痛苦的时期，以利于身体的康复。

**良好的心态。**保持积极乐观的良好心态，也会增强体质。

## 💗 身体"藏毒"表征

**便秘。**排便次数明显减少（每2~3天或更长时间一次），无规律，粪质干硬，常伴有排便困难的病理现象就是便秘。便秘往往由一些不好的生活习惯引起，如没有养成定时排便的习惯，忽视正常的便意；或者饮食过于精细，缺乏食物纤维；喝水太少或者活动太少；等等。

**肥胖。**如果体重超过标准体重20%，或体重指数BMI大于24，就属于肥胖了。肥胖与长期过量食用高脂肪、高热量食品，体内毒素滋生，肌体功能失衡有很大关系。

**黄褐斑。**黄褐斑发生多与身体毒素累积、内分泌发生变化有关，长期口服避孕药、肝脏疾患、肿瘤、慢性酒精中毒、日光照射等都可能诱发黄褐斑。

**痤疮。**痤疮，俗称痘痘，是一种毛囊与皮脂腺的慢性炎症性皮肤病。不良的生活习惯和不好的心理状态，都可能引发痤疮。

**口臭。**口臭是指口内出气臭秽的一种症状。口臭主要分为两大类型：一是单纯性口腔口臭病，这主要是口腔问题引起的；二是肺、脾、胃积热或食积不化，长期淤积体内排不出去变成了毒素。

**皮肤瘙痒。**皮肤是人体最大的排毒器官，皮肤上的汗腺和皮脂腺能够通过出汗等方式排出其他器官无法排出的毒素。不好的生活习惯、不良的情绪都会导致皮肤排毒功能的减弱，从而引发瘙痒。

**慢性胃炎。**饮食不节、饱饥失常、脾胃虚弱、劳逸过度都会使毒素形成于体内，从而致使气血不通，引发胃炎。

**湿疹。**湿疹是一种常见的、由于体内有害物质不能及时排出，导致皮肤表皮及真皮浅层发生炎症的疾病。

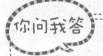

### 什么是"毒"？

中医认为体内湿、热、痰、火、食积聚成"毒"，其中宿便的毒素是万病之源；西医则认为人体内脂肪、糖、蛋白质等物质新陈代谢产生的废物和肠道内食物残渣腐败后的产物是体内毒素的主要来源。其实，"毒素"包括各种对健康不利的物质，既有外部环境带来的，也有身体产生的。在改善环境的同时，有意识地选择一些排毒食物，并且坚持运动才是清除毒素的正确方法。

## ♥ 身体排毒四法

**运动排毒。**我们都知道，出汗是最好的排毒方法，这种方法就是通过运动，使身体排汗达到排毒的目的。因此，运动前后一定要多喝水，运动之后不要马上淋浴，等汗水蒸发或擦干之后再淋浴。

**食物排毒。**通过饮食调理，吃营养又排毒的食物，是比较温和有效的排毒方法。孕前女性要有意识地多吃一些能够帮助人体排出体内毒素食物，比如，柠檬（清肺净血）、荔枝（补肾排毒）、大白菜（稀释肠道毒素）、苦瓜（提高免疫力），其他排毒食物还有海带、紫菜、韭菜、豆芽、红薯、糙米等。此外，在生活习惯上，一定要戒烟、戒酒、戒甜食，适当摄入些苦味的茶或蔬菜。

**按摩。**在肚脐下用手掌掌心顺时针按摩 50 下，再逆时针按摩 50 下，早晚各一次，可以促使宿便排出。

**刮痧。**这是我们传统的中医保健法。所谓的"痧"，在中医里指的是人体内气血淤积和阻塞，也就是我们所说的"毒素"。刮痧可以排毒、去除淤积，让紧绷、毒素过多的肌肉和身体得到缓释。刮痧一定要由专业人士操作，以免力度、时间等掌握失当而造成不良后果。

## 选择中医调理的建议

在中医里，体质差主要是因为虚。其中虚症又分为气虚、血虚、阴虚、阳虚。不同的虚症应当针对性地选择恰当的药物调理。

气虚。气虚表现为少气懒言、全身疲倦乏力、声音低沉、动则气短、易出汗、头晕心悸、面色萎黄、食欲不振、虚热、自汗、脱肛、子宫下垂、舌淡而胖、舌边有齿痕、脉弱等，气虚者需补气，补气的药物可选用人参、黄芪、党参等。

血虚。血虚表现为面色萎黄苍白、唇甲淡白、头晕乏力、眼花心悸、失眠多梦、大便干燥、妇女经水愆期、量少色淡、舌质淡、苔滑少津、脉细弱等，进补宜采用补血、养血、生血之法，补血的药物可选用当归、阿胶、熟地、桑葚子等。

阴虚。阴虚又称阴虚火旺，俗称虚火，主要表现为怕热、易怒、面颊升火、口干咽痛、大便干燥、小便短赤或黄、舌少津液、五心（手心、脚心与头顶心）烦热、盗汗、腰酸背痛、梦遗滑精、舌质红、苔薄或光剥、脉细数等。进补宜采用补阴、滋阴、养阴等法，补阴虚的药物可选用生地、麦冬、玉竹、珍珠粉、银耳、冬虫夏草、石斛、龟板等。

阳虚。阳虚又称阳虚火衰，是气虚的进一步发展，阳虚之体除有气虚的表现外，还表现为平时怕冷、四肢不温、喜热饮、体温常偏低、腰酸腿软、阳痿早泄、小腹冷痛、乏力、小便不利、舌质淡薄、苔白、脉沉细等。进补宜补阳、益阳、温阳。补阳虚的药物可选用红参、鹿茸、杜仲、虫草、肉桂、海马等。

而人体中，气、血、阴、阳总是相互依存、相互影响的。所以，一般种种虚症会并存。比如阳虚多兼气虚，阴虚多兼血虚。气血双亏、阴阳俱虚亦属常见之症。这时，需要补气药与补血药、补阴药与补阳药并用，气血双补、阴阳并补。另外，气能生血，亦能生津，故气虚与阴津不足之症，常以补气药配补血药或补阴药，即补气生血、益气生津之法。

气阴两虚。主要表现为既有头晕、乏力、腿软等气虚表现，又有升火、咽干、舌红等阴虚表现，但没有慢性疾病，这种体质称气阴两虚体质，进补宜采用益气养阴之补法，即在进补时应同时考虑补气和补阴。

阴阳两虚。主要表现为既怕冷又怕热，冬天特别怕冷，夏天又特别怕热，这是阴阳失调或阴阳两虚之体质，进补宜采用阴阳并补、养阴温阳和滋阴壮阳等补法。

气血两虚。一般出现在贫血、白细胞减少症、血小板减少症、大出血后、妇女月经过多者等，其既有气虚的表现，又有血虚的表现，进补宜采用益气生血、培补气血、气血并补。

# 7 孕前妻子的饮食宜忌

得知王海燕的事情之后，她突然感受到了切切实实的幸福，那就是和相爱的人一起健健康康地度过春夏秋冬，顺顺利利地从两人世界过渡到三口之家。临睡前，她紧紧地握着老公的手说："我们一定要把幸福牢牢地握在手掌心。"老公没有说话，只是更紧地回握住了她的手。几分钟之后，老公柔声说："老婆，明天我要为你订一个饮食方案，你以后不可以挑食，也不可以吃垃圾食物。""好！"老婆坚定地回答。

## ❤ 孕前妻子饮食宜营养均衡

有关研究发现，摄入包括叶酸在内的多种维生素较多的女性更有可能怀孕，而多摄入铁元素也会增加怀孕的概率，只不过，这必须通过吃水果、蔬菜和豆类来达到。每天吃少量的全脂乳制品，如牛奶、冰淇淋和干酪也有助于女性怀孕。而油炸食品、人造黄油或其他加工食品中含有的反式脂肪，由于能干扰激素的分泌因而会令女性怀孕的概率降低。

如果平时身体健康，备孕女性的饮食做到品种丰富就行了。需要注意的是有一些食物会影响女性的生殖系统，需要少食。

## ❤ 孕前尽量不吃烧烤食物

烧烤的食物一是加工得不够熟，当人们接触了感染弓形体病的畜禽，并吃了这些畜禽未熟的肉时常可被感染。被感染弓形虫后的妇女可能没有自觉症状，当其妊娠时，感染的弓形虫可通过子宫感染给胎儿，引发胎儿畸形。弓形虫感染是发生胎儿畸形的主要因素。二是食物在烧烤时维生素和蛋白质容易发生变性，氨基酸也会遭到破坏，严重影响三者被人体吸收的效能。由于肉直接在高温下进行烧烤，被分解的脂肪滴在炭火上，食物脂肪焦化产生的热聚合反应与肉里蛋白质结合，就会产生一种叫苯并芘的高度致癌物质，附着于食物表面。更有研究表明，1个烤鸡腿等同于60支香烟的毒性。

## ♥ 食用胡萝卜忌过量

胡萝卜含有丰富的胡萝卜素、多种维生素以及对人体有益的其他营养成分。美国新泽西州罗特吉斯医学院的妇科专家研究发现，妇女吃过多胡萝卜后，摄入的大量胡萝卜素会引起闭经和抑制卵巢的正常排卵功能。因此，欲生育妇女不宜多吃。

## ♥ 忌长期食用棉子油

长期食用毛棉子油，可使人患日晒病，表现症状为晒后发作，全身无力或少汗，皮肤灼热、潮红，心慌气短，头昏眼花，四肢麻木，食欲减退。更严重的影响是对生殖系统的损害。成年男性服用毛棉子油的提取物棉酚40天，每天60~70毫克，短期内精子全部被杀死，并逐渐从精液中消失；女性则可导致闭经或子宫萎缩。

**你问我答**

### 体质不好能不能喝茶?

大多女性都有血虚的症状，会经常出现头昏、眼花、面色暗淡、失眠、多梦、月经不调等现象。血虚者最好不要喝茶，多喝茶只会使症状加重。茶中含有鞣酸，饮后易形成不溶性鞣酸铁，从而阻碍铁的吸收。

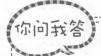
**温馨提示**

血虚可以用食物调理，可以多食用补血、养血、生血的食物和补品。补血的食物大多是"血肉有情之物"，以血补血，如鸡血、鸭血、猪血、猪肝、鳗鱼、墨鱼、鲫鱼、猪蹄、肉骨头、乌骨鸡，它们有增加红血球作用。植物类的有龙眼肉、红糖、黑芝麻、胡桃肉等。

## 8 备孕丈夫的科学饮食

"老公，你怎么老吃肉呀，多吃点儿蔬菜呀，要注意饮食均衡。"当老公吃掉了半盘红烧肉的时候，她娇嗔起来了。老公偏食不是一天两天了，自从结婚以来，她就一直在同他的这个坏习惯做斗争，但战果甚微。"我一向都爱吃肉，你看我不是很健康嘛！"老公不满地瞪了她一眼。她没有理会，继续说道："我们准备要小孩了，这爸爸的饮食健康与否也是很重要的哦。"老公停住了筷子，紧张地说："真的吗，你听谁说的？"她说："还有谁，当然是我的表姐李茜呀。"她的表姐李茜年近四十，是妇幼医院里的大夫，医术那是出了名的。老公一听，立刻把筷子伸向了盛青菜的盘子。

宝宝是在妈妈身体里孕育的，妈妈吃好，宝宝才会健康聪明。所以，备孕夫妻对女性的饮食一直以来保持着高度的重视，而对丈夫的饮食习惯却不甚重视。其实，丈夫的饮食习惯和生活方式对生育一个健康宝宝也起着至关重要的作用。

## ♥ 备孕丈夫为什么要注意饮食

很多男性都喜欢吃高蛋白肉类食物，而不喜吃蔬菜瓜果，这样的饮食习惯不利于妻子受孕。

很多男性朋友对蔬果不屑一顾，认为那是女孩子减肥的食物。实际上，蔬果当中的营养物质，尤其是各种维生素，是男性生殖生理活动所必需的，作用不可小觑。男性如果长期缺乏蔬果当中的各类维生素，就可能抵制性腺正常的发育和精子的生成，从而使精子减少或影响精子的正常活动能力，严重的有可能导致不孕。

有研究显示，如果男性体内维生素 A 严重不足，容易使精子受损，精子的活动能力也随之减弱。即使妻子受孕，也容易出现胎儿畸形或死胎；而维生素 B 族（包括泛酸）与男性睾丸的健康有着直接而密切的关系，一旦缺乏，则会降低男性的生殖能力。而维生素$B_{12}$则能增加精子的数量和活动能力。

梁山好汉"大碗喝酒，大块吃肉"是男性豪爽的标志之一，很多男性都偏爱肉食。虽然说精子的生成需要优质蛋白质，但如果高蛋白食物摄入过高，而维生素摄入不足的话，就容易造成酸性体质，使妻子难以受孕。

## 💜 备孕丈夫要摄入五大类食物

备孕丈夫的饮食宜有高维生素、优质蛋白质、必需的微量元素及矿物质等，以提高生育能力。

**高维生素**。年轻的丈夫们多食用一些含有高维生素的食物，对提高精子的成活质量有很大的帮助。妻子可以根据不同的季节为丈夫挑选一些时令蔬果。

**优质蛋白质**。蛋白质是细胞的重要组成部分，也是生成精子的重要原料，充足的优质蛋白质可以提高精子的数量和质量。优质蛋白质包括三文鱼、牡蛎、深海鱼虾等，这些海产品不仅污染程度低，还含有促进大脑发育和增进体质的DHA、EHA等营养元素。

此外，各种瘦肉、动物肝脏、乳类、蛋类也是优质的蛋白质食品，可以帮助增加精子的营养，提升精子成活率。蛋白质食品当中还含有一些人体所必需的脂肪酸，它们无法通过人体自身合成，只能从食物中获得。但蛋白质不能超量摄入，要均衡营养，维持良好的营养状态。

**矿物质和微量元素**。人体内的矿物质和微量元素对男性的生育力也有重要影响。比如，锌、锰、硒等元素参与了男性睾丸酮的合成和运载的活动，同时帮助提升精子活动的能力以及参与受精等生殖生理活动。体内缺锌可以导致男性性腺功能低下、睾丸变小、质软、精子生成减少或停止；如果缺锰则会造成男性精子成熟障碍，导致精子减少；缺硒会减少精子活动所需的能量来源，使精子的活动力下降。矿物质和微量元素无须单独补充，一些高维生素食物就包括了它们。除了平时多吃蔬果，日常饮食中也要多食用一些海洋性植物，如海藻类植物。

**能量**。能量虽然不是营养元素，但它的作用是保证其他营养素在体内发生作用；另外，精子以及其他生殖生理活动也需要充足能量。能量的主要来源是饮食当中的各种主食，包括米饭、五谷杂粮、干鲜豆类等。当体内能量不足时，一些营养元素，像蛋白质和糖类会转化成能量以供身体所需。因此，如果能量不足就会影响身体对这类营养素的吸收，出现营养匮乏。

**叶酸**。平时我们总是建议准妈妈要补充叶酸，以避免因叶酸缺乏而造成染色体断裂出现的畸形儿。现在有研究证明，叶酸对于准爸爸也具有同样重要的意义。当叶酸在男性体内呈现不足时，男性精液的浓度会降低，减弱精子的活动能力，使得受孕困难。同时，叶酸在人体内还能与其他物质合成叶酸盐，它对于孕育优质宝宝也起着关键作用。

如果男性体内的叶酸盐不足或缺乏，就可能增加染色体缺陷的概率，增大宝宝长大后患严重疾病的危险性。

有一些食物里面就含大量叶酸，备孕丈夫可以多吃这些食物。这些食物有动物肝脏、红苋菜、菠菜、生菜、芦笋、龙须菜、豆类、苹果、柑橘、橙汁等。

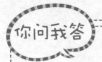

## 以下食物丈夫可少吃

男性在备孕阶段，有一些食物最好不吃或少吃。

葵花子：葵花子的蛋白质部分含有抑制睾丸成分，能引起睾丸萎缩，影响正常生育功能，育龄青年不宜过多食用。

大蒜：大蒜有明显的杀灭精子的作用。育龄青年如食用过多，对生育有着不利的影响，故不宜多食。

芹菜：芹菜有抑制精子生成的作用，过量食用会使精子数量下降，出现阳痿不举。过多吃芹菜可致男性精子数量减少，但停吃16周后，又可恢复到正常精子量。

大豆和啤酒：精子在与卵子接触时会释放出某些物质突破卵子的外层薄膜，钻进卵子使其受精。大豆、啤酒中含有仿荷尔蒙化学物质，实验显示，精子只要接触到极少量这类化学物质，就会太早消耗能量，结果失去穿破卵子外层薄膜的能力，使精子与卵子的结合率下降。

**温馨提示**

## 备孕丈夫的简单食谱

建议备孕男性每周吃一次海产品、一次动物肝脏、一两次牛肉及豆类；每天吃竹笋、胡萝卜、洋葱、燕麦、菠菜、卷心菜等，不要因为工作忙而忘记喝水，一天喝5杯水（150～200ml/杯）是很必要的。

# 9 孕前的锻炼计划书

"表姐，你的身材怎么保持得这么好呢？"当她看到李茜款款走来时，忍不住由衷叹道。李茜是她姨妈的女儿，是妇幼医院的医生，年近四十，孩子都上小学了，可身材依然玲珑有致，曼妙无比。李茜当然明白她的小心思，其实怀孕后身材走样是许多爱美女性的心病。她微微一笑，故作神秘地说："我可是有秘诀的哦，这顿你请我就告诉你。"她见状立刻递上菜单，大方地说："我正好刚发了工资，你随便点儿。"李茜乐了，一边翻开菜单，一边说："产后身材的恢复秘诀就是孕前锻炼。"

在孕前的半年到一年的时间里制订并实施一个适宜的孕前运动计划不仅可以帮助女性在产后恢复身材，还可帮助产妇提高肌肉质量和关节的稳定能力，保护孕妇及胎儿的生命安全。同时，还可以减少和避免妊娠高血压及糖尿病的发病概率，甚至减少生产时的痛苦，帮助产妇顺利分娩。一般来说，产

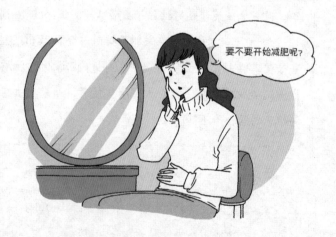

后女性的身材问题主要是胸部下垂、腹部赘肉和妊娠纹、背部受损以及臀部下垂等。针对这些问题，备孕女性可以有针对性地进行运动。

准备怀孕的女性，应积极调整体重，因为过胖或者过瘦都会影响身体内分泌，不利受孕，且孕期患上妊娠高血压综合征、妊娠糖尿病等妊娠疾病的风险高，甚至婴儿出生后患上呼吸道疾病和腹泻的概率也会增加，而妈妈产后恢复也较不易。

孕前体重调整，最忌盲目节食减肥，比较科学的做法是合理饮食加上适当的运动，最好孕前半年到一年就开始制订并实施一个适宜的运动计划。通过运动保持理想体重，健康、有效还利于受孕；而且运动会提高肌肉质量和关节的稳定能力，不但能减少妊娠纹、妊娠斑的出现，还能减轻孕期腰背不适和降低妊娠高血压及糖尿病等妊娠并发症的发病率；同时，运动能增强体质，有助于减少生产时的痛苦，确保顺利分娩，最关键的是产后身材恢复快。

女性怀孕、分娩对胸、腰、腹和背等部位影响最大，要想产后能尽快恢复，孕前可针对这些部位做一些运动练习。

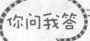

## 如何衡量孕前体重是否标准？

衡量体重是否标准的方法一般有两种：

● 用体重指数（BMI）衡量

BMI ＝体重（单位为千克）/身高（单位为米）的平方

例如：一名体重为 52 千克，身高是 1.62 米的妇女，她的 BMI ＝ 52/（1.62×1.62）≈ 19.8。

BMI 在 18 到 25 之间的是正常体重；如果你的 BMI 低于 18 就应该在计划怀孕时增加体重；如果你的 BMI 高于 25 就应该在计划怀孕时适当减肥。

● 用标准体重计算超重百分比来衡量标准体重

女性标准体重（单位是千克）＝身高（厘米）-110

超重百分比＝（实测体重－标准体重）/标准体重×100%

例如：体重为 52 千克，身高是 1.62 米的妇女，标准体重应该是 162-110 ＝ 52 千克。超重百分比＝（52-52）/ 52×100%＝0。也就是说，她的体重是最标准的。

凡是超过标准体重 10%者为偏重，超过标准体重 20%以上者为肥胖，低于 10%者为瘦，低于 20%者为消瘦。要提高受孕几率，超胖者要减肥，而超瘦者需要增加体重。

## ❤胸部训练

紧实和提升胸部能更好地促进产后的形态恢复，提高肺活量，增强心脏摄氧能力以及更好地保持身体姿态。

主攻方向：胸部下垂

代表动作：仰卧飞鸟式

动作要领：手提重物，以手臂为半径，在胸前画半圈。肩胛骨向后收拢。吸气外展，吐气还原。

## 💟 腹部训练

加强腹部肌肉的弹性，对怀孕时日渐加重的腹部大有益处。腹肌锻炼能使骨盆保持在正确的位置，确保胎儿的安全。盆腔内肌肉力量及控制能力的提高，有助于顺利生产，以及生产后的性能力恢复。

主攻方向：腹部赘肉

代表动作：仰卧肘部触膝

动作要领：腰部紧贴垫子，单脚离地，左脚屈膝与右肘触碰，右脚相反。配合均匀的呼吸，双脚交替进行。

## 💟 背部训练

有力的背部肌肉能更好地保护躯干，保持脊柱的中立状态，使内脏不受压迫，保证其功能的正常运转，使循环系统的工作能力发挥到最大限度，提升整体状态。

主攻方向：脊柱侧弯、腰椎间盘突出

代表动作：单臂哑铃划船

动作要领：左膝和左手按放长凳上，上身与地面平行，右手抓握哑铃，右臂伸直。抬头眼前视，稍弓背。上拉哑铃，屈肘，至腕部刚好在腰下，掌心向内。在最高点停约 2 秒钟，然后慢慢伸直胳膊还原，背部绷紧。伸直胳膊时拇指向内旋转右手使背阔肌充分伸展。如果没有哑铃，可以选用装满水的瓶子代替。

## 💟 腿部训练

有力的腿部肌肉能帮助大腿在孕期更好地支撑身体，保证孕期体重增加后的正常生活。腿部训练能提高肌肉柔韧性，提升血液回流能力，减缓下肢水肿状态，从而提高整体身体技能。大腿后侧肌肉弹性差，韧带过于紧张会使臀部下垂。膝关节保护不当会使骨盆前倾以及下肢稳定性变差，增加受伤概率。

主攻方向：缓解大腿肌肉紧张

代表动作：双腿弯曲下压

动作要领：挺胸收腹，一脚向前迈开。呼气时后面的腿弯曲下压，吸气时还原。双腿交换向后位置进行。

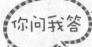

### 女性适合做什么类型的运动？

女性身体特点是柔韧性和灵活性较强，耐力和力量较差，所以适宜选择健美操、瑜伽、游泳、慢跑等运动。但锻炼当量力而行，避免对身体造成不必要的损伤。在你开始任何锻炼计划之前，一定要向医生咨询。

### 运动八大注意

● 如果你感觉有任何不适，马上停止运动，并向医生咨询。

● 每周至少锻炼 3 次，每次 20~30 分钟。

● 开始运动之前，先进行 5 分钟的热身运动，在运动结束前，再进行 5 分钟的放松运动。

● 运动时要穿着舒适，包括有支撑的胸罩、性能好的运动鞋。

● 在运动期间要喝足量的水。

● 激烈运动的时间不要超过 15~20 分钟。

● 监测脉率，将脉率控制在 140 次 / 分钟以下。

● 天气闷热潮湿时，不要运动。

运动时结合音乐可以提高运动时的趣味性，使锻炼能更持久地坚持下去。

## ⑩ 父母会遗传给孩子什么

晚上洗漱完毕，老婆躺在床上翻书。他走近前来轻轻地吻了吻老婆的眼睛，动情地说："老婆，你的眼睛真漂亮。我们的孩子也要长这样的一双大眼睛。"老婆娇嗔道："要是咱们孩子没有一双大眼睛你就不喜欢啦？"他又爱怜地吻了吻老婆的脸，说："哪可能呢，咱们的孩子那可是心头肉呢。"老婆满意地笑了笑，说："不知道我们的孩子会长成什么样呢？会有哪些地方长得像我，又有哪些地方长得像你呢？"

中国有一句老话："龙生龙凤生凤，老鼠生儿会打洞。"这句话不仅涉及形态，还涉及行为，非常形象地说明了父母对孩子的遗传。

### ♥ 身高的主要影响因素是遗传

子女身高有 35% 来自父亲的遗传，有 35% 来自母亲，其余 30% 是由后天的营养等因素构成。所以，父母双方个子较高，子女身材往往也是较为高大的。

### ♥ 声音来自父母的遗传

通常男孩的声音大小、高低像父亲，女孩像母亲。但是，这种由父母生理解剖结构的遗传所影响的音质如果不美，多数可以通过后天的发音训练而改变。所以一些声音条件并不优越的人也可以通过科学、刻苦的练习而拥有甜美的嗓音。

### ♥ 体形也能遗传

有资料表明父母均为消瘦型，则子女身体肥胖的概率为 7%；若父母肥胖，其子女肥胖的概率约为一般孩子的 10 倍。

## ❤ 毛发也由遗传控制

毛发的颜色和疏密曲直都受遗传基因控制。秃头与基因遗传的关系早已得到确认。男性秃头是遗传的，加上 DHT（一种雄性素的衍生物）也起主要作用。如果母亲有严重的脱发，儿子也有很大可能会秃顶。皮纹特点，特别是掌纹和指纹都受遗传的影响。

## ❤ 身体素质和运动能力都有明显的遗传性

研究发现，肌肉的相对力量主要受遗传因素的影响，遗传力为 0.643，肌肉的绝对力量则主要受环境的影响，遗传力为 0.35，后天环境的影响则为 0.65。一般耐力的遗传力为 0.70~0.93，专项耐力遗传力为 0.70~0.99，反应速度的遗传力为 0.75，动作速度的遗传力为 0.50，柔韧度的遗传力为 0.70，环境因素占 0.30。

## ❤ 母亲的智力在遗传中有重要作用

人类与智力有关的基因主要集中在 X 染色体上。女性有两条 X 染色体，而男性只有一条 X 染色体，另一条是 Y 染色体；母亲的 X 染色体基因决定着孩子大脑皮质的发育程度，而父亲的基因则对塑造后代的情感和性格的影响力要更大一些。因此，母亲的智力在遗传因素中占有更重要的地位。父亲智力低下而母亲智力正常，子女出现智力低下的机会小于 10%；如果母亲智力低下，父亲智力正常，则下一代出现智力低下的机会大于 10%。

**温馨提示**

### "儿子像妈妈，女儿像爸爸"

"儿子像妈妈，女儿像爸爸"这句话在民间广为流传，也确有一定道理。比起智力，人的长相与遗传的关系要密切得多。从遗传学角度看，性染色体上同样存在某些特征性基因。性染色体 X 比性染色体 Y 大得多，故 X 染色体上所承载的基因比 Y 染色体上的要多得多。我们知道，男性的性染色体为 XY，其中的 X 染色体来自妈妈，Y 染色体来自爸爸，由于 Y 染色体所含的基因很少，所以儿子像妈妈；而女性的性染色体为 XX，其中一条 X 染色体来自爸爸，另一条来自妈妈，来自妈妈的 X 染色体往往被来自爸爸的 X 染色体所"掩盖"，这就是"女儿像爸爸"的奥妙所在。

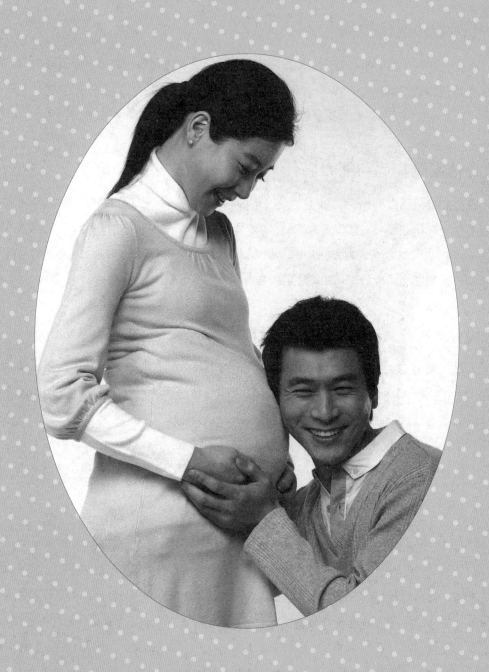

# Part 2

# 中篇　好孕

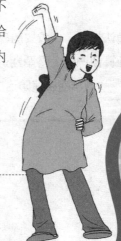

　　得知一个小生命在体内萌芽，她心中涌动着前所未有的喜悦。这是一个奇迹！男人不会体会其中的滋味，这是上帝送给女人的礼物。是的，看着妻子由内而外的变化，他有些茫然，他很难理解妻子抚着肚子的神秘微笑，但是他明白作为一个男人应承担的责任。

# 第3章　妊娠0~4周

# 1 怀孕有哪些征兆

她和老公虽然一直在备孕，但也没有想到幸福来得如此之快。当医生告诉她已经怀孕3周时，她都有点儿不敢相信自己的耳朵了。"亲爱的，我怀孕啦！"拉着老公的手，她突然丧失了语言能力，来来回回只有这一句。老公更是激动，只是更用力地回握着妻子，什么也说不出来。

如果怀孕，身体会有这样几个信号：

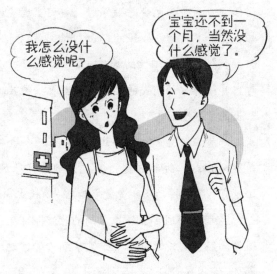

## ♥ 停经

停经是怀孕的第一信号。一般来说，月经正常，又没有采取任何避孕措施的育龄女性，如果超过一周仍没来月经，就要考虑妊娠的可能。

## ♥ 体温升高

在清晨醒来躺着不动时立即测量的体温可作为基础体温，基础体温升高也是判断怀孕与否的一个指标。

月经规则的女性，在一个月经周期中，排卵后基础体温上升0.5℃左右，一直维持到下次月经来潮才开始下降。怀孕后由于黄体酮对体温中枢的影响，体温会继续维持在高水平而不下降。

基础体温的测量需要把体温计（建议使用专门的基础体温计）放在床边容易拿到的地方，第二天早晨睡醒后将体温计放到舌下，闭上嘴大约5分钟，然后把体温数值记录下来就可以了。一定要做到每天坚持记录，而且记录的时间要固定。

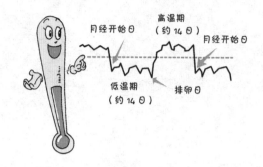

## ♥ 恶心和疲惫

有些女性在月经期过后不久（2个星期左右）就开始发生胃口的改变。常发生在早晨起床后，有恶心、反酸、食欲不振、挑食等现象。有些人甚至不吃东西都想呕吐，还有些人很想吃些酸味的东西。这些症状称为早孕反应，一般怀孕12周后会自然消失。如果身体发

**温馨提示**

### 医院检查是最可靠的妊娠判断方法

单凭"停经"的症状并不能确定你已怀孕，但它暗示你的身体已起了变化。有时候，一些疾病也会导致停经，最好上医院检查一下。而妊娠试纸虽然能确定有无妊娠，但并不能确定妊娠的部位。特别是对于有不规则阴道流血的育龄妇女，若自己用妊娠试纸检测为阳性的话，一定要考虑是否有异位妊娠，即宫外孕的可能，甚至还要考虑其他与妊娠有关的疾病，如滋养细胞疾病的可能。这两种情况都会严重影响育龄妇女的身体健康。

一般去医院医生都会让你做以下两个检查，一个是尿检，确认怀孕为阳性，一个是腹部B超。腹部B超检查也是确诊怀孕的重要依据，通过观察孕囊大小、胎芽大小、有无胎心搏动及卵黄囊等胎儿发育情况来诊断正常妊娠和异常妊娠。

腹部B超通常在妊娠5周的时候即可在宫腔内探及孕囊，妊娠6周即可在孕囊内观察到胎芽，妊娠7周即可观察到心管波动。如果你在做腹部B超的时候一切正常，那么你可以安心回家，等到胎儿10～12周的时候到医院建档。

如果你在做腹部B超的时候，没有在子宫内发现相应孕周的孕囊和胎心，那么医生会建议你做一个阴道B超。阴道B超比腹部B超提前一周观察到上述征象。即妊娠4周在宫腔内探及孕囊，妊娠5周在孕囊内观察到胎芽，妊娠6周即可观察到心管波动。通过阴道B超观察到孕囊和胎心则可以排除宫外孕。

生这些反应，那就要检测一下是否怀孕。

## 💙 用早孕试纸检测呈阳性

从理论上讲，排卵的第9天，也就是月经的第23天，就可以用早孕试纸检查出是否怀孕。但是，由于测试的方法和时间的限制，也不可能达到100%的准确率。

为了减小测试不准确的概率，在具体操作之前要仔细阅读测试卡的使用说明，小心谨慎地按照说明操作。同时，也要掌握好检测时间。人绒毛膜促性腺激素，即hCG，一般在受精卵着床几天后就出现在尿液中，但要达到一定量才能被检出。因此，平时月经正常的女性需在月经推迟后才可能在尿中检测出hCG。而月经周期长或排卵异常的妇女需在停经40~44天的时候才可能检测出。同时，最好起床后就测，因为早起的尿液一般有最高的hCG值。

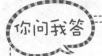

### 早孕试纸的工作原理是什么？

早孕试纸是通过检测尿液中的人绒毛膜促性腺激素（也就是俗称的hCG）来判断你是否怀孕的，hCG是一种由胎盘分泌的孕期激素。在受精卵形成后的6~12天，会在子宫着床，从而形成胚胎，在胚胎形成的同时，hCG就存在于母体的血液和尿液中了。需要注意的是，个人体内激素不同，hCG在母体中的浓度也会不同，可能导致检测时间也会不一样。

### 是什么让早孕试纸不准确？

早孕试纸测试有误差是因为下面这些原因：

● 尿中带血，或服用一些生育药品，会导致测试结果呈阳性。

● 喝水过多使尿液稀释可能会导致假阴性结果。

● 在近期有过妊娠的情况下其检测结果不准。因为在终止妊娠后（分娩后、自然流产和人工流产后）的较长一段时间内，hCG可以持续阳性。

● 一些疾病和药物可能造成检测结果假阳性。有些肿瘤细胞如葡萄胎、绒癌、支气管癌和肾癌等，也可促进体内分泌hCG。

所以，如果自测结果呈阴性，1周之后月经仍未来潮，你应该再做一次自测。

如果不是阳性，最好去看医生。

## ② 胎儿的发育情况

真的怀孕了吗? 身体里真的有了新的生命? 抚摸着平坦的小腹, 她的心情还是没有办法平复下来, 喜悦仍在心底飞速升腾。她想马上回家打电话告诉爸爸妈妈这个好消息。这会儿, 这个小生命有感觉吗? 他能体会到妈妈的快乐吗? 她揣测着。

### 💜 如何计算妊娠日期

由于大多数人很难确定引起妊娠的日期, 因此临床上计算怀孕期, 普遍采取的方法是按照最后一次月经的第一天来计算。也就是说最后一次月经的那一周, 作为怀孕的第一周, 而到下一次月经迟迟未来你意识到怀孕时, 实际上已经怀孕至少 2 周了。

卵子是人体内最大的细胞, 直径可达 200 微米, 在输卵管中的寿命仅 12~36 小时。一般排卵期的体温会升高 0.3℃~0.5℃, 根据基础体温表, 在排卵期你就可以做好迎接新生命的准备了。

跑得最快的精子在与其他对手的竞争中胜出, 和卵子结合在一起, 形成受精卵。此时受精卵虽然只有 0.2 毫米大、1.505 微克重, 可是它将完成令人震惊的创造性变化。

### 💜 受精卵着床, 妊娠开始

受精卵会自行复制、分裂, 并且持续由输卵管向子宫前进。同时子宫也在变化, 它的内膜肿胀增厚, 有的部分内里胀大了一万倍, 为受精卵着陆做准备。

受精卵在移动过程中其滋养层细胞能分泌蛋白分解酶, 使和它接触的子宫内膜表面溶解, 形成缺口, 受精卵经此缺口埋入内膜中, 缺口迅速修复。这一过程叫受精卵"着床"。从受精到孕卵着床约需 7~8 天, 着床部位多在子宫体上部的前壁或后壁, 缺口多在受精的第11~12天修复。孕卵着床后逐渐发育成胚胎及与母体建立联系的附属物——胎盘、胎膜、脐带及羊水等。完成着床大概需要4~5天。受精卵在子宫内落脚后将展开接下来的9个月的生活。

这时，我们还没有任何感觉，甚至不知道自己已经怀孕，但这小小的种子却已包含了一连串的信号，为自己的成长做好准备。首先发出的化学信息是告诉我们的身体防止下一次月经来潮，其次各分化细胞在分裂过程中确定最终将成为未来胎儿身体的哪部分。

从受精卵着床到怀孕第10周，宝宝所有的器官将开始发育，这时的宝宝最为脆弱，特别容易受外界的干扰。

**你问我答**

### 受精卵着床时有什么症状？孕妈妈可以感觉得到吗？

受精卵着床时多数女性没有什么感觉，但有部分女性在受精卵着床时会出现短期的低温及生理性的着床出血和轻微的痉挛。还有少数敏感女性会有腰酸、小腹发胀，像要来月经前的感觉。

### 受孕时间是指受精的时间，还是受精卵着床的时间？

受孕时间指的是受精卵着床时间，着床时间大约是房事后3天左右。若仅仅受精而受精卵未能成功着床子宫壁，不可视为受孕（比如人工受精都是使用受精卵，但能否着床却不一定，只有着床并开始分裂才能说明受孕成功）。

**温馨提示**

### 定期产检很重要

怀孕后应及时到医院建立怀孕档案，定期进行孕期检查。一般来讲，在家用早孕试纸验尿呈阳性后，可在孕6~8周时去医院进行确认（常规是做B超），确定胚胎在子宫内正常发育。对于有某些健康问题的孕妇，比如糖尿病、慢性肾炎或者高龄孕妇，更应及早开始孕期检查，以便获得更好的建议和帮助。从孕12周开始，医院就会要求你进行规律产检了，详细内容见本书各章"本月产检项目"。

# ③ 准妈妈的生理变化

整整一天他都没法专心工作，一直在担心老婆。老婆怀孕了，他很高兴，因为他一直期待有个孩子来打破他和老婆的二人世界。可是他发现近来老婆常常感到浑身疲乏，没有力气，只想睡觉，而且今天早晨起床时老婆一阵眩晕，差点儿摔倒。是老婆感冒了吗? 他很担心。

怀孕后由于孕激素的分泌使孕妈妈的身体会发生巨大的变化。早孕反应，每个人都不一样，有的人嗜睡，有的人怕冷，有的人闻到油烟味会觉得不舒服……每个人的情况都会有所不同，这和个人激素有关，有的人早孕反应时间比较长，直到16~18周才消失。普遍来说有以下几种。

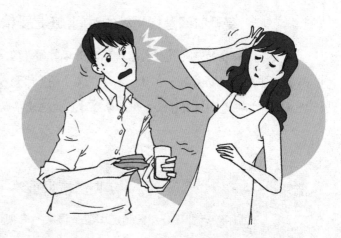

## ♥乳房变化

乳房会增大，变得坚实和沉重，乳晕变大变黑，其上小颗粒则显得特别突出，乳房有一种饱满的刺痛感。

## ♥孕吐

恶心、呕吐一般出现在早晨起床后数小时内。症状轻者食欲下降，偶有恶心、呕吐；少数人症状明显，吃什么吐什么，不吃也吐，呕吐也不限于早晨，而且有人嗅觉变得特别灵敏，嗅到厌恶的气味也会引起呕吐。怀孕早期发生的呕吐是一种正常的生理现象，不必过分紧张，通常对健康没多大影响，不需要治疗。只要保持心情愉快、情绪稳定、注意休息即可。多数人到怀孕 12 周以后，这些症状可以自行消失。当然，那些吐得特别厉害，吃什么吐什么的孕妇，代谢变得紊乱，就需要去医院加以治疗，必要时要住院输液。

## 💜 精神疲乏

许多准妈妈会感到浑身乏力、疲倦，没有兴趣做事，整天昏昏欲睡，提不起精神。不过这个时期不会太长，很快就可以过去。眩晕、头昏眩晕或头昏在孕早期相当普遍，大多数情况下是无害的，但如果持续发生就要引起重视。如果坐着时感到头晕，可能是血糖太低，很多准妈妈孕早期由于呕吐等原因不能正常进食，低血糖也是普遍现象。如果是久站或突然站起时眩晕、头晕，可能是大脑供血不足。

## 💜 出现尿频

许多准妈妈老是想上厕所，总觉得尿不干净，有的甚至每小时一次，这是一种正常现象。因为膀胱位于子宫前侧，子宫逐渐增大会压迫膀胱，从而容易产生排尿的意识。

## 💜 胃口发生变化

平常喜欢吃的东西，突然变得不爱吃了，有些人是吃过一次的食品第二次就不爱吃了；有些人简直不想吃或甚至看到食物都想吐；还有些人很想吃些酸味的东西；等等。一般经过半个月至一个月，这些症状就会自然消失。

## 💜 常有饥饿感

很多准妈妈从怀孕开始，总感觉饥饿，这种饥饿感和以前空腹的感觉有所不同。许多准妈妈变得"爱吃"起来，这并没多大关系，想吃就吃，在怀孕初期时没必要压抑自己的食欲。当然，食物最好以清淡、易消化的为主。

## 💜 阴道分泌物增多

有些准妈妈在怀孕初期发现自己的阴道分泌物较往常多。受激素急剧增加的影响，怀孕初期，阴道分泌物增多是正常的现象。如果外阴不发痒，白带也无臭味，就不用担心。

但如果出现外阴瘙痒、疼痛，白带呈黄色，有怪味、臭味等症状时，就需要去医院就诊，这可能是因为外阴或阴道疾病所致。如果放任不管，可能会影响胎儿的生长发育。

## 温馨提示

### 缓解孕前期不适很重要

孕吐会影响食欲，所以在怀孕初期想吃什么就尽量吃，不必刻意多吃或少吃什么。柠檬汁、山楂汁、土豆、饼干等食物对孕吐有改善作用。上班的孕妈妈在办公室、在路上可能会突然想吐，这难免使我们狼狈不堪，我们需事先做好准备。

平时随身携带毛巾和漱口用品，上下班时注意沿途的公用设施，计算去卫生间的最快路程。如果还没有把怀孕的事告诉老板，那么要想好一个比较有说服力的理由。另外，需要做一个有弹性的时间表，估计一下自己的承受力和可能遇到的困难，把工作安排好。疲倦想要休息的时候就尽量休息，不要勉强自己，保证充足的睡眠。

感觉尿频时，孕妈妈不妨多上几次厕所，尽量不要憋尿。如果小便时出现疼痛或烧灼感等异常现象时，要立即到医院寻求帮助。

可以采用热敷、按摩等方式来缓解乳房的不适感。而选用对腋下和后背都有良好支撑的专门孕妇胸罩，也可以让乳房的不适减轻。经常清洗乳头，每天用手轻柔地按摩乳房，可促进乳腺发育，为哺乳做好准备。

## 你问我答

### 为什么怀孕了还会在月经来潮日期有少量流血？

当胚胎在子宫内膜着床时，有的孕妈妈可能会有一点点出血，持续时间很短，常常会被误以为是月经而意识不到怀孕的事实。不过，这种经血比平常要少，日期也短些，这在中医上称为"漏经"，真正原因目前还不十分清楚。但出血也可能是异常妊娠，需要及时就诊，请医生诊断。

### 第一胎妊娠反应大，怀第二胎时还这样吗？

女性怀孕后或多或少都会出现妊娠反应，反应的严重程度因人而异，每次妊娠反应的程度也不一定相同。妊娠反应与孕激素分泌有关，但确切原因至今还未完全清楚，不过根据观察，孕吐严重的妈妈往往 hCG（绒毛膜促性腺激素）值比较高。妊娠反应一般在孕 12 周后，就会逐渐减少乃至消失，所以不需要太焦虑。

# ④ 准妈妈的情绪反应

窗外的天阴阴的，她站在窗前，觉得自己的心情就和这天气一样。想到今后至少一年自己都不能再做背包族四处游走，也不能再去KTV放声高歌，身体还要变得又粗又壮，她的心不断地往下沉、往下沉……怀孕变成了负担，之前的兴奋和幸福感荡然无存，眼泪一滴滴落了下来。

孕妈妈情绪大起大落，很多人认为是因为怀孕期间体内荷尔蒙失调所造成的。其实，这样的心情起伏不定，只是反映出一个重要事实——怀孕。这不仅使孕妈妈增加了许多生理负担，而且由于身体的变化和人生责任的增加也给孕妈妈带来了一定的心理压力。

让我们变换角色，感受一下孕妈妈的心情——想到腹中正在长大的宝宝，一种甜蜜而幸福的心情便溢于言表；但想到要挺着肚子做事、挤公共汽车时，好心情马上烟消云散，更何况还

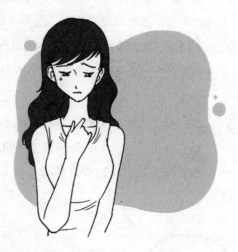

有种种的担心，如夫妻生活会不会受影响、宝宝会不会发育异常、自己身材会不会走样、分娩顺不顺、养育孩子要花多少钱、谁来照看宝宝等，如果再加上时常眩晕、呕吐、腰酸背痛等孕期反应带来的身体上的不适，孕妈妈的心情便免不了七上八下，阴晴难定了。

## 💛 怀孕的前三个月情绪最不稳定

据统计，怀孕初期情绪最不稳定。因为这一时期，不论是生理和心理的变化，还是生活习

惯的调整，孕妈妈的变化都是最大的。这一时期的早孕反应常常令身体不适，而有的孕妈妈还特别严重，因此，孕妈妈的情绪在几秒中之内，从极度兴奋跌落到异常沮丧，并不令人意外。

## 孕妈妈的三种不良情绪

一般来说，孕妈妈不良情绪有以下几种：

**怀孕反应让孕妈妈痛苦**

严格说来，早孕反应是一种躯体和心理因素共同作用而产生的症状。但医学家发现，孕吐与心理因素有密切的关系。有些神经质的孕妇反应更为明显。如孕妈妈厌恶怀孕，则绝大多数会孕吐并伴随体重减轻，否则相反。这说明情绪与孕吐有密切关系。如果孕妈妈本身性格外露，心理和情绪变化大、不稳定，还会发生剧烈孕吐和其他反应。此外，社会因素和家庭因素也会影响孕妈妈的情绪导致强烈的孕吐反应。比如单位是否有孕妇照顾政策、工作量大小、丈夫和公婆对孩子性别的期待、丈夫对怀孕的参与程度等。

**担心备孕期间的疏忽会影响胎儿健康**

因为做了在怀孕时不建议做的事情，比如服用药物、烫头发等，就一直耿耿于怀。其实大可不必，想想你周围的人，是不是很多宝宝都很健康可爱？是不是绝大多数的宝宝都没什么严重缺陷？其实，比较有害的是你的胡思乱想，只要放松心情，宝宝一定会健康出生。如果实在担心可以咨询医生，由医生判断药物影响的程度。

**害怕自己当不好妈妈**

谁也不是天生就会做妈妈的，还不是后来学的。人生就是不断学习的过程。在担任一个新角色前，不少人都会怀疑自己的能力。想想你以往那些干得漂亮的事，你就会把一切都处理好的。从现在开始做准备，一点都不晚，有信心就一定能培养出聪明健康的宝宝。

### 为什么孕期总控制不住自己的情绪？

有的准妈妈说："我知道哭泣、难过对宝宝都不好，可有时我就是莫名其妙地想哭。"这是因为怀孕使体内激素发生了很大的变化。很多人在怀孕前并没有想到原来怀孕这么累人和不舒服，因为没有充分的心理准备，很难一下子调整过来，情绪低落是常有的事。保持愉快的心情是对的，但也没必要硬让自己装开心，宣泄出来才更好。

## 💟 如何调适

比起以上这些担心的内容，孕妈妈的不良情绪本身对胎儿的影响更大。所以孕妈妈本人要尽可能做到：

- 凡事豁达，不必斤斤计较；
- 遇有不顺心的事，也不要去钻牛角尖；
- 丈夫和其他亲属也要帮助孕妈妈调整好情绪；
- 应关心和照顾孕妈妈，不要让孕妈妈受到过多的不良刺激；
- 不要做可能引起孕妈妈猜疑的言行，使孕妈妈的心理保持在最佳状态。

## 💟 用冥想来缓解早孕不适

冥想是一种瑜伽方法，冥想时，人们静坐，将注意力集中于自己的呼吸。大量的医学调查和研究表明；冥想能够缓解疼痛，集中注意力，增强免疫力，降低血压，抑制焦虑，改善睡眠，防止抑郁。心理的放松和身体的放松同样重要，短则十来分钟，长则半小时或者更长，宜在空气清新的地方做，避免在饭后立刻做。我们可以尝试这样的步骤：

第一步：坐或躺着，坐可坐成莲花坐或半莲花坐，如果是躺着，将头后部平放在地板上，手臂分别放在身体的两侧，掌心向上，双脚微微分开。

第二步：闭上眼睛，由头顶至脚，从头皮、脸颊、下巴、颈、肩、直到脚，放松全身。

第三步：将注意力专注在呼和吸上，或将意念集中于两眉之间，或丹田（上腹）的位置，放松心理，关注自己的情绪和念头。

第四步：清晰感知自己的情绪，包括积极正面的和消极负面的，然后想象美好的事物。此时脑中若出现杂念，不必刻意不去想，只要专心致志，杂念会渐渐散去。

**温馨提示**

### 怀孕也会影响丈夫的情绪

妻子怀孕，丈夫也会有心理问题需要疏导。他可能会担心经济问题，你们今后的关系，怀孕会不会有问题，或者他能否成为一个好父亲，等等，他也需要一段时间来适应怀孕带给你和他生活上的改变，所以夫妻双方就怀孕本身感受的交流和彼此之间体贴的心意非常重要。尤其对妻子而言，假如丈夫不能很快适应父亲角色的转换，陪你出席一些孕妇活动时，请体谅他。大多数男人只要在B超下看到胎儿或者感觉到胎儿在妻子体内活动，他们就会做出非常期待的反应，进而对妻子倍加呵护。

# ⑤ 孕期用药当慎重

晚上睡觉时她感觉嗓子有点儿疼，她就多喝了点儿水，没太在意。没想到，早晨起床不仅嗓子疼得更厉害了，而且鼻涕也流得稀里哗啦的，身上还酸痛得像要散架一样。没办法只好跟单位请了假在家休息。她一边怪自己不小心着凉感冒了，一边担心，不知道这对肚子里的宝宝有没有影响。晚上老公下班回家，看到她病恹恹的，很心疼，说："这么难受，要不吃点儿感冒药吧？"她很犹豫："我现在怀孕了，能乱吃药吗？"是啊，她该吃药吗？

孕妇用药以后，有些药物可以通过影响母体的内分泌、代谢等间接影响胚胎，也可以通过胎盘屏障直接影响胎儿，最严重的是药物毒性影响胚胎分化和发育，造成胎儿畸形与功能障碍。因此孕期用药应该十分慎重，必须严格选择，不能轻易用药。

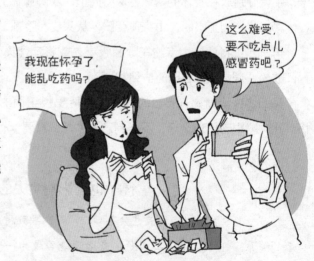

## ♥ 药物对胎儿的影响

### 受精卵着床前期

此期的受精卵与母体组织尚未直接接触，还在输卵管腔或管腔的分泌液中，故着床前期孕妇用药对其影响不大，药物影响的必备条件是药物必须进入分泌液中一定数量才能起作用。但若药物毒性极强，会造成极早期流产。

**受精卵着床后至 12 周左右**

胚胎、胎儿各器官处于高度分化、迅速发育、不断形成的阶段，此时用药，其毒性能干扰胚胎、胎儿组织细胞的正常分化，任何部位的细胞受到药物毒性的影响，均可能造成某一部位的组织或器官发生畸形。可见妊娠 12 周内是药物致畸最敏感的时期。

**妊娠 4 个月以后**

胎儿各器官已形成，药物导致胎儿畸形的可能性下降，已不再能够造成严重的畸形，但对于有些尚未分化完全的器官，如生殖系统，仍有可能受到不同程度的影响。神经系统因在整个妊娠期间持续分化发育，故药物对神经系统的影响可以一直存在。

## ♥ 我国孕妇用药分级

目前我国对孕妇的用药借用了美国药物和食品管理局制定的标准，按药物的不同危害分级如下：

A 级药物：对孕妇安全，对胚胎、胎儿无危害，如适量维生素 A、维生素 C、维生素 D、维生素 E 等。

B 级药物：对孕妇比较安全，对胎儿基本无危害，如青霉素、红霉素、地高辛、胰岛素等。

C 级药物：仅在动物实验研究时证明对胎儿致畸或可杀死胚胎，未在人类研究中证实，孕妇用药需权衡利弊，确认利大于弊时方能应用，如庆大霉素、异丙嗪、异烟肼等。

D 级药物：对胎儿危害有确切证据，除非孕妇用药后有绝对效果，否则不考虑应用，如硫酸链霉素（使胎儿第 8 对脑神经受损、听力减退等）、盐酸四环素（使胎儿发生腭裂、无脑儿等）等要在万不得已时才使用。

X 级药物：可使胎儿异常，在妊娠期间禁止使用，如甲氨蝶呤（可致胎儿唇裂、腭裂、无脑儿、脑积水、脑膜膨出等）、己烯雌酚（可致阴道腺病、阴道透明细胞癌）等。

在妊娠前 3 个月，以不用 C、D、X 级药物为好。出现紧急情况必须用药时，也应尽量选用确经临床多年验证无致畸作用的 A、B 级药物。

## ♥ 孕妇孕期用药的九大原则

孕妈妈常因一些异常情况或疾病而需要用药物治疗。用药对胎儿的影响随药物种类的不同而有差别。因许多药物可以自由地通过胎盘，有些药物可能会引起胎儿的发育异常，甚至造成胎儿畸形，所以，原则上最好不用药，但如有用药的必要，则应注意以下九项原则：

一是怀孕就诊要注意月经期。应告诉医生自己已怀孕和妊娠时间；有受孕可能时，用药需注意月经是否过期。

二是不能自行用药。孕妈妈的疾病同样会影响胎儿，因此既不能滥用药物，也不能有病不用。不能自选自用药物，一定要在医生的指导下使用已证明对胚胎与胎儿无害的药物。

三是可用可不用的药物应尽量不用或少用。尤其是在妊娠的前 3 个月，能不用的药或暂时可停用的药物，应考虑不用或暂停使用。

四是用药必须注意孕周，严格掌握剂量、持续时间。

五是坚持合理用药，病情控制后及时停药。

六是两种以上的药物有相同或相似的疗效时，考虑选用对胎儿危害较小的药物。有 A、B 类药可用，则应选用 A 类药。在无 A、B 类药可以选时慎用 C 类药。D 类药只有无其他药可选且孕妈妈病重急需用药时才选用。对于未经动物实验及临床资料报道证实有无危害的药物尽量不用。因为无资料证实不等于无危险。

七是肯定的致畸药物禁用。

八是能单独用药就避免联合用药，能用结论比较肯定的药物就不用比较新的药。

九是孕期禁用试验性用药，包括妊娠试验用药。

## 💜 怀孕禁用、慎用的中药、中成药

**禁用的中药**

辛香通窍药：麝香。

破血逐淤药：水蛭、虻虫、莪术、三棱。

峻下逐水药：巴豆、牵牛、芫花、甘遂、商陆、大戟。

大毒药：水银、清粉、斑蝥、蟾蜍。

**慎用的中药**

活血祛淤药：桃仁、蒲黄、五灵脂、没药、苏木、皂角刺、牛膝。

行气破滞药：枳实。

攻下利水药：大黄、芒硝、冬葵子、木通。

辛热温里药：附子、肉桂、干姜。

**禁用的中成药**

牛黄解毒丸、牛黄清心丸、龙胆泻肝丸、开胸顺气丸、益母草膏、大活络丹、小活络丹、紫血丹、至宝丹、苏合香丸等。

## 💙 孕期感冒怎么办

孕妈妈一旦患了感冒，应尽快控制感染，排除病毒。如为轻型感冒，应卧床休息，多饮水。如为重型感冒，应住院治疗，提醒医生自己处于怀孕期间。如有高热连续3天以上，病愈后请医生做B超检查胎儿有无畸形。

## 💙 感冒小偏方

1. 感冒初起喉头痒痛时，立即用浓盐水每隔10分钟漱口及咽喉1次，10余次即可见效。

2. 喝鸡汤可减轻感冒时鼻塞、流涕等症状，而且对清除呼吸道病毒有较好的效果。经常喝鸡汤可增强人体的自然抵抗能力，预防感冒的发生。

3. 萝卜白菜汤：用白菜心250克、白萝卜60克，加水煎好后放红糖10~20克，吃菜饮汤。

4. 菜根汤：白菜根3片，洗净切片，加大葱根7个，煎汤加白糖趁热服。

5. 姜蒜茶：大蒜、生姜各15克，切片加水一碗，煎至半碗，饮时加红糖10~20克。

6. 姜糖饮：生姜片15克，3厘米长的葱白3段，加水50克煮沸加红糖后趁热服。

以上几种汤茶均须趁热服用，然后盖被，出微汗，最好能够睡上一觉，有助于降低体温、缓解头痛。无论采取哪种方法，其要旨均在于多喝水，多排尿。这样，身体新陈代谢所产生的废物就可以及时排出体外，使身体经常处于一种"干净"的状态，有助于抵抗感冒病毒的侵袭。

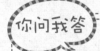

### 中药比西药安全吗？

这种观点是错误的。两种药物的危害是等同的。虽然中药比较温和安全，其毒副作用较小，但是在孕期，同样不可滥用中药，因为许多中药也可以导致畸形、流产、早产甚至死胎，中药亦应在医生的指导下正确使用。

### 孕期可以放心使用外用药吗？

这种想法是错误的。有关资料表明，女性在妊娠期对外用药也应慎用，因为一些外用药能透过皮肤被吸收进血液，引起胎儿中毒，造成胎儿神经系统器官的损害。一般应慎用的外用药有：复方康纳乐乳霜、皮康霜、阿昔洛韦软膏、百多邦软膏、杀癣净、风油精、维生素A酸冷霜或软膏。

# 6 调整运动方案

她的感冒经医生诊断后用了一些食疗小偏方，终于好了。老公放下了一直悬着的心。周末，天气晴朗，天空一碧如洗，让她自确定怀孕以来一直起伏不定的情绪也和天空一样透亮起来。怀孕前，每到周末只要天气好，夫妻俩就去郊外爬山，好久没有去了，他们不禁有些向往，可他们不知道爬山这种运动适不适合初孕的人。

怀孕是正常的生理现象，孕妇在怀孕期间大可不必中断或减少正常的各种活动，一般可以照常工作和从事普通家务劳动。孕妇适当地运动不但安全，并且有利于孕妇与宝宝的健康，健康的孕妈妈可以根据情况选择一种既愉快又轻松的运动。但孕妈妈在怀孕期间还是有一些生理改变，进行运动时要注意适度，切不可按照怀孕前的习惯去运动。尤其在怀孕的早期即前3个月，

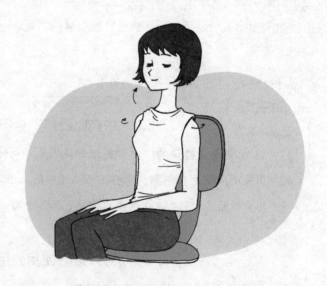

如果你的感觉不太好的话，最好不要做运动，因为这时胚胎在子宫里还没有牢固地"扎下营盘"，运动不当很可能会导致流产。英国南丹麦大学最近的一项研究，访问了超过9万名孕妇，了解她们在怀孕期间做运动的习惯及生产情况，结果发现，每周做7小时或以上激烈运动的孕妇，在怀孕初期即第18周或以前的流产概率，比完全不做运动的孕妇高3.5倍。

## 孕初期的运动特点：慢

怀孕前 3 个月里，由于胚胎正处于发育阶段，特别是胎盘和母体子宫壁的连接还不紧密，很可能由于动作的不当使子宫受到震动，使胎盘脱落而造成流产。孕妈妈尽量选择慢一些的运动，像跳跃、扭曲或快速旋转这样的运动千万不能做。

## 孕初期的运动方案

### 散步

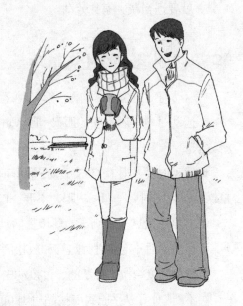

很多专家建议孕妇进行散步运动。每天保证15~20 分钟的散步时间，对孕妈妈和宝宝都有好处。最好能在空气比较清新的环境中散步，别走得时间过长或走得过快。刚开始时，可以将步子放慢些，每日早上起床后和晚饭后可散散步，并适当增加些爬坡运动。散步的时间和距离以自己的感觉来调整，以不觉劳累为宜。散步时不要走得太急，要慢慢地走，以免对身体震动太大或造成疲劳。孕早期散步，最初 5 分钟要慢走，做一下热身运动。最后 5 分钟也要慢些走，使身体慢慢放松。

散步时衣服穿着应便于行动，鞋跟不要太高，最好是软底的运动鞋。夏天或冬天应注意防暑、防寒。大雾或雨天、雪天时就不要再去散步了，以免发生事故。散步前要认真考虑好路线，避开车多、人多和台阶、坡度陡的地方。散步时要留心周围的车辆、行人以及玩耍的儿童，不要被撞倒。散步途中感到有些不舒服时，应当找一个安全、干净的地方稍事休息一下。在散步的过程中还可同时活动一下四肢，进行多方面的锻炼。

### 游泳

游泳是一项非常好的锻炼方式，可持续到足月。游泳可以增加支撑体重的力量，有助于放松，还能提高耐力和柔韧性。孕期游泳可以增加心肺功能，而且水的浮力大，可以减轻关节的负担。同时，孕期经常游泳还可以改善情绪，减轻妊娠反应，对宝宝的神经系统有很好的帮助。游泳让全身肌肉都参加了运动，促进了血液流通，能让宝宝更好地发育。游泳时动作要轻且缓慢，时间不宜过长，水不能过冷，否则会造成肌肉痉挛。在水中，可做一些身体的活动，借助于水的浮力，能改善孕妈妈的一般适应情况。游泳时应注意不要过度劳累。专家提醒，游泳要选择卫生条件好、人少的游泳池，下水前先做一下热身，下水时戴上泳镜，还要防止别人踢到腹部。

其他

除了散步、游泳，像慢跑、跳简单的韵律舞、爬爬楼梯等一些有节奏性的有氧运动可以每天定时做一两项。但是，像跳跃、扭曲或快速旋转的运动都不能进行，骑车更应当避免。而日常的家务如擦桌子、扫地、洗衣服、买菜、做饭都可以，但如果反应严重、呕吐频繁，就要适当减少家务劳动。

## ❤ 孕初期运动的注意事项

- 运动前应向医生咨询，了解何种运动适合自己。
- 运动时应穿着宽松的服装和合脚的平底鞋，如果下水游泳，应穿专门为孕妇设计的游泳衣。
- 运动时要及时补充水分。在锻炼前后和过程中，只要感到热或渴就要停止活动并大量饮水。喝水时要一口一口喝，不要一口气喝很多。
- 不要在太热或太潮湿的环境里活动，也要避开雾霾天，尽量不去密闭的健身房。
- 运动前后一定要进行热身和放松活动，尤其要注意活动韧带部位。
- 避免高度牵拉、跳跃的、过度冲击力的活动，比如骑马、打排球、打篮球等。
- 不要一下子从平原到海拔超过 1800 米的地方去旅行。

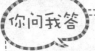

### 怀孕后还可以继续从事孕前一直从事的运动吗？

妊娠期间可以在绝对避免高强度过量运动的前提下继续这些活动，过度的运动会影响胎盘血液供给，对胎儿不利，而且怀孕期间的生理变化会导致韧带松弛，进行伸展运动时应该注意适度，不要按照怀孕前的习惯去运动。

**温馨提示**

### 运动的环境和时间很重要

花草茂盛、绿树成荫的地方，空气清新、氧气浓度高，尘土和噪声都较少，对母体和胎儿的身心健康大有裨益。城市中下午4点到7点之间空气污染相对严重，孕妇要注意避开这段时间锻炼和外出，以利于母亲和胎儿的身体健康。

# 7 合理的饮食计划

他的母亲得知儿媳怀孕后，非常高兴。和他爸爸一商量，决定从老家来看他们。今天他把父母一接回家，让他们和儿媳聊着，自己就忙着上超市大采购去了。他买了鸡和甲鱼，还买了一些蔬菜和水果，心里想甲鱼鸡汤最补人，爸妈来一趟不容易，老婆怀孕后也一直没什么胃口，让他们一起补补。回了家，也没让其他人动手，自己一个人就去准备饭菜了。不一会儿，香味就飘出来了。他的母亲闻到说你熬的什么这么香。他得意地说："是甲鱼鸡汤，想给你们补补。"他的母亲忙说："甲鱼？甲鱼活血，初孕的人不能吃，吃了容易造成流产。"他听了，一脸的怀疑。母亲的说法对吗？

母亲说得很对，孕妇不能吃甲鱼。甲鱼虽然具有滋阴益肾的功效，但是甲鱼性味咸寒，有着较强的通血络、散淤块作用，因而有一定堕胎之弊，尤其是鳖甲的堕胎之力比鳖肉更强，吃了容易造成流产。

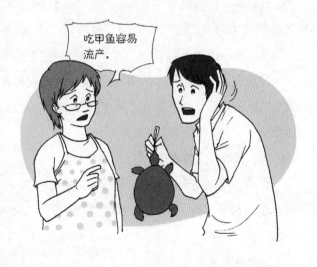

孕妇营养可是孕期的一件大事，准爸爸需要好好学习。孕妇营养与胎儿的健康、智力发育有密不可分的关系，研究发现孕期叶酸缺乏与胎儿神经管畸形有关；钙与胎儿骨骼发育和孕妇妊娠高血压有关；缺铁可导致孕妇贫血，胎儿早产、流产；母体健康直接影响着胎儿的智力和健康；等等。所以，怀孕后要学会吃"好"。

孕期饮食该如何调节呢？

## 孕妈妈的饮食四原则

**保证热量、蛋白质、脂肪酸供给**

女性在怀孕期间由于胎儿、胎盘以及自身体重增加和基础代谢增高等因素的影响，需要有充足的热量摄入。世界卫生组织建议女性怀孕早期每日增加热量 150 千卡。作为一个聪明的准妈妈，补充优质蛋白质也是非常重要的。蛋白质是人体中重要的物质基础，是构成宝宝机体的重要成分。胎儿需要蛋白质构成自己的身体组织，孕妇需要蛋白质供给子宫、胎盘及乳房的发育。蛋白质还是脑细胞的重要成分之一，是脑组织生长、发育、代谢的重要物质基础。蛋白质占脑干重量的 35%，是脑细胞产生兴奋与抑制过程中的主要物质，在记忆、语言、思维、运动、神经传导等方面都有重要作用，蛋白质不足还会影响胎儿中枢神经系统的发育和功能。因此，孕妇补充蛋白质极为重要，孕妈妈应从膳食中摄入充足的优质蛋白质，每天不少于 70 克。

孕妈妈脂肪酸供给不足，可导致胎儿大脑发育异常，出生后智商下降。因此孕妈妈对于脂肪酸的补充是必不可少的。脂肪酸来源于动物油和植物油。植物油中的芝麻油、豆油、花生油等是主要提供者，植物油是烹调的理想用油。

孕妈妈吃些核桃、芝麻、花生和瓜子等坚果比较好，不仅可以补充不饱和脂肪酸、磷脂、蛋白质、微量元素等多种营养素，还有补气养血、温肺润肠的作用，其营养成分对于胚胎和脑的发育非常有利。而且，嚼核桃仁还能防治牙本质过敏。

**摄入充足的维生素**

孕初期也正是胎儿脑及神经系统迅速分化时期，所以，孕妈妈要注意补充多种维生素（尤其是叶酸、维生素 $B_2$、维生素 $B_6$ 等）的摄入，多吃一些蔬菜和水果来补充各种维生素。

**均衡营养，搭配合理**

怀孕早期饮食计划宜在均衡营养，避免营养不良或营养过剩。在营养全面、合理搭配的基础上再补充钙、铁、铜、维生素 A，其主要包含在红绿色蔬菜、鱼、蛋、动物肝脏、内脏、鱼肝油中。

**少量多餐**

很多孕妈妈此时会有不同程度的恶心、呕吐、厌食等症状，饮食上应注意少量多餐的原则，多喝水、多吃蔬菜和水果，吃一些清淡可口、量少质精的食品，想吐就吐，能吃就吃，尽量保障每日热量的基本供应。可多吃一些蔬菜水果补充维生素，肉类选择瘦肉及动物内脏。

呕吐频繁剧烈，可引起体内水、钠、钾等营养素丢失，造成电解质紊乱，甚至出现酮症酸中毒。所以孕吐反应严重的孕妈妈应注意防止水、电解质紊乱，保持体内环境平衡。

## 饮食不良习惯，孕期需调整

### 高脂肪饮食增加患癌风险

适当地改善饮食，增加营养，可以增强孕妈妈体质，促进宝宝发育。但若单纯地追求营养，使营养过剩，容易导致孕妈妈出现血压偏高，宝宝过大（超过4000克，称为巨大儿）。2014年我国孕产妇死亡率为0.217‰，其主要原因是妊娠高血压；另一原因是"巨大儿"造成的难产，分娩期延长，引起产后大出血。因此，孕妈妈不宜营养过剩。

脂肪本身虽不会致癌，但如果孕妈妈长期在饮食中过度摄取高脂肪的食品，不仅自己罹患生殖系统癌瘤的危险增加，还势必影响儿女。大量医学研究资料证实，乳腺癌、卵巢癌和宫颈癌具有家族遗传倾向。同时，医学专家指出，长期多吃高脂肪食物，会使大肠内的胆酸和中性胆固醇浓度增加，如果这些物质长期蓄积体内不能排除，易诱发结肠癌。另外，高脂肪食物能增加催乳激素的合成，促使发生乳腺癌，不利母婴健康。

### 高糖饮食不利优生

大量医学研究表明，摄入过多的糖分一方面会削弱人体的免疫力；另一方面，孕妈妈在妊娠期肾排糖功能可有不同程度的降低，有1%~5%左右的孕妈妈由于胰岛素的相对不足，在临床表现出多饮、多食、多尿，或反复发作的外阴阴道念珠菌感染，胎儿的体重超出正常范围等妊娠期糖尿病症状。虽然妊娠期首次发现或发生的糖代谢异常，多数在产后可以恢复，但是仍有大约1/3的病例会在分娩后5~10年转为真正的糖尿病。

意大利比萨国家研究院的医学专家们发现，血糖偏高组的孕妇生出体重过高胎儿的可能性、胎儿先天畸形的发生率、出现妊娠毒血症的概率或需要剖宫产的次数，分别是血糖偏低组孕妇的3倍、7倍和2倍。因此，孕妈妈要注意避免过食高糖饮食，以免导致血糖过高，加重肾脏负担，不利孕期保健，同时，导致孕妈妈机体抗病力降低，易受病菌、病毒感染，不利优生。

### 不宜盲目补钙

有些孕妈妈为了使宝宝健康活泼，盲目地大量服用鱼肝油和钙质食品，这样对体内宝宝的生长是很不利的。因为长期大量食用鱼肝油和钙质食品，会引起食欲减退、皮肤发痒、毛发脱落、感觉过敏、眼球突出，血中凝血酶原不足及维生素C代谢障碍等。同时，孕妈妈盲目地进食高钙饮食，大量饮用牛奶，加服钙片、维生素D等，对宝宝也有害无益。

营养学家认为，孕妈妈补钙过量，宝宝有可能得高血钙症，宝宝出生后，囟门会太早关闭、颚骨变宽而突出、邱梁前倾、主动脉窄缩等，既不利宝宝健康地生长发育，又有损他的颜面健美。另外，血中钙浓度过高，会出现肌肉软弱无力、呕吐和心律失常等，这些对宝宝生长都是没有好处的。

有的宝宝出生时已萌出牙齿，一个可能是由于婴儿早熟的缘故；另一个可能是由于孕妈妈在妊娠期间，大量服用维生素A和钙制剂或含钙质的食品，使宝宝的牙滤泡在子宫内过早钙化而萌出。因此，孕妈妈不要随意服用大量鱼肝油、钙制剂和大量补充高钙饮食。一般说来，孕妈妈在妊娠前期每日需钙量为800毫克，后期则可增加到1100毫克，一般只要从日常的鱼、肉、蛋等食物中合理摄取就够了。如果需要特别补充，可在医生的指导下适当补充钙剂。

### 过度摄入咸食容易引发妊娠高血压综合征

现代医学研究认为，吃盐量与高血压发病率有一定关系，食盐摄入越多，高血压病的发病率也越高。有些孕妈妈由于饮食习惯嗜好咸食，尤其是北方居民较严重，多咸食。而孕妈妈过度摄入咸食，容易引发妊娠高血压综合征。为了孕期保健，我们一般建议每日食盐摄入量应为6克左右。

### 滥服温热补品危害大

有的孕妈妈认为怀孕后为了保证自己和宝宝的营养应该经常服用一些温热性的补药、补品，比如人参、鹿茸、鹿胎胶、鹿角胶、桂圆、荔枝、胡桃肉等，结果导致阴虚阳亢、气盛阴耗、血热妄行，加剧孕吐、水肿、高血压、便秘等症状，甚至发生流产或死胎等。为什么会出现这些情况呢？这是因为，怀孕后孕妈妈周身的血液循环系统血流量明显增加，心脏负担加重，子宫颈、阴道壁和输卵管等部位的血管也处于扩张、充血状态。加上孕妈妈内分泌功能旺盛，分泌的醛固醇增加，容易导致水、钠潴留而产生水肿、高血压等病症。再者，孕妈妈由于胃酸分泌量减少，胃肠道功能减弱，会出现食欲不振、胃部胀气、便秘等现象。因此，如果孕妈妈滥服温热补品势必给自己和宝宝带来极大危害。

### 谨防霉变食品中毒

大量医学研究资料证实，霉变食品中的霉菌毒素是一种强致癌物质，有使人体患上肝癌、胃癌等癌症的危险。当孕妈妈食用了被霉菌毒素污染的食品时，不仅会发生急性或慢性食物中毒，还会对宝宝有极大危害。特别是在孕早期时，会导致有的胚胎停止发育而发生死胎、流产，有的胚胎产生遗传性疾病或胎儿畸形，如先天性心脏病、先天性愚型等。这些情况的发生是因为妊娠早期正是胚胎着床发育，胚体细胞高度增殖、分化的阶段，如果被霉菌毒素侵害，会使胚胎染色体断裂或畸变。

如果孕妈妈是孕中晚期发生急性或慢性食物中毒的话，虽然不会像早期一样导致宝宝畸形，但因为此时宝宝的各种器官功能还不完善，特别是肝脏、肾脏的防毒过滤功能十分低弱，霉菌毒素对宝宝的毒性作用，会影响他的发育。此外，当孕妈妈因食品中毒而发生昏迷、呕吐等症状时，也将对宝宝的正常生长发育造成不利影响。

**饮酒影响胎儿发育及出生后的智力**

酒精不像巴比妥类和鸦片类药物那样，只影响中枢神经的发育，它对身体任何部位的组织细胞都能造成损害，从而引起发育迟缓、颜面畸形、智能低下等严重后果。医学研究证实，孕妈妈饮酒可使酒精通过胎盘进入宝宝体内，直接对宝宝产生毒害作用，不仅使宝宝发育缓慢，而且可造成某些器官的畸形与缺陷，如小头、小眼、下巴短、脑扁平窄小、身子短，甚至发生心脏和四肢的畸形。有的宝宝出生后则表现为智力迟钝、愚顽、易生病等，甚至造成后代终身病废。据美国的统计数字，因母亲怀孕期间饮酒而造成的婴儿畸形，每年大约有5万人。因孕妇饮酒给胎儿造成的严重损害，称为胎儿酒精综合征。据统计，在美国所有的智力迟钝者当中，胎儿酒精综合征占了20%，在威胁美国儿童智力发育的疾病中位于首位。

**浓茶对宝宝有不良影响**

茶中含有大量的单宁，能和食物中的蛋白质结合，变成不溶解的单宁酸盐，而且可同食物其他营养成分凝集而沉淀，影响孕妈妈和宝宝对蛋白质、铁、维生素的吸收利用。茶叶中还含有大量的鞣酸，有收敛作用，影响肠道的蠕动，易使孕妈妈发生便秘。同时，茶叶中含有的鞣酸，还可与孕妈妈食物中的铁元素结合成一种不能被机体吸收的复合物。科学家们进行过多次对照试验，用三氯化铁溶液作为铁质来源给人服用，发现饮白开水者铁的吸收率为21.7%，而饮浓茶水者，铁的吸收率仅为6.2%。因此，孕妈妈如果过多地饮用浓茶，还有引起贫血的可能，也成为造成宝宝先天性缺铁性贫血的隐患。

此外，茶叶中含有2%~5%的咖啡因，每500毫升浓红茶水大约含咖啡因0.06毫克，咖啡因具有兴奋作用，服用过多会刺激胎动增加，甚至影响胎儿的生长发育。如果每日喝5杯浓茶，就相当于服用0.3~0.35毫克的咖啡因。日本专家的调查也证实，孕妈妈若每天饮5杯浓红茶，就可能使新生儿体重减轻。

绿茶含有天然的抗氧化成分，可以防癌、美白、预防感冒，在日常生活中是一种有益于身体健康的饮料。但对孕妈妈而言，却没有太多好处。因为绿茶含有可以阻止新血管增生的成分，可以杀死变态性快速生长的癌细胞，而孕妈妈此时正是身体进行新血管增生作用来孕育小宝宝的时候，如果在怀孕时喝太多绿茶，有可能对宝宝的生长发育产生影响。

**只吃精制米面易患营养缺乏症**

人体中含有氢、碳、氮、氧、磷、钙等11种多量元素（占人体总重量的99.95%），还含有铁、锰、钴、铜、锌、碘、钒、氟等14种微量元素（只占体重的0.01%）。这些元素虽然在体内的比重极小，却是人体中必不可少的，一旦供应不足便可产生一系列疾病，甚至出现死亡。微量元素是人体必需的，对孕妈妈和宝宝来说，缺乏微量元素后果更严重，孕妈妈和宝宝不仅会营养不良，还会出现贫血、代谢障碍等疾病。

因为米、面中含有的人体所必需的各种微量元素（铬、锰、锌等）及维生素 $B_1$、维生素 $B_6$、维生素 E 等在精制加工过程中常常会损失掉，所以，孕妈妈在生活中注意不偏食，少吃精制大米和精制面等，尽可能以未经细加工过的食品，或经部分精制的食品作为热量的主要来源。

**过多摄入咖啡因对宝宝有不良影响**

咖啡因会加快宝宝心跳速度及新陈代谢的速度，因此对宝宝有不良影响，咖啡因也会降低母体血液流入子宫的速度，从而使供给宝宝的血液中氧气量与养分降低，影响胎儿发育。此外，由于咖啡因有利尿的作用，使原本已经有尿频现象的孕妈妈更加不方便，同时还会造成钙质从尿液中流失，并影响铁质的吸收。值得注意的是由于宝宝的肝脏尚未成熟，是不能快速地代谢掉咖啡因的。咖啡因在体内很容易通过胎盘的吸收进入宝宝体内，危及宝宝的大脑、心脏等重要器官，会致使宝宝畸形或患先天性痴呆。因此，孕前爱喝咖啡的女性在怀孕后适当控制，尽量少喝。

# 💜 孕妈妈必备的九大营养

**碳水化合物。**粗粮、米饭、面粉、面条等主食，每天400克左右，三餐分布的比例为3：4：3。（也符合早餐吃好、中餐吃饱、晚餐吃少的原则）。

**蛋白质。**肉禽蛋（动物性蛋白）及豆制品（植物性蛋白）等，每天150克左右动物性蛋白，50克左右的植物性蛋白。

**维生素。**动物的肝、肾、蛋黄、水果、蔬菜。

**叶酸。**绿色蔬菜、动物肝脏、肾、橙子、香蕉等，每天需摄入叶酸400~600微克。

**钙。**牛奶、奶粉、酸奶、豆类和豆制品、绿色蔬菜、虾皮、紫菜、海带等。另外，早期4个月以内不建议补钙。

铁。动物内脏、瘦肉、紫菜、海带等。牛奶避免与茶一起喝，会影响铁的吸收，而且孕妈妈最好不要喝茶，浓茶就更忌了。

锌。肉类、蛋、奶、牡蛎等海产品。

膳食纤维。粗粮、富含纤维素的蔬菜、适当的水果。

水。最好的饮料就是水（大量喝果汁和饮料，因为都是含糖的，会有糖尿病的隐患，而且也对控制体重不利），每天喝水6~8杯，一口气喝水容量不要超过100克（对心脏有影响）；早晨起床后喝杯水是很好的习惯；定时饮水，孕后期孕妈妈会有水肿现象，晚上要少喝水，但要消除水肿，控盐比控水更重要。

### 孕期可以多吃山楂吗？

大部分妇女怀孕后有挑食、食欲不振、恶心、呕吐等妊娠反应，而且不少人爱吃酸性饮食，如山楂果及其制品类食品。然而，德国有关科学家研究发现，妊娠早期的胎儿酸度低，母体摄入的酸性药物或其他酸性物质，容易大量聚积于胎儿组织中，影响胚胎细胞的正常分裂增殖与发育生长，并易诱发遗传物质突变，导致胎儿畸形发育。妊娠后期，由于胎儿日趋发育成熟，其组织细胞内的酸碱度与母体相接近，受影响的危害性相应小些。因此，孕妈妈在妊娠初期大约2周时间内，不要服用酸性药物和酸性食物、酸性饮料等。而山楂果及其制品，孕妈妈更是不宜多吃。现代医学临床证实：山楂对妇女子宫有收缩作用，如果孕妈妈大量食用山楂食品，就会刺激子宫收缩，甚至导致流产。因此，孕妈妈多吃山楂是不适宜的。

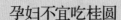

### 孕妇不宜吃桂圆

我国传统医学一贯主张胎前宜清热凉血，因妇女怀孕后，阴血偏虚，阴虚则滋生内热，孕妇往往有大便干燥、口干而胎热、肝经郁热的症候。而桂圆性甘温，虽然其中含有葡萄糖、维生素、蔗糖等物质，营养丰富，有补心安神、养血益脾之效，但性温大热，一切阴虚内热体质及患热性病者均不宜食用，尤其是孕妇更不宜食用桂圆，因为不仅不能保胎，反而易出现漏红、腹痛等先兆流产症状。

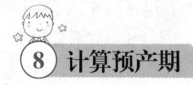

# 8 计算预产期

知道她怀孕后，家人、朋友都为他们夫妻感到高兴。在对未出生的宝宝纷纷表示祝贺和关切的同时，大家不约而同地问了同一个问题，什么时候生呀？她和老公回答得非常利索，因为他们早把预产期计算好了。

他和老婆是怎么计算预产期的呢？其实计算预产期的方法有好几种，都比较简单。下面我们就一一介绍。

## ♥ 根据末次月经计算

末次月经日期的月份加9或减3，为预产期月份数（末次月经的日期按阳历计算，月份大于3的，减3；月份小于或等于3的，则加9）；天数加7，为预产期日。例如：末次月经是2009年3月13日，其预产期约为：2009年12月20日；末次月经是2009年5月28日，其预产期约为：2010年2月5日。孕妈妈也可以从末次月经第一天起向后推算到第280天就是预产期。

## ♥ 根据胎动日期计算

如果你记不清末次月经日期，可以依据胎动日期来进行推算。一般胎动开始于怀孕后的18~20周。计算方法为：初产妇是胎动日加20周；经产妇是胎动日加22周。

## ♥ 根据基础体温曲线计算

将基础体温曲线的低温段的最后一天作为排卵日，从排卵日向后推算264~268天，或加 38 周。

## 💜 根据B超检查推算

医生做 B 超时测得胎头双顶间径、头臀长度及股骨长度即可估算出胎龄，并推算出预产期（此方法大多作为医生 B 超检查诊断应用）。

## 💜 根据子宫底的高度估算

除了上面提到的 4 种办法，还有一种办法是计算子宫底的高度来估算。一般情况下，妊娠 4 个月末，子宫高度在肚脐与耻骨上缘当中（耻骨联合上 10 厘米）；妊娠 5 个月末，子宫底在脐下 2 横指（耻骨上 16~17 厘米）；妊娠 6 个月末，子宫底平肚脐（耻骨上 19~20 厘米）；妊娠 7 个月末，子宫底在脐上三横指（耻骨上 22~23 厘米）；妊娠 8 个月末，子宫底的剑突与脐的正中（耻骨上 24~25 厘米）；妊娠 9 个月末，子宫底在剑突下 2 横指（耻骨上 28~30 厘米）；妊娠 10 个月末，子宫底高度又恢复到 8 个月时的高度，但腹围比 8 个月时大。

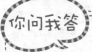

### 一般人常说的十月怀胎是怎么回事？

一般来说，人类的胎儿在卵子排出受精后大约 266 天出生的概率最高。大多数妇女大约在月经后第 14 天左右排卵。266 天加上 14 天，就是 280 天。以农历的 28 天为 1 个月，280 天刚好 10 个月。如果以阳历算，大约是 9 个月又 7 天。

**温馨提示**

### 预产期准不准，因人而异

预产期究竟准不准，这个问题不能一概而论。假设孕妈妈原本的周期是 35 天来一次月经，怀胎 280 天就会变成 287 天，这是依其排卵日推算的，预产期会因受孕日期延后而延迟一星期；相反，若是此孕妈妈原本的周期少于 28 天，则预产期会提早，提早的天数就是少于 28 天的天数。并非所有的妇女都有相当规律的月经，有些人不清楚或忘记了最后一次月经的日期，或者因月经不顺，造成月经期误判，则应让医生通过 B 超检查，利用测量胎儿的大小来判断受孕日期，以作为预产期评估的依据。

## ⑨ 计划外受孕怎么办?

晓玲是她在孕检时认识的朋友，她俩怀孕的时间差不多，认识后就经常联系，交流怀孕心得。这天晓玲找她聊天，告诉她一件事：她的一个朋友也怀孕了，但因为不是计划内，而是避孕失败后的受孕，所以不想要。但是她的朋友都三十多了，父母也急切地想抱孙子，正犹豫呢。她忙建议道："这样的年纪真的该要孩子了，还是先去医院咨询一下医生吧，能留最好。"晓玲说："万一生出来一个不健康的宝宝怎么办呀？还是我们这种有计划、有准备的好，省了这份儿担心。"

### ♥ 孕早期吃药、照X光或喝酒对胎儿的影响

生活中有不少女性在意外怀孕后会纠结要或不要宝宝，尤其如果之前曾应吃过药、照过X光或喝了酒，顾虑可能更多。要或不要宝宝，无关对错好坏，只要和家人商量好，并且是认真听从了自己内心的声音后再做的决定，就是最适合的。此外，妈妈们需要了解的是孕早期吃药或照X光会对胎儿有多大的影响。

国外大量的临床证据表明，孕4周（末次月经后4周）前用药或接受X光的结果是"全或无"，即这时期的不利影响要么使胎儿自然流产，要么就根本不会影响到胎儿。这也是胚胎的一种自我纠错功能，如果胚胎细胞分裂顺利，就能发展为胎儿，否则就会被自然淘汰。

根据孕4周前"全或无"理论，只要不是明确吃了孕期禁用的药，别轻易人为地终止妊娠，应让我们的身体自主选择，当然如果担心的话，可通过B超、羊水穿刺等医疗手段来监测胎儿发育，真检测出胎儿问题再终止妊娠，也比什么都不确定就放弃要好。不过，基于"全或无"的理论来保留胎儿，可能会用到羊水穿刺等医疗手段进行产前筛查，会有

流产的风险，所以有准备怀孕仍然是优生优育的保证。

## 避孕措施失败后的怀孕

### 带环受孕——人工流产并取出节育环

有的孕妈妈虽然安上了节育环，但仍然会怀孕，由于节育环属于宫内异物，它的存在会增加流产的危险性。据统计，带环怀孕的妇女中约有半数会发生流产、早产，甚至死胎。而随着胎儿的发育长大，还有可能发生节育环套住宝宝肢体的现象。另外，节育环在阴道中还有引发炎症的风险。因此，凡带环怀孕的孕妈妈应及早进行人工流产并取出节育环。

### 在口服避孕药期间怀孕——慎重选择要或不要

因为大多数口服避孕药都含有抑制排卵的雌激素，使精子不易通过宫颈黏液，子宫内膜细胞不易接受胚胎着床的孕激素。所以，虽然现在还没有确切的证据表明这些激素会引起胎儿出现发育问题，但这些激素已对宫内环境造成影响，所以从优生的角度考虑，在口服避孕药期间怀孕，如要继续妊娠的话一定要做好产前筛查。

### 使用杀精剂后怀孕——慎重选择要或不要

杀精剂含有酸性的药物，具有强烈的杀精作用，包括避孕药膜、避孕药膏、避孕栓或片剂等，一般使用这类避孕药需放入阴道深处2公分左右。如果这些药不失效，用法得当，是不会出现意外怀孕的。反之，如果避孕失败，说明所含的杀精药失效，或放置阴道内的位置不当，未起到作用，在这几种情况下怀孕，一般对胚胎发育不会造成伤害。

但由于化学药品对精子有明确的损伤影响，所以从优生的角度出发，孕妈妈如要继续妊娠的话一定要做好产前筛查。

### 避孕套、阴道隔膜、安全期避孕及体外排精等避孕方法——可以要

避孕套、阴道隔膜、安全期避孕及体外排精等避孕方法，都是通过阻断精卵相遇而避孕的。避孕失败，实际上是精子和卵子相遇的结果，这时精子和卵子并未受到损伤，一般继续怀孕对胎儿没有影响，孕妈妈当然不需要采取终止妊娠的措施。

### 输卵管结扎后怀孕——咨询医生

输卵管结扎时会机械损伤输卵管，从而可能导致出现异位妊娠，因此这种情况下怀孕一定要咨询医生，进行相关检查，降低异位妊娠的危险。

## 终止妊娠——人工流产

人工流产即采用人工的方法终止妊娠，可分为手术流产和药物流产两种方法，手术流

产包括负压吸引术和钳刮术。

**负压吸引术**

即利用负压吸引原理，将早期妊娠产物即胚囊与蜕膜组织从子宫中吸出，适合10周以内要求终止妊娠而无禁忌证者。常说的无痛人流，即麻醉镇痛技术实施负压吸引术。随着医学技术的发展，负压吸引术先后发展出超导可视无痛人流、微管可视无痛人流、宫腔镜取胚术和双腔减压无痛人流术等方法，提高了操作中的可视性，使手术准确度增加，并减少了创口损伤，大大提高了手术的安全性和可靠性。

**钳刮术**

一般是用钳夹和负压吸引结合的手术方法终止妊娠，适合孕10～13周终止妊娠。这种方法容易造成出血多、宫颈损伤子宫穿孔等并发症，目前逐渐被其他方法取代。

**药物流产**

这是运用药物来终止妊娠的方法，适合妊娠≤49天，年龄＜40岁的女性，米非司酮和前列腺素是常用的药物。药物流产的优点是方法简便，不需宫腔操作，无创伤性，完全流产率达90%以上；缺点是出血量过多，出血时间过长，如不全流产者，还需酌情清宫。

无论采用那种人工流产方法，手术后都要注意观察阴道流血和腹痛情况，如阴道流血量超过月经量，而且持续时间长，一定要及时去医院检查。流产也是一种形式的生产，术后一定要注意休息和保持下身清洁卫生，且术后一个月内禁止性生活。再次怀孕最好间隔1年，至少也要等待6个月。

---

**你问我答**

### 口服避孕药失败后怀孕，想要留下孩子，有什么办法？

如果孕妈妈本人要求继续妊娠，应于妊娠6~8周时取绒毛组织进行染色体检查；孕妈妈在16~20周进行羊水穿刺术，抽取羊水进行羊水细胞的染色体检查。同时尚需动态观察母体血中的甲胎蛋白的含量，注意B超下的胎儿大体形态和内脏结构是否异常，一旦发现异常应及时终止妊娠，以免缺陷儿的出生。长期使用口服避孕药再计划怀孕时，以停药6个月后再受孕为妥。

## 10 什么是宫外孕

她去医院找表姐李茜的时候碰到一个泪流满面的年轻男孩，大概二十岁出头的样子。她很奇怪，就问表姐："那个年轻男孩怎么啦？"李茜叹了口气说："还不是宫外孕！""啊！"她张大的嘴还没合起，李茜赶紧说："想什么呢？是他妻子。要做切除输卵管手术，正让他签字呢。"她叹了一口气，说："那女孩还那么年轻，不知道这件事情对她将来的人生会有什么影响呢。"

反复人流是导致近年来宫外孕发病率上升的主要因素，因此，不打算怀孕的女性，一定要做好避孕工作。

### ♥ 了解宫外孕

正常情况下，卵子在输卵管里受精，然后由输卵管迁移到子宫腔，在这里安家落户，慢慢发育成胎儿。但因种种原因，受精卵在迁移的过程中出了岔子，没有到达子宫，而是在别的地方停留下来，这就成了宫外孕，医学术语叫作异位妊娠。

### ♥ 什么样的女性容易发生宫外孕

第一，患有妇科炎症的妇女，如阴道炎、宫颈炎都可能上行感染到输卵管，造成输卵管炎症。反复做人流者，怀孕次数越多，发生异位妊娠的可能性越大。

第二，有过腹部外科手术的女性，宫外孕的风险也会增加。现在剖宫产率呈上升趋势，发生在子宫瘢痕处的异位妊娠也在增加。并且，阑尾炎穿孔也是宫外孕发生的高危因素，阑尾切除术会使宫外孕的危险增加1.8倍。

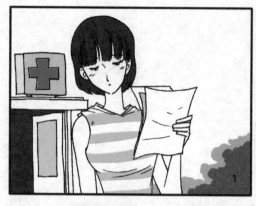
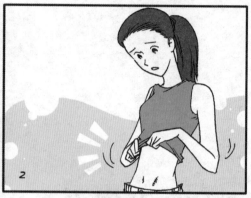
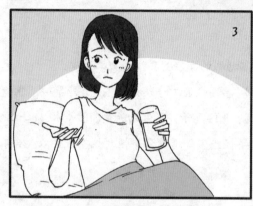
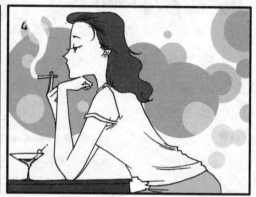

第三，避孕方法选择不当也会导致宫外孕。避孕药会影响雌、孕激素的水平，继而影响输卵管壁的蠕动、纤毛活动以及上皮细胞的分泌，如果激素失调，将会影响受精卵的运送而发生输卵管妊娠。有些女性缺乏自我保护意识，且没有长效避孕措施。滥用避孕药，就会增加宫外孕的危险。

第四，大量吸烟、喝酒也会增加宫外孕的概率。研究表明，尼古丁和酒精可影响输卵管纤毛的摆动，诱发宫外孕。据统计，吸烟者比非吸烟者的发病率高 1.5~4 倍。

## 💙 如何及早发现宫外孕

宫外孕患者一般会在妊娠 6~12 周后发生孕囊破裂，引起下面这些症状：

停经。多数病人在发病前有短暂的停经史，大多 6 周左右。

腹痛。其发生率为 95%，常为突发性，下腹一侧有撕裂样或阵发性疼痛，并伴有恶心呕吐。

腹泻。宫外孕患者也会出现腹泻症状，如果不仔细分析病情，很容易被认为是消化不良或肠道急症。

阴道出血。多为点滴状，深褐色，量少，不超过月经量。

休克。可引起头晕、面色苍白、脉细、血压下降、冷汗淋漓，因而发生晕厥与休克等现象。宫外孕引起的昏厥也很容易被误认为是低血糖。

## 怎样预防宫外孕发生

虽然宫外孕不能百分之百预防，但我们可以通过改善生活方式来达到减少宫外孕发生的目的。

计划怀孕的女性，一定要提前戒烟戒酒，保持良好的生活习惯半年以上。

重视孕前检查，尽量治愈各种妇科疾病，尤其是输卵管有问题的女性更不可大意。

对于有些正常受孕有困难的女性，如果需要服用排卵药物，一定要在医生的指导下进行，并要根据医嘱做好定期检查。

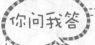

### 宫外孕会影响以后的生育吗？

事实上，宫外孕对症治疗后仍可正常生育。在治疗上除了使用药物治疗外，还可以采用根除性手术和微创等手术治疗。患宫外孕后能否再次怀孕，还要看治疗的方法和双侧输卵管的情况而定。如果做了患侧输卵管切除术，但对侧输卵管仍通畅，则多数还是有生育机会的。

### 怀孕后不可大意

● 一般的女性如果觉得自己怀孕了，在"自测"之后也应早去医院，因为仅仅依靠一支早早孕的试剂并不可靠，还要看它花落谁家。

● 如果遇到类似流产的情况，一定要到医院去做检查。如果是先兆流产，注意休息和保胎就可以了；如果是宫外孕，则要按照医生的建议接受治疗。

● 曾经患过宫外孕的女性，再次患宫外孕的可能性很大。如果这类女性怀孕了，最好在停经后6周内到医院做一次全面的早孕检查。

● 有过宫外孕史的妇女还应注意培养良好的生活习惯，避免生殖道感染，避免不洁性生活。孕妈妈一旦出现腹泻、低血糖、反复腹痛等症状，要及时到医院进行诊治。

## 11 高龄孕妈妈

知道她怀孕后李梅就经常和她聊有关怀孕的话题。40岁的李梅经常后悔当初的决定。"你们这样很好，在最合适的年龄当妈妈。"一天课后李梅这样对她说。她笑笑，说："你们也可以的啊。"李梅没有答话，过了好一会儿，才沉着声说："我现在都不知道能不能怀上了。就算怀上了，那也是高龄孕妈妈，额外的风险要大很多啊。"高龄孕妈妈有多大的风险呢？李梅的担心有没有必要？

李梅的担心是必然的。高龄孕妈妈确实存在着许多未知的风险。

## 什么是高龄孕妈妈

医学上界定：35岁以上初产产妇为高龄产妇。"高龄"会给孕妈妈带来诸多危险。"高龄"更容易流产。对于适龄产妇，流产率是12%，而高龄产妇则达到了31%。

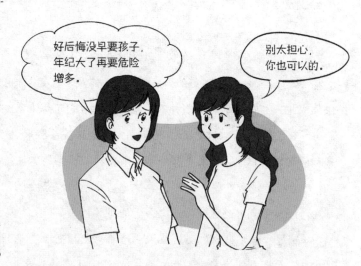

临床表明，高龄产妇的难产率明显高于其他产妇，需要进行剖宫产、钳产等助产的比率比非高龄产妇高20%以上。而且产妇年龄偏大，其软产道弹性力量下降，产后子宫收缩能力减弱，很容易导致产

后大出血。另外，分娩后高龄产妇产后体能恢复也不及非高龄产妇，而且生殖道和生殖器官功能下降，产生一些并发症。外界的噪声、废气、微波辐射等都会影响受精卵的分裂，产妇年龄越高，所受到的外界的干扰程度越大，受精卵在分裂中就可能会产生不同情况的病变。

从遗传角度讲，高龄产妇所产的孩子中畸形发病率比较高。拿先天性痴呆的"唐氏综合征"来说，25~34 岁的产妇中诞下这种"傻孩子"的比率是 1/800，35~39 岁时比例就达到 1/250，40~44 岁时升为 1/100，如果是 45 岁以上的高龄，这种可能就变成 1/40~50。

众所周知，母亲年龄较大易发生流产，但有研究显示，如果父亲年龄大，胎儿也容易发生流产。欧洲研究人员最近发现，25 岁妇女怀孕时如配偶年龄超过 35 岁，其流产危险是配偶年龄小于 35 岁者的 2 倍。所以，几乎所有的医学专家都提出了这样的建议：如果可能，最好还是在 30 岁以前生孩子。

## ♥ 如果已经成为高龄孕妈妈，该怎么办

目前我国高龄初产妇大约占 2.45%，而且有上升的趋势。虽说高龄妇女怀孕有不少潜在的危险，但是，如果你即将成为一位高龄孕妈妈，或已经是一位高龄孕妈妈，你也无须过度担忧，只要注意以下事项，细心地进行孕前准备和孕期检查还是可以得到聪明又健康的宝宝的。

第一，孕前要进行身体检查。这是夫妻双方都要进行的检查。特别是准备怀孕的女性，除了要进行心、肝、肾等常规检查外，还要重点检查生殖系统。如果患有性病，要等待治疗痊愈后方可怀孕。

第二，孕前要提前 3 个月口服叶酸。服用叶酸可以避免神经系统发育疾病。如果孕前没有及时服叶酸，怀孕后要继续补充，直到怀孕 12 周为止。

第三，孕期保健要格外注意，要保证定期进行产前检查。

第四，怀孕 16~20 周时，要进行唐氏筛查。这项检查是提取孕妈妈的血液，检测血液中的 hCG、AFP、$E_3$，以此来估算胎儿可能患唐氏综合征概率。不过很多地区对大于 35 岁的孕妇直接进行羊穿术进行诊断。

第五，怀孕 20 周以后要做羊水穿刺。（有项检查可替代养水穿刺，DNA 检查静脉血。）这项检查是正常的年轻孕妈妈不需要做的。研究表明，孕妈妈年龄愈大，先天愚型和畸形儿的发病率愈高。这是因为随着女性年龄增长，卵巢逐渐衰老，产生的卵子自然老化，发生染色体畸形的机会就会增多。这项检查可以直接获得染色体的数量，根据检查结果可以知道胎儿是否有异常。需要注意的是，这项检查有 0.5% 的概率会导致流产。

第六，更多关注血糖、血压等指标。高龄产妇易患妊娠合并心脏病、妊娠高血压综合征和妊娠期糖尿病等。这是由于孕妈妈体内的血容量比非孕期明显增加，心脏负担加重。

原来就患有心脏病的孕妈妈很可能由于无法耐受而不得不提前终止妊娠。

第七，高龄产妇自然分娩的难度更大，需要提前做好准备。高龄孕妈妈的骨盆比较坚硬，韧带和软产道组织弹性较小，子宫收缩力相应减弱，容易导致产程延长，甚至难产、胎儿产伤和窒息，剖宫产适应症较高，通常有 90% 的高龄产妇选择剖宫产。

## 💜 高龄孕妈妈可能会遇上的四大检查

### 超声波检查

一般需要做 2 次，分别在 12 周和 20 周的时候进行。这项检查可用来进一步确定你的怀孕日期及任何发育异常的情况，如腭裂、脏器异常，同时可发现多胞胎，孕妈妈都应做此项检查。

### 绒毛及羊水检查

在 11 周左右，用一根活检针通过宫颈或腹壁进入宫腔到达胎盘位置，取出少许绒毛组织，进行检查。也可在 16 周左右，在麻醉的状态下，以针头穿刺的方法取羊水、收集胚胎脱落细胞，进行检查。这些都是能很准确地检测胎儿是否异常的方法。此项检查一般用于高龄孕妈妈，此检查有引起流产的危险，需要在有经验的医生的指导下进行。

### 甲胎蛋白检测（唐氏筛查）

在 16~20 周进行，是一种无危险的血样检查，测定血液中用甲胎蛋白水平，可发现神经缺损、唐氏综合征、肾脏和肝脏疾病等，是所有孕妈妈都要进行的检查。

### 脐带穿刺

20 周后，在局部麻醉的情况下，用针头取胎儿脐带血，进行检查，这种方法可以检测染色体是否异常和有元遗传性血液病。此方法仅用于高危孕妈妈，引起流产的概率高于羊水检查。

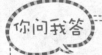

**你问我答**

### 高龄妈妈的界定是否推迟？

如今营养比以前好多了，女性更年期也比以前推后了 4 年，那么是不是"高龄孕妈妈"的界定年龄也该再向后推迟 4 年呢？其实卵细胞的老化是不可抑制的，目前还没有把"高龄"也推后的说法。由于女性 35 岁以后机体处于下滑趋势，胎儿畸形的发生率增加，高龄产妇并发症的风险增加。因此，建议女性尽量不要成为高龄孕妈妈。

## 12 关于性生活

整整一天婆婆不停看自己，却欲言又止，她终于忍不住了，问婆婆："妈，您是不是有话要跟我说？"婆婆扭捏了半天终于说了。婆婆的话把她也弄了个大红脸。原来，婆婆担心他们同房造成流产。婆婆的担心有道理吗？

### 💚 孕早期应节制性生活

怀孕开始的前3个月称为孕早期，是胎儿主要器官结构完成分化和器官发育的关键时期，胎盘也未完全形成，此时胚胎和胎盘在子宫内都处于不稳定状态，最容易引起流产。所以孕早期为了避免流产，也为了避免感染，最好避免性生活。

不过，正常的妊娠并非疾病，孕期有性欲，说明孕妈妈全身健康状况良好，适宜的性生活带来的不仅仅是夫妻双方的性满足和感情上的和谐，

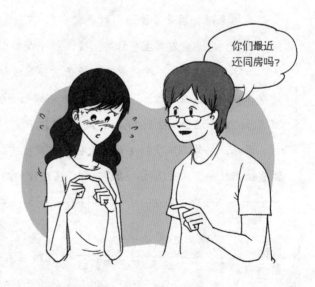

同时有助于妻子保持愉快、稳定的情绪，有利于胎儿的成长。孕早期性生活方式的选择应特别谨慎，避免过于激烈、频繁以及动作难度大的性交行为，注意避免腹部压力过大。最好采取边缘性接触，通过搂抱、抚摸、亲吻的方式达到性的满足。由于孕妈妈在孕早期出现的早孕反应和其他不适等造成性欲和性反应减弱，丈夫应懂得爱护和体谅妻子。

## 六种情况应暂停性生活

● 孕妈妈有习惯性流产历史的。

● 孕妈妈有子宫颈闭锁不全历史的。

● 孕妈妈有产前出血或前置胎盘情形的。

● 孕妈妈有早产经验、早产历史或早期破水时，性生活有可能引起绒毛羊膜炎，所以最好暂停性生活。

● 有阴道炎的孕妈妈，怀孕时频繁的性生活会引发早产，而有重大内科疾病的孕妈妈，如动脉不健全或患有心脏病，要先咨询医生。

● 如果丈夫有性器官的疾病而不又愿使用避孕套的话，孕妈妈要暂停性行为，否则可能会将细菌带入阴道，从而引起绒毛羊膜炎，引发早产。

### 为什么不少妊娠女性进行性生活后会感到腹痛？

男子的精液中含有多种多样的前列腺素，这些前列腺素性交时会被女子阴道黏膜吸收，从而对子宫产生影响。

具体来说会因是否妊娠而对子宫有不同的作用，在女子没有受孕时，使子宫肌肉松弛的前列腺素会发挥主导作用，确保精子向输卵管顺利行进，为精卵的结合创造条件。而当女子受孕后，精液中使女子子宫强烈收缩的前列腺素则发挥主导作用，导致许多妊娠如女性生活后出现腹痛。假如妊娠妇女性生活过于频繁，子宫会经常处于收缩状态，则不仅会发生腹痛，还可能导致流产。

因此，妊娠期减少性生活的次数，以及性交时男方戴避孕套，避免精液与阴道黏膜直接相接触，对防止性生活后子宫的强烈收缩而发生的腹痛或流产是非常重要的。

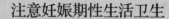

### 注意妊娠期性生活卫生

怀孕后，由于激素的影响，使阴道内的糖原增多，妊娠期阴道内的化学变化非常有利于细菌的生长和繁殖。妊娠期性生活时，丈夫务必将包皮垢及龟头冲洗干净，以避免妻子的阴道遭受病原微生物的侵袭，从而诱发宫内感染。因为，宫内感染是危及胎儿生命的重要诱因。

## 13 制订胎教方案

他下了班一进家门就急切地对老婆说："老婆，我们要赶快进行胎教。我今天听人说了，做胎教的宝宝生出来聪明。"老婆听了，心急地问："怎么做呀？"他说："好像是听音乐吧。"其实，他也不是很清楚。

那么，什么是胎教？如何进行胎教呢？

## ♥ 了解胎教

胎教指从怀孕开始，有意识地利用孕妈妈体内外的各种条件，给胎儿良好的刺激，并且要防止不良因素对胎儿的刺激，使婴儿出生之后具有良好的先天素质，出生后能更健康地成长。孕妈妈怀孕期间的营养对胎儿的生长发育具有重要的影响，同样，孕妈妈的情绪变化，如喜、怒、哀、乐也对胎儿有一定的影响。

胎教的思想起源于我国，古人认为，胎儿在母体中能够感受孕妈妈情绪、言行的感化，所以孕妈妈必须谨守礼仪，给胎儿以良好的影响。目前国外亦在大力开展胎教

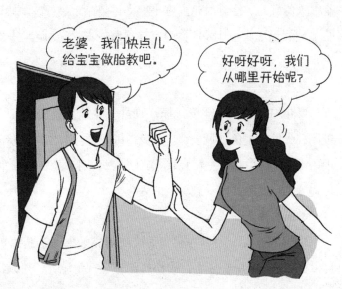

老婆，我们快点儿给宝宝做胎教吧。

好呀好呀，我们从哪里开始呢？

的研究，并普遍认为中国是胎教的发源地。胎教是让胎儿在母亲子宫里时享有好的环境，使孩子生下来后聪明、个性稳定，EQ、IQ 都比较高。

要达到这一目的，就必须创造良好的胎教环境，使孕妈妈生活在舒适如意的环境中，保持健康的精神及心理状态，避免不良因素的刺激。

## 目前常用的五大胎教法

### 音乐胎教法

在怀孕 16 周时，就可以用声波来刺激胎儿的听觉器官，每日 1~2 次，每次 10~15 分钟，可以选择在胎动时进行，一般在晚上临睡前比较合适，声音强度以 65~70 分贝为适宜，音量大小相当于成人隔着手掌听到的声音强度。选择的音乐应该是平缓流畅、轻柔欢快的旋律，比如一些钢琴曲、古代名曲、大自然的声音等，最好选用经过医学界优生学会审定的胎教音乐，不宜用迪斯科、摇滚乐等太过刺激亢奋的音乐。千万不能把放音乐的设备直接放到孕妈妈腹壁上给胎儿听，一定要隔至少 1.5~2 米的距离。

### 对话胎教法

在怀孕 20 周时，胎儿已具备听觉功能，父母温柔的说话声均可以传递给胎儿，特别是父亲低沉浑厚的声音，更容易给胎儿留下深刻的印象。此时父母应该经常和胎儿交谈，可以呼唤胎儿的小名，希望宝宝听爸爸妈妈的话快快长大。这样婴儿出生后哭闹时呼唤他的小名，会给婴儿一种安全感，使其很快安静下来。

同时，这样也可以增进夫妻的感情，还能把父母的爱传递给胎儿，对胎儿的感情发育有很大的好处。注意对话内容不要太过复杂，最好在一段时间内反复重复一两句话，便于胎儿理解记忆。统计表明：经常与父母"交谈"的胎儿出生后的口语表达、演讲及社交能力都很好。

### 抚摸胎教法

婴儿的天性就是需要抚摸，时常轻轻地抚摸胎儿，可以形成良好的触觉刺激，以促进胎儿大脑功能的协调发育。可以在每晚睡觉前先排空膀胱，平卧床上，放松腹部，用双手由上至下、由右向左轻轻抚摸胎儿，每次持续 5~10 分钟，注意一定要轻柔，这样可以传递亲情，让胎儿感受到母亲的爱。

### 触压胎教法

怀孕 24 周后，可以在孕妈妈腹部明显触摸到胎儿的头、背和肢体。从这时起，每晚可以让孕妈妈平卧在床上，放松腹部轻轻抚触胎儿，可以锻炼胎儿肢体肌肉的力量，使胎儿出生后肢体肌肉强健，抬头、翻身、坐、爬、行走等动作都发育比较快。注意当胎儿出现烦躁不安的时候，要立刻停止刺激，改为轻轻地抚摸，以免发生意外。

### 光照胎教法

孕27周后，胎儿的大脑可以开始感知外界的视觉刺激。怀孕36周后，胎儿对光照刺激就开始有了应答反应。所以在怀孕24周时，可以每天在胎儿觉醒时用手电筒照射孕妈妈腹部胎儿方向，每次5分钟左右，以利胎儿视觉的健康发育。但注意切勿用强光照射刺激，且照射时间不能过长。

特别要指出胎教必须长久坚持，有规律地做才会有效果，并且要注意让宝宝得到充分的休息，无休止的胎教也会累坏胎儿。各种胎教要相互交替使用，以利于胎儿劳逸结合。通过胎教的方法，可以对胎儿进行综合训练。

温馨提示

## 识别和选择适合自己的胎教方法

社会上有种类繁多的"胎教方案"，这些"方案"中有一些就是打着"科学""专家"的旗号在误导母亲们，有的指导思想就是遗传决定论，有的明显违背儿童发展的自然过程，有的只是为了经济目的。因此建议父母在准备怀孩子之前，应从正规的专业单位及渠道学习一些有关儿童发展方面的知识，包括孕期心理卫生、儿童心理与教育学及胎教早教的有关常识，使自己做到心中有数，保持冷静的头脑，善于识别和选择适合自己的方法。

## ♥ 实施胎教的三大原则

### 适时适度原则

年轻的父母进行胎教，往往容易出现操之过急、过度等情况，过犹不及，无论哪种胎教方法，都有适宜的刺激方法和定时定量的问题。

比如抚摸胎教时，如果胎儿以轻轻蠕动做出反应，可继续抚摸；如果胎儿用力挣脱或蹬腿，则应停止抚摸。目前为止，我国关于胎教失败的例子还极少见到，但有些情况也引起了有关专家的重视。

如有的母亲在心理咨询中诉说，经过音乐胎教后，自己的孩子虽然聪明活泼，但精力过盛，总是不爱睡觉。问及具体胎教方法，得知母亲孕期工作较忙，又不愿放弃胎教的机会，所以每日抽空就将胎教器置于腹部。有时母亲因疲劳很快入睡了，胎教器仍不断刺激着胎儿，这很难保证定时定量。认为多多益善，操之过急的做法，有可能干扰胎儿的生物钟。

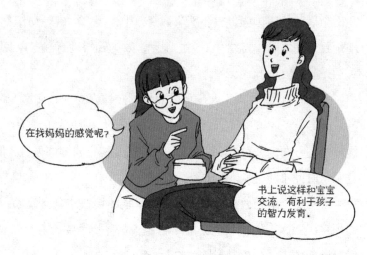

科学胎教原则

音乐胎教时，胎教音乐的质量是至关重要的。有的胎教音乐 CD 制作条件较差，伴有较强的噪声干扰。有的则是乐曲的选择、节奏、配器等都不适宜胎教。一般要求乐曲要平稳、明朗，节奏接近人的正常心率，配器简练考究，频率在 500~1500 赫兹左右，使人感到舒适、安静、愉快、优美的才可选用。

具体实施胎教时还有些操作技术、技巧等问题，按摩的手法、按压的力度、所用的时间、胎儿的正常或异常反应等，还须在胎教专家、妇产科医生的指导下进行，以免发生意外。

科学的方法应按自然的发展规律，按胎儿的月龄及每个胎儿的发展水平做相应的胎教。做到不放弃施教的时机，也不过度人为干预。在自然和谐中有计划地进行胎教。

全家参与原则

胎教不是孕妈妈一个人的事情，家人也要参与进来。比如丈夫在抚摸胎体时可与胎儿说话，使胎儿从小就能听到父亲的声音，在胎儿期就感受到父爱，促进日后与父亲建立起亲密关系。家人的参与、体贴、关怀会使孕妈妈心情愉快，让胎宝宝健康发育。

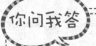

### 通过胎教就能培养神童吗？

胎教不是为了培养天才、神童。胎教的主要目的是让宝宝的大脑、神经系统及各种感觉机能、运动机能发展得更健全完善，为出生后接受各种刺激、训练打好基础，使宝宝对未来的自然与社会环境具有更强的适应能力。

# 第4章 妊娠5~8周

—— · 关键词 · ——

◎胎儿发育　◎生理变化　◎情绪变化　◎产检准备

◎运动　◎饮食　◎旅行　◎感染源

◎预防流产　◎眩晕　◎早期流产

# 1 胎儿的发育情况

---

刚过去1个月，从外表看不出她的丝毫变化——小腹平坦，身材苗条。但妻子怀孕的喜悦早已弥漫在全家人的心间，大家都对她腹中的宝宝充满想象和期待。吃过晚饭，婆婆就打来了电话："宝宝将来可不能像你那样急性子。""那像谁呀？""我看他爸爸就很好，性子比你温和……"

---

十月怀胎，月月都充满惊喜。现在刚过一个月，接下来的一个月又会有什么变化呢？

## ♥ 受精卵着床并迅速分裂

着床的受精卵在子宫内不断向四周分裂扩展。最初分裂形成的细胞有3层，外层将形成皮肤、毛发、指甲、乳头、牙釉质、眼睛的晶状体、神经系统和脑；中层形成骨骼、肌肉、心脏、血管和内生殖器；内层将形成尿道、膀胱、呼吸和消化系统，包括肝脏、胰腺、胃和肠道。

这些细胞一旦接受指令形成特定功能，就不能再变成其他类型的细胞了。其中，神经系统和循环系统的基础组织最先开始分化。此时的宝宝，身长和头部的比例为2:1。脑、脊髓等神经系统、血液等循环系统的原型（形成基础的组织）几乎都已出现。B超下我们可以看到一团比指甲大不了多少的微小组织块，它包含着建造胎儿重要身体器官的全部部件，我们可以把它视为胚胎。

此时，小胚胎大约长0.6厘米，大小像苹果子一样，外观很像奇怪的明虾。与此同时，为宝宝输送营养和氧气的最初形态的胎盘和脐带已经开始工作了。

## 💙 心脏、四肢最先分化

随着宝宝身体开始成形，即将形成宝宝身体各部位和器官系统的细胞也正迅猛地分化着。如果能够透视子宫壁，会看到一个很大的头，而眼睛和鼻孔都还是小黑点。头两侧耳朵的地方是两个小浅窝，而胳膊和腿都还只是小突芽。他的手和脚看上去则像鸭蹼，指（趾）间带着厚厚的蹼。不过，用不了多久，宝宝的手指和脚趾便会变得更明显了。在以后会发育成宝宝的嘴（舌头和声带刚刚开始成形）的开口下方会有一些小皱褶，这里会发育成他的脖子和下颌。

现在，宝宝的心脏开始划分心室，能供血和有规律地跳动，在阴道B超下可看到心脏跳动，如果是腹部B超的话则不一定能看见。他的血液开始在全身循环。宝宝的肠道正在发育，小小的呼吸通道也开始在以后将要发育成肺的地方显现出来。此时也已经开始构造肌肉纤维组织，到本周的一半时间，他很可能会开始活动小小的四肢了。不过，得耐心一些：因为也许还要再等到孕中期开始的几周后，才能感觉到宝宝的胎动。胚胎两侧出现球状突起，之后将形成手臂和腿，而这些突起末端发育成手和脚。此外，面部器官开始形成，可以看到眼睛和鼻孔的雏形。

## 💙 宝宝长出了小尾巴

这时的胚胎像一颗豆子，大约有12毫米长，尾部还拖着一条长长的尾巴。其实，这条小尾巴是尾椎骨的延伸，几周后它就会消失。现在如果能看到身体内部，会发现胚胎已经有了一个与身体不成比例的大头，头内部的两个大脑半球正在发育。而且胚胎的面部器官十分明显，眼睛已显现出一些颜色，就像一个明显的黑点，但是一部分被眼睑遮住了。鼻孔大开着，耳朵也在继续发育，有些凹陷。他的皮肤非常薄，血管清晰可见。

胚胎上伸出的幼芽将长成胳膊和腿，现在看上去已经很明显，手和脚看起来像小短桨一样。其他部分的成长包括垂体和肌肉纤维。小宝宝也已经长出了阑尾和胰腺，胰腺最终会分泌胰岛素帮助消化。他的肝脏正在忙着制造红血球，有一段肠已经开始突进脐带里，脐带现在已经有了清晰的血管，并开始向宝宝身体来回输送氧气和营养了。

## 💙 手脚出现了

宝宝继续生长，手指和脚趾长得更长，尽管还有点儿连在一起。宝宝的胳膊也变长了，手可以在手腕的地方弯曲活动。现在他的膝关节和肘关节已经形成，也能够弯曲，他的双脚可以在身体前面碰在一起了。宝宝的胚胎尾部开始消失，眼睑几乎可以盖住眼睛。随着躯干的伸展，宝宝的头部更加直立。呼吸道从喉部延伸到正在发育的肺部的分支。大脑中的神经元也开始扩展并相互连接，构成最初的神经回路。虽然你可能非常想知道宝宝的性别，但现在宝宝的外生殖器还没发育完全，还不能看出你怀的是男孩还是女孩。此时宝宝也会经常移动和变换位置，但是还要再过好几周，孕妈妈才能感觉到他在子宫内的运动。

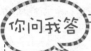

### 阴道B超会引起流血引发流产吗?

这不是事实，不做阴道扫描可能意味着错过许多怀孕的重要信息。比如胚胎是否在子宫腔内着床，是否是宫外孕，都可以通过阴道B超确定。

### 在家如何监测胎心音?

胎心是婴儿的心跳，妊娠第4个月后，使用听胎心的听诊器在孕妈妈腹部子宫的位置便可直接听到胎儿心音。孕24周前，胎心多在脐下正中或偏左右位置；孕24周后，胎心多在胎背处。妊娠后期，俯耳于孕妈妈腹部胎背处便可清楚地听到胎心音。胎心音可以反映胎儿的情况，正常的胎心音每分钟120~160次，怀孕中期每分钟为160次以上。通过检测胎心音可监护胎儿状况，所以孕妈妈在家要做好胎心音的家庭检测。具体方法是：排尿后仰卧床上，两腿伸直，保持心情平静，家人用木听筒或听诊器在腹壁仔细听，每日可听一次或数次，每次听1~2分钟。胎心有、强为正常，无、弱为异常。如胎心过快或过慢或音调低弱，快慢不规则，应立即前往医院做进一步的检查。需要注意的是，别把胎儿心音与孕妈妈腹内的几种杂音，如子宫杂音、胎动音等混淆。

### 做B超检查不会影响胎儿

超声波对母亲和胎儿不会引起任何问题。瑞典的研究发现，反复的超声波扫描和儿童白血病没有关联，而几项大型研究显示，怀孕期间做过多次超声波检查的胎儿中，并没有发现有严重的发育异常。如果之前有过流产、宫外孕或其他妊娠问题，做一个早期的B超检查非常有必要。

# ② 准妈妈的生理反应和情绪变化

她早孕反应很厉害，整天昏昏沉沉只想睡觉，恶心呕吐就不用说了，原来的圆脸很快变成了尖脸，家里人看着很心疼。而她脾气也随身体的不适见长，老公成了最大的受害者。这不，一起床，她就"无理取闹"了："老公，你怎么把我的拖鞋踢到床底下去啦？""哦，肯定是不小心踢到的。""我知道，你是故意的，你现在看我每天吐，越来越讨厌我了……我知道，你不爱我了……"他冷汗都要下来了："这是哪儿跟哪儿呀，怎么一下子就上升到这样的高度啦？"有时他也很委屈，可一看老婆憔悴而无精打采的脸，想到她现在身体的负担，心马上就软了。可是孕妇的情绪高低对胎儿的影响很大，怎么才能让老婆的心情轻松愉悦起来呢？

这个时期很多孕妈妈和她一样，由于孕激素的分泌，生理和心理上都会有很多不适，我们一起了解之后，再看看有什么应对的办法。

## ♥ 生理不适：早孕反应严重

这个月的早孕反应基本上跟上个月差不多。乳房依然在增大，恶心、呕吐也不会消减，头昏、眩晕也会经常发生，喜欢吃一些平常不太爱吃的东西，常有饥饿感，阴道分泌物增多，尿频也依然是一个大的烦恼源。少数孕妈妈早孕反应会特别严重，呈持续性呕吐，甚至不能进食、进水。这称为"妊娠剧吐"。妊娠剧吐不仅呕吐出食物，还有黏液性泡沫、胆汁或血性物。如果呕吐过于频繁，孕妈妈可能脱水。如果病情继续恶化，将发生抽搐、昏迷、黄疸等严重症状，甚至造成死亡。所以，一旦孕妈妈出现妊娠剧吐，就要及时去医院就诊。

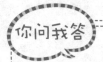

你问我答

### 早孕反应影响胎儿吗?

因为孕早期是胚胎各器官形成的关键时期,同时也是早孕反应最严重的时期。几乎所有的孕妈妈都担心早孕反应会影响到胎儿。其实孕妈妈不用过于担忧,因为此时孕妈妈和胎儿对营养的需求量并不大,一般早孕反应中轻微的厌食、呕吐等症状,并不会对胎儿造成很大的影响。早孕反应与心理因素有很大的关系,只要孕妈妈学会自我调节,认识到怀孕是自然的生理过程,不要有过多的心理负担,保持心情舒畅、保证充足睡眠,早孕反应一般4个月时便会消失。但是如果怀孕前准妈妈就体质虚弱、营养欠佳,早孕反应的厌食与呕吐则会更加影响准妈妈自身的营养需求,理所当然也会影响到胚胎发育所需要的营养物质的摄取,尤其是对蛋白质、叶酸及一些微量元素的摄入产生不好的影响。因此,如果本身体质虚弱的准妈妈早孕反应比较严重,就应该及早到医院请医生进行必要的治疗。

## 💜 心理不适: 情绪脆弱敏感

孕妈妈情绪上的反应要比上个月会显得更明显。不少原本开朗、自信、有主见的女性,在怀孕后突然变得脆弱敏感,不是担心胎宝宝长不好,就是担心自己得病,而早孕反应也使孕妈妈较易产生心理波动,很难保持愉快、平静的情绪,而出现烦躁、委屈等不良情绪。很多孕妈妈常因一点儿小事对丈夫发脾气,弄得丈夫也不知所措。孕妈妈的这些情绪反应都是妊娠期间的心理不适引起的,家人要充分理解孕妈妈的心理变化,才能有效地帮助孕妈妈顺利地度过孕期。

## 💜 十招帮助孕妈妈调适孕期情绪

从生理上说,孕期分泌大量增多的孕酮和雌性激素是导致情绪波动的主要原因。但情绪波动从根本上说仍然是心理方面的原因。只要孕妈妈自身和家人,特别是丈夫注意情绪调适,化解不良情绪,消除恐惧与担忧,就会使孕妈妈保持好心情。

第一招,在饮食方面加以注意

家人要积极采取有效措施帮助孕妈妈减轻早孕症状。比如早晨醒后先让准妈妈吃一些饼干或点心,半小时后再起床;让孕妈妈多吃清淡可口的蔬菜、水果,少吃油腻甜食,少量多餐为宜。另外,孕妈妈做深呼吸也可以缓解呕吐。

**第二招，让孕妈妈远离异味**

如果家人中有"烟民"，切不能让孕妈妈生活在"烟雾"里。抽烟产生的尼古丁、一氧化碳等经孕妈妈吸入体内，可以通过胎盘对胎宝宝产生危害。特别是在怀孕早期，正是胎宝宝器官分化的时候，易影响胎宝宝的智力发育。有调查资料显示，胎宝宝的畸形率与家人的吸烟量成正比。为了母亲和胎宝宝的健康，家人要积极配合——少吸烟或不吸烟！

**第三招，激发孕妈妈的爱子之情**

家人可以让孕妈妈多看一些能激发母子情感的书籍或影视片，还可以与孕妈妈多谈谈胎宝宝的情况。比如一起猜想一下孩子的小脸蛋会像谁，体形又会像谁。可别小看这些，要知道，这对增加母子生理心理上的联系、增进母子感情都是非常重要的。尤其是准爸爸，要引导孕妈妈去爱护腹中孕育着的胎宝宝，切不可因妊娠反应、妊娠负担或因肚子大起来影响了外貌、体形等，就怨恨腹中的胎宝宝。许多实验都证明，母亲与胎宝宝有着密切的心理联系，母亲如对胎宝宝有过厌恶情绪或者产生过流产的念头，则不利于胎宝宝的身心健康。

**第四招，协助孕妈妈做好胎教**

胎教是一个需要长期坚持的工作，需要全家总动员。比如准爸爸可以挑选舒缓的曲子给孕妈妈听，做音乐胎教。音乐胎教不仅可促进胎宝宝的身心发育，还能培养儿童对音乐的兴趣。据听力学家米歇尔·克莱门斯的调查发现，胎宝宝喜欢听维瓦尔第和莫扎特的乐曲，这些轻松愉快的乐曲可以解除胎宝宝的烦躁情绪，使胎宝宝的心率趋于稳定；反之，听勃拉姆斯的乐曲或摇摆乐舞曲，胎宝宝会躁动不安。

除了听音乐外，还可以作画、观看艺术表演，以提高艺术修养。同时，准爸爸要鼓励孕妈妈加强"专业"学习，特别是妊娠后期还可与胎宝宝一起学习，如看看儿童读物、读读外语等。

**第五招，布置温馨安全的居住环境**

孕早期是胚胎神经系统发育的关键时期，容易受外界环境的影响。准爸爸可以把房间布置得温馨舒适一些，尽量避免环境中的各种有毒有害物质。比如，怀孕前后尽量不要装修房子；家里带有辐射性的电器（电脑、微波炉、电冰箱等）尽量远离卧室；房间要多通风，保持空气新鲜；家电操作的工作准爸爸要多承担一些，避免电磁辐射影响孕妈妈；尽量不要让孕妈妈或在孕妈妈旁边使用电磁辐射较强的手机打电话；孕期不要用电吹风，冬天也不要使用电热毯等。

**第六招，让孕妈妈远离放射线**

越是妊娠早期，对射线越敏感，胎儿受害程度也越大。放射线可引起胎儿畸形，如无脑儿、脊椎裂、唇裂、腭裂等。

所以，怀孕6周以前要绝对禁止射线照射，如核医学检查、电脑断层扫描、X光片等。若因为未知怀孕而已经有了接触，也不要自责，应做好日后的产检，确定是否对胎儿有伤害。在怀孕24周前医生会根据情况给出具体建议。

**第七招，多谈论快乐的话题**

如果脑子里想的总是生孩子多么疼，担心自己生孩子的时候会遇到各种危险情况，心情当然不会好了。准爸爸要帮助孕妈妈转移注意力，不要总是谈论这些令人不快的话题。如果孕妈妈起了这样一个话头儿，准爸爸要巧妙地把话题转移到其他高兴的事上，比如商量一下宝贝的名字，计划一下还需要给宝贝再准备些什么东西，等等，这些话题都是孕妈妈比较感兴趣的。

**第八招，帮孕妈妈找回自信**

虽然常说"怀孕的女人是最美的"，可是孕妈妈还是有些自知之明的，知道这句话多少包含着一些安慰的意味在其中。怀孕以后，以前的漂亮衣服不能穿了，不敢化妆了，行动笨重了……孕妈妈心里多少有些嘀咕：自己还有魅力吗？还会恢复到从前神采飞扬的样子吗？准爸爸这时候要采取积极的行动帮妻子找回自信。最有效的一条是真诚的赞美，告诉孕妈妈你喜欢她现在这个样子。准爸爸还可以主动陪孕妈妈去逛逛商场，不要觉得孕妇装穿不了多久于是能不买就不买。帮妻子挑选几件专门为孕妇设计的衣服，既让孕妈妈漂亮起来，而且还能让她体会到你对她的爱，使她的心情开朗起来。

**第九招，对孕妈妈多些宽容**

由于激素的变化，怀孕也许会让原来温柔、善解人意的孕妈妈像变了一个人。可能一句话没说好就大发脾气，或者稍不如意就泪如泉涌。准爸爸要了解这种情绪波动是孕妇的"专利"，并不是孕妈妈真的变得不可理喻。要在以前，或许遇到这种妻子"找碴儿"的时候，准爸爸早跳起来了，可是现在却是练习宽容平和心态的最好时机。想一想，孕妈妈为了你们的宝贝牺牲了那么多，偶尔发发脾气也是可以原谅的吧！孕妈妈发脾气了，开个玩笑把话题转移一下，或者先把错误承认下来，再不行就干脆让孕妈妈自己安静一会儿。只要准爸爸足够宽容，孕妈妈过后会意识到自己乱发脾气是不对的。

**第十招，陪孕妈妈参加社交活动**

怀孕后期，孕妈妈身体笨重，出行也成了一个大问题。除了必须要做的事，比如上下班，其他的外出活动能少则少了。可是这样每天局限在家里，面对的只是几个家人，缺少了以前的社交活动，孕妈妈难免会觉得生活乏味。准爸爸如果这时候承担起"司机"或者"护花使者"的责任，就可以改变这种状况。再有朋友的聚会，孕妈妈不必都拒绝了，让准爸爸陪着去参加。周末有空，可以和孕妈妈去看看朋友，尤其是去有孩子的朋友家做客，实地感受一下家有"小天使"的氛围，会让孕妈妈更憧憬自己的宝贝早日到来。

## ♥ 孕妈妈心理调适五大秘诀

好心情不是别人给的，而是自己找来的，孕妈妈要学会调节自己的心情，这样才能真正对宝宝有好处。听听轻松的音乐，看看搞笑片子，多在房里挂些漂亮宝宝的图片，多想想将要出世的宝宝的样子，紧张的心情就会轻松多了。

秘诀一：**转移不良情绪**

出现担心、紧张、抑郁或烦闷的情绪时，可以做做高兴或喜欢的事，如浇花、听音乐、欣赏画册、阅读或去郊游等。自然美感引起的情感，会使你对生活重新充满信心。洗温水浴或适度做家务活儿，也能消除孕妈妈的不良情绪。

秘诀二：**释放烦恼**

可以把烦恼向密友倾诉，或写信、写日记。必要时，可找心理医生进行咨询及疏导。

秘诀三：**多参加朋友聚会**

孕妈妈不应把自己封闭在家里，而应多与积极乐观的朋友接触，充分享受与他们在一起的快乐，让他们的良好情绪感染自己。

秘诀四：**多散步**

散步可以让自己心情轻松。

秘诀五：**工作**

除非医生要求休息，孕妇完全可以上班，独自一人在家反而会觉得孤独。

温馨提示

### 孕妇的情绪影响宝宝的发育

人们从临床观察发现，妊娠7~11周，由于意外引起孕妇情绪过度不安，会导致胎儿兔唇、腭裂等畸形。妊娠后期孕妇精神状态不好，如恐惧、忧郁或情绪波动很大，母体血液循环不畅、缺氧等一系列变化，可使胎动次数增加或减少。

孕妇长期情绪压抑或激动，不仅使胎儿发育受到影响，而且娩出后的婴儿通常躁动不安，好哭闹，睡眠不好，消化功能紊乱，适应能力也差。

孕妇若受到严重精神打击，还可导致子宫出血、早产、胎盘早剥等。这些都说明人在消极情况下，体内的化学物质变化会直接干扰胎儿的正常发育，造成不良的后果。

# ③ 什么是产检

"从确认怀孕到现在已经有一个月啦,我要不要去做产检呢?"睡觉前,她这样问老公,"现在去趟医院可不轻松呢,哪里都要排队。"老公想了一想,说:"我们去问问表姐吧,看看什么时候做第一次产检合适。"她沉思了一下,拨通了李茜的电话。

## ♥ 产检的意义

定期产检能连续观察了解各个阶段胎儿发育和孕妇身体变化的情况,例如胎儿在子宫内生长发育是否正常,孕妇营养是否良好等;也可及时发现孕妇常见的合并症如妊娠水肿、妊娠高血压综合征、贫血等疾病的早期症状,以便及时治疗,防止疾病向严重阶段发展。在妊娠期间,胎位会发生变化,由于胎儿在子宫里是浮在羊水中能经常转动的,有时正常的头位会转成不正常的臀位,如果在产检中及时发现,就能适时纠正。如果不定期做检查或检查过晚,即使发现不正常的情况,也会因为延误而难于或无法纠正。因此,定期做产前检查是十分必要的。

### 产检为什么要测量体重?

孕妇在妊娠过程中,体重可能会增加10~12千克,妊娠晚期体重增加比早期明显。如果从表面看水肿不明显,但是每周测体重时,增加超过0.5千克以上,这就有可能是隐性水肿,发现后必须在医师指导下及早治疗,以免妊娠水肿越来越严重。

## ♥ 产检一般要求

整个妊娠的产检大约是 9~13 次。初次检查应在停经后 3 个月以内，以后每个月至少检查一次，即从 12 周到 32 周，每月检查一次，8 个月以后（32~36 周）每两周检查一次，最后一个月（37~40 周），每周检查一次。如有异常情况，必须按照医师约定复诊的日期去检查。

## ♥ 第一次产检时间

一般来说，系统的产检应该从怀孕 12~13 周开始。但各地医院的规定可能略有差异，孕妈妈最好提前询问你打算产检的医院的具体规定。

## ♥ 需要提前产检的情况

一般情况下，可以在怀孕 12~13 周再去医院进行第一次系统的产检。但是，如果符合下面提到的这些情况当中的一种，那么，孕妈妈应该及时去医院检查，而不是等到怀孕 12 周后。

- 有既往流产史。
- 有胚胎停育史。
- 有畸形胎儿史。
- 阴道流血。
- 腹痛。
- 严重的恶心或呕吐。
- 服用了药物。
- 怀疑自己接触过可能伤害胎儿的不良因素。
- 属于高龄怀孕。
- 有家族遗传病史。

尽早去医院进行检查，并接受医生的产前保健指导，医生会根据每个人的具体情况，建议做一些必要的产前检查项目，确保孕期和分娩的平安顺利。

温馨提示

### 产检，测血压很重要

根据孕妇的基础血压，如果发现收缩压（俗称高压）升高超过 4.0kPa，舒张压（俗称低压）升高超过 2.0kPa 以上，但没有其他症状和体征，那就是并发了妊娠高血压病。如果同时伴有水肿、蛋白尿和头晕等症状，这就是并发了妊娠高血压综合征。这些都是妊娠过程中比较常见的并发症，常常会影响孕妇和胎儿的健康。为此，在产前检查时必须严密观察血压情况，以便及早发现问题，及早防治，以避免疾病向严重阶段发展。

# ④ 孕早期，运动是必要的

"老婆，我们去楼下走走吧。"吃过晚饭他就开始催促老婆到楼下小区花园散步。老婆不想动，懒懒地说："我吃得太饱了，不想动。""不行，生命在于运动。你不能这样懒。""人家是孕妇呢，得歇着。"看着老婆微皱着眉头撒娇，他一点儿办法都没有了。突然，他想起了老婆的表姐李茜。"明天得让李茜表姐跟老婆说说这事儿。"他暗想道。

他的建议是非常有必要的，孕妈妈应该多做一些合适的运动。

## ♥ 孕妈妈运动的益处

生命在于运动，孕妈妈一人负担两条生命，运动格外重要。

益处一：适当的、合理的运动能促进消化、吸收功能，有利于孕妈妈吸收充足的营养，满足肚子里的宝宝的营养需求，从而保证宝宝的健康发育。

益处二：怀孕期间进行适当的运动，可以促进血液循环，提高血液中氧的含量，对消除孕期身体的疲劳和不适，保持孕期心情舒畅和精神平和稳定很重要。

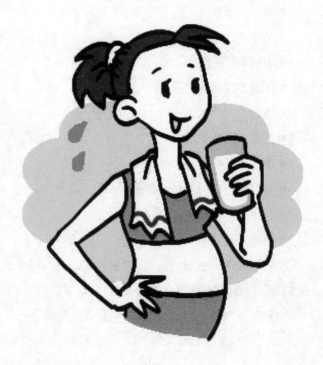

益处三：孕期运动能刺激宝宝的身体发育，对宝宝的大脑、感觉器官、平衡器官以及呼吸系统的发育十分有利。

益处四：适当运动可以促进孕妈妈及宝宝的新陈代谢，不但有利于增强孕妈妈的抵抗力，还可以使宝宝的免疫力有所增强。

益处五：运动时不仅可以让孕妈妈的肌肉和骨盆关节等得到锻炼，同时孕期运动还能让孕妈妈有顺利分娩所需要的充足体力，所以运动可以为顺利分娩创造条件。另外，运动对孕妈妈分娩后迅速恢复身材也非常有帮助。

### 孕早期可以做家务和骑自行车吗？

不论是做家务还是运动，准妈妈都应该以轻松、缓慢的方式进行，激烈的运动要尽量避免，如跳跃、扭曲、快速旋转等。这个阶段最好不要骑自行车，骑自行车时腿部用力的动作过大，容易引起流产。有些家务活儿孕妇也不宜做，比如那些抬举、搬重物的活儿，容易扭伤腰肢。一切运动均以自己没有出现任何不适为度，一旦感觉不适，要立即停止。

### 对所有孕妈妈来说运动都是安全的吗？

对于大多数没有妊娠相关疾病的孕妈妈来说，运动是安全和颇有益处的。即便是这样，孕期运动前和医生沟通一下，听取医生的建议还是很重要的。如果有下面的疾病，怀孕期间最好不要运动：心脏疾病、肺脏疾病、肥胖、严重的糖尿病、甲状腺疾病、癫痫、孕中晚期持续出血、妊娠高血压综合征等。

### 孕妇运动注意强度

一般来说，孕妇在运动时，脉搏不要超过140次/分钟，体温不要超过38℃，时间以30~40分钟为宜。运动开始时要根据自己感觉的舒适程度及时调整，找到适合自己孕期一系列的运动组合。孕妇千万不要从事过于剧烈的运动。运动时应始终保持可以正常说话的状态，如果孕妇本人呼吸出现困难，胎儿就可能缺氧。

## 5 合理的饮食计划

早晨起床，她又是一阵排江倒海的呕吐。老公看在眼里，急在心里。她的早孕反应大得出人意料，小夫妻俩都束手无策了。"亲爱的，我让咱妈过来照顾你吧。"他给老婆递来一杯水。她拿过水漱了口，摸了摸肚子，说："宝宝，你怎么不知道心疼妈妈呢？"

### 缓解早孕反应的饮食方案

**少量多餐**，避免空腹。被早孕反应折磨的孕妈妈就不要拘泥于进食时间了，只要想吃就可以吃，不用考虑食物的营养，也不必强求每餐的分量。随意进食，这样反倒能增进食量。当然，也不要暴饮暴食。

**食物清淡**，符合口味。有的孕妈妈喜欢吃酸的，有的喜欢吃辣的，因此要根据孕妈妈的口味，选择烹调方法。尽量不吃太咸、油腻或有特殊气味的食物。食物的烹调应以炒、炖和清蒸为主。

**饮食多样**，比例适当。孕妈妈每天要保证各类食物的摄入量和适当比例，所以最好每天三餐的食物品种不同，每周的食物品种也不重复，这样才能达到营养均衡。

**吃易于消化的食物**。动物性食物中的鱼、鸡、蛋、奶，豆类食物中的豆腐、豆浆，这些都是易于人体消化和吸收的食物，味道鲜美并且含有丰富的优质蛋白质，孕妈妈可以经常选用。大米粥、小米粥、烤面包、馒头、饼干、甘薯，易消化吸收，含糖分高，能提高血糖含量，改善孕妈妈因呕吐引起的酸中毒。

**小零食**、饼干、面包及苏打饼等食物可降低孕吐的不适。酸奶较热牛奶的气味小，有止吐作用，又能增加蛋白质的供给量，孕妈妈可适量食用。孕妈妈还可以将一些小饼干放在床头，早晨起床之前吃一两块，而如果半夜醒来，吃一小块饼干还可以防止早上呕吐。

**正确喝水**。吃完点心后，应该过一个小时再喝水；尽量把喝水的时间安排在正餐之间，不要一次喝得太多，否则胃撑满了会没食欲。正确的方法是每天经常性地喝水，争取每天喝水量达到1700毫升左右。如果孕妈妈吐得很厉害，可以喝一些含有葡萄糖、盐和钾的运动饮料，来补充流失的电解质。

吃点水果和姜。多吃水果，如香蕉可帮助补充体内电解质。水果比甜食更有止吐的效果。另外有研究发现，姜可以有效缓解呕吐，怀孕期间吃姜并没有危险。

## 🧡 三种美味果汁战胜孕吐

### 苹果柠檬汁

材料：苹果、柠檬　比例：10∶1

功效：柠檬有健脾消食之效，有益于安胎助孕，故柠檬有"宜母子"之称。苹果甜酸爽口，可增进食欲，促进消化，可以缓解孕吐，补充碱性物质及钾和维生素，同时可以有效防止孕期水肿。苹果富含纤维素、有机酸，易促进肠胃蠕动，防治便秘。

### 火龙果雪梨汁

材料：火龙果、雪梨　比例：1∶12

功效：火龙果对咳嗽、气喘有独特疗效，可促进肠蠕动、消肠、通便，含有丰富的维生素C和膳食纤维；雪梨除烦解渴、清肺润燥，它的营养价值与苹果差不多。据分析，其果肉里的含糖量达到9.3%，含酸量只有0.16%。

### 柚子香橙蜜汁

材料：柚子、香橙、蜂蜜或冰糖水　比例：1∶20∶1

功效：柚子中含有丰富的新陈皮，能止咳、解痰、抗病菌，还有除肠胃中恶气、治疗孕妈食欲不振、口味淡的功效；橙子中含有丰富的果胶、蛋白质、钙、磷、铁及维生素 $B_1$、维生素C等多种营养成分，尤其是维生素C的含量最高，橙子有生津止渴、消食开胃的功效，适合孕早期孕妈妈食用。柚子还含有能降糖的类胰岛素，能有效预防孕期高血糖。

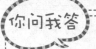

**你问我答**

### 孕妇不吃东西或少吃东西就可以防治恶心、呕吐吗?

孕妇出现恶心、呕吐现象是由于增多的雌激素对胃肠内平滑肌的刺激作用所致。轻微的恶心呕吐不必进行治疗，更不要禁食或少吃。相反，如果多吃一些食物，还会感觉好一些。实际上不进食不但不能减轻呕吐，还会使孕妇缺乏营养供给，对母体和胎儿都不利。

# 6 可否旅行，因人而异

---

学校放长假了，她在家里百无聊赖。听到同事李梅去韩国的消息后，她终于爆发了。老公一回家，她就恨恨地说："老公，去年这个时候，我还去了一趟新加坡呢。可今年，我哪儿都去不了。""为什么呀？你想出去玩就去吧，注意好安全就可以了。"老公爱昵地说。她的眼睛一下子亮了起来："真的，孕妇也可以旅行？"老公一听，严肃了起来："不过，老婆，你最好还是不要出门的好。"她的眼睛一瞬间又暗淡了下来。

---

女性怀孕之后，从胎儿和母体的健康角度考虑，孕早期是不宜外出旅游的。但如果孕妈妈实在是需要，并且没有任何不适，胚胎发育也无任何异常，是可以考虑出行的，不过应从以下几个方面做好保健和安全防护措施。

## 💜 制订合理的旅行计划

在旅行前要做好旅行计划，避免去人多杂乱、道路不平的地方。尽量选择一些短途且轻松的路线。在出发前必须查明到达地区的天气、交通、医院等，若行程是难以计划和安排的，而且有许多不确定的因素的话，还是不去为好。行程安排上一定留出足够的休息时间，保证充分的休息和睡眠。即使身体的状况很好，孕妈妈也切记不要让自己和胎儿太劳累。最好采用能自我控制行程的旅游方式，尽量避免跟随团队观光旅行。

## 💜 途中最好有人陪同

孕妈妈不宜一人独自出门，最好是由丈夫、家人或好友等熟悉的人陪伴前往，这样不但会使旅程变得更为愉快，而且随时随地都有人照顾，一旦感觉劳累或不适，可以及时处理。

如果万不得已必须单独旅行，特别是出国旅行时，一定要随身携带怀孕状况及紧急联络人等资料，以便一旦出现紧急状况，救护人员能够及时掌握你的情况。

## 衣食住行多注意

**衣。**衣着以穿脱方便的保暖衣物为主，还可以带上帽子、外套、围巾等，以预防感冒；若所去地区天气炎热，帽子、防晒油不可少；平底鞋、托腹带、弹性强的袜子可帮助减轻疲劳带来的不适；多带一些纸内裤可以应急。

怀孕会加重循环系统的负担，容易导致孕妇静脉曲张和血栓症。尤其是长时间坐飞机，这种危险更大。因此一定不能穿那种太紧的袜子，而要穿舒适宽松的棉袜。至于鞋子，最好是布鞋、旅游鞋或休闲鞋，这类鞋穿着舒适，能减轻旅行疲劳。到宾馆后就赶快换上拖鞋，这样腿脚都会感到很放松。

**食。**出游时尽量保持膳食的营养，吃饭时要考虑到各种营养需求。不可大幅度地改变饮食习惯与饮食结构。避免吃生冷、不干净或没吃过的食物，以免造成消化不良、腹泻等突发状况；奶制品、海鲜等食物容易变质，若不能确定是否新鲜，最好不要吃；多喝开水，多吃水果，可防脱水和便秘。如果是去比较偏远的地区，对那里的水质又不太放心，最好喝瓶装水。

**住。**避免前往海岛或交通不便的地方，蚊蝇多、卫生差的地区不可前往，传染病区更不合适孕妈妈前往了。传染病流行区域往往充斥着无数的细菌和病毒，它们通过空气、食物和水传播。如果感染上病毒，即使不流产，也有可能导致腹中胎儿发育不良甚至畸形。因此，孕妈妈千万不要到那些传染病流行的地方去。

**行。**交通工具的选择应以舒适为主，不宜乘坐颠簸较大、时间较长的长途汽车、摩托车或快艇，如果可能，尽量坐火车或飞机。如果是乘坐私家车长途旅行，最好一两个小时停车一次，下车步行几分钟，活动活动四肢，这样有助于促进血液循环。坐车、搭飞机一定要系好安全带，而且要在落座前找好洗手间的位置。因为孕妈妈尿频，而憋尿对孕妈妈是没有好处的。登山、走路也都注意不要太费体力，一切宜量力而为。

## 运动量不要太大或太刺激

运动量太大容易造成体力不堪负荷而导致流产、早产及破水，因此太刺激或危险性高的活动不可参与，例如过山车、自由落体、高空弹跳等。有身体接触的运动和那些可能会摔倒的运动也不适合孕妈妈。滑雪、溜冰、骑马、潜水、滑水或冲浪等会受到压力的运动项目也不能参加。水上乐园里的滑水道和许多惊险刺激的游乐项目（如过山车、摩天轮等）同样有危险，它们的冲击力以及突然的起动和停止，可能会伤害到未出生的宝宝。孕妈妈还要避免泡热水澡，因为已经有研究表明，在怀孕初期孕妈妈体温的升高，会增加宝宝患出生缺陷的风险。另外，不仅仅是摔倒了才有危险，任何有可能伤到肚子的活动都应该避免。

## 旅途中随时注意身体状况

旅途中，若感觉疲劳请稍事休息；若有任何身体不适，如阴道出血、腹痛、腹胀、破水等，应立即就医。此外，如果孕妈妈有感冒发烧等症状，也应该及早去看医生。总之，不要轻视身体上的任何症状而继续旅行，以避免造成不可挽回的损失。

除了携带平时必备的旅行用品外，孕妈妈还应该带上产前检查的病历与资料、保健卡以及平时做检查的医院和医师的联络方式，以备不时之需。

### 孕期中什么时期适合旅行？

进入安定期的妊娠中期，特别是妊娠 5~6 个月时旅行最为安全妥当，因为怀孕初期的不适及疲累已渐消失，而末期的沉重、肿胀等现象尚未开始。此时，由于胎盘已经完全形成，所以不容易流产。

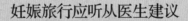

**温馨提示**

### 妊娠旅行应听从医生建议

身体非常健康，过去没有流产、早产的经验，这次的妊娠经过又没有异常的话，基本上是可以旅行的。但是，妊娠有相当的个别差异，不可以盲目地判断，一定要和主治医师商量。

患有心脏病、肾脏病、高血压、糖尿病、妊娠中毒症等既往疾病的人，或者曾经有过流产、早产经历的人，被诊断有子宫颈闭锁不全症、多胎妊娠、羊水过多症、子宫肌瘤的人，因为有流产、早产的忧虑，还是最好避免旅行。

即使没有上述情况，但有些孕妈妈有较重的早孕反应，如呕吐、疲倦等，可能也不得不放弃旅行计划了。

## 7 孕期要远离感染源

听说她早孕反应严重，婆婆主动请缨，过来照顾媳妇。婆婆一来，饭菜的美味程度就提升到了五颗星，尤其是婆婆做的青椒肉丝，肉丝炒得特别鲜嫩，但是老公都不让她吃。她不满地问："为什么？因为好吃，所以你就想着自己吃不给我吃？"她的话呛得老公说不出话："我不跟你说，你问问表姐去吧。"她立刻回道："干吗要问表姐？这事儿还需要问表姐？"老公顿了顿，说："这个肉丝好像还要再炒一会儿。肉不熟，容易有寄生虫，这对宝宝不好。"她听了，白了丈夫一眼："你早说呀。"

他的担心是有道理的。很多寄生虫，包括病毒，都能够通过食物感染给人类。

## ❤ 孕期感染危害大

孕妇感染病毒和细菌后，对胎儿的不利影响很多。尤其是妊娠早期，胚胎的器官在形成中，而胎盘发育尚未完全，还不能起到屏障作用，孕妇感染病毒后，病毒就很容易通过

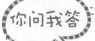

### 感冒是不是都不会影响胎儿？

普通感冒，往往是受凉后使呼吸道抵抗力减弱，出现鼻塞、流涕、咳嗽等症状，这种感冒对胎儿没有影响。流行性感冒是由病毒感染引起，和普通感冒不同，症状明显，伴有高热或胃肠道症状。如果孕早期孕妇感染较重，胎儿脑畸形、唇裂、腭裂、脊柱裂等神经系统异常的概率会增加。

发育还不完善的胎盘进入胎儿循环系统，危及胎儿发育。而感染时孕妇的高热可使母体血液中含氧量不足，致使胎儿发生缺氧，影响胎儿发育甚至可能出现流产、死胎等情况。

## ♥ 远离感染源，预防感染

孕期感染对孕妇和胎儿都有危害，而且不易被发现，所以应以预防为主。

● 不到或少到人多的公共场所，因为那里人多，空气流通不好，易受感染。

● 不要与有传染病的人接触，杜绝各种传染机会，减少患病机会。

● 注意个人卫生。经常洗澡，衣服常洗常换，要多洗手，以防病菌传染，尤其要注意阴部卫生。

● 注意环境卫生。保持居室清洁卫生，经常开窗通风和接受日光照射。

● 科学饮食，杜绝劳累，保持良好的身体状况。

● 最好不要饲养猫、狗等宠物，也不要接触其排泄物。因为弓形虫通常寄生在猫、狗的皮毛及排泄物中，如密切与猫、狗接触，易感染弓形虫。

● 加工处理猪、羊、牛等生肉食品后要彻底洗手，并且在烹调各种肉食品以及蛋、乳类食品时一定要煮熟，不吃未煮熟的肉类食品。

因此，整个妊娠期都应防止受病毒感染。假如已怀疑受到病毒感染，则应到有条件的医院去做病毒抗体测定，并定期做 B 超检查，如发现胎儿畸形，则应及时终止妊娠。

**温馨提示**

### 不要接触不明原因发烧儿童

临床上有不少传染性疾病是伴有发烧症状的，比如孩子出水痘或者风疹，虽然现在通过给儿童注射疫苗的方式，已经大大降低了该类疾病的发生率，但是还是有些孩子会出现上述病毒的感染。感染这些病毒后，不是一开始就会在皮肤上有水泡或者红疹的反应，有些是一开始有不明原因的发热，发热 1～3 天后出现皮肤上的反应。因此，孕妇需要避免接触该类患儿，尤其是怀二胎的妈妈，家里有这样的患儿的话，一定跟孕妇进行隔离。

比如风疹，由于患儿病情比较轻微，发热和疹型均无特征性，临床甄别有些困难，虽然对儿童本身来讲，合并症少，不需要什么特殊治疗，但是孕期女性如感染风疹，其造成的胎儿的畸形发生率是非常高的（高达 30%）。因此，如果家中有风疹患儿，就必须与孕早期的女性隔离。

## ⑧ 早期流产与保胎

晓玲打电话来，声音很悲伤："我先兆流产了，医生让我在家卧床休息。"她听了，非常难过，安慰道："别担心，听医生的话，好好保胎。"她的话并没能减轻晓玲的悲伤，她带着哭腔说："你说我一直都这么小心，怎么还会出现这样的情况呢？"放下话筒，她心情也沉重起来，她暗暗下决心，一定要小心再小心，让宝宝健康地出生。

早期流产一般分为几个阶段：先兆流产、难免流产、不全流产和完全流产。先兆流产经休息和治疗后流产症状消失，可继续妊娠，否则发展为难免流产，难免流产继续发展，如果妊娠物全部排出就是完全流产，如只排出部分则称为不全流产。现在由于环境和其他一些因素的影响，怀孕后孕妈妈出现先兆流产的情况很多，但早期自然流产中50%~60%与胚胎染色体异常有关，所以从优生优育和遗传角度来看，大多数的流产是一种自然淘汰，勉强保胎没有意义，也较难成功。不过怀孕初期对生活中一些问题多加注意，避免过度劳累、剧烈活动等人为因素引起流产风险还是十分必要的。

## 💜 什么是先兆流产

先兆流产是自然流产的一个阶段，自然流产是指由于环境或者人本身身体素质原因，导致妊娠终止的一种情况。先兆流产是指妊娠28周前，阴道出现少量出血，颜色可为鲜红色、粉红色或深褐色，同时伴有腰酸、腹痛、下坠等现象，妇科检查宫颈口未开，胎膜未破，妊娠产物未排出，子宫大小与停经周数相符，B超依然可以探测到胎心，妊娠有希望继续。

先兆流产经休息及治疗后，若流血停止及下腹痛消失，妊娠可以继续，若阴道流血量增多或下腹痛加剧，可发展为难免流产。大约有半数左右的先兆流产妊娠能最终转入正常轨道。

## 先兆流产的原因

先兆流产的原因比较多，下面这些情况都可能导致先兆性流产：

● 孕卵异常。

● 内分泌失调。

● 胎盘功能失常。

● 母子血型不合。

● 母体全身性疾病。

● 过度精神刺激。

● 生殖器官畸形及炎症。

● 外伤。

出现先兆流产后是否流产常取决于胚胎是否异常，如胚胎正常，经过休息和治疗后，引起流产的原因被消除，则出血停止，妊娠可以继续。如果是源于胚胎异常，这种流产是一种生物自然淘汰机制，任何女性都有可能碰上，我们不要过分自责。

## 先兆流产保不保胎，看hCG和孕酮值

hCG 和孕酮值是胎儿顺利出生不可替代的两种激素。简单地说，hCG 代表孕早期胎儿的发育情况，孕酮则代表母体的健康情况。那么接下来就让我们共同认识一下这两种激素与胚胎发育的联系。

hCG。当精子和卵子结合形成受精卵后，大概 7~8 天后会在母体的子宫内着床。为了能够顺利地在子宫内安家落户，受精卵会伸出很多树枝状的小触手，以便牢牢抓住子宫壁。这些小触手就是人绒毛，hCG 是由人绒毛分泌的一种激素，全称叫作人绒毛膜促性腺激素。hCG 指数的高低反映了受精卵伸出的小触手是否能正常生长，同时也说明了胚胎是否在正常发育。

由于每个孕妈妈的体质不同，受精卵着床的时间也不一样。所以每个孕妈妈的 hCG 水平是不一样的，有的孕妈妈怀孕 4 周 hCG 只有几十，有的可能是几百。正常情况下 hCG 是以翻倍的速度来增加的，通常每 48 小时就会翻一倍，但是 hCG 翻倍时间不是一成不变的，每个孕妈妈的翻倍时间也不一样，hCG 基数越大翻倍越慢，一般所说的每 48 小时翻

倍只是个大概。如果你出现一些先兆流产的迹象，需要判断孕妈妈的 hCG 值是否正常时，医生不会只看一次 hCG 值，而是查看你两次或两次以上的 hCG 指数。

| hCG正常翻倍时间 | |
| --- | --- |
| hCG水平 | 翻倍时间 |
| 1200以下 | 31~72小时翻倍都是正常的 |
| 1200~1600 | 72~96小时翻倍都是正常的 |
| 6000以上 | 大于96小时 |

上表反应出 hCG 是怎样翻倍的，供孕妈妈参考。那么有的孕妈妈会问 hCG 翻倍不好还保不保胎？如果孕妈妈出现先兆流产的迹象，并且测出 hCG 翻倍不理想，在最初确诊怀孕的时候已经排除宫外孕了，那么很有可能是胚胎的发育情况不好。因为人绒毛是胚胎和母体的桥梁，负责给胚胎输送营养，所以出现先兆流产的迹象时医生往往只补充孕酮，很少补充 hCG，因为即使补充 hCG，也不能真正刺激胚胎的发育，一旦 hCG 下降，则表示保胎的希望不大。

孕酮。又叫黄体酮，是由卵巢黄体分泌的一种天然孕激素。孕酮与 hCG 最大的区别就是，孕酮一直存在于母体内，而 hCG 则是胚胎上的人绒毛分泌的。怀孕后，hCG 会刺激黄体产生孕酮，7~9 周逐渐过渡至胚胎产生，10~11 周胎盘产生孕酮明显增加。因此在孕早期，hCG 翻倍不好孕酮也不会高，原因是没有足够的 hCG 刺激孕酮的分泌。

在孕早期孕酮可以起到安胎的作用，胚胎还没有在子宫着床的时候需要孕酮保护。因为孕酮可以减少子宫收缩引起的震动，让宝宝顺利着床。如果孕酮迅速降低，引起子宫内膜脱落，那么 hCG 翻倍再好，胚胎也会随着子宫内膜脱落而流掉。

如果孕妈妈出现先兆流产的迹象，检查的结果是孕酮低，那么孕酮低要不要保胎？部分医院以 25ng/ml 为标准区分，如果孕酮低于这个数，医生就会建议保胎，也有的医院是低于 20ng/ml 才保胎。保胎方式一般是口服或者注射黄体酮，或者两者一起。当孕妈妈出现孕酮低的现象，只有找到孕酮低的原因，医生才能告诉你能不能保胎。

如果孕妈妈出现先兆流产的迹象，下面四种检查结果能够让你更详细地了解哪些情况可以保胎：

hCG 翻倍正常，孕酮低。这说明胚胎是在正常发育，可能是 hCG 促孕酮功能不行，也可能是母体先天黄体功能不足。如果孕酮低于 20ng/ml，B 超提示胚胎发育正常，医生可能会给你补充孕酮；如果在 20~25ng/ml 之间，且没有出血、无不良分泌物、无腹痛，一般也不需要补充孕酮，或者补充少量的孕酮，这种情况下医生都会建议孕妈妈在家静养保胎。孕妈妈在补充孕酮的时候一定要谨遵医嘱，不要自行决定停止服用或者加大剂量。

hCG 翻倍不好，孕酮正常。这种情况极少见，因为 hCG 促进孕酮的产生，hCG 翻倍不好，孕酮也会受到影响。通常很多孕妈妈所说的 hCG 翻倍不好，其实是相对不好，也就是数值没有达到标准倍数。其实只要 hCG 一直在翻倍，那么问题是不大的。

hCG 翻倍不好，孕酮低。hCG 不翻倍反而下降，孕酮也在降低，这种情况是非常不利的。这说明胚胎的发育情况不好，或者胚胎已经停止发育。如果结合 B 超检查没有探测到胎心，或者没有发育的胎芽或者胎芽萎缩，医生会建议你尽早放弃。如果孕妈妈遇到这种情况应该早做决定，以免增加后期流产的痛苦，还会对妈妈的身体造成较大伤害。

hCG 翻倍好，孕酮正常，但仍然有腹痛、出血、不良分泌物的现象。医院的检查结果显示孕酮没有下降，那么你需要配合医生做进一步的检查，找到出现这些状况的原因，对症下药。

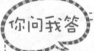

### 保胎时该不该吃黄体酮？

黄体酮又名孕酮，是由卵巢黄体分泌的一种天然孕激素，是维持妊娠所必需的，对黄体分泌不足、孕酮缺乏引起的先兆流产是有用的。保胎时能不能吃黄体酮要看流产是否是孕酮缺乏所致，只有当孕酮水平低时才需要补充黄体酮来保胎，否则如果是胚胎自身存在问题，则没必要用黄体酮保胎。而且药物对胎儿有没有影响，与药物的性质、剂量、使用的孕周有很大关系，在合理的情况下使用黄体酮不会带来危险，因此用不用不能自行决定，一定要遵医嘱。

## 保胎治疗的注意事项

孕妈妈发现自己有先兆流产的迹象应尽快到医院检查，如果仅是因过度疲劳、体力劳动、腹部外伤等引起的先兆流产，经过医生诊断胚胎发育健康，就可以在医生的指导下进行保胎治疗；如阴道出血量多于月经量，或其他诊断查明胎儿已死亡或难免流产，应尽早终止妊娠，防止出血及感染。是否保胎一定要听从医生的建议，不要擅自决定。

先兆流产的保胎治疗需要注意以下几方面：

● 卧床休息，严禁性生活。

● 避免重复的阴道检查。

- 减少下蹲动作，避免颠簸和振动。
- 尽可能防止便秘和腹泻。
- 焦虑、恐惧、紧张等不良情绪易加速流产，要保持心情舒畅，消除顾虑，以利安胎。

## ♥ 三种特殊流产要慎重对待

有三种特殊流产有可能导致极为严重的后果，孕妈妈要特别小心对待，不能忽视：

### 稽留流产

这种流产具体指胚胎或胎儿虽然还存留在子宫腔内，但已停止发育乃至死亡，而死亡后的胚胎或胎儿尚未自然流产排出。孕妈妈的外在表现为早孕反应消失，子宫不再增大反而缩小。若是妊娠中期发生稽留流产，则孕妈妈胎动、胎心消失，妇科检查宫颈口未开，子宫较停经周数小，腹部不见增大，质地不软。

### 习惯性流产

近年国际上常用复发性自然流产取代习惯性流产，指自然流产连续发生 3 次或以上者。

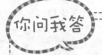

### 如何防止习惯性流产？

导致习惯性流产的因素很多，一般情况下，发生流产后半年以内要避孕，待半年后再怀孕，可减少流产的发生。同时夫妻双方应该全面地进行体格检查尤其是遗传学的染色体检查。此外还应该做到以下几点：

- 注意休息，避免性生活（尤其是在上次流产的妊娠期内），情绪稳定，生活规律有节。
- 针对黄体功能不全治疗的药物使用时间要超过上次流产的妊娠期限（如上次是在孕 3 月流产，则治疗时间不能短于妊娠 3 月）。
- 做血型鉴定（包括 Rh 血型系统）。
- 患有甲状腺功能低下者，要在保持甲状腺功能正常后再怀孕，孕期也要服用抗甲低的药物。
- 有子宫内口松弛的可做内口缝扎术。
- 男方要做生殖系统的检查。有菌精症的要治疗彻底后再使妻子受孕。
- 避免接触有毒物质和放射性物质的照射。

习惯性流产往往每次流产都发生在同一妊娠月份，而流产过程一般与普通流产无异。早期习惯性流产的原因常表现为黄体功能不足、甲状腺功能低下、染色体异常等。晚期习惯性流产最常见的原因为宫颈内口松弛、子宫畸形、子宫肌瘤等。宫颈内口松弛的习惯性流产常发生于妊娠中期，主要是妊娠后，由于胎儿长大，羊水增多，导致宫腔内压力增加，胎囊向宫颈内口突出，宫颈管逐渐短缩、扩张，从而胎膜容易破裂，引发胎儿迅即排出。一般宫颈内口松弛的习惯性流产发生者多无自觉症状，但孕妈妈如果注意产前检查，则可以有效应对和处理此种情况。

### 流产感染

流产过程中，若阴道流血时间过长、有组织残留于宫腔内或非法堕胎等，都有可能引起宫腔内感染，严重时感染可扩展到盆腔、腹腔乃至全身，并发盆腔炎、腹膜炎、败血症及感染性休克等，称流产感染。

## 💜 早期流产的原因

### 感染 HPV（人乳头状瘤病毒）病毒

HPV 感染与宫颈癌密切相关，准备怀孕的女性一定要做子宫颈抹片和 HPV、DNA 双项检查，既保护子宫颈健康，也确保能顺利生下健康的宝宝。

### 子宫肌瘤

患有子宫肌瘤的女性自然流产的概率要比正常人高出 3 倍。因为子宫肌瘤会压迫子宫局部组织，使子宫腔变形，子宫内膜表面发生溃疡，不利于胚胎发育而导致流产。

### 子宫颈内口松弛

这种情况容易导致怀孕中期（5 个月左右）发生流产。因为随着胎儿逐渐长大，羊水逐渐增多，宫腔内压力不断增高，宫颈口突出而引起胎膜破裂。

### 子宫腔黏连

子宫腔黏连的女性大部分都有多次人工流产经历，导致子宫内膜受损严重而发生黏连，使宫腔缩小、变形，子宫内膜硬化而影响胚胎发育。

### 生殖器官有炎症

怀孕前或者怀孕期间感染了病毒、细菌、寄生虫或者霉菌，或者以前人工流产造成了输卵管、子宫内膜发炎等，都容易导致流产。

### 内分泌异常

很多疾病都与内分泌失调有关，比如雄性激素偏高会导致流产；黄体功能不足，使子宫内膜分泌不良也会导致流产。另外，甲状腺疾病、糖尿病也是引发流产的可能性原因。

### 染色体异常

容易造成胎儿染色体异常的原因有：一种是环境中有致畸因素，包括放射线、病毒、药物等因素作用于精子、卵子或受精卵，导致胎儿染色体异常；另一原因是胎儿父母一方或双方染色体异常，为染色体异常携带者。虽然从表面看无异常现象，但他们孕育的胚胎基本为染色体异常儿，易导致胚胎发育障碍，造成流产。

### 免疫机能异常

很多原来被认为是"不明原因的流产"，现在发现与免疫因素密切相关，而且可能是导致反复流产的重要原因。怀孕后，受精卵必须在子宫内生长，从免疫角度讲相当于同种移植，形象一点儿比喻，就是子宫内有某种抗体能够起到"封闭"作用，把胚胎好好地保护起来。如果缺乏这种抗体，子宫就会以为胚胎是个"坏东西"，于是动用免疫系统对胚胎展开"攻击"，把胚胎当成异物排出了体外。

### "高龄"怀孕

女性过了35岁后，卵子的品质下降得很快，而卵子新鲜健康与否直接关系到胚胎是否能顺利生长，品质不良的胚胎流产率自然也就高了。

## 💜 早期流产的预防方法

虽然大部分的流产是胚胎染色体异常无法预防，但是我们可以采取一些措施来避免由于母体伤害造成的流产，具体方法有：

- 做好孕前检查，积极治疗慢性疾病。
- 在孕前三个月就开始服用叶酸。
- 戒酒戒烟，谨慎服药。
- 尽量保持心情愉快，减少焦虑和恐惧。
- 避免一切感染，不接触感染人群和环境。
- 在孕前尽量进行规律的体能锻炼，将体重控制到正常水平。

# 9 不能忽视的眩晕

早晨起床，她又一阵眩晕，要不是老公刚好扶住，就跌地上了。"老婆，要不今天别出门了吧？"老公心疼地说。她不以为然，说："就是普通的早孕反应而已，不用太在意。""但是，如果……"老公的话还没有说完，她就已经出门了。关上门，老公想想还是放心不下，就给李茜打了个电话。李茜告诉他："孕期眩晕，不能忽视。"老公的心立马又悬起来了。

孕期眩晕是孕妈妈常见的症状，轻者头晕目眩，身体失衡；重者眼前一黑，突然晕倒。尤其是在空气流通不好，人群拥挤、集聚的地方更容易发生。孕妈妈眩晕的原因是多种多样的，归纳起来大致有四种可能。

## 低血糖导致的眩晕

孕妈妈怀孕后新陈代谢增加，胰岛血流量会比怀孕前增多，从而使胰岛的生理功能增强，身体中血液内的胰岛素含量偏高，导致孕妈妈的血糖，尤其是空腹血糖偏低。所以，有的孕妈妈会出现头晕、心悸、乏力、手颤和出冷汗等低血糖症状。此外，由于怀孕初期血中孕酮增加，导致大多数孕妈妈出现妊娠反应性呕吐，影响了进食量。孕妈妈吃得比较少，而身体又因怀孕代谢增加而消耗加大，故而使头晕目眩等低血糖症状加重。在怀孕期间，孕妈妈是宝宝的唯一营养供应站，宝宝需要的每一份热量、维生素、蛋白质，都来自妈妈所摄取的食物。为了减少出现低血糖症状，孕妈妈一日三餐的营养补充非常必要，其中早餐尤其重要，关系到一整天的能量提供，可多吃些牛奶、鸡蛋、肉粥、蛋糕等高蛋白和高碳水化合物的食物。而每日的饮食中应包括大量新鲜蔬果、豆类、花生、鱼、禽肉及低脂肪乳制品等食物，以保证营养均衡，满足宝宝对养分的需求。必要时孕妈妈一天可吃

4~5餐。此外，孕妈妈最好随身携带些饼干、糖块和水果等方便食品，一旦出现头晕、心悸、乏力、手颤和出冷汗等低血糖症状时立即进食，可以有效缓解症状。

## ❤ 低血压导致的眩晕

妊娠早、中期是胎盘形成和发育的时期，这会分流孕妈妈身体内的部分血液，导致孕妈妈血容量与非孕期相比有所下降，一般可下降0.665~1.995kPa（5~15mmHg）。血压下降，可能影响大脑的供血，所以孕妈妈会出现头晕、眼花和眼前发黑等脑供血不足的症状；同时，如果是肢体供血不足的话，孕妈妈就会出现怕冷、全身疲惫和四肢无力等症状。虽然身体的应急反应会通过增快心率、增加心脏血液搏出量来改善大脑和肢体的缺血、缺氧状态，但孕妈妈往往会有心悸、气促和胸闷反应。这种情况一般在怀孕2个月左右出现，6~7个月时恢复正常。

一般妊娠低血压如果孕妈妈没有明显症状则对宝宝影响不大，但如因血压低致使孕妈妈休克则可造成宝宝缺血缺氧的宫内窘迫综合征。所以对妊娠低血压孕妈妈不可掉以轻心。如果仅仅是血压偏低，孕妈妈可以注意观察血压的变化，同时在平常生活中从饮食和生活习惯两方面加以注意。饮食上荤素兼吃，合理搭配膳食，保证摄入全面充足的营养物质，使体质从纤弱逐渐变得健壮。

另外与高血压病相反，本病宜选择适当的高钠、高胆固醇饮食，有利于提高血胆固醇浓度，增加动脉紧张度，使血压上升。

因此，食盐每日应摄足12~15克，含胆固醇多的脑、肝、蛋、奶油、鱼卵、猪骨等食品宜适量常吃。

平常生活中从躺位、蹲位和坐位变换为站立姿势时宜缓慢，避免大脑突然供血不足；不要长时间地站立；锻炼时应和缓，减少过度流汗，洗澡时水温不能过高，以防血管扩张、血压下降；为尽量减少对血液回流的影响，不要穿过紧的衣裤和袜子；头晕发作时应立即坐下或侧卧休息。需要特别提醒的是，如果低血压持续，孕妈妈应该到医院检查，请医生给予对症处理。

## ❤ 仰卧综合征导致的眩晕

妊娠中、晚期由于子宫增大，使膈肌上升，压迫心脏，使心脏向左上方移位。与此同时，增大的子宫又会压迫下腔静脉而使静脉回流受阻，回心血量减少，心搏出量也随之减少，故会导致脑部供血、供氧不足而出现头晕、眼花等症状，而在仰卧位或半卧位时这种症状更为明显，侧卧位或站立位时症状相对减轻。如果长时间仰卧位或半卧位，还会导致下肢静脉曲张、踝部水肿和痔疮的形成等。这些症状称为仰卧位综合征。

为了减少仰卧综合征导致的眩晕，孕妈妈在日常生活中要注意坐卧的姿势。妊娠早期，因为子宫增大不是很明显，可以随意睡觉，但到了妊娠中期子宫增大后，最好采取侧卧位，左侧及右侧都可，最好不要仰卧。妊娠后期，增大的子宫逐渐占据大部分的腹部及盆腔，最好左侧卧位睡觉，这样可减少对下腔静脉的压迫，也可缓解子宫供血不足，改善胎儿血氧供应。

此外适度运动，如在室内或附近户外散步也可以预防仰卧位综合征引起的眩晕。总之，要尽量避免仰卧位和半卧位。一旦仰卧综合征发生，应立即侧卧，或侧卧后缓慢平坐，以减轻对子宫、心脏和下腔静脉的压迫，从而有助于恢复大脑血压供应。

## ♥ 生理性贫血导致的眩晕

孕妈妈贫血时也会出现头晕、眼花和无力等症状，而不少孕妈妈怀孕后往往出现红细胞计数过低、血红蛋白不足的贫血症。这是因为，妊娠6周起血容量开始增多，到34~36周达到高峰，由于血浆的增加多于红细胞的增加，故血液相对稀释，红细胞数和血红蛋白量相对下降而导致生理性贫血。

此外，孕期红细胞生成、胎儿生长发育、孕妈妈各组织器官变化以及新陈代谢均需要较多的铁，这也会导致出现生理性贫血。为了避免出现生理性贫血，孕妈妈宜适当多吃富含蛋白质、铁、铜、叶酸、维生素 $B_{12}$、维生素 C 等"造血原料"的食物。诸如猪肝、蛋黄、瘦肉、牛奶、鱼虾、贝类、大豆、豆腐、红糖及新鲜蔬菜、水果、海带、黑木耳和花生等。

这不仅可以纠正贫血，还有利于增加心排血量，改善大脑的供血量，提高血压和消除血压偏低引起的不良症状。另外，生活中要保持心态平和稳定，避免精神过度兴奋紧张和身体过度疲劳。平时煮菜应少用铝锅，多用传统的铁锅，以使铁离子溶解于菜肴中随菜食入；必要时可在医生指导下补充铁剂。

### 温馨提示

### 眩晕症状频繁，及时就医

除此上述之外，孕期发生眩晕的原因还有很多，如妊娠高血压综合征、植物神经功能紊乱、精神疲倦和心理因素等。孕妈妈要注意自身监护，如眩晕症状频繁，经上述措施处理后仍不见效，应立即前往医院请医生诊治，以免延误病情。

# 第5章　妊娠9~12周

# 1 胎儿的发育情况

第 3 个月了，摸着微微隆起的小腹，她想得最多的是："宝宝现在什么样啊？是男孩还是女孩？像我还是像他爸爸？健康吗？聪明吗？"这样的话题也是她和老公常谈到的。憧憬和焦虑交织在夫妻俩的心里。

此时她的宝宝发育成什么样了呢？我们一起来看看。

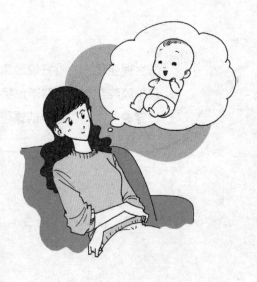

## ❤ "尾巴" 彻底消失

宝宝现在身长 7~9 厘米，体重增长快速，体重约 20 克，胚胎期的 "尾巴" 现在已经彻底消失。宝宝手腕逐渐成型，双脚开始摆脱蹼状的外表，月末时脚踝发育完成，手指和脚趾清晰可见，独特的指纹也逐渐开始显现。此时宝宝的性器官也开始发育，男宝宝形成睾丸，女宝宝形成卵巢，不过此时还无法通过 B 超辨识宝宝的性别。

## ❤ 脸部轮廓逐渐清晰

宝宝越来越像个小人了，现在在额头部可以看见宝宝的眼睛，两眼之间的距离逐渐拉近，但眼睛被眼睑完全盖住了，盖得很严，要到 27 周时才会睁开。他长出了耳垂，到这月结束的时候，耳朵的内部构造就将完成。宝宝的上嘴唇也完全成型，嘴、鼻子和鼻孔更加明显。

## 💜 内脏器官开始形成

宝宝的生长发育非常快，肝脏开始制造胆汁，肾脏和输尿管已经形成，肾脏开始向膀胱分泌尿液，宝宝可进行微量排泄了，开始把尿液排到羊水中。宝宝的胃肠道功能也开始发育并逐渐发挥作用。神经元迅速地增多，神经突触形成，条件反射能力加强，指尖的触觉神经开始形成。心脏分化为 4 个心室，心脏瓣膜开始发育，心跳频率每分钟 180 次，是孕妈妈心跳速度的 2 倍。能够清晰地看到胎儿脊柱的轮廓，脊神经开始生长。

## 💜 外生殖器出现

生殖器继续发育，外生殖器出现，但是还要过几周才能用 B 超分辨出性别。

## 💜 能在羊水中自由活动

宝宝所有的主要关节，如肩关节、肘关节、腕关节、膝关节及踝关节，都开始活动了；宝宝的小胳膊、小腿能在羊水中自由活动了。但宝宝力薄气小，孕妈妈还不能明显感到胎动。

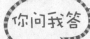

### 婴儿像谁？

英国研究人员从 1999 年开始观察遗传因素和外界环境对胎儿和孩子早年成长情况的影响。集中研究了 1000 个家庭里的父亲对孩子的遗传情况。研究人员分别对 1150 个孩子在刚出生、3 个月、1 岁和 2 岁时的身高、体重和头部周长进行了测量并做了记录，还收集了孩子们的脐带血样。初步的研究结果显示，父亲越高，他的婴儿在出生的时候也就越长；至于孩子身体的胖瘦情况主要是由母亲的身体肥胖指数决定的。研究人员还表示，婴儿在子宫里的长度和早年的身高对他们未来的成长情况至关重要，还有助于预测以后的健康问题，特别是糖尿病。

### 温馨提示　孕妇注意补钙

从 3 个月开始，胎儿的骨骼细胞发育加快，胎儿需要从孕妇体内摄取大量的钙质，如果孕妇钙质摄取不足，自己骨骼等处的钙质便会分解，以补充血钙的不足来供给胎儿。另外，由于钙离子与骨骼肌肉的兴奋性密切相关，孕妇血钙低到一定程度会引起小腿肌肉痉挛，缺钙的孕妇大多在夜间会小腿抽筋就是这个原因。因此孕妇从现在开始就要多喝牛奶，每天多吃一些高钙食品。此外，还可以适当进行室外活动，多接触日光照射。

## ② 准妈妈的生理变化

她的早孕反应已到最严重的时候。早晨的营养早餐，她一点儿也没客气地全吐出来了。婆婆在一边着急地说："你怎么这么严重呢? 我生了两个孩子，可都没这么折腾过……"老公赶紧制止："妈，我来照顾她，你去收拾碗筷吧。"她正吐得昏天黑地，根本就没在意婆婆讲什么。"听说3个月后就会减轻，我现在有点儿迫不及待了。"随后老公倒来漱口水，她有气无力地说。

她的状况也是大多数孕妈妈的状况，怀孕3个月时早孕反应最严重，但到第4个月进入孕中期后，孕妈妈的精力会逐渐恢复，早孕反应也渐渐消失。我们具体来了解一下孕妈妈这个月还会有哪些生理变化吧。

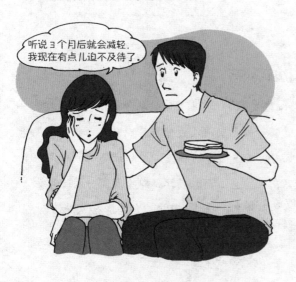

听说 3 个月后就会减轻，我现在有点儿迫不及待了。

### ♥ 孕吐达到最高潮

大多数孕妈妈这个月孕吐最严重，恶心呕吐、疲倦会困扰很多孕妈妈。不过本月末期大多数孕妈妈的早孕反应将逐渐减轻甚至消失。但是，每个人的妊娠都不同，有的孕妈妈几乎从来没有任何早孕反应，这没有固定的规则。

### ♥ 气短

怀孕后，除了自己身体代谢的需要外，逐渐增大的子宫、胎盘和胎儿都需要消耗氧气，所以孕妈妈的耗氧量比怀孕前增加了15%~20%，为了满足这些额外的供应，肺部需要深度呼吸，增加换气，许多孕妈妈都会有气短、喘不过来气的感觉。

## 乳房持续增长

伴随着体内激素的改变，乳房也做出相应反应，为以后的哺乳做好准备。乳房进一步增大、胀痛，乳晕、乳头色素沉着，有的孕妈妈会觉得乳房肿胀，有些疼痛，甚至感觉乳房有类似肿块的东西。

## 容易发生便秘和尿频

由于子宫增大压迫膀胱和直肠，容易引起便秘和排尿次数增多，因此大多数孕妈妈会感觉到便秘和尿频。

## 情绪波动很大

由于孕期雌激素的作用，孕妈妈情绪起伏大，刚刚还兴高采烈、情绪高昂，转眼就心情抑郁、情绪低落，这样的现象很常见。

## 子宫大小

子宫已有成人拳头大小，在耻骨联合上缘可以摸到。胎盘已经很成熟，可以支持产生激素的大部分重要功能。

**你问我答**

**怀孕初期发现自己的阴道分泌物较往常多，要去医院就诊吗？**

怀孕初期，因为激素急剧增加，阴道分泌物会增多，这是正常的现象。只要外阴没有瘙痒，白带也无臭味，就不用担心。不过需要注意个人清洁卫生，勤换内裤，保持内裤及外阴部位的清洁。但如果出现外阴瘙痒、疼痛，白带呈黄色、绿色，并有异味、臭味等症状时，就需要去医院就诊检查，这可能是因为外阴或阴道疾病所致。如果放任不管，可能会影响胎儿的生长发育。

温馨提示

**日常生活中洗浴时间要适度**

每天洗浴时，除了注意水温不要过高外，同时也不要时间太长。因为，这样孕妇容易疲倦、头晕、身体受冷，尤其坐浴时间过久会使子宫充血，有可能引起流产。

## 3  第一次产检

她已经跟公司请了假去做产检，一早便醒了。这是她的第一次产检，非常紧张。她不断地对老公念叨着："第一次产检要检查哪些项目呢？要多久检查一次呢？会不会有一些侵入性的检查？会不会很疼啊？宝宝会有感觉吗？……"老公试图安慰她："亲爱的，不用担心，到了医院就知道了。"但显然，老公的努力并没有起到什么效果。她需要专家的帮助。

我们了解一下第一次产检需要做哪些项目。一般而言，第一次产检也是建立孕期保健卡的时间，所以相应的检查项目会比较全面详细，具体来说可分为体格检查项目和实验室检查项目。

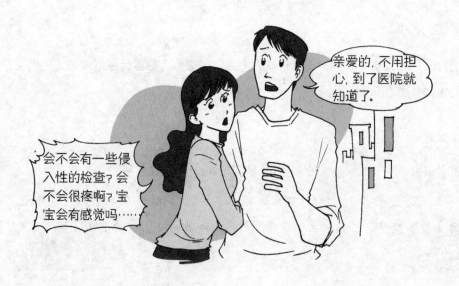

亲爱的，不用担心，到了医院就知道了。

会不会有一些侵入性的检查？会不会很疼啊？宝宝会有感觉吗……

## ❤ 体格检查项目

**身高、体重：**通过体重的变化，了解胎儿发育的情况，异常的体重增加提示有妊娠高血压综合征的可能。

**血压：**血压异常升高，应注意妊娠高血压综合征的可能，它将影响胎儿的发育成长。标准值不应超过 140/90mmHg，如低于 140/90mmHg，但与基础血压（怀孕前的血压）相比增加超过 30/15mmHg，需严密观察。

**听胎心音：**怀孕第 13 周时，已经能听到胎心音。听到胎心音即可表明腹中的胎儿为活胎，医生听到胎心的跳动后才会开出一系列化验单。正常范围为每分钟 120~160 次。

**宫高、腹围：**可了解胎儿的成长情况，异常增大提示有羊水过多或有双胞胎可能。

**骨盆外测量：**了解产道情况，判断能否自然分娩。

**妇科内诊：**帮助查清子宫大小、位置、胎位等。

**乳房检查：**了解乳腺发育情况，利于在产前纠正乳头凹陷等问题。

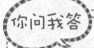

### 妊娠早期要不要做妇科检查？

以往的确有人认为妊娠早期进行妇科检查有可能引起流产，所以主张妊娠 3~4 个月内不必做妇科检查。其实，这种看法不仅不够科学，且与预防为主的卫生方针不相符。专家指出，对已确定怀孕的妇女及时进行妇科检查具有非常实际的意义，不是可早可晚、可有可无的事。只有通过检查才能了解孕妇阴道、宫颈、子宫及盆腔有无异常，以便对有关病症做必要的处理和对分娩进行某些预测，避免"事到临头"措手不及。

众多的临床研究表明，绝大多数妇女怀孕后，其胚胎发育均正常，一般妇科检查是不会引起流产的。有极少数妇女由于某些比较特殊的情况，即使不做任何检查，也会流产。因此，专家认为，只有下列情况的孕妇，才考虑暂时避免或推迟到 4 个月以后进行妇科检查：一是以往有过流产，特别是习惯性流产史的早孕妇女；二是有先兆流产迹象，但反复阴道流血，未能排除子宫颈息肉及炎症等疾病者例外；三是高龄，盼子心切或多年不孕，且精神紧张，惧怕检查，生殖道不易放松者。但这类例外者在必要时应进行 B 超检查。

## 💜 实验室检查项目

**血常规:** 通过检查血液中的血红蛋白含量,可以了解身体内造血情况,使孕妇能有意识地补充相应营养物质。一般孕中期血色素在110克/升,孕晚期在100克/升以上时为正常。

**血型检查:** 为分娩时做可能输血的准备,同时预测有无血型不合的可能。

**肝功能:** 包括甲、乙、丙肝抗体。当孕妇乙型肝炎抗原呈阳性时,可通过胎盘感染胎儿。

**艾滋病抗体、梅毒抗体、风疹病毒抗体检查:** 这些病毒感染对胎儿有极大的危害,通过检查了解孕妇对这些病毒感染的免疫状况。

**尿检:** 通过尿蛋白的检查,了解孕妇肾功能情况,及早发现占孕产妇死亡率前几位的妊娠高血压综合征。检查尿糖,发现隐性糖尿病孕妇,以便给予相应的生活指导,使孕妇和胎儿顺利度过整个孕期。

**阴道分泌物检查:** 白带清洁度、念珠菌和滴虫检查。白带是由阴道黏膜渗出物、宫颈管及子宫内膜腺体分泌物等混合组成。正常情况下清洁度为Ⅰ～Ⅱ度,Ⅲ～Ⅳ度为异常白带,表示患有阴道炎症。念珠菌或滴虫阳性说明有感染,需进行相应的治疗,正常值为阴性。

**心电图检查:** 了解孕妇的心脏情况。

**B超检查:** 在怀孕11~13$^{+6}$周时,有些医院可能会要求做一次B超检查,检查胎儿的颈部透明带,及其他可疑染色体异常的迹象,以判断宝宝是否可能患有唐氏综合征。

## 💜 特殊检查

如果孕妈妈年龄35岁以上,怀过出生缺陷胎儿,或有任何家族遗传病史,医生可能建议你在怀孕11~12周进行绒毛活检,也就是绒毛膜绒毛采样。绒毛活检是一种遗传诊断取样手段,通过做胎儿染色体分析,可以诊断你的孩子是否有唐氏综合征,或其他染色体异常。除此以外,医生还会根据你的情况为你安排一些选择性的检查项目。如果你有阴道流血、腹痛等异常,会进行B超、激素测定等检查,以了解有无流产、宫外孕、葡萄胎等异常。

其他检查还包括弓形虫抗体筛查、巨细胞病毒或其他病原体筛查,以及根据你的个人健康史需要做的肾功能、血脂、血糖浆等其他相关检查。

## 💜 建立孕期保健卡

医生除了为孕妈妈进行各项检查外,还会建卡,即在该医院建立正式的孕期体检档案，它的日的是定期记录以后的每次产前检查和各项检查项目的详细情况，以便医生对你的孕期有一个全面的了解。同时医生还会为你提供保健指导及相关医学咨询。

## 什么时候需要特殊检查

如果在你身上发生过下面的某件事情，这就意味着你需要特殊的产前检查：

- 有早产史（在 37 周前）。
- 习惯性流产。
- 有过先天性异常的孩子。
- 怀孕前就患有糖尿病。
- 以前出生的孩子体重超过 4 千克或小于 2.5 千克。
- 确认怀有双胞胎。

## 第一次产前检查会问哪些问题

第一次进行产前检查，孕妈妈们会紧张是必然的。为了消除她们的紧张，让她们更准确地回答医生的问题，我们有必要介绍一下第一次产检医生会问到的问题。第一次到医院进行产前检查，准妈妈将会被问到这样 12 个问题。

- 末次月经是何时？你的预产期将会根据这一时间计算，因此最好在你检查之前就计算出来。
- 你是否有受孕的问题？如果有，那么这次的妊娠是如何进行的？借助受孕措施增加了多胎妊娠的概率，需要特殊护理。
- 这次妊娠是否有问题？这些问题包括阴道出血、阴道分泌物异常、腹痛等症状。医生会根据这些情况安排你做合适的检查。
- 你是否吸烟，或者有吸毒史？
- 你有内科病吗？如果你有某些疾病，比如高血压、糖尿病、哮喘、血栓症、肾脏和心脏疾病等，你应该在妊娠期间去看专科病生，确认是否需要改变服用药物的剂量和种类。
- 你服用什么药物吗？无论是处方药还是非处方药，或者只是营养品，都要告知医生。
- 你有过敏史吗？任何的过敏情况都要告知医生，无论是药物、食物、花草、塑料还是碘过敏，都是非常重要的内容。
- 你有精神病史吗？妊娠对某些精神类疾病会产生深远的影响，而告知医生则能够预防很多的不幸。

● 你有过腹部或者盆腔手术的经历吗? 这些将影响你的分娩方式。不管手术大还是小，只要做过手术，都要告诉医生。

● 你有输血史吗? 这些将引发肝炎、艾滋病等血液传播疾病的危险。

● 你有性传播疾病史吗? 有感染史吗? 你的特殊情况会让医生为你安排一些特别的检查。比如检查你感染梅毒的可能性，做乙型肝炎、丙型肝炎、艾滋病等的筛查。

● 你的家族里有过双胞胎吗? 你有糖尿病、高血压、血栓症、结核病、先天性异常或血液病的家族史吗? 如果你有这样的家族史，并不意味着这些也会发生在你的身上，但这些将会提醒医生观察这些情况是否在你身上也有征象。

不要对医生的问题反感，不要隐瞒你的情况。相信他们，坦诚地面对他们，这样才能让他们更好地了解你的身体状况，使你的宝宝更健康地在你的子宫内成长。

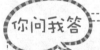

## 产检时穿什么?

为了方便检查，孕检时一定要穿宽松的衣服，尤其是孕中期要测宫高、腹围，更要选择方便检查的衣服。下装最好穿容易脱的裤子，也可以选择宽裙子。鞋和袜的选择也要以舒服易脱为主，不要穿长过膝盖的袜子。另外，内诊后可能有出血等情况发生，最好带上卫生护垫或卫生巾。

## 怎样选产检医院?

除非有特殊情况，按目前政策，在哪产检就在哪分娩，所以提前咨询，选好产检医院是很必要的。无论是公立医院还是私立医院、综合医院还是专业医院，首先要看口碑，可以向身边的人打听，也可以上网或找相关专业人士了解。哪家医院的医术比较过硬? 产房的情况如何? 能否提供单人的产房? 待产的产妇多不多? 检查时排队时间长不长? 医院的配餐以及收费如何等等，都要提前了解。最后还要考虑医院离家远近，选择就近的医院不但比较方便，遇到突发情况也能及时处理。

# ④ 妊娠激素工厂的转移

"生命真神奇呀，小小的受精卵自己就会落到子宫里，然后按照固定的节律慢慢生长发育，经过 10 个月，最后瓜熟蒂落，成为一个娇嫩可爱的婴儿，其间的变化真让人惊讶和敬畏。"摸着肚子，她突然感慨道。老公也深有感触，说："是啊，怀孕的过程有许多是不受意识控制的，完全是生命的本能。"她笑道："就像我忽喜忽怒，完全是激素影响一样。"老公没有说话，轻轻地揽过妻子的肩。

正常妊娠的维持有赖于垂体、卵巢和胎盘分泌的各种激素相互配合，在受精与着床之前，在腺垂体促性腺激素的控制下，卵巢黄体分泌大量的孕激素与雌激素，导致子宫内膜发生分泌期的变化，以适应妊娠的需要。如未受孕，黄体按时退缩，孕激素与雌激素分泌减少，引起子宫内膜剥脱流血，形成月经。如果受孕，在受精后第 6 天左右，胚泡滋养层细胞便开始分泌人绒毛膜促性腺激素，以后逐渐增多，刺激卵巢黄体变为妊娠黄体，机能是分泌孕酮与雌激素，维持早期妊娠。没有黄体，早期妊娠就无法持续。胎盘形成后，成为妊娠期一个重要的内分泌器官，大量分泌蛋白质激素、肽类激素和类固醇激素，确保妊娠顺利进行。

## ♥ 黄体

黄体是卵泡在释放成熟卵细胞后形成的分泌孕酮的细胞群，呈黄色。它主要帮助那些经常在妊娠早期流产的孕妇能够继续妊娠，给予人绒毛膜促性腺激素（hCG）或孕酮进行"黄体支持"，以达到继续妊娠的目的。

# 💜 人绒毛膜促性腺激素（hCG）

卵子受精后第 6 天左右，胚泡形成滋养层细胞，开始分泌 hCG，但量甚少。妊娠早期形成绒毛组织后，由合体滋养层细胞分泌大量的 hCG，而且分泌量增长很快，至妊娠 8~10 周，hCG 的分泌达到高峰，随后下降，在妊娠 20 周左右降至较低水平，并一直维持至妊娠末。如无胎盘残留，于产后 4 天左右 hCG 消失。因为 hCG 在妊娠早期即出现，而且在妊娠过程中，尿中 hCG 含量的动态变化与血液相似。所以检测母体血中或尿中的 hCG，可作为诊断早孕的准确指标。

早孕期，hCG 极为重要，它能刺激卵巢黄体转变成妊娠黄体，但妊娠黄体的寿命只有 10 周左右，以后便发生萎缩；它还能够维持黄体，直至孕后第 7~9 周后，胎盘可以完全分泌孕激素和雌激素才萎缩。此后由胎盘分泌孕酮和雌激素，逐渐接替妊娠黄体的作用。

# 💜 孕酮

孕酮有助于胚盘植入，维持子宫内膜并使其增厚。另外，孕酮可以刺激乳腺发育，后者能分泌乳汁。人们还认为，孕酮在抑制母体对胎儿抗体的免疫反应中扮演着重要角色。孕酮由黄体在早期妊娠时分泌，孕 7 周后由黄体和胎盘共同分泌，孕 12 周后完全由胎盘分泌。在妊娠晚期，孕酮在分娩中也起一定作用。在妊娠期间，母体血中孕酮浓度随着孕期的增长而稳步上升，在妊娠 10 周以后，由胎盘代替卵巢持续分泌孕酮，血中孕酮迅速增加，至妊娠足月时达到高峰，平时浓度可达 600nmol/L。

# 💜 雌激素

孕初期雌激素与孕酮维持子宫内膜（位于子宫壁的腺性黏膜）生长，阻止月经来潮。此后，雌激素和孕酮作用于子宫内膜，使其增厚，尤其是胚胎下面的部分，受其影响，胚胎伸出根状绒毛，植入子宫内膜，而进入子宫内膜的血管，形成胎盘。孕期中雌激素刺激子宫生长，从而支持着不断长大的胎儿。另外雌激素还可以刺激乳腺，影响乳房组织的生长和发育，为哺乳做准备。

# 💜 神奇的胎盘

胎盘是一个富含血管的器官，在妊娠的最初几周形成，为胎儿提供氧气、营养和其他物质。胎盘还能分泌维持妊娠的重要激素如 hCG、孕酮、雌激素和人胎盘泌乳素（HPL）等。

胎盘是一个复杂的过滤系统，也是胎儿和母体进行物质交换的重要器官。它有很强的代谢功能，宝宝在孕妈妈子宫内成长发育的 10 个月中所需的呼吸、进食和排泄都是通过胎盘来完成的。妈妈的血液中存储的宝宝生长发育所需的基本物质——蛋白质、脂肪、氨基酸、水、矿物质等，在妈妈的血液流经胎盘时，通过胎盘供给宝宝。而同时宝宝又将自己的代谢废物通过胎盘传递给妈妈，由妈妈通过自己的呼吸、泌尿系统将废物排出体外。直接通过血液来交换营养代谢物质是危险的，因为两种不同型号的血液溶在一起会发生溶血。但是，妈妈是可以怀一个和自己不同血型的宝宝的（和爸爸相同或不同），这是因为怀孕过程中胎盘既可以不让妈妈血液和宝宝的血液相通，又可以让营养物质和代谢物质自由传递。胎盘还具有防御功能，是一个保护宝宝免受感染和潜在的有害物质的威胁的屏障。另外，胎盘还具有内分泌功能，胎盘可分泌各种内分泌激素参与胎儿和母体内各种代谢，不断产生的激素还能维持之后的妊娠，为宝宝的出生和哺乳做准备。同时胎盘产生的特异性酶对胎儿的生长过程有重要作用。

## ♥ 脐带

脐带是孕妈妈为宝宝提供营养的生命线，脐带的一端在胎儿的肚子上，另一端与孕妈妈体内的胎盘相连，通过脐带，来自妈妈的富含氧气和营养物质的新鲜血液被输送给胎儿，而胎儿代谢的废物交给妈妈，借由孕妈妈身体排出。

脐带血是胎儿娩出、脐带结扎并离断后残留在胎盘和脐带中的血液，脐带血中含有可以用来治疗多种血液系统疾病和免疫系统疾病的造血干细胞，因此，现在好多人都选择保存脐带血。

**你问我答**

### 孕早期胎盘就完全长成了吗？

胎盘在 12~13 周时就已快速形成，但在以后的妊娠中还将持续不断地生长，为继续妊娠发挥必不可少的一系列作用。

**温馨提示**

### 胎盘的功能依赖妊娠期间充足的供血

胎盘所有的活动都要消耗大量的能量，其代谢水平和成人肝脏、肾脏接近，胎盘的功能依赖妊娠期间充足的供血，因而影响胎盘血液供应的疾病，如孕妇贫血或高血压等会明显影响胎儿的生长。

## 5 合理的饮食计划

　　婆婆的到来，使家里的伙食明显地上了一个档次，鸡鸭鱼肉一应俱全。但她就是不喜欢吃鱼。只要餐桌上有鱼，她就不想吃饭了。这不，当婆婆把清蒸武昌鱼端上桌，她就放下碗了。"鱼对宝宝好，多少吃一点儿吧。"婆婆和老公两人充满期待地看着她。她皱着眉头，勉强夹起了一小片，刚到嘴边就停住了："妈，我真的不想吃。"两个人的目光一下子从期待换成了失望。

　　婆婆和老公两人着急是有道理的。

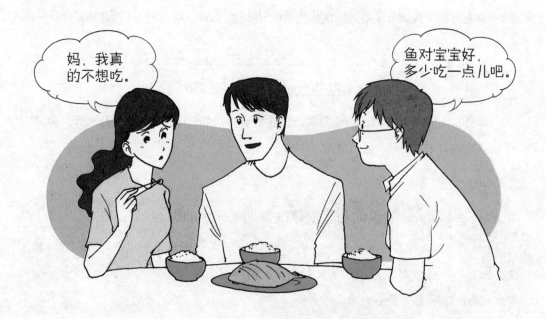

# 孕期营养管理从不偏食开始

胎儿是通过妈妈的身体获取营养的，妈妈孕期营养的好坏不但关系胎儿能否健康发育，还影响他们出生后，乃至成年、老年期的健康。DOHaD（健康和疾病发育起源）研究发现很多成年及老年疾病，如骨质疏松、糖尿病、高血压、心脏病和中风等，都可追溯到胎儿时期的营养，所以孕期营养管理不可忽视。

妊娠头 3 个月，受精卵处在分化最旺盛的时期，各种器官系统正在形成，这时，孕妈妈所需的营养和微量元素特别多，倘若孕妈妈偏食，身体所需的各种营养素得不到及时补充，必然导致微量元素的缺乏，影响宝宝生长发育和孕妈妈自身的健康。

妊娠期间，有几种微量元素对于孕妈妈而言是非常重要的，即铁、锌、碘、铜、锰。

**铁**：怀孕期间，孕妈妈每日都应该摄入、贮存一定量的铁，大概是 30 毫克，为一般女性的两倍。在妊娠 30~32 周时，如果缺铁过多，很可能会造成"妊娠生理性贫血"，危害孕妇健康，胎儿的发育也会受到影响。

**锌**：锌是人体必需的微量元素，对人的许多正常生理功能的完成都起着极为重要的作用。从怀孕初期开始，胎儿对锌的需求量就会迅速增加，如果妇女在孕期缺锌，胚胎的发育必然受到影响，可能会形成先天畸形。最近，国外有研究表明，产妇分娩方式与其妊娠后期的锌含量有关。每天摄入的锌越多，其自然分娩的机会越大；反之，则可能要借助产钳或剖宫产了。

孕妇缺锌，还会增加分娩的痛苦。目前我国尚未制定孕妇锌供给量的标准，美国建议孕妇锌的供给量为每天 20 毫克。

**碘**：妊娠期甲状腺机能旺盛，碘的需求也会增加。缺碘易发生甲状腺肿大，并影响胎儿蛋白质生物合成，可造成先天性甲状腺机能不全。每日供给孕妇 175 微克碘、供给乳母 200 微克碘即可满足需要。有些人担心"碘过量"。实验证明，每日摄入 1000 微克碘不会造成危害。

**铜**：20 世纪 70 年代初期，人们发现一种能致婴幼儿死亡的疾病，患儿以贫血为主症，常因精神异常、运动障碍和全身动脉血管纤曲而夭折。医学家研究发现，这是因为母亲在妊娠期间血中铜含量过低，引起胎儿过度缺铜造成的。

**锰**：缺锰可以造成显著的智力低下，特别是妇女在妊娠期缺锰对胎儿的健康发育影响更大。实验表明，母体缺锰能使后代产生多种畸变，尤其是对骨骼的影响最大，常出现关节严重变形，而且死亡率较高。

对于孕妈妈来说，从食物中获得足够的营养物质最安全可靠，因此孕期营养管理一定要从均衡饮食，避免偏食开始。

你问我答

**孕期营养均衡是指每餐均衡吗?**

对于孕妈妈来说，如果能做到每餐营养均衡当然好，但是如果要在24小时内的食物量中求平衡，则摄取食物的种类应适当多一些，这样更能达到营养真正的全面、均衡。

## 孕妈妈偏食补救

怀孕后，由于妊娠反应，很多孕妈妈都会有这样或那样的饮食偏好，不爱吃某种菜，可能是肉，或者是鱼，闻到就恶心，无法下咽，这类孕妈妈该如何调整饮食、保证营养均衡全面呢?下面有一些建议，孕妈妈可以参考。

**不爱吃肉的孕妈妈**

不爱吃肉的孕妈妈要增加奶制品的摄取，每天至少要喝250毫升牛奶、喝1杯酸奶或吃2~3块奶酪，而且最好选用低脂的。这是因为不爱吃肉的孕妈妈可能缺乏蛋白质、B族维生素、维生素A、铁等营养。另外，谷物和蛋类可以帮助补充蛋白质和B族维生素，像黄豆、扁豆、豌豆，每周吃1~2次，可以炖在菜里，也可以拌在沙拉里。而鸡蛋每天至少吃1个，同时最好搭配五谷杂粮食用，尽量避免只食精米、精面。如果所有富含蛋白质的食物都不吃，可以尝试吃一些富含蛋白质的营养素，不过这种补充应该是最后的选择。

**不爱吃鱼的孕妈妈**

不爱吃鱼的孕妈妈，可以适当多吃肉蛋奶及豆类补充蛋白质。因为孕妈妈不爱吃鱼，有导致蛋白质、脂肪和各种无机盐等营养缺乏的可能，尤其是碘缺乏。孕妈妈还应该增加坚果的补充，比如核桃、杏仁、花生等，这些坚果富含脂肪，可以带在身边饿了的时候食用。而做菜的时候使用含碘盐，能够保证碘的吸收。补充碘食品除鱼虾外还有其他海产品，如海带、紫菜、海参、海蜇、蛏子、蛤等。除此而外，做菜时可以多选用植物油，补充不饱和脂肪酸，比如大豆油、菜子油、橄榄油等，因为它们都是脂肪酸很好的来源。增加食用鱼油，最好是以深水鱼类为原料提炼而成的鱼油，而不是普通鱼肝油，这也是不爱吃鱼的孕妈妈可以选择的一种方法。

### 不爱吃蔬菜的孕妈妈

由于激素的作用使得孕妈妈肠蠕动减慢，增大的子宫压迫肠道，使很多孕妈妈出现排便不畅的情况。膳食纤维能够促进肠蠕动，缩短食物残渣通过大肠的时间，软化粪便。不爱吃蔬菜的孕妈妈可能会因蔬菜摄入不足导致便秘

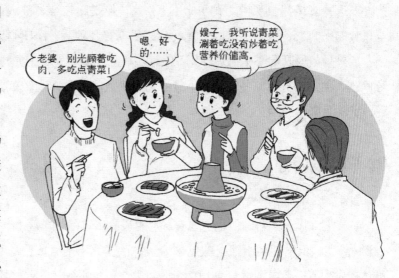

及痔疮。此外，还有可能缺乏各种维生素、无机盐及纤维素等。多种维生素和矿物质（钙、磷、铁）以及膳食纤维、叶酸及铁缺乏会导致胎儿神经管发育异常或者孕妈妈贫血，维生素C及微量元素缺乏则会导致免疫力下降。因此，不爱吃蔬菜或吃菜少的孕妈妈要多吃粗粮，粗粮相比细粮含有更多的维生素和膳食纤维。如高粱和燕麦，里面富含铁、B族维生素、纤维素，可以把它们作为早餐。此外还可以吃些全谷物粮食及新鲜的杏仁、芝麻和坚果。多喝鲜榨的橙汁能够帮助补充维生素C。早餐可以用鲜橙汁配谷物麦片，也可以在加餐的时候吃个新鲜的水果。另外，按照医生的指导孕前和孕期补充叶酸。叶酸是一种对孕妈妈非常重要的维生素，能够帮助预防胎儿神经管发育异常。

### 多吃蔬菜有利于维持体内酸碱平衡

肉类、鸡蛋及主食在体内代谢后产生会酸性物质，使体液及血液偏酸。而蔬菜水果在体内代谢后会生成碱性物质，能阻止血液向酸性方面变化。只有体液呈弱碱性，才能保持人体健康。对于胎儿的健康发育，多吃些碱性食物更加重要。

多吃应季蔬菜是每个孕妈妈为了自身和宝宝的健康必须做到的。例如冬季多吃白菜、萝卜，不但补充营养还能预防疾病。实在不喜欢吃蔬菜的孕妈妈，可以改变烹饪方式，或用蔬菜做馅料以增加蔬菜的摄入量。

### 不爱喝牛奶的孕妈妈

不爱喝牛奶的孕妈妈不仅有可能缺乏钙，还有可能缺乏蛋白质及维生素，导致宝宝生长迟缓、孕妈妈腿抽筋等。为此，不爱喝牛奶的孕妈妈可以利用酸奶和奶酪来代替。酸奶、奶酪等奶制品同样富含钙，而且酸奶中的乳酸菌对于孕妈妈的便秘也会有一定的

改善作用。如果是乳糖不耐受的孕妈妈可选择加了消化酶的牛奶。另外，豆奶也可以作为补充选择。虽然豆奶中的钙质比不上牛奶，但是比较容易被人体吸收。而专门为孕妈妈设计的配方奶，也是不错的选择，孕妇配方奶各种营养配比很全面。钙片是最后的选择，如果孕妈妈既喝不了牛奶，又不愿意喝豆奶和配方奶，但是出现了一些缺钙的症状，可以在医生的指导下吃些钙片，不过钙片中钙质的吸收率比较低，而且容易加重孕期便秘，所以要慎重选用。

## ♥ 孕妈妈的健康饮食

### 多食富含蛋白质的食品

孕早期胚胎虽然小，但也需要有一定的蛋白质储存。妊娠 1 个月时，胚胎每日储存蛋白质 0.6 克。但早期胚胎缺乏氨基酸合成的酶类，不能合成自身所需的氨基酸，必须由母体提供，所以孕早期适量食用鸡蛋、肉类、鱼、虾等，还有豆制品、干果类、花生酱、芝麻酱等植物性食品，能达到通过食物摄取足够的优质蛋白质的目的。

### 多食牛奶及奶制品

牛奶含有多种人体必需的营养，多食牛奶及奶制品不但可以补充钙和丰富的蛋白质，还能提供氨基酸、钙、磷等多种微量元素及维生素 A 和维生素 D 等。

### 多食谷类食品

谷类食品每日食用不可少于 150 克，而且品种要多样，要做到粗细粮搭配，尽量食用中等加工程度的米面，以利于获得全面营养和提高食物蛋白质的营养价值。

### 多食蔬菜和水果

应多选用绿叶蔬菜或其他有色蔬菜，孕妇膳食中绿叶蔬菜应占 2/3，蔬菜和水果要选用新鲜的，以保证维生素 C 的供给。

### 多食海产品

孕妈妈应每周至少吃一次海产品，如虾、海带、紫菜等，保证碘和锌的摄入。

温馨提示

## 孕妇少吃垃圾食物

孕期虽然有额外的营养需求，但是仍不应该放纵食欲，造成体重大幅增加，不但身材变形、胎儿变成巨婴，更会造成难产，实非母子之福。多吃鱼、肉、蛋、奶、蔬果等天然食品，少吃零食或添加物过多的垃圾食物，才能供给胎儿发育所需的营养。

## ⑥ 胎儿先天性异常的筛查与诊断

"老公，万一宝宝先天异常，我们怎么办？"临睡前，她突然这样对老公说道。他一听，愣住了。他还真没有想过这些问题，在他的想象中，宝宝肯定会健健康康的。沉默了两分钟，他说："别担心，现在的科学技术日新月异，怀孕期间我们可以通过一些检测来发现宝宝的先天异常，从而帮助我们更好地应对和选择。"

胎儿先天性异常通常是基因的原因引起的，有一些则是妊娠期间的环境因素造成的，或者是不明原因的先天性发育异常。基因异常常见有蚕豆症、血友病。而其中最为大家所熟知的唐氏综合征，便是染色体出现异常，此外，还有外观上看得到的结构异常，像是脐膨出、兔唇或是四肢不健全等，通常结构性异常会合并有染色体和基因的异常，因此，有时医生会根据观察到的结构性异常，来推断可能会有的染色体异常疾病。

发生胎儿先天性异常的高危险群为第一胎在 35 岁以上的孕妇，因女性过了 35 岁以后怀孕，年龄越高，所受到的外界环境因素干扰程度越大，受

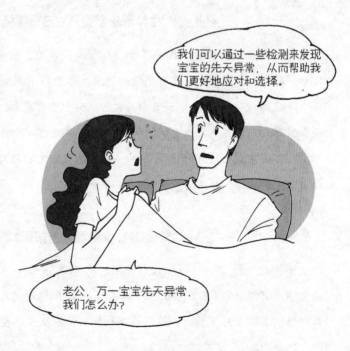

我们可以通过一些检测来发现宝宝的先天异常，从而帮助我们更好地应对和选择。

老公，万一宝宝先天异常，我们怎么办？

精卵在分裂中产生病变的概率增加，因而导致胎儿异常的概率加大。另外，过去曾有过胎儿异常或是反复流产者都是胎儿异常的高危险群。根据统计显示，流产的案例中有一半可能是因为染色体异常，这显示了"物竞天择，适者生存"的道理。

产前检查对于发现胎儿先天性异常意义重大，以下几种产前筛查方法对于了解胎儿健康、发现胎儿异常有帮助。

## ♥ 筛查之一：B超检查

B超检查时间和次数：B超是大家熟知的检验方式，属非侵袭性的检查。孕期至少进行4次胎儿B超检查。时间分别为：第一次在怀孕后11周后到13周，测量胎儿的NT厚度；第二次在18~24周，筛查胎儿畸形；第三次在28~31周，胎盘羊水检查；第四次在37~41周，胎位检查。但目前各大医院妇产科都会根据孕妈妈产前监护需要而增加胎儿B超检查。

B超检查的作用：B超检查可观察胎儿外部的结构，因此主要为检查胎儿是否有结构性异常，可能发现的结构性异常包含唇腭裂、脊膨出、腹壁裂，或是手指、脚趾不健全等。若是发现结构性异常，会根据异常去推测可能有的基因或染色体缺失部分。

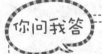

**胎儿先天性异常是不是通过B超都能看出来？**

B超只能观看外观，因此关于胎儿智商、视力、听力等都无法以B超诊断出来。比如，胎儿在子宫内因为没有光线的刺激，不会睁开眼睛，所以无法诊断出先天全盲或小眼症的状况。而胎儿5~6个月大时，听力已有发育，但目前没有任何的方式可以得知，胎儿是否有先天性听障的问题。还有心脏的心房中隔（即卵圆孔），以及动静脉导管，都是在出生后才会逐渐关闭，虽然是在出生后便可轻易诊断出的心脏病，却无法在出生前就得知胎儿有先天性心脏病。

**频繁做B超，会对胎儿造成影响吗？**

B超是一种重要的影像诊断设备，可以连贯地、动态地观察子宫内胎儿的的形态，在产前监护中具有重要作用，目前还没有B超对胎儿的不良影响，但B超探头对腹部组织有热效应，所以如果没有确切的医学指征，不要频繁地做B超。

B 超检查并非 100% 准确：B 超检查是靠水和其他软组织来传导，无法穿过骨头或空气的阻隔，因此，检查会受到许多限制，比如母亲腹部脂肪组织太厚或胎儿姿势遮挡，导致无法看到某些器官，就可能造成无法判读。而羊水的多少也会影响超音波检查的准确性，若羊水过多会导致影像不清，羊水过少则可能阻碍声波进入，因此，B 超检查也有误差存在。所以专家表示，B 超的检查报告只能解释为"在这个周数时，的确没有筛检出任何胎儿的异常状况"，有些胎儿异常可能在较大周数或甚至出生后才会出现，像是先天性横隔膜缺损、尿道下裂、无肛症等，因此，B 超并非 100% 的准确。

高层次 B 超检查需自费：胎儿 B 超检查又可分为普通 B 超检查和高层次 B 超检查。通常产检进行的是普通 B 超检查，高层次 B 超检查可看得较为精细，但不在医保范围内。通常是进行普通 B 超检查怀疑有异常时，才会进行高层次 B 超检查，以辅助诊断。

## ♥ 筛查之二：孕早期唐氏征筛检

**进行时间：11~13 周**

**实施方式**

孕早期的唐氏征筛检为颈部透明带厚度及孕妇血清检验（联合筛查检测 NT、hCG 和 PAPP-A）。颈部透明带是指胎儿颈部后方皮下积水的空隙，进行 B 超扫描时，医生会详细测量介于皮肤和组织之间的空隙厚度，染色体异常的胎儿其颈部透明带会明显增厚，特别是唐氏征儿。医学研究已证实，当胎儿后颈部透明带越厚，染色体异常的概率就越高。孕妇血清检验则是分析两种生化血清，分别是"游离型人类绒毛性腺激素"和"妊娠血浆蛋白 -A"，将会合并计算孕妇年龄及这两种生化血清检验值和胎儿颈部透明带厚度，估算染色体异常的风险，若是经估算后其风险概率高于 1/270，则称为高危险群。建议进一步做侵袭性的检查以确认。侵袭性的检查则分为第一孕期的早期羊膜腔穿刺术或是于第二孕期进行传统羊膜腔穿刺术。第一孕期筛检的结果约 3 天后就可获取报告。

**第一孕期诊测率高达 70%~80%**

专家表示，一项超过 10 万名孕妇参与的前瞻性跨国际合作研究计划报告显示，怀孕初期 B 超筛检唐氏征（即胎儿颈部透明带）可达到 70%~80% 的诊测率，比起只依母亲年龄的 20%~30% 的诊测率或仅以母血筛检的 55%~65% 诊测率，要明显增加筛检的准确性。一般测量胎儿颈部透明带的时间约为 15 分钟，但有时胎儿的姿势不容易被测量到，因此必须细心等待才能量到准确的厚度。

## 筛查之三: 孕中期唐氏征筛检

**进行时间: 15~20 周**

**实施方式**

在妊娠中期进行的唐氏征筛检，即称为"第二孕期唐氏征筛检"。目前第二孕期的唐氏征筛检是高龄产妇的例行性检查，会检查母血中的"甲型胎儿蛋白"和"人类绒毛膜性线激素"浓度，再加上母亲年龄来估计可能怀有"唐氏宝宝"的概率，此项筛检和第一孕期筛检相同点是，都在评估可能怀有唐氏儿的概率及风险，第二孕期的筛检结果约需等待 2 周。（四联筛查检测 hCG、AFP、雌三醇和抑制素 A。）

**目前的两种实施方式**

一种是以传统的两种指标进行检验，母亲年龄 35 岁以上就会采取血清筛检，准确度大约 45%，进行完此项检验后若是合并实施羊膜穿刺，准确度则可达 99% 以上。第二种则是在 2008 年引入的 4 种指标，分别是检验母亲血清绒毛性腺激素、雌三醇、胎儿甲型蛋白与抑制素，根据国外的报告，可筛检出 80% 的唐氏征、95% 的三染色体 18（第 18 对染色体异常）与 95% 的脊柱裂。

**两种孕期唐氏征筛检的差异**

第一孕期和第二孕期的唐氏征筛检，最大差异除了时间上的不同之外，第一筛检后 3 天就可得知报告，若是风险超过标准值，可尽快进行绒毛膜取样，以确认怀有唐氏儿的可能性，以及早决定是否终止妊娠；而第二孕期则要等待 2 周才能获取结果，再加上进行羊水穿刺的时间，若是要终止妊娠，胎儿可能已接近 24 周。此外，孕早期是综合 B 超和抽血检验，准确度较高，孕中期则是针对早期唐筛未做的产妇。

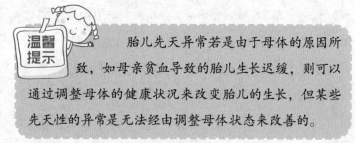

温馨提示

胎儿先天异常若是由于母体的原因所致，如母亲贫血导致的胎儿生长迟缓，则可以通过调整母体的健康状况来改变胎儿的生长，但某些先天性的异常是无法经由调整母体状态来改善的。

## 诊断检查之一: 绒毛膜取样术 (CVS)

**进行时间: 10~11 周**

**实施方式**

绒毛膜取样进行的时间较羊膜穿刺早，若母体血清经检验后，风险偏高，就会进行此项检查，以确认胎儿染色体异常的可能性。绒毛是组成胎盘的最小单位，和胎儿有相同的染色体，因此可抽取绒毛膜细胞进行检验，通常适用于有任何染色体遗传疾病带因者。进行绒毛膜取样时，会将一根细长针穿入胎盘组织内，抽取少量的绒毛，以进行染色体、基因的分析。

绒毛采样可检查的疾病项目和羊膜穿刺类似，但绒毛和胎儿有相同细胞，因此不需再经过培养的步骤，其染色体及基因数便已足够。某些疾病的诊断需要多量的 DNA，如甲型（α型）海洋性贫血，绒毛膜取样因细胞数目足够可筛检出较多的异常项目。

**绒毛膜取样术检测适用对象**

通常经第一孕期筛检后为高危险群者是绒毛膜取样术检测适用对象，也就是后颈部透明带太厚或 B 超即发现胎儿结构异常者，或高龄产妇担心胎儿可能异常、前次怀孕有过染色体异常者，抑或是夫妻两人有一人有染色体异常者。

**实施风险**

若是绒毛膜取样术早于怀孕 10 周内实施，会导致某些胎儿肢体异常，为了避免此风险，会在 11 周后才实施绒毛膜取样术。但若绒毛膜取样结果为正常，也不百分百代表会生出健康的胎儿，因人类肢体先天的缺陷占了约 2%~3%，这部分都不在绒毛膜取样术的检验之内。

## 💜 诊断检查之二：羊膜腔穿刺术

**进行时间：14~20 周**

**实施方式**

羊膜腔穿刺术是在 B 超的导引下，将一根细长针穿过孕妇肚皮，经过子宫壁，进入羊水腔，抽取羊水进行分析检验。羊水中会有胎儿掉落的细胞，可以通过对这些细胞的检验分析，以确认胎儿的染色体细胞组成是否有问题。羊膜穿刺主要能检验出唐氏征，而一些基因疾病也可透过检验羊水细胞内的基因得到诊断，如乙型（β型）海洋性贫血、血友病等。

一般进行羊膜穿刺的最佳时间是 14~20 周，抽取出来的细胞必须经过培养，使其分裂到足够的数量才能进行检验分析，因此羊膜穿刺的检验报告结果约在 2 周后才可获取。若小于 14 周进行羊膜腔穿刺术，羊水较少会提高风险；而若是超过 20 周，等检验报告出来时，胎儿已经太大，此时决定要终止妊娠会有更大的风险。

**羊膜腔穿刺术无法检出非染色体引起的疾病**

羊膜腔穿刺术无法检出非染色体引起的疾病，因此和绒毛膜取样一样，羊膜穿刺检验报告正常，仅代表染色体没有异常，不能排除其他非染色体引起的疾病，如先天性心脏病、智力障碍或唇腭裂，以及其他因为基因所引起的问题。也就是说，即使染色体检验正常，仍约有 2%的宝宝在出生时出现身体异常。

**羊膜腔穿刺术检测适用对象**

一般建议进行羊膜腔穿刺术者为年龄 35 岁以上的高龄产妇，或前胎曾是染色体异常胎儿的孕妇。另外，夫妻其中一人有染色体异常者，或是过去曾经流产过的孕妇，也应接受羊膜腔穿刺术检测。

## 💜 诊断检查之三：脐带血检验

**进行时间：20 周至生产前**

**实施方式**

脐带血检验属侵袭性的检查，主要是通过 B 超导引，经由孕妇的腹部，抽取胎儿之脐带血以供检验。胎儿的脐带血可检查胎儿的染色体、基因、生化机能、血红素、凝血机能、缺氧状态以及病毒感染等情况，准确度极高，2 天内即可获得详细的检验报告。

**实施风险**

脐带血检验的执行方式是直接侵入胎儿的脐带抽取脐带血，因此风险极高。专家表示，胎儿脐带血检验应较少用，若非急迫性，一般不建议进行此项检验。

温馨提示

### 无创DNA在染色体异常检查中越来越广发地被运用

它是针对发育中胎儿的染色体异常的检查方法之一，利用新一代 DNA 测序技术对母体外周血浆中游离的胎儿 DNA 片段进行测序，并将测序结果进行生物信息分析，从而得到胎儿的遗传信息，检测胎儿是否患有染色体疾病。如果胎儿患有唐氏综合征，其诊断准确率高达 99%。

近两年这项技术已经在临床上广发应用。它最大的好处是无创，仅需孕妇的静脉血就可以完成检测，不会对胎儿造成任何影响。但是它不能代替羊膜腔穿刺，因为羊膜穿刺可以检测所有染色体，而无创 DNA 主要筛查 21 三体、18 三体和 13 三体。

## 7 唐氏综合征

对宝宝健康的忧虑让她想起以前的一个邻居老贾。"哎,老公,我以前的一个邻居就有一个患有唐氏综合征的孩子。那孩子五官特殊,双眼距宽,动作不协调,还有智力障碍。"老公一下子紧张起来:"唐氏综合征?怎么会得那种病呢?"她叹了一口气,说:"不知道呀。我们的宝宝一定要健健康康才好。"他没有说话,只是用力拥住了妻子。

唐氏综合征又叫21三体综合征,是指患者的第21对染色体比正常人多出一条,正常人为一对。

1866年,英国医生唐·约翰·朗顿在学会首次发表了唐氏综合征。1959年,法国遗传学家杰罗姆·勒琼发现唐氏综合征是由人体的第21对染色体的三体变异造成的现象。这也是人类首次发现的染色体缺陷造成的疾病。1965年,WHO(世界卫生组织)将这一病症正式定名为"唐氏综合征"。

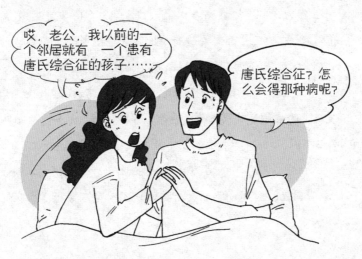

## 唐氏综合征的主要表现

患儿的智力低下，语言发育、行为有障碍，开始学说话的平均年龄为4~6岁，95%有发音缺陷；运动发育迟缓，动作笨拙、不协调、步态不稳；生长发育障碍；面容特殊：双眼距宽，两眼外角上斜，内眦赘皮，耳位低，鼻梁低，舌体宽厚等。约有1/2的患儿并发先天性心脏病，此外，因免疫功能低下，唐氏综合征患者易患传染性疾病和白血病，如存活至成人期，则常在30岁以后出现老年性痴呆症。

## 唐氏筛查是一种风险预测

唐氏筛查可筛检出60%~70%的唐氏征患儿。需要明确的是，唐氏筛查只能帮助判断胎儿患有唐氏综合征的概率有多大，但不能明确胎儿是否患上唐氏征。也就是说抽血化验指数偏高时，怀有"唐"宝宝的机会较高，但并不代表胎儿一定有问题。如同35岁以上的高龄孕妇怀有"唐"宝宝的机会较高，但不代表她们的胎儿一定有问题。另外，即使化验指数正常，也不能保证胎儿肯定不会患病。唐氏筛查指数超出正常的孕妇应进行羊膜穿刺检查或绒毛检查，如果羊膜穿刺检查或绒毛检查结果正常，才可以百分之百地排除唐氏征的可能。

**温馨提示**

### 孕中期唐氏筛查是自愿参与，知情选择

唐氏综合征和年龄有关系，唐氏综合征患儿出生率随孕妇年龄的增加迅速上升，30岁时，出生率为3‰，大于35岁以上为6‰，过了40岁可达16‰以上。医生会根据孕妇的身体情况来确定是否需要进行唐氏筛查。检查时只需要验血即可，一般与其他血检同时做，然后配合近期的B超来确定宝宝的危险概率。如果孕妇比较年轻，身体状况良好，医生基本上不会强行推荐，当然如果不放心，可以自己提出。

一般对35岁以上的孕妇都建议做羊水染色体分析。由于大多数妇女怀孕生产都在35岁以下，真正35岁以上的妇女所生唐氏综合征患儿只占总数20%。所以对35岁以下孕妇采用筛查的方法能达到尽可能减少病儿出生的目的。当然筛查不等于确诊，可能出现少数假阳性和假阴性，对高危孕妇最后确诊还需要进一步做羊水穿刺行羊水染色体检查。

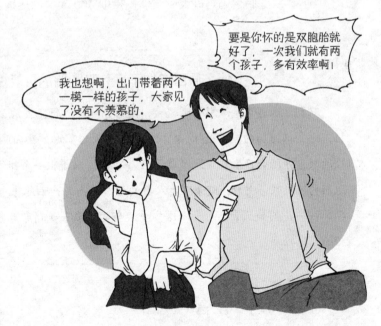

## 8 怀上双胞胎

对电视里有一条新闻，说山西有一个家族出了十代的双胞胎。老公就和她开玩笑说："要是你怀的是双胞胎就好了，生一次我们就有两个孩子，多有效率啊。"她说："我也想啊，出门带着两个一模一样的孩子，大家见了没有不羡慕的。不过，听说双胞胎的怀孕过程可不轻松。"

她说得对，一般来说，100例怀孕中，仅有3例会出现双胞胎，所以当孕妈妈听说自己怀的是双胞胎时一定会感到幸运。但双胞胎孕妈妈的怀孕过程会比单胎胎的孕妈妈要面对更多的问题。

双胞胎分同卵双生和异卵双生两种。当一个受精卵分裂、生成两个胎儿，就会形成同卵双生。同卵双生住在同一个胎盘里面，但有各自的羊膜囊。他们无论是性别还是样子都是一模一样的。异卵双生则是两个精子和两个卵细胞分别结合在一起形成的。异卵双生的双胞胎，两个胎儿分别有自己的胎盘和羊膜囊，可以两个都是男孩或者女孩，也可以是龙凤胎，但他们的样子不会一样。

通常来说，双胞胎的怀孕都会在临产前发现。双胞胎怀孕的情况下，子宫比起一般怀孕会大很多，根据 B 超检查就可以确定是否怀上了双胞胎，而有一些验血也可以检验出是否怀上双胞胎。

## ♥ 怀上双胞胎可能遇到的问题

### 怀孕的症状更加强烈

怀上双胞胎头晕目眩、呕吐、胃痛、失眠、劳累、腹痛、呼吸困难、骨痛、水肿等怀孕反应可能会比一般怀孕大很多。

### 需要进行更多的检查

因为双胞胎怀孕的风险会比一般怀孕大，所以医生会更经常地检查胎儿的成长和健康状况。在怀孕的 4~6 个月，可能就需要每 2 周去医院一次，而最后几个月，可能每周都要往医院跑一趟，甚至要住院。

### 需要更多的营养物质

双胞胎宝宝比一个宝宝对维生素 B、钙、铁、蛋白质等营养物的需求更多，相较于单胞胎孕妈妈，双胞胎孕妈妈每天应额外多摄取 300 大卡的热量。

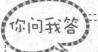

### 什么原因增加了怀上双胞胎的可能性?

双胞胎生育受遗传影响比较大，随母系遗传。研究发现，孕妇本人是双胞胎之一的，她生双胞胎的概率是 1/58。但现在越来越多的女性 30 岁后才怀孕，30 岁后，女性的激素分泌会产生改变，可能导致每次不仅仅排出一个卵细胞，从而增加了怀上双胞胎的可能性。另外，随着不育人数的增加，高龄产妇越来越倾向于使用一些辅助怀孕的科技，例如试管婴儿。而这些手段会尝试多个受精卵着床，这也增加了怀上双胞胎的可能性。

## ♥ 双胞胎妈妈要注意的问题

### 高血压

大概有 10%~20% 怀双胞胎的孕妈妈会出现这种情况，概率是怀一个宝宝的孕妈妈的 2 倍。这种情况对怀双胞胎的孕妈妈来说，也往往会在孕期较早的时候出现。怀孕过程出现高血压，很可能使流向子宫的血变少，导致宝宝的氧气和营养物质供给不足。

婴儿间的"输血"

双胞胎宝宝之间可能会有血管连接彼此的胎盘，从而导致一个宝宝获得的血液过多，而另一个过少，诱发早产。

提早阵痛、早产

大多数孕妇都会在怀孕的38~42周生产，而如果怀的是双胞胎，则可能在37~39周生产。早产是大多数多胞胎生产中可能出现的现象。

剖宫产

超过50%怀有双胞胎的孕妈妈要进行剖宫产，尤其是宝宝不处于头向下的位置的情况下。

产后出血

胎盘过大或者怀有多胞胎都会增加产后出血的可能。

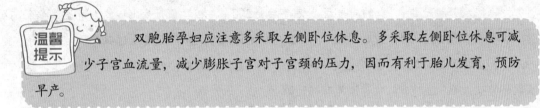

温馨提示　双胞胎孕妇应注意多采取左侧卧位休息。多采取左侧卧位休息可减少子宫血流量，减少膨胀子宫对子宫颈的压力，因而有利于胎儿发育，预防早产。

## 双胞胎保健

### 均衡饮食

为了给胎儿提供足够的营养，双胞胎孕妈妈孕期体重增加会远比单胞胎孕妈妈多。因此，必须更加注意饮食的均衡和营养，避免贫血，确保胎儿的健康成长。

### 定期产检

双胞胎的孕妇及胎儿较单胞胎怀孕的风险高，因此产检必须更谨慎和密集。特别是血压及尿蛋白的部分，是评估是否患有妊娠高血压的依据，平时应该多留意。

### 监测胎儿胎盘功能

双胞胎妊娠不应超过预产期，否则可能由于胎盘功能不全而致胎儿死亡。

### 限制活动量

由于双胞胎较容易有早产的可能，所以孕妇在日常生活中的活动量必须有所限制，尽量多卧床休息，少提重物，预防早产。

# 9 怀孕的好处

他一回家就发现老婆心情不好，他赶紧关切地问："老婆，怎么啦，好像兴致不高呀？"她愁眉苦脸地说："我的同事说我怀孕后变丑了。"他心里有点儿窝火，谁这么多事呀，尽添乱。他想了一下，爱昵地说："那些人知道什么呀，肯定没有生过孩子。生过孩子的人才知道怀孕的好处。"婆婆也赶紧搭腔："可不是，别听那些人乱说。我们女人呀，就应该怀孕生孩子，这对我们的身体是有好处的。"

怀孕对女性来说有没有好处？如果有，又有哪些好处呢？下面，我们就具体来说说怀孕的一些好处。

## 💜 减少妇科疾病

子宫肌瘤。怀孕能减低子宫肌瘤的发生概率。生过孩子的女性发生子宫肌瘤的概率要比没有生育过的女性低，虽然子宫肌瘤是比较常见的良性肿瘤，但一生中未曾经历过生育的女性，在患上子宫肌瘤后最终需要手术的概率要

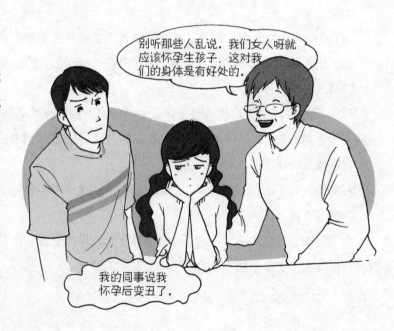

高于适时生育者。

**子宫内膜异位。**一些妇产科医生会对患有子宫内膜异位的女性说：快点儿生个孩子吧。没错，适时怀孕和生育是治疗子宫内膜异位最有效和副作用最小的一个方法。因为，如果患病女性每月的周期性排卵中止，这种疾病的"进展"也会因此被强有力地遏制！

**子宫内膜癌。**怀孕能降低子宫内膜癌的发生概率。女性每次的月经期间，子宫内膜的上皮细胞必经"损伤—修复—再损伤—再修复"这一过程。怀孕后，排卵终止，子宫内膜也就暂停了它的周期性剥脱出血，发生癌变的机会也同时减少了。

**卵巢癌。**怀孕会在女性体内产生一种抵抗卵巢癌的抗体，它能有效地阻止卵巢癌的发生。怀孕的次数越多、初次怀孕的时间越早，效果越显著。有些调查还发现，母乳哺养超过 3 个月以上同样会降低某些癌症的发生概率。有资料表明，35 岁以后生孩子的女性患卵巢癌的概率，要比未生育过的同龄女性低 58% 左右。

## ♥ 治疗痛经及月经不调

有的女性从初次来潮开始，就伴有痛经。而生产后不久，会发现令人烦恼的痛经减少，甚至消失了。此外，有些女性长期月经不调，但经过十月怀胎的艰辛历程之后，不少人发现，困扰自己多年的月经不调竟然不治而愈。这是因为在孕育宝宝的过程中，女性的身体如子宫、乳房会经过一个再次发育的过程，内分泌也能得到自发的调节，痛经和月经不调自然也会得到改善。

## ♥ 减少乳腺问题

母乳喂养能降低患乳腺癌的概率，这一说法可是被众多临床资料所证实的。此外，没有生过孩子的女性发生乳腺增生及其他良性乳腺病的可能性也高于经历过怀孕的女性。流行病学研究表明，未生育过的女性发生乳癌的危险为生育者的 2 倍。妇女分娩后正确哺乳能保持乳腺的通畅，对乳腺癌的发生有预防作用。但如果极少哺乳或从未哺乳，易导致乳房积乳，患乳腺癌的危险性明显增加。

**你问我答**

### 怀孕可以改善体质吗？

对，怀孕后为保证胎儿的生长，身体的各项机能都会做出相应调整，基础代谢会增加，身体的内分泌得到调节。对于身体虚弱的女性来说，利用这个机会补充营养，多多休息，产前产后细心调理，可以有效地改善体质。

## 💜 股骨更安全

孕妈妈怀孕过程中体位发生自然改变，身体的施力点产生了变化，影响到股骨支撑的力学结构，最终强化了股骨支撑，因而生过孩子的妈妈拥有更加强壮的股骨，上了年纪之后在骨盆部位发生股骨骨折的风险，比没有生育的女性要低许多。

据美国研究人员对 9704 位女性进行的平均长达 10 年的追踪，65~75 岁时，与生过孩子的女性进行对照，未生育女性的股骨骨折风险陡增了 44%，而女性每生育一次，就有助于降低 9% 的股骨骨折风险。

## 💜 增加人生体验

### 创造生命的幸福感

经过孕妈妈辛苦的十月怀胎，宝宝从一颗小小的受精卵变成一个可爱、健康、充满生命力的新生命，这种创造性是任何一种其他创造性工作也无法比拟的，这其中的幸福感、快乐感，是生命最大的喜悦！

宝宝是在自己身体里一天天长大的，这种孕育生命的成就感是唯有孕妈妈才能体验到的，是世上任何一种成就也无法替代的。

### 加深对亲情爱情的理解

通过自己的经验领悟生命意义，从而体会父母亲情的可贵，这是许多经历过怀孕的人的共同感受，而与爱人共同制造出一个新的生命并且全身心地养育宝宝，也可以使爱情提高一个境界。所以生过孩子的女人才能对爱有真正充分的理解。

### 推迟更年期

有些女性为了保持体形或害怕衰老而不愿生孩子，这种想法完全错误。女性体内具有一定数量的卵子，排出一个便减少一个，完全排完时也就意味着会进入老年时期。女性怀孕以及哺乳期内，由于激素的作用，卵巢暂停排卵，这段时间可减少一二十个卵子的排出，生育过的女性更年期自然也就相应推迟了。

**温馨提示**　有关文献研究资料表明，女性一生中如果有一次完整的孕育过程，就能增加 10 年的免疫力，这种免疫力主要是针对妇科肿瘤而言的。这是因为孕妈妈体内高水平的孕激素对女性生殖器官具有很好的保护作用，而怀孕期间暂停排卵，也能令身体各项机能得到调整和缓冲。

# 10 选择舒适的穿着

怀孕3个月了，她不仅内衣都不合身了，而且鞋子也不合脚了，她打算买新的。周末一早，她就打电话给晓玲，约她一块儿去商场。"好啊，我也正想去呢！"电话那头，晓玲的声音满是兴奋。"内衣和鞋子有什么特别的要求吗？"她问道。"那当然，这里面学问可大啦，到时你跟我好好学吧。"晓玲声音笃定。

孕妇选择内衣和鞋子有特别要求吗？如果有，那又是什么呢？下面，我们一一讲解。

## ♥ 全棉、宽带的胸罩

为了哺乳的需要，怀孕后乳房的尺寸会逐渐变大，平均增大5厘米，增重1.4千克。穿着舒适、支撑性好的胸罩很重要。选择罩窝较深、底部有支撑的胸罩托住胀大的乳房，可防止乳房下垂。另外胸罩的两条肩带要宽一点，以防双肩有紧绷感。好

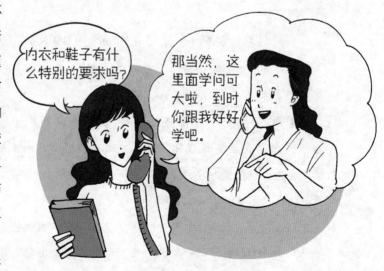

的孕妇胸罩应该在后面有很多排可调的钩扣，以适应乳房的胀大。

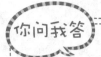

**怀孕期穿有钢丝的胸罩安全吗?**

还没有任何确切的证据表明,在怀孕期间穿有钢丝的胸罩是有害的,但是我们并不主张在怀孕期间穿带钢丝的胸罩,因为僵硬的钢丝圈可能会干扰孕期乳房大小和形状的自然变化,阻碍血液流通,或挤压正在形成的输乳管系统,从而引起疼痛和不适,甚至有可能还会导致乳腺炎。如果在怀孕期间穿着带钢丝的胸罩,一定要确保钢丝圈不压迫乳房的任何位置,而且不要穿着它睡觉。

## 能够调整腰围的内裤

孕妈妈的内裤需依怀孕时期腹围、臀围大小的改变来选购。前腹部分采用弹性材质,随怀孕不同阶段的体形自由伸缩变化,包容逐渐变大的腹部,并且能够伸缩自如、调整腰围的纽扣式内裤在整个孕期都适用。由于腹部日渐隆起,肚皮慢慢被撑大,所以常会觉得肚皮痒,加上孕妈妈阴道分泌物增多,所以在此非常时期,应该选择透气性好、吸水性强、触感柔软及保暖的纯棉质内裤。纯棉质内裤对皮肤无刺激,不会引发皮疹和瘙痒,可减少孕妈妈的卫生困扰。裤腰可覆盖肚脐以上部分,包覆肚子。即使是怀孕初期,也不能妨碍血液循环。因此,孕妈妈不要选择三角紧身内裤、有收腹功能的内裤和腰部、大腿根相对较紧的内裤。

**温馨提示**

### 孕妇不宜穿化纤面料的内衣裤

妊娠期由于代谢增强,皮脂腺分泌增多,孕妇应选择透气、保暖、吸汗的全棉内衣裤。

化纤面料内衣裤与干燥的皮肤相摩擦,比其他面料更容易起静电。一般人都有这样的经验,就是在黑夜里脱化纤面料衣物时,常常会听到噼噼啪啪的轻微声响,同时衣物还会发出一道道细小的光,这就是静电。静电对妊娠不利:静电可产生大量的静电荷,使人产生烦躁不安、失眠多梦等症状。

研究表明,胸罩等内衣化纤布中的化学纤维,可以通过乳头进入乳腺管,使乳腺管堵塞,从而影响产后乳汁的分泌,导致产后少乳或者无乳。因此,孕妇切忌贴身穿化纤内衣裤。

## 鞋底防滑、后跟2厘米高的鞋更适合孕期

孕妈妈在怀孕期间身体的重量一般会增加 15 千克左右，腹部的隆起导致重心也发生改变，走路时腿和脚的压力也随之大了许多。穿一双不合脚的鞋不但会使孕妈妈感到疲惫，还影响腹中胎儿的发育，甚至可能造成意外跌倒，所以孕期选一双适合的鞋很有必要。

脚的柔韧度主要是靠脚弓来完成的，脚弓除了吸收人体行走时的震荡外，还要让人保持身体平衡。因此孕妈妈在选购鞋时，一定要考虑脚弓的需要。这时后跟 2 厘米高的鞋就比平底鞋更适合，因为穿平底鞋走路时，一般是脚跟先着地，不利于脚弓吸收震荡，容易引起肌肉和韧带的疲劳及损伤。孕期如果摔倒后果严重，所以选鞋时鞋底是否防滑，能不能提供一定的摩擦力和支撑力，一定不能忽视。

怀孕中后期孕妈妈的脚容易发生浮肿，脚的尺寸会增加，而且孕期新陈代谢加快，汗腺分泌旺盛，脚部容易流汗，形成汗脚，所以选鞋时舒适度比美观更需要重视，可选尺寸比孕前稍大，材质透气性、伸展性好的鞋，其中棉质的鞋是不错的选择。

## 买鞋时问四个问题

鞋子有足够的空间吗？有足够空间的鞋可以避免出现令人疼痛的鸡眼和拇指囊肿。方头鞋比尖头鞋空间大。

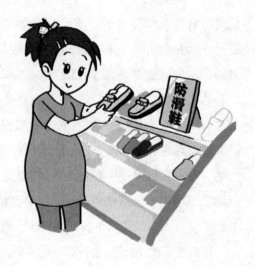

是宽跟还是低跟？一双样式简单的、低跟、粗跟的鞋能更好地支撑孕妈妈日益增重的身体。

能为脚腕提供支撑吗？试鞋的时候，在商店里来回走走，如果脚从鞋里出来，表明这双鞋不能提供足够的支撑力。

鞋底是不是橡胶的？橡胶鞋底对膝盖和背部具有减震作用。

## 穿出时尚感

虽然心灵美比外貌重要，但对女人来说出色的外表可以增加自信，因此即使在怀孕这个特殊的时期，爱美的女士也不必放松对美的追求。怀孕就意味着变丑的年代已经一去不复返了，现在孕妇装的花色、款式设计丝毫不逊于时装，分类也有了休闲和职业的细分。只

要注意下面几个方面，选好适合自己的孕妇装，孕妈妈们仍然可以像孕前一样利落美丽。

**选择恰当的色彩。**色彩鲜艳的衣服穿起来能调节情绪、显得精神好，有利于孕妈妈和胎儿的身心健康；柔和性色彩，如米白色、浅灰色、粉红、苹果绿等让人赏心悦目；黑色是那些高雅的时尚女性所钟爱的颜色，将要当妈妈的孕妇穿这种颜色的衣服，同样会起到意想不到的效果。

**选择合适的款式。**孕妈妈宜选用穿在身上能够完美地体现胸部线条的款式，而为孕妇设计的牛仔裤不仅让人感到舒服，而且也能满足追求时尚的愿望。现在有很多加大的牛仔裤可供孕妈妈选择：有的衣服前面有松紧带，还有一些衣服前面是氨纶质地的；大多数衣服还具有帮助支撑背部的功能。买大一号衣服的经验在买休闲装的时候适用，但是，如果在买职业装的时候也买大一号的，最后的结果只能是，衣服的肩太大了，裤子也太长了，而整体形象只能被描述为邋遢。

**无袖连衣裙是百搭。**随着孕期的增加，体形变得胖了，穿着连衣裙会给人温柔、合体之感。 在胸部打褶的典型孕妇服，只需要改变布料、颜色和花样，就可以给人完全不同的印象。孕妈妈不妨根据季节变化选择2~3件厚薄不同的无袖连衣裙，日常穿着时，可在裙内搭配T恤，轻便装，长、短袖衬衫，套头毛衣等。天冷时，还可在外面披件对襟毛衣，突显母性的温柔。外出时，加件质地柔软宽大的短外套，保暖又好看。怀孕时，身体变化往往让衣服尺寸无法控制，这时候，选择那些在细节上设计漂亮的衣服，如带有褶饰花边的、V字型领的、裤子有翻边的、领子上带有装饰或有流苏装饰的衣服，会让人忽略你的身体变化。

**选择针织品时注意质感。**针织品能让人对你的外表产生美妙的感觉，但选择时一定要注意质感，过于松软的格子棉布会显得人不精神，最好放弃。

**根据场合选择服饰。**上班服饰可选用与职业环境相配，配色明快柔和、款式简洁大方的。正式礼服可采用有波状边装饰的款式，能遮盖住臃肿的体形，面料可选用庄重的丝绸或聚酯等，显得格调高雅。饰品要华丽、引人注目，装饰在比较高的位置，以吸引人们的注意力。珍珠制作的饰品典雅大方，光泽柔和迷人，是孕妈妈们最好的饰物。

**根据身高选择衣服。**身材高大的孕妈妈：穿过膝的裙子的感觉会非常好，能分散身体的长度；不要全身上下都是一个颜色，这会看上去更高，相反，要混合搭配衣服的颜色；高挑身材可尝试着穿横的格子和图案的衣服；穿长外套时，下身或者穿裤子，或者让外套盖过裙子。娇小玲珑的孕妈妈：坚持从头到脚的颜色是一致的，这样会显得高，如果鞋和袜子相配，也会起到同样的效果；穿着能看上去纤细的衣服款式，不要穿看上去臃肿的款式，这样的款式体现不出娇小的身材；如果臀部的曲线明显，记住黑颜色会使身体显得修长，因此，在选择裤子、裙子和套裙颜色的时候，要选择那些经久不衰的颜色，如黑色、棕色、蓝色、深灰色和暗紫红色。可穿船形领和其他高领上衣，这会提升眼睛的位置。贴颈的项链、短珍珠项链或者围巾同样会起到好的效果。尽量别穿横格衣服，这看上去比实际要显得胖。

**突出优点。**通过服装的款式突出胳膊和腿，因为这会平衡它们与你漂亮的、突出的腹部的比例。选择无袖上衣或裙子，这样会让体形显得修长。当不知道应该穿长裙还是穿短裙的时候，要选择穿短裙，并且穿一双与鞋子相搭配的长袜，这样，腿就会给人一种修长、整体的感觉。

**盘起头发。**怀孕期间头发进入了生长阶段，对一些孕妈妈来说这可是个好消息，她们会发现自己的头发变得有光泽和浓密了。但是，如果没怀孕的时候头发就很厚的孕妈妈，最好还是找一种更快、更有效打理头发的方法。可以盘起头发或使用小卡子、发夹和梳子状的夹子使发型更漂亮。但是，不要别太多的卡子。

**选择背带裤。**绝大多数准妈妈怀孕5个月时腹部凸起，普通款式的裤子就会明显紧绷，对腹部造成压力，不但自己感觉很不舒服，对胎儿也不好，因为腰、腹部束紧，会造成悬垂腹，引起胎位不正，严重时会甚至引起难产。背带裤不用束腰带，还能从视觉上修饰日渐臃肿的体态，是许多孕妈妈喜欢的一种裤装。

## 孕妈妈该如何确定衣服的尺寸？

在购买内衣前测量好自己的尺寸，能帮助孕妈妈快速买到合适的内衣，节省体力。孕妈妈要测量的有：上胸围、下胸围、腰围、臀围和身长。具体测量方法是：

- 上胸围尺寸：乳房隆起的最高点。
- 下胸围尺寸：紧贴乳房隆起处的下缘。
- 腰围尺寸：上半身最细的那部分。
- 臀围尺寸：臀部最丰满的地方。
- 身长：从颈部到裙下摆的长度。

**温馨提示**

### 穿着舒服最重要

孕期的身材自然会显得臃肿，在别人看来这也十分正常，只要在孕期结束后进行产后体形恢复的锻炼，身材很快会恢复原样的。所以孕期无论选择哪种样式的衣服，一定要穿着舒服，看着愉快。

# 11 产前课程有没有必要

"你参加产前课程培训没有?"一大早,晓玲就打来了电话。"没有。检查的时候医生倒是建议我参加,可是我觉得没多大必要。"她说道。晓玲一听就急了:"笨丫头,产前课程是必要的,不仅你应该去,你老公也应该去。"

晓玲的话有道理吗? 产前课程真的那么重要?

## ♥ 产前培训能提高安全性

在优生优育的观念被广泛接受后,为确保宝宝的健康发育和开展宝宝早期教育,各种孕妇学校都采用系统化、科学化的授课方式给予孕妈妈们指导和辅助。同时接受咨询,为母婴提供科学的保健知识、营养测试等。实践证明,产前培训能大大提高母亲和孩子的安全性,培训的重要性不容小觑。

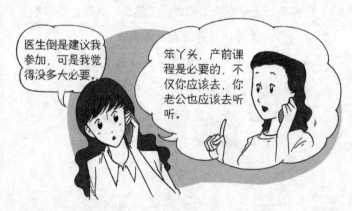

## ♥ 什么地方可以参加产前培训课程

### 医院课程

目前,医院的免费产前培训课程是最广泛、最容易参加的。课程中孕妈妈可以了解医院孕期检查和分娩的操作流程及常规运作，而有的医院甚至还会安排孕妈妈参观产房及产科病房。另外，医院往往还通过产前培训介绍其能提供的服务及相应的收费标准。医院将是大多数孕妈妈选择的分娩地点，通过产前培训可以让孕妈妈增加了解，获得关于怀孕和分娩的相关信息，放松对怀孕和生产的担心。唯一的缺点是这种课程的听课人数多，大多采用录像、电影或幻灯片方式讲授，不太方便提问，针对性差。

### 社区课程

有的社区也会有产前培训课程，一般也是公益性的、免费的，通常比医院课程规模小，气氛更友好。但社区课程往往不太确定，不像医院课程定期举行，需要孕妈妈向社区妇幼保健部门咨询。

### 其他课程

还有其他机构，比如婴儿用品公司也会组织一些产前的培训课程，但这种课程的内容与组织机构的推广目的联系很密切，孕妈妈可以根据自身需求进行选择。

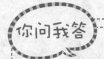

### 你问我答

**产前培训课程只是孕妇参加吗？**

产前培训课程不仅仅只限孕妈妈参加，大部分都建议带丈夫参加，丈夫的参与不但可以增加夫妻双方对怀孕知识的了解，而且可以增加丈夫对怀孕的参与感，从而增进夫妻感情。此外，在参加课程中也可结识其他一些等待宝宝出生的夫妻，经过交流得到更多的帮助。当然这些产前课程必须要孕妇和其丈夫的工作、时间都能配合。

## ♥ 产前课程内容

产前培训课程基本涵盖了所有妊娠问题，胎教、孕期营养、孕期运动等的指导与心理调适均在此列，包括孕妇营养保健、孕期心理健康、骨盆操、分娩止痛选择、胎儿发育、母乳喂养、新生儿护理、产后保健、防止产后忧郁等等。以下是某医院产前培训部分课程的安排。

| Mon一 | Tues二 | Wed三 | Thur四 | Fri五 | Sat六 | Sun日 |
|---|---|---|---|---|---|---|
| 31 | | | | | 1 | 2 |
| 3 | 4 孕期生活 | 5 孕期营养 | 6 | 7 准爸爸学习班 | 8 孕期常见症状的自我保健 | 9 |
| 10 | 11 分娩方式的选择 | 12 康乐分娩 | 13 | 14 分娩镇痛 | 15 产程中常见问题的处理 | 16 |
| 17 | 18 新生儿常见问题与护理 | 19 康乐分娩 | 20 | 21 新生儿常见问题与护理 | 22 产后避孕如何坐月子 | 23 |
| 24 | 25 母乳喂养及新生儿洗澡 | 26 产后避孕如何坐月子 | 27 | 28 母乳喂养及新生儿洗澡 | 29 | 30 |

# 第6章　妊娠13~16周

# ① 胎儿的发育情况

拿到宝宝的B超了，虽然从照片上根本无法看出孩子的形象，更别提一一分辨身体的各个部位，但她和老公还是又激动又吃惊。"宝宝怎么会这个样子？"她激动地说。"是呀，怎么这样小，他健康吗？"他紧张地问。相互对视之后，他们什么都没有说，只是紧紧握住对方的手。

现在进入孕中期了，这是比较安全的时期。宝宝还是每时每刻都在发生着变化，我们和夫妻俩一起来了解这个月宝宝又有了哪些变化。

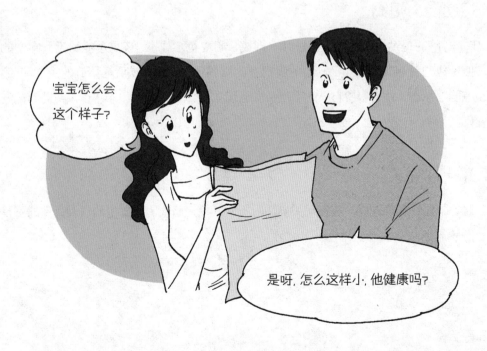

## 💜 面部表情出现

宝宝的头渐渐伸直，他的双眼也已经从头的两边移到了前方，宝宝的耳朵也已经到达了最终的位置。脸部已有了人的轮廓和外形，还长出一层薄薄的、非常细小的、覆盖全身的胎毛。头发也开始长出，下颌骨、面颊骨、鼻梁骨等开始形成，耳廓伸长。面部五官已经形成，面部肌肉也开始运动，能够斜眼、皱眉和做鬼脸了。

## 💜 感觉系统进一步发育

宝宝的汗腺正在出现，手指脚趾长出指甲。宝宝的舌头开始形成味蕾，因而宝宝有可能品尝到孕妈妈所吃食物的味道。研究人员发现怀孕女性进食的味道会影响羊水的味道，因而妈妈孕期食用的食品，会影响宝宝出生后对那些食品的偏爱。

## 💜 可以辨认性别

现在宝宝的生殖器官已经形成，用 B 超可以分辨出胎儿的性别了。如果宝宝是个女孩，她的卵巢里现在大约有 200 万个卵子，出生时就仅存 100 万个了，等她长大时，会越来越少，到 17 岁时可能仅剩 20 多万个。如果是男孩，18 周后才可以看到他的生殖器。

## 💜 运动能力提高

宝宝心脏的搏动更加活跃，内脏几乎形成，胎盘也形成了。还是不能感觉到宝宝的运动，但是他的手和脚更加灵活，他的腿现在比胳膊长，并且可以活动所有的关节和四肢。他现在能够抓握，还会吸吮自己的手指头。他现在忙着吸入和呼出羊水，以帮助肺部气囊的发育。

## 💜 开始打嗝了

这是胎儿呼吸的先兆。现在孕妈妈还听不到任何声音，因为宝宝的气管充斥的不是空气，而是流动的液体。

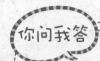

## 素食者怀孕后怎么办?

当然为了保证孕期的均衡营养,如果你不是严格的素食主义者,可以尝试着摄入少量的动物蛋白和奶制品。但是有些人因为常年素食,在身体和心理上已经无法耐受荤腥了,那么你也不必焦虑,因为还没有明确的证据表明素食者不能生出健康的婴儿。但是素食的孕妈妈比普通孕妈妈确实要更加用心搭配饮食,以保证孕期营养供给。

保证足够的蛋白质。有些素食者只是不吃鱼类和肉类,那么她们怀孕后,只要能够保证蛋类和奶类的摄入就可以了。但是有严格的素食者蛋和奶都不吃,那么针对这样的孕妈妈,我们建议她们比别人多吃一些豆制品,比如豆腐、黄豆、花生、蚕豆、扁豆、豌豆等;另外,还可以增加一些坚果的摄入,比如核桃、山核桃、杏仁、葵花籽等,这些坚果除了可以提供足够的蛋白质外,油脂含量较高,对于缓解孕晚期便秘也有一定的帮助。

摄入足够量的钙。牛奶能够提供较多的钙,但是严格素食者不吃奶制品并不代表没有钙的摄入来源。根据中国营养学会的测算资料显示,芝麻酱、豆腐干(小香干)、榛子(炒)、苜蓿和酸枣每100g里含钙分别为:1170mg、1019mg、815mg、713mg 和 435mg,此外,芸豆、芥菜(雪里蕻)、千张和黑大豆含钙也是比较高的。在注重以上食物摄入的情况下,是否还需要口服钙片,最好能够咨询产检医生。

其他维生素。主要有维生素 $B_{12}$ 和维生素 D。通常维生素 $B_{12}$ 只存在于动物性食品中,而维生素 D 则可以通过晒太阳来获得。是否需要复用复合维生素片,这点也请在产检过程中告诉医生自己的饮食结构,由医生给出专业的指导方案。

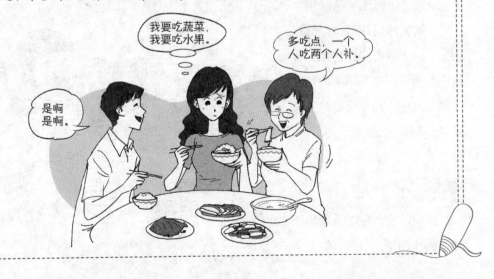

## ② 准妈妈的生理变化

好像在一夜之间，她忽然不再恶心呕吐，也不再整天想睡觉了，心情和身体状态一起轻松开朗起来。她的肚子也开始隆起来了，脸圆了，有了明显的孕妇模样。全家人一下子轻松了起来。"老婆，现在的你，才是最有韵（孕）味的时候。"他经常深情款款地对妻子说。

她怀孕已经4个月了，4个月的孕妈妈身体会有怎样的变化呢？

### 🫐 开始变舒服了

本月对大多数孕妈妈来说，恶心呕吐的早孕反应消失了，尿频与便秘现象渐渐恢复正常，基础体温逐渐呈现低温状态。由于身心都很舒服，食欲因此大增，进入怀孕的黄金时期——孕中期。孕妈妈会发现自己的精力又恢复了。

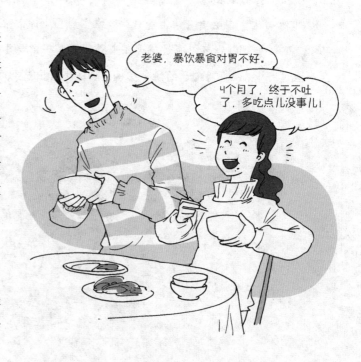

老婆，暴饮暴食对胃不好。

4个月了，终于不吐了，多吃点儿没事儿

### 🫐 腰背部疼痛

怀孕以后，在雌激素和孕激素的作用下，孕妈妈的关节韧带开始变松弛；增大的子宫向前突起，对孕妈妈背部的韧带和肌肉形成比较大的牵拉作用。以上的身体变化，往往会造成孕妈妈腰背部的疼痛或不适，一般经过休息，这种不适会自行消失或缓解。

## ♥ "白带"增多

怀孕时体内雌激素水平较高，盆腔及阴道充血、阴道分泌物增多是非常自然的现象，它是阴道和宫颈的分泌物，含有乳酸杆菌、阴道脱落上皮细胞和白细胞等。孕妇体内雌激素水平和生殖器官的充血情况直接影响阴道分泌物的多少，正常的分泌物应是白色、稀薄、无异味。如果分泌量多而且颜色、性状有异常，应请医生检查。这时应注意保持外阴部的清洁，内裤应选用纯棉织品，并坚持每天换洗，避免使用刺激性强的皂液。

## ♥ 子宫大小

与新生儿的头部大小相当，宫高 10 厘米。子宫进一步增大，孕妈妈下腹部明显隆起。

**你问我答**

### 怀孕后佩戴原来的隐形眼镜为什么会感觉不适？

怀孕后有的孕妇会感觉眼睛不适，视力略有下降，尤其原来佩戴隐形眼镜的孕妇感觉更为明显，这是由于孕激素的分泌导致眼角膜厚度改变，眼部积水充血，不用担心，产后 6~8 个月就会恢复到产前状态。不过，对于佩戴隐形眼镜的孕妇来说，如果眼睛不适最好暂停佩戴，改用框架眼镜，让眼睛充分休息。

**温馨提示**

### 谨防肥胖

怀孕 4 个月，孕妇早孕反应消失，心情放松，食欲增加，孕妇的体重快速增加。虽然孕妇应该补充营养，但也不能毫无节制导致肥胖。孕妇肥胖容易发生妊娠高血压、妊娠糖尿病等疾病，影响胎儿生长。

## ③ 准妈妈的产检

她上次产检结束时，医生让她 4 周后再去，当时因为办孕期保健卡，她不仅量了血压、验血验尿，还照了 B 超、心电图等，检查做得挺全的。这次产检就简单得多，常规检查后，医生说她的状况很好，不用额外做其他检查，让她 4 周后再去。出了医院，老公迎了上来。她狐疑地问："什么是 ABO 溶血检查？"老公愣了一下，说："不知道呀。为什么这么问？"她说："我听到医生建议我前面的那孕妇做 ABO 溶血检查呢。为什么我就不需要呢？"

她的疑惑也是很多孕妈妈的疑惑，有的孕妈妈觉得自己的检查太少，有的孕妈妈觉得自己的检查太多，其实到了孕中期（4~7 个月），通常只需要每月去医院进行一次产前检查。检查包括常规检查和特殊检查。常规检查是每次检查都必须做的，特殊检查主要针对一些特殊的状况或并发症，例如唐氏综合征筛查或者孕妈妈有高血压、孕妈妈的血型是 O 型之类的情况。下面我们一起了解一下。

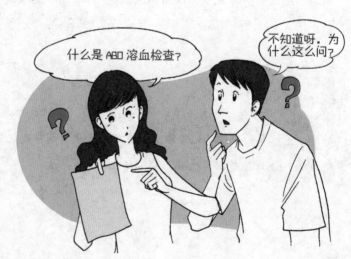

## ♥ 常规检查

### 体重

一般怀孕期间体重增加 10~12 千克。初期（0~3 个月）增加 1~2 千克，中期（4~6 个月）增加 5~6 千克，末期（7 个月~出生）4~5 千克。整个孕中期以每月增加 1~2 千克为宜。

**血压**

怀孕时的血压可能比怀孕前略低。孕期前 20 周，如果血压高于 18.62/11.97kPa（140/90mmHg）可能为慢性高血压。若兼有蛋白尿或水肿时，则可能是子痫前症，严重时会全身痉挛成为子痫症，危及孕妈妈与宝宝的生命安全。血压偏高时应卧床休息，控制饮食，必要时可住院以药物控制并适时生产。

**有无水肿**

不少孕妈妈孕中期到孕晚期足部会产生水肿，但若全身水肿（如躯干、脸部），就要考虑子痫前症的可能性。

**测量宫高、腹围**

测量子宫底与耻骨联合的距离可估计胎儿大小。

**听胎心**

用多普勒胎心仪为宝宝听胎心，怀孕 6~8 周可由超声波看到心跳，怀孕 10~12 周可由腹部听到胎儿心跳，怀孕 12 周以上听不到胎心音时，应做 B 超检查诊断。

## 🩶 可能会进行的特殊检查

一般医生会根据孕妈妈的具体情况安排，在此我们介绍一些常见的特别检查。

**唐氏综合征筛查**

15~20 周时，医生通常会在征得孕妈妈同意的前提下，安排唐氏征筛检。唐氏征筛检的具体方法、结果判断，可参考本书第 5 章（第 159 页）。需要提醒的是，唐氏综合征筛查并不会确切地告知宝宝是否患有唐氏综合征，它只能告知宝宝患上唐氏综合征的风险有多高。

**羊膜腔穿刺术**

如果唐氏综合征筛查结果显示为高危，或有其他指征，医生通常会与孕妈妈商量后进行安排。具体实施方法、结果判断，也可参考本书第 5 章（第 161 页）。

**ABO 溶血检查**

O 型血的孕妈妈如果丈夫血型为 A 型、B 型或者有自然流产史及前一胎新生儿黄疸史者，最好在孕前 3 个月进行 ABO 溶血检查，以避免宝宝发生溶血症。但如果有的 O 型血的孕妈妈怀孕之前没有做过这项检查，则医生一般现在就会安排。检查时通过抽取静脉血化验检查血型和 ABO 溶血滴度。

# 4 合理的饮食计划

"媳妇，今天想吃什么？"她正要出门，婆婆赶紧叫住了她。她不假思索地说："您做什么我就吃什么，您做的所有饭菜都好吃。"孕早期的反应过后，她的胃口大开，婆婆做什么都吃得津津有味。婆婆做饭的兴致也空前高涨。

孕中期是宝宝迅速发育的时期，身体迅速增大，内脏器官不断地分化、完善，已形成的器官虽未成熟，但有的已具有一定的功能，此时孕妈妈在热能和营养素方面的需要比怀孕早期大大增加，因此安排饮食计划时需要特别注意以下几个方面。

## ♥ 增加热量供给

孕中期不仅是宝宝迅速发育的时期，也是孕妈妈体重迅速增加的时期，子宫、乳房明显增大，并开始储存蛋白质、脂肪、钙、铁等。怀孕期间孕妈妈体重将增加12~14千克，其中60%甚至更多都是在孕中期增加的，因此这个时期的营养饮食需要增加对热量的供给。适当增加米饭、馒头等主食及鱼、肉、蛋、奶、豆制品、花生、核桃等副食是必要的，而且还要增加一定数量的粗粮，如小米、玉米、红薯等。这些食物可以保证孕妈妈的热量需求。

## ♥ 增加营养素供给

由于宝宝生长发育迅速，对各种营养物质的需求会相应增加，所以孕中期的孕妈妈还需要补充丰富的营养，如蛋白质、维生素、碳水化合物、矿物质等。每天应比孕早期更多地摄入蛋白质，其中动物蛋白质应占全部蛋白质的一半以上。同时，孕妈妈应适当增加植物油的量，并适当选食花生仁、核桃、芝麻等含脂肪酸较高的食物。

另外，要保证摄入足够的维生素。如果孕妈妈缺乏维生素 D，应注意多吃海水鱼、动物肝脏及蛋黄等富含维生素 D 的食物。摄入足量的锌和铁也是同样重要的，建议孕妈妈每日锌摄入量为 20 毫克、铁摄入量为 25 毫克。

## ♥ 避免过多摄取糖分

孕中期要注意营养均衡，尤其糖分的摄取要节制。补充零食和果汁时要适量。据研究，糖分摄入量与念珠菌感染有密切联系，许多易患妇科病的女性，血糖或尿糖明显高于正常水平，孕妈妈孕期阴道分泌物增多，过量摄入糖分会导致外阴瘙痒等症状。

妊娠后期，许多孕妈妈常常会发生抽筋，抽筋大多与睡觉姿势有关，通常脚掌向下时较容易发生抽筋。另外，也可能和局部血液循环、血液酸碱度有关。一般如果情绪不稳定、饮食中甜食和肉食过多，很容易让血液偏酸性，引起电解质的不平衡，造成局部肌肉抽筋。

## ♥ 限制盐分的摄入

事实上，注意盐分的摄取量是每个人都应注意的事，只是怀孕时期更要特别注意。孕妈妈摄取过多盐分将会导致浮肿和高血压。因此，食物制作时要限制盐量，尽量少添加沙拉酱、酱油、味精等调味料，而火腿和香肠等盐分高的加工食品，也应避免过量摄取。

## ♥ 增加钙摄入

孕中期是胎儿骨骼发育的关键时期，骨骼肌发育、骨骼开始钙化，对钙、维生素 D 的需求增加，决定了孕妈妈对钙的需求量增加了40%。孕妈妈应多吃含钙丰富的食物，奶制品、豆制品、海产品、多叶的绿色蔬菜等都是较好的钙源，孕妈妈可多选择此类食物，保证每日摄入钙不少于 1000 毫克。

由于我国常见的饮食结构中奶和奶制品构成少，每日钙膳食摄入仅能达到 400mg 左右，远低于孕期建议的钙摄入量，因此，从孕中期开始，孕妈妈应增加奶类摄入，如每天补充 300mg 的钙，每天只需摄入 250ml 的奶或相当量的奶制品，否则每天应喝 450ml~500ml 的低脂牛奶，以满足钙的需要。

## 常见食物钙含量表

| 食物名称 | 含量（mg/100g） | 食物名称 | 含量（mg/100g） |
|---|---|---|---|
| 全脂奶粉 | 1030 | 基围虾 | 83 |
| 海带 | 1177 | 鲢鱼 | 82 |
| 虾皮 | 991 | 鲫鱼 | 79 |
| 奶酪 | 799 | 菠菜 | 72 |
| 黑芝麻 | 780 | 鸭蛋 | 71 |
| 虾米 | 555 | 魔芋 | 68 |
| 黄豆 | 367 | 小葱 | 63 |
| 黑木耳 | 357 | 大白菜 | 61 |
| 紫菜 | 343 | 对虾 | 62 |
| 豆腐干 | 284 | 鱿鱼 | 62 |
| 炒花生仁 | 284 | 油菜 | 58 |
| 南豆腐 | 277 | 鲤鱼 | 50 |
| 水发海参 | 240 | 白萝卜 | 49 |
| 海蟹 | 208 | 韭菜 | 48 |
| 苋菜 | 180 | 面粉 | 38 |
| 荠菜 | 168 | 草鱼 | 36 |
| 芹菜茎 | 160 | 母乳 | 34 |
| 茴香 | 154 | 圆白 | 32 |
| 鲜羊乳 | 140 | 青蒜 | 30 |
| 鸡蛋黄 | 134 | 豆角 | 29 |
| 河蟹 | 126 | 带鱼 | 24 |

## ♥ 增加铁摄入

　　铁是造血原料之一，是血红蛋白、肌红蛋白、细胞色素酶类以及多种氧化酶的组成成分，与血液中氧的运输和细胞内生物氧化过程有着密切的关系。而怀孕期间，铁的消耗量会较孕前增加，因为孕妈妈除了自身需要外，胎儿的血液也要从母亲的血中吸收铁质，同时，孕晚期还需为分娩失血及哺乳准备铁质。因此，孕期要多食用含铁丰富的动物性食物，如动物肝脏、瘦肉等。如孕妈妈血红蛋白低于100g/L时，应在医生指导下补充铁剂。另外，维生素C能促进铁的吸收和利用，补铁时应多摄入富含维生素C的蔬菜、水果。

## 常见食物含铁量表 （单位：毫克，每100克可食部分含量）

| 食物 | 含量 | 食物 | 含量 | 食物 | 含量 |
|---|---|---|---|---|---|
| 鸭血（白鸭） | 30.5 | 鸡血 | 25.0 | 猪血 | 8.7 |
| 鸭肝 | 23.1 | 猪肝 | 22.6 | 鸡肝 | 12.0 |
| 蛏 | 33.6 | 河蚌 | 26.6 | 蛤蜊（均值） | 10.9 |
| 牛肉干 | 15.6 | 羊肉（瘦） | 3.9 | 猪肉（瘦） | 3.0 |
| 木耳（干） | 97.4 | 紫菜（干） | 54.9 | 蘑菇（干） | 51.3 |
| 葡萄干 | 9.1 | 桂圆肉 | 3.9 | 枣（干） | 2.3 |
| 黄花菜 | 8.1 | 油菜（黑） | 5.9 | 豌豆尖 | 5.1 |
| 芥菜 | 5.4 | 菠菜 | 2.9 | 白菜苔 | 2.8 |

## 合理烹调

孕中期对各种维生素的需求增加，除了应选择维生素含量丰富的食品外，还应合理烹调，避免烹调加工不合理而造成的维生素损失。孕妈妈本人或家人要把好烹调关，确保食物新鲜清洁，鱼、肉类、海鲜一定要煮熟再食，避免食物中毒。

### 孕期喝水有哪些注意事项？

每隔几小时喝一次水，不要等到口渴才喝水。怀孕早期每天摄入的水量以1000~1500毫升为宜，孕晚期则最好控制在1000毫升以内为宜。口渴说明体内细胞脱水，水分失衡，所以孕妇最好每隔几小时喝一次水，一天保证6~8次，不要等到口渴才喝。

不要喝久沸或反复沸腾的水。这是因为久沸和反复沸腾后的水中，亚硝酸银、亚硝酸根离子以及砷等有害物质的浓度相对增加，喝了后会增加体内不含氧的高铁血红蛋白量，容易引起血液中毒。

喝生水易腹泻。生水中往往存留对人体有害的细菌、病毒和寄生虫，喝后易腹泻，并容易引起急性肠胃炎、痢疾等肠胃道感染。另外，自来水中的氯与水中残留的有机物相互作用，会产生一种叫"三羟基"的致癌物质，饮用后对孕妇和胎儿有不良影响。

不要喝"老化水"。"老化水"指长时间贮存没有换的水。热水瓶中贮存超过48小时的开水，随着瓶内水温的逐渐下降，水中含氯的有机物会不断地被分解成有害的亚硝酸盐。喝了被污染的水容易中毒。孕妇绝对不能喝被工业生产中的废水、废气、废渣等污染物污染过的水，这样的水即使经过高温煮沸，水中的有毒化学物质仍然存在。

# 5 怀孕后的皮肤问题

她最近比较郁闷。她的脸仿佛被太阳晒黑了似的，没有原来白皙了；洗澡时发现不仅自己的乳房变大了，而且乳头、乳晕的颜色也变深了，小腹中心的线变成了茶色。当然也有好消息，那就是皮肤突然变得细腻而有光泽了。"难道是因为怀孕的缘故吗？"她问老公。当然，他对这个问题毫无研究。

她的猜测完全正确。妊娠期间，不但孕妈妈的外形、体态会变化，孕妈妈的皮肤也会改变。由于怀孕期间新陈代谢的旺盛，孕妈妈的皮肤会发生微妙的变化，有的变得红润有光泽，有的则变得黑暗、粗糙，还有的变得油腻、多汗。具体而言主要有下面几种皮肤变化。

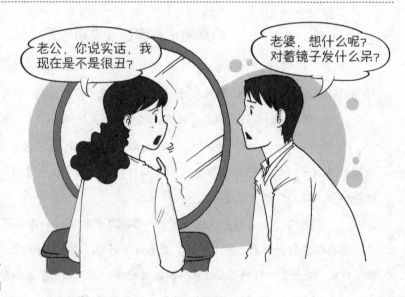

## ♥ 色素沉着

大多数孕妈妈在怀孕期间，都会发现自己的肤色变得较深，特别是在乳头、乳晕及外生殖器等部位。而原本就已存在的痣与雀斑，在怀孕过程中，也会变得更加明显。

另外，随着怀孕时间的推移，大多数孕妈妈还会发现自己的腹部正中以下，有一条深色的垂直线，宽度能达到1厘米，经常会贯穿肚脐。这是由于随着宝宝的发育，腹部肌肉拉伸分离造成的腹部皮肤色素沉着。

这些都是因为皮肤下有能够产生黑色素的黑色素细胞存在。黑色素细胞因受到雌性激素和孕激素的影响，活化的细胞个数会大量增加，导致皮肤色素沉着。这些怀孕中所产生的色素沉着因人而异，通常在胎儿出生之后，就会逐渐地淡化直至消失。但是也有一些孕妈妈并不会完全消失，过了很长时间才慢慢变浅。

## ♥ 妊娠斑

超过50%的女性在怀孕后期，会出现面部的色素沉着，常对称地分布在两颊部，俗称"蝴蝶斑"，也叫妊娠斑。妊娠斑的出现也与孕妈妈体内各种内分泌活动增加而导致的黑色素细胞增加有关。紫外线等外界的刺激会使黑色素细胞的个数大大增加，因此日晒会加重妊娠斑的产生。为了防止皮肤的颜色变深，孕妈妈外出时要注意防晒，可以戴上帽子或者打伞防止阳光直接照射，还可以涂防晒霜或使用有防晒效果的化妆品来阻挡紫外线。另外，摄取足够的维生素C也可以减少黑色素细胞的活动，孕妈妈可多吃水果、蔬菜，补充维生素C，少食辛辣食物，同时保证充足的睡眠和规律的生活。

## ♥ 皮肤多汗

因为孕期肾上腺机能和甲状腺机能都相对亢进，新陈代谢加快，皮肤会变得较为湿润。有些孕妈妈因此面部毛细血管扩张，显得肤色红润、细腻、容光焕发。但也有些孕妈妈会由于胎盘分泌的孕酮、睾酮较多导致皮脂腺分泌旺盛，使面部变得油腻、粗糙，比较肥胖的孕妈妈多属于这种情况。此时，多饮水，适当活动，控制体重的增长，注意皮肤清洁，根据个人皮肤变化的特点选用合适的护肤用品，可改善皮肤状况。

## ♥ 妊娠纹

高达90%的孕妈妈怀孕后期，会在腹部、大腿内侧、乳房或臀部，出现粉红至暗红色的萎缩性条纹，这就是妊娠纹。妊娠纹是由于孕期腹部、乳房、大腿等部位比怀孕前明显增大，导致这些部位皮肤过度绷紧超过了正常的弹性，以致皮肤变薄、弹力纤维断裂，露出了皮下血管的颜色所形成。一般发生在孕中、晚期。生过孩子的妈妈再次妊娠时妊娠纹是白色的。妊娠纹是一种生理变化，不损害健康，分娩之后，妊娠纹由紫红色转变成白色，有的孕妈妈可能会发痒，随着时间推移妊娠纹会变得不太明显，却不会完全消失。

如果孕妈妈怀孕之前经常进行腹部肌肉锻炼，腹肌的弹性良好，也可能没有妊娠纹。

## ♥ 皮疹和瘙痒

在孕期，由于激素水平提高和皮肤被拉伸，皮肤会变得敏感脆弱，因而孕妈妈在接触一些平常不会被影响的物质时会反复出现暂时性的、没有明显缘由的皮疹和瘙痒。肥皂和清洁剂可能会突然引起刺激，像湿疹那样的疾病也许会加重，甚至对阳光照射也可能会变得比以往更加敏感。

尽量搞清楚是什么刺激了皮肤，是洗衣粉还是用的香水？减少接触刺激源，尽量穿轻便、宽松的棉质衣服，棉质衣服能够缓解瘙痒症状。如果皮疹或瘙痒现象持续两天以上，一定要去医院就诊。

你问我答

### 为什么怀孕后会有黑头和粉刺？

虽然大多数人过了青春期后都不会再长粉刺了，但怀孕时激素水平增高会刺激皮脂（让皮肤保持弹性的油）分泌，致使皮脂分泌过多而堵塞毛孔，导致黑头粉刺的出现。

要减少黑头和粉刺，孕妈妈可以定期用温和的洁面用品进行清洁。洗脸后可以不用毛巾，而改用手把脸拍干的方法让皮肤保持清新和洁净，以减少对粉刺的刺激。另外，孕妇千万不要使用粉刺霜，除非医生建议。

温馨提示

### 孕妇皮肤严重瘙痒时应去医院就诊

如果孕妇皮肤瘙痒得很厉害，皮肤看起来发黄或尿的颜色比平时深，那有可能是出现妊娠肝内胆汁淤积症的一个信号，必须去医院就诊。这种情况往往出现在孕晚期，通常产后2周内会消失。大约在1000个孕妇中会有1人患上妊娠肝内胆汁淤积症。在我国，南方地区的发生率较高。医生通过验血能确诊是否为上述病症，一旦确认，医生就会密切地监控孕程，避免危急情况的出现，同时医生可能会用一些药剂来缓解发痒症状。如果怀孕已超过37周，医生可能会用引产的方式来避免危险。

# 6 准妈妈可以化妆吗

今天学校有一个活动。因为怀孕后肤色偏暗，她想擦点儿亮粉。刚拿起粉盒，老公就喊了起来："孕妇怎么能擦粉呢？这东西含铅呀。"听到老公的话，她迟疑了起来："孕妇可以化妆吗？"

怀孕后由于体内内分泌改变，孕妈妈的身体发生了很大的变化，身体膨胀，面部可能也长出妊娠斑，许多孕妈妈因此而困扰。她们不禁要问：怀孕期间可以化妆吗？化妆对胎儿是否有害呢？在此，我们建议化妆品的选用应慎重，如果确实需要使用，应注意以下方面。

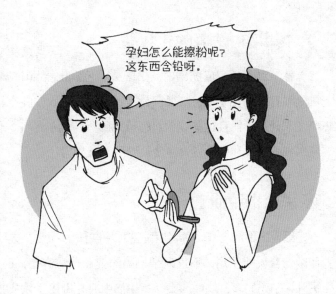

## 💜 孕期化妆保湿为主

由于怀孕，孕妈妈的皮肤性状会发生变化，孕前是干性皮肤的，现在有可能变成油性皮肤；孕前是油性皮肤的孕后有可能会更油。一些孕妈妈会失去以前皮肤的柔软感，而变得干燥、粗糙，还有一些孕妈妈由于激素影响皮肤变得敏感脆弱。不管变成哪种皮肤，孕妈妈护肤都要以保湿为主，使用能给肌肤增加水分的护肤品，切忌用碱性的洁面产品。

## 选用全天然的护肤品

大部分化妆品含有一定的防腐剂和化学药品成分，特别是质量不合格的化妆品，往往铅、汞等重金属含量超标，会对胎儿发育产生不良影响，有致畸的可能，甚至会诱发流产、早产等。如果孕妈妈需要护肤，建议选择质量有保证的、无防腐剂、色素、香料、化学药品成分、低酒精的天然化妆品。选择时要询问销售员或仔细查看说明书，避免购买含有致敏成分的化妆品。

## 少涂或不涂口红

口红由多种油脂、蜡质、颜料和香料等成分组成，含羊毛脂较多。羊毛脂既能吸附空气中对人体有害的重金属元素，又能吸附各种致病微生物，还有一定渗透作用。口红经常不知不觉地被"吃"进口中，因此应尽量少涂口红，并选择天然优质的口红，其实不涂口红是最安全的。如果孕妈妈觉得嘴唇干燥，可以选择纯天然的婴儿润唇膏滋润嘴唇。

## 不用增白祛斑的化妆品

科学实验证明皮肤增白及祛斑类除色素化妆品中含有无机汞盐（氯化汞或碘化汞）和氢醌等有毒的化学成分，很容易被正常皮肤吸收，并有积聚作用。经常接触汞可使染色体畸变率升高。而且这些物质可经母体胎盘转运给胎儿，使胎儿蛋白质分子变性和失活，会减慢细胞生长和胚胎发育速度，导致胚胎异常。

## 忌涂指甲油

因为指甲油含有一种名叫邻苯二甲酸酯的物质，这种物质可通过呼吸系统和皮肤进入体内，若长期使用，不仅对孕妈妈的健康十分有害，而且最容易引起流产及生出畸形儿。另外，孕妈妈多喜欢吃零食，指甲油中的有毒化学物质很容易随食物进入人体内，并通过胎盘和血液进入胎儿体内，日积月累，影响胎儿健康。

## 不染发、不烫发

大多数染发剂中起到着色、固色作用的二胺、芳香胺、二硝基酚等化合物，有致癌作用。所以孕妈妈最好不用，以免影响胎儿。另外，孕中期以后孕妈妈的头发往往比较脆弱，且易脱落，如采用冷烫精，会加剧头发的脱落，还有可能影响胎儿的生长发育，孕妈妈最好别用。

## 孕期如何护理皮肤呢？

怀孕初期体内激素分泌失调，皮肤容易出现面疱、粉刺等小疙瘩，此时不宜随便更换以往常用的化妆品，以免皮肤不适应。只要常洗脸，保持面部清洁及充分休息和适当补充营养，过了妊娠第5个月，一切自然会好。孕中期，皮脂的分泌减少，皮肤会变得粗糙，尽量选择性质温和的纯植物产品，比如纯植物油或纯矿物油的卸妆油、婴儿油，不含皂基的洁面皂、婴儿皂，适合敏感肌肤的洗面奶。洗脸时可先用香皂清洁，然后轻轻按摩，用热毛巾擦掉，再用乳液滋润。孕后期，皮肤非常敏感，更须少用化妆品，以免产生更多斑点。孕妈妈外出时擦用防晒用品，可减少紫外线对皮肤的伤害。另外，除了脸部外，孕妈妈还要注重身体护理。在皮肤还未随孕龄的增加而被撑大时，要对皮肤进行保湿润肤，选择妊娠纹按摩霜配合按摩方法保养皮肤，及早预防妊娠纹。最后，需要注意的是，怀孕后去医院做定期产前检查时，一定不要化妆，因为化妆品会掩盖孕妇的脸色，影响医生的正确判断。

## 孕妇避免使用清凉油

有些孕妇喜欢涂清凉油提神，这是很不好的习惯。因为清凉油中所含成分如樟脑、薄荷、桉叶油均可经皮肤吸收，并可通过胎盘进入胎儿体内影响其生长发育。孕期任何用药需要征得医生同意，不要擅自做主。故孕妇应避免使用清凉油之类的药物提神，感到疲劳时可稍事休息，不应过度刺激神经，影响其正常的调节功能。

几乎所有的OTC中成药都会提示"孕妇、哺乳期妇女慎用"，因此，关于外用中药是否可用，也请务必咨询医生。

## 7 准妈妈的情绪反应

他回家后拿来了一张宣传单，说："老婆，我们家附近有一个插花班，你去学吧。"每天能吃能睡，她的心情也好起来了，听到"插花班"三个字，眼睛一下子就亮起来了，高兴地说："好啊好啊，这可是我一直想学的呢。"

她的心态也是大多数孕妈妈的心态，怀孕 4 个月后就进入孕中期了，这段时期孕妈妈身体外形逐渐有了很大的变化，体重有所增加，腹部渐渐隆起，大多数孕妈妈在这阶段的后期都可以感觉到宝宝的胎动。此时怀孕已经一段时间了，孕妈妈对妊娠导致的生理、心

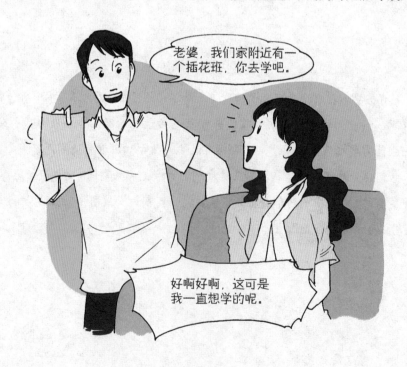

理变化逐渐适应，抵御各种不良刺激的能力有所增强，情绪渐渐趋于稳定，进入怀孕的适应期。孕妈妈心理上会有更多的幸福、自豪和期待。下面我们具体了解一下孕妈妈孕中期可能出现的一些负面心理，以便更好地应对。

## 忽略身体变化监测

进入孕中期后大多数孕妈妈精神上会大大放松，因为早孕反应逐渐消失而身体的变化渐渐适应。这时有的孕妈妈会自我感觉良好而不按时到医院进行产前检查，还有的孕妈妈因为觉得流产风险减少而参加一些不该参加的活动，从而忽略了身体的变化和反应，导致一些本来可以避免的意外发生。实际上怀孕除了身体外形的改变外，身体各个系统，比如心脏、肾脏、肝脏的负担也会加重，孕妈妈的感知能力、反应能力都会比孕前下降。因此，孕中期虽然相对平静，但也可能出现一些病理状况，如妊娠高血压综合征、贫血或者下肢浮肿、静脉曲张等。所以孕妈妈要避免过分放松而疏忽对身体状况的监测，避免给自己和宝宝造成不良影响。

## 心理脆弱，依赖过度

在怀孕早期有的孕妈妈由于早孕反应剧烈，家人特别关心，事事家人包办，每天不干任何事情，进入孕中期后虽然早孕反应消失，但或者是孕妈妈自己不愿参与活动，或者是家人出于关心阻止孕妈妈参与活动，并以为这样才是对宝宝有利。事实上，这样做不仅不利于宝宝发育，而且容易导致孕妈妈心理脆弱，过度依赖他人，一旦心理需求不能满足就可能产生郁闷、压抑、孤独和失落等负面情绪，反而给宝宝造成不良影响。毫无疑问，怀孕中期的孕妈妈应该适当地做一些工作，干些家务，并参加一些平缓的运动，这样做不仅对胎宝宝的安全没有危害，而且还能使孕妈妈自己身心愉悦。医学界认为，孕期适当的劳动和运动可以增强孕妈妈的肌肉力量，对顺利分娩有一定帮助。同时，适度运动可以改善不良情绪。所以，在没有异常疾病的情况下，孕妈妈在怀孕中期仍应正常上班，并从事力所能及的家务劳动和运动，这对改善心理状态大有益处。

## 对分娩过度担忧

有的孕妈妈因为受到影视作品对分娩场面的过分渲染，或听信了一些宣讲的分娩如何痛苦的传言，缺乏对分娩的正确认识，虽然孕中期尚距分娩有一段时间，就已经开始担忧、恐惧分娩，进而寝食难安，影响了正常的生活。其实过分恐惧所产生的不良后果比分娩本身更可怕，尽管在现在的医疗条件下，分娩无痛苦是不可能的，但是，医疗技术的提高不仅让分娩的安全性大大提高，同时也让分娩的痛苦大为减轻。所以，孕妈妈不必过度地忧虑与担心。正确的做法是，多学习一些关于分娩的医学常识，从思想和认识上对怀孕和分娩的过程有所了解和准备。另外，孕妈妈还可以通过和家人一起为未出世的宝宝准备一些婴儿用品，如被褥、衣服、玩具等，来放松心情，稳定情绪。事实证明，这样做了之后孕妈妈往往就把对分娩的恐惧转变成对宝宝的热切期盼了。此外，多与其他孕妈妈交流也可以让心态保持平和，因此，方便的话孕妈妈可以加入一些孕妇群或参加孕妇班。

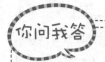

## 哪些方法可以改善怀孕后的情绪？

怀孕后由于生理的改变，孕期焦虑、抑郁、恐惧也许并不能完全避免。对此，孕妇应正视现实，自我调整，同时可请求家人和医生的帮助。在此推荐几个心理调适的小方法。

改变消极的思维。积极的思维带来积极的态度和心情，要克服孕期焦虑、抑郁首先要从思维方式上改变消极的想法，养成把事情往好处想的习惯。

记日记。积极的记录可以帮助理清思路，理性看待问题，记录的过程自然而然就能释放不良情绪，所以心情不好时就记日记吧。

运动。运动可以放松心情，减轻沮丧，帮助保持愉快的心情。而适合的运动可以有效缓解孕妇孕期身体不适感，比如背疼、便秘、浮肿等，同时提高分娩的顺利程度。散步、低强度有氧运动、游泳等都很适合孕妇。如果没有时间参加有规律的运动锻炼班，还可以买一盘专门为孕妇设计的运动 DVD 光盘跟着练习。

交朋友。朋友的支持和安慰会让人的紧张和压力释放。据研究，孕妇接收到的社会、亲人、朋友的支持越多，孩子出生时的体重就越正常、越健康。这是因为轻松的情绪可以改善胎儿的发育。可以在网上参加一个孕妇群，或者和小区里的其他孕妇聊聊怀孕的心得。

扩展自己。怀孕时期是一个难得的时期，可以有机会去探索和发现自己真正的喜好。孕妇可以利用这段时间学习一项一直想学却没有时间和机会学的兴趣爱好，利用孕期拓展和丰富自己。

# 8 葡萄胎虽可怕，但并不常见

一回家，他就急急地问："老婆，什么是葡萄胎呀？"她一愣，反问道："怎么突然说这个？""我的一个同学他老婆竟然怀了葡萄胎。上次同学聚会，我们还说将来要做儿女亲家呢。"他叹了一口气，轻轻地说。

## ♥ 什么是葡萄胎

妊娠时，胎盘绒毛上的滋养细胞不正常地分裂和增殖，使胎盘绒毛形成大小不等的水泡，小的仅可看见，大的似手指头，水泡之间还有细蒂相连成串，形似葡萄，这就是葡萄胎，也称水泡状胎。由于细胞变性为水泡样，所以影响了胎盘的正常构造，更难以把营养供给胎儿。因此孕妇子宫内仅有部分胎盘或完全没有胎盘。

葡萄胎可分为完全性葡萄胎和部分性葡萄胎两类。

## ♥ 为何会发生葡萄胎

葡萄胎与受精时异常有关。部分性葡萄胎是两套来自父亲的染色体和一套来自母亲的染色体结合；完全性葡萄胎则是两套来自父亲的染色体没有母亲的染色体。大多数葡萄胎都可以在受精后几周内被发现，最终都必须是流产。部分性葡萄胎发生率低于完全性葡萄胎，迄今对部分性葡萄胎高危因素的了解较少，可能相关的因素有不规则月经和口服避孕药等，但与饮食因素和母亲的年龄无关。完全性葡萄胎可能与营养状况和社会环境有关，饮食中缺乏维生素 A 及其前体胡萝卜素和动物脂肪的人葡萄胎发生率提高。所幸的是，我国的葡萄胎发生率为 0.78‰；小于 20 岁或大于 40 岁妇女的葡萄胎发生率会有所增高，曾发生过葡萄胎妊娠的妇女再次妊娠葡萄胎发病率为 1%。

## ♥ 葡萄胎的一般症状

**闭经**

因葡萄胎系发生于孕卵的滋养层，故多有 2~3 个月或更长时间闭经。

**阴道流血**

一般开始于闭经的 2~3 个月，多为断续性少量出血，但其间可有反复多次大流血，这是葡萄胎自然流产的表现。如仔细检查，有时可在血中发现水泡状物。

**子宫增大**

多数葡萄胎患者的子宫大于相应的停经月份的妊娠子宫，不少患者即因触及下腹包块（胀大子宫或黄素囊肿）而来就诊，但也有少数子宫和停经月份符合甚或小于停经月份者。

**腹痛**

由于子宫迅速增大而胀痛，或宫内出血，刺激子宫收缩而疼痛，可轻可重。

**妊娠中毒症状**

约半数患者在停经后可出现严重呕吐，较晚时可出现高血压、浮肿及蛋白尿。

**B 超监测无胎儿**

闭经 8 周前后，B 超监测，未发现有胎囊、胎心及胎儿。B 超扫描显示雪片样影像而无胎儿影像。

**卵巢黄素化囊肿**

往往在部分患者出现卵巢黄素化囊肿，可经 B 超检查发现。

**咯血**

部分患者可能有咯血或痰带血丝。

**贫血和感染**

反复出血而未及时治疗，必然导致贫血及其相关症状，并容易导致感染发生。

> **温馨提示**
>
> 所有葡萄胎患者，皆应定期就诊，最好与医院保持联系，更重要的是在两年内定期复查，目的在于及早发现恶变。至少在两年内采取有效避孕措施。最初半年应每月复查一次。如发生不规则阴道流血、咯血、头痛或其他不适时，应立即到医院检查。为了下次怀孕的安全，必须在刮宫后注意调养身体，定期到医院进行妇科复查，如有阴道出血、咯血等不适，要及时告知医生进行处理。
>
> 患者 2 年内不要怀孕，在这期间的避孕方法，应尽量不用宫内节育环和口服避孕药，以采用避孕套和阴道隔膜为宜。

## 9 调整运动方案

"我们去上孕妇瑜伽班吧。"中午，晓玲给她打来电话。以前只要天气好她就会在小区花园里散步，现在进入孕中期了，正考虑着是不是可以增加点儿其他运动了。本来她想去游泳，可一是自己家附近没有合适的游泳馆，二是自己也不太喜欢游泳。晓玲的提议立刻得到她的响应："好啊，到时你约我。"

她的想法和选择非常恰当，值得其他孕妈妈借鉴。

### ♥ 怀孕中期是孕妈妈最适合运动的时期

怀孕中期也就是 4~7 个月，胎盘已经形成，不太容易造成流产。同时，这个时期宝宝还小，孕妈妈的身体也不特别大，是最适合运动的时期。对没有流产史、身体健康的孕妈妈来说，只要觉得准备好了就可以开始进行一些轻柔的增强身体力量和提高肌肉柔韧性、张力的锻炼。

适当运动有助于孕妈妈保持良好的心理状态，不至于长得太胖，同时运动能够促进血液循环、增强心肌收缩力、增加氧气的摄取量、促进新陈代

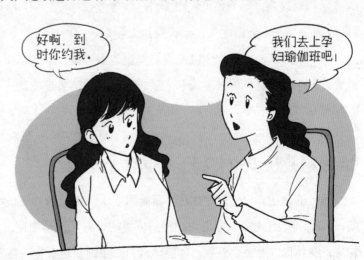

谢；而且运动会增加消耗，有利于食物的消化、吸收和利用。另外，运动还能增进肌肉的协调性，帮助孕妈妈适应身体重心的转移和体重的增加。

## 早晚散散步是一种好运动

散步是一种可以贯穿整个孕期的运动。而在阳光下散步是最好的，可以借助紫外线杀菌，还能使皮下脱氢胆固醇转变为维生素 $D_3$，这种维生素能促进肠道对钙、磷的吸收，对宝宝的骨骼发育特别有利。孕妈妈散步要注意速度，最好控制在 4 公里/小时，每天一次，每次 30~40 分钟，步速和时间要循序渐进。同时，散步要先选择好环境，比如在花园或树林，如果是沙尘天，就尽量别外出了。

相对于孕产期，孕中期散步的运动量可以适当增加，但这并不是说增加运动强度，而是提高运动频率、延长运动时间。但需要强调的是，孕妈妈一定要根据自己的情况选择运动强度，切不可过度。另外，散步时需要注意的一些问题可参看本书第 3 章的相关章节。

## 游泳可以减轻关节的负担

因为游泳时，水可以支持孕妈妈的体重，相对于其他运动来说，游泳时肌肉更放松，由于怀孕而加大的关节负担可以得到减轻。而且，游泳能改善孕妈妈的心肺功能，促进血液流通，增强体力和身体的柔韧性，有利于宝宝更好地吸收营养物质，使宝宝更好地发育。游泳是一种非常好的有氧运动，有利于培养良好的孕期心理，因此对宝宝的神经系统有很好的作用。孕早期游泳还可以减轻妊娠反应。有资料显示，经常游泳的孕妈妈，顺产的概率相对较高。孕妈妈可以根据自己的体能安排游泳时间，定期进行。通常每周 1~2 次就可以了，每次不要游太久，别让身体太疲累。

对孕妈妈来说，游泳环境的清洁安全也很重要，选择水质干净合格和人少的场馆比较适合，这样可以避免病菌感染和人多拥挤。其他需要注意的一些问题也可参看本书第 3 章的相关章节。

## 慢跑或快步走有利于控制体重

适宜的体重，有益日后分娩，而慢跑或快步走比散步更能增加热量消耗、燃烧多余脂肪，因此，慢跑或快步走是孕期控制体重的好方法。孕中期，孕妈妈各方面的状态都比较稳定，身体也没有特别臃肿，体能比较好，孕前到现在也一直坚持锻炼的孕妈妈，定期慢跑，辅助有氧呼吸法，能有效增加血液的含氧量，提升心肺功能和肌肉强度，对今后顺产会有很大的帮助。

慢跑前，孕妈妈应注意先排空膀胱，并换上宽松舒适的衣服。慢跑过程中，出现不舒服的状况，随时可以停下来休息，慢跑时间可以根据自身情况逐渐延长，以不使身体劳累为原则。和散步一样，孕妈妈慢跑时，也要尽量选择宽敞、空气新鲜的地方，穿合脚的运动鞋。

需要注意的是，如果怀孕之前没有运动习惯的孕妈妈，选择散步比慢跑或快步走合适。

## ♥ 孕期瑜伽

孕妇练习瑜伽可以增强体力和肌肉张力，增强身体的平衡感，提高整个肌肉组织的柔韧度和灵活度。同时孕妇练习瑜伽会刺激控制激素分泌的腺体，加速血液循环，还能够很好地掌握呼吸控制方法，有利于分娩。练习瑜伽还可以起到按摩内部器官的作用。此外，针对腹部练习的瑜伽可以帮助产后重塑身材，帮助人们进行自我调控，使身心合二为一。

具体而言，孕期有意识地通过瑜伽锻炼腹部、腰部、背部和骨盆的肌肉，缓解紧张感，使腰部及骨盆的关节更柔软、肌肉更富弹性，可以避免由于妊娠体重增加和重心改变而导致的腰腿痛，并有助于减轻临产时的阵痛，顺利地自然分娩。但需要注意的是，妊娠中晚期，孕妈妈不适宜长时间做弯腰或下蹲的动作，以免压迫腹部或造成盆腔充血。

## ♥ 怀孕期间瑜伽练习的三个建议

建议一：侧重瑜伽静心的练习。

建议二：强化腰腹部力量的练习。

建议三：强化呼吸力的练习。

上述这些练习能使呼吸深长舒缓，保持精神的安定，加强腹压，增强腰力，有很好的助产作用。

## ♥ 孕期瑜伽不可这样做

**后弯类动作**

这类动作会让原本压力就很大的下背，更显脆弱，因此千万不要做。即使要做，也只能做简单的扩胸动作。

**腹部着地的动作**

凡是腹部着地的动作绝对不可以，因为孕妇腹肌的压力原本就很大，腹部运动会造成更大的负担，甚至会造成腹直肌裂开，让下背支撑性更差。

**深度扭转类动作**

尽量避免，要做也只能做简单的肩颈、上胸的转动。

**倒立动作千万不可**

因为怀孕时，女性的腹部隆起已让胸腔缩小，倒立会更压迫胸腔。在孕中期还做倒立的话，有可能会造成胎位不正，不可不慎。

**躺姿的动作**

在孕中期之后不宜，因为会压迫到大血管。

**不要特别收缩腹部**

呼吸练习时充分使用可能的呼吸空间，但不强调腹式呼吸，不要特别收缩腹部。

**双脚平行，避免外八字站法**

这种站法会造成腰椎更大的负担，平时站姿时要自我提醒。

**千万不要过度拉伸**

怀孕时，改变的激素会分泌更多的"松弛素"，身体比平时更柔软。所以做动作时千万不要过度拉伸，否则易伤。

怀孕期间练习瑜伽要避免做强度大的动作，一切动作应以缓和而从容的心情去做。以上很多建议因每个人体质不同，状况也不太一样。若是担心自己出状况，或是自知体质不同，最好不要在家自己练瑜伽，尤其是完全没接触过瑜伽的初学者，最好在受过专业训练的孕妇瑜伽老师指导下练习。

**温馨提示**

## 孕妇运动量力而行

孕妇要根据自己的情况来做运动，不要强行运动。如果以前一直没有运动，那么可以做一些轻微的活动，比如散散步、坐坐健身球；如果以前一直坚持运动，可以游泳、打打乒乓球。但切记不要做爬山、登高、蹦跳之类的剧烈运动，以免发生意外。

# ⑩ 母子信息传递，胎教让宝宝感受到爱

夫妻两人买了很多音乐CD，计划开始对胎儿进行音乐胎教。为了好跟肚子里宝宝交流，他们还给宝宝取了个小名：朵朵。得知他们的打算，她的妈妈疑惑地问："现在就开始胎教，会不会太早了点儿？"她还没说话，婆婆抢先说了："亲家母，一点儿也不早呢。从怀孕的第一天开始就可以进行胎教了。而且，怀孕4个月，正是进行胎教的黄金时间呀。"胎教应从何时开始呢？婆婆说得对吗？

确实，这位婆婆说得有道理。

有研究表明，胎儿在母体内是有知觉的。胎儿可以因母亲身体的变化、情绪的改变而发生变化；也可以接受外界的刺激，如声、光、触摸等，并做出反应；能存储记忆，一直到出生。这些都为胎教提供了科学依据。

## ♥ 孕中期，胎教开始的最佳时期

从怀孕的第一天开始就可以进行胎教了，而孕中期正是进行胎教的最佳时期。此时，胎儿的中耳发育已完成，对母亲的血流声、心音、肠蠕动音等，甚至对外界的音乐、噪声等各种音响都能听到，并能做出反应。同时，胎儿对来自外界的声音、光线、触动等单一刺激反应更为敏感。若借助胎儿神经系统飞速发展的阶段，给予胎儿各感觉器官适时、适量的良性刺激，就能促使其发育得更好，为出生后早期教育的延续奠定良好的基础。

进入妊娠第4个月时，宝宝逐渐长大，头发也已经长出，脊柱形成，肝、肾及其他消化腺已开始发挥作用。宝宝活动的幅度与力量越来越大，有的孕妈妈已经可以感觉到胎动。由于这时宝宝已有了精神活动，这个时期孕妈妈除需要像妊娠前3个月那样继续把饮

食、生活调节好，做好营养胎教外，还可以增加一些新的胎教内容，如与宝宝说话、抚摸宝宝或者让宝宝听音乐等。

## ♥ 有益的胎教手段：对宝宝说话

孕妈妈或者是准爸爸与腹中的宝宝说话，是一种非常有益的胎教手段。据研究，4个月大的胎儿，脑已形成，会将声音当作一种感觉。开始用自己的耳朵，去倾听外界的或来自母亲的声音。胎儿能敏锐地记忆母亲的声音，且母亲的声音对胎儿有安抚心情的作用。200~1000赫兹的声音，和母亲说话的声音一致，胎儿不但听得清楚，而且觉得很舒服。

为了宝宝，孕妈妈应时常有耐心地、温柔地对着宝宝说话。说话可随时进行，内容可灵活掌握。例如早上醒来以后，先抚摸一下宝宝，说声："宝宝！早上好。"当孕妈妈闻到饭菜的香味，可深吸几口气让宝宝也闻一闻，并对宝宝说："宝宝，我们吃的菜真香，对不对？"上下班途中，孕妈妈不妨将自己的所见所闻一一对宝宝描述，小心行事的心意也可以告诉宝宝："哦，宝宝，不要怕，我们靠右边慢慢走。"准爸爸对孕妈妈的关心也可以对宝宝说。比如，下班时，丈夫来接了，孕妈妈见到丈夫，则告诉宝宝："宝宝，你爸爸真好，又来接我们了。"散步时，可以把所看见的景色悉心地讲述给宝宝，让宝宝也领略一下大自然的美好。睡觉前可以由准爸爸抚摸孕妈妈的腹部，并轻轻地爱抚胎儿，同时告诉他："宝宝，爸爸在叫你了，你听见了吗？"

这样每天定时或不定时地和宝宝讲话，不仅可以增添家庭的欢乐和谐气氛，让宝宝感受父母对他的爱，同时对宝宝的正常发育也有颇多好处。

## ♥ 一种重要的胎教：音乐胎教

适时和适度地选择舒适的音乐给胎儿听，能够增加对胎儿的良性刺激，培养胎儿敏锐的听觉能力，将有助于胎儿的生长发育，形成胎儿对外界环境的感知能力。从孕16周起，便可有计划地实施音乐胎教，以音波刺激胎儿听觉器官的神经功能。

音乐胎教选择在宝宝觉醒有胎动时进行，一般在晚上临睡前比较合适，每次10~15分钟。可以通过音响直接播放，音响应距离孕妈妈1.5~2米，音响强度在65~70分贝比较合适。胎教音乐的节奏宜平缓、流畅，不带歌词，乐曲的情调应温柔、甜美，以节奏舒缓的古典乐曲为佳。孕妈妈如果随着音乐表现的内容进行情景联想，调整心态，保持心境平和，达到心旷神怡的意境，可以增强胎教的效果。

孕妈妈要注意千万不能把音响直接放在腹壁上给宝宝听，避免高频率音乐对胎儿听力的影响。

## 💛 妈妈的爱：抚摸胎教

孩子个个都喜欢抚摩、拥抱，胎儿也是这样。胎儿受到母亲双手的抚摩之后，会形成良好的触觉刺激，亦会引起一定的条件反射，激发出活动的积极性，进而促进大脑的发育，可以让宝宝在出生后对触觉刺激有着较灵敏的反应。

每晚睡觉前，孕妈妈先排空膀胱，平卧床上，全身尽量放松，在腹部松弛的情况下，用双手由上至下，从右向左，隔着肚子来回地、温柔地抚摩宝宝，就像在抚摩出生后的婴儿那样，每次持续5~10分钟，手法要轻柔。如果准爸爸也参与到对宝宝的抚摩胎教中来，用手轻抚孕妈妈的腹部同宝宝细语，并告诉宝宝这是爸爸在抚摩，不但能使宝宝更早与爸爸建立联系，也能给孕妈妈更多的安慰和体贴，从而加深全家人的感情。

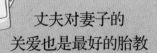

温馨提示

### 丈夫对妻子的关爱也是最好的胎教

母亲情绪对胎儿的影响远甚于疾病造成的影响。根据英国产科学家研究，如果母亲有高血压，对胎儿的影响以"1"来表示的话，那么夫妻吵架、相处不好，就会产生6倍的影响。因此，妻子妊娠中丈夫应多给予关爱和协助，增进夫妻之间的感情，使妻子保持良好的心情，等于间接帮助胎儿的成长，也是一种重要的胎教方式。

每位丈夫可以选择适合自己的方式对妻子关心体贴，如代替妻子外出购物，整理、打扫屋子，或者在每个周末的夜晚，带妻子到外面享受烛光晚餐等等。总之，丈夫也可以以自己的方式直接参与胎教。

### 你问我答

#### 胎儿喜欢哪些音乐？

音乐在胎教中占有重要地位，但并不是所有的音乐都是有利于胎儿身心健康的，不同类型的音乐对人的心理行为产生不同的影响。

胎教音乐包括两种，一种是给母亲听的，即孕妇应经常听的音乐，其特点是优美、宁静，以E调和C调为主，可使孕妇情绪安宁，感到轻松愉快；另一种是给胎儿听的，以C调为主，基调轻松、活泼、明快，能较好地激发胎儿的情绪和反应。

因此孕妇不应听音量较大、节奏紧张激烈、声音刺耳嘈杂，可使胎儿躁动不安的摇滚乐、爵士乐和迪斯科等乐曲，而应多听轻松、愉快的小夜曲及轻音乐。

# 第7章　妊娠17~20周

---·关键词·---

◎孕期阑尾炎　◎孕中期"性"福　◎孕期旅行

◎胎动　　　　◎触觉胎教

仿佛春风拂过脸颊般轻柔，她感觉肚子轻轻动了一下，停了一会儿，又来了一次，第三次后，她终于确定一定是胎动，喜悦一下子溢满胸怀，她大叫起来："老公，宝宝，宝宝动了……"丈夫一听，立刻跑了过来，轻轻地摸着妻子的肚子，温柔地说："宝宝，宝宝，快跟爸爸打个招呼。"胎儿似乎听到了，又动了一下。丈夫的手颤抖了起来。这一刻，他真真切切地体会到了准爸爸的喜悦。

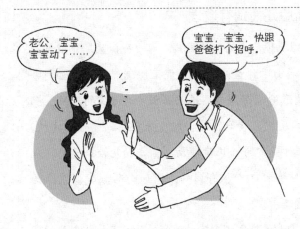

*老公，宝宝，宝宝动了……*

*宝宝，宝宝，快跟爸爸打个招呼。*

进入第5个月后很多孕妈妈都会感觉到胎动，那么除此之外，宝宝还会有哪些变化呢？

## ❤ 开始胎动

随着神经、骨骼、肌肉的发育，宝宝的活动更加活跃，现在可以明显感受到宝宝的胎动了。有的宝宝早晨活动频繁，而有的宝宝是晚上活动频繁。心脏的活动也活跃起来，这时在孕妈妈的腹部，用一般的听诊器也可以听到宝宝强有力的心音。

## ❤ 感觉系统更加完善

感觉器官进入成长的关键时期，大脑开始划分专门的区域进行嗅觉、味觉、听觉、视觉以及触觉的发育。宝宝对触压有了感觉，用手触摸腹部时会感到宝宝轻微反应的力量。宝宝的听力形成，此时的宝宝就像一个小小"窃听者"，能听到妈妈心脏跳动的声音、大血管内血液流动的声音、肠蠕动的声音，最爱听妈妈温柔的说话声和歌声。虽然眼睑还是完全闭合着，但视网膜可以感觉到光了。如果对着肚子打开手电筒，宝宝很可能会躲开光源。味蕾充分发育，可以分辨甜味和苦味。

## ❤ 皮肤分泌胎脂

宝宝的皮肤半透明，红红的，皮下脂肪很少，血管，尤其是脸部的，清晰可见。全身有一层细细软软的胎毛。同时，皮肤表面的皮脂腺开始分泌黄油样的胎脂，胎脂不仅可为宝宝提供营养，保护其皮肤，避免宝宝浸泡在羊水中受损，同时在分娩时起到润滑作用，使胎宝宝能够顺利通过产道。

## ❤ 身体逐渐匀称

宝宝这时身长约25厘米，体重约250克。全身长出细毛，头发、眉毛、指甲等已齐备。头部占整个身长的1/4，已比较匀称。

### 酸儿辣女判断胎儿性别有道理吗?

有些人认为怀孕期间，喜欢吃酸的就预示着胎儿是男孩，喜欢吃辣的胎儿就可能是女孩，这是没有科学道理的。怀孕后由于胎盘分泌绒毛促性腺激素导致孕妇内分泌的改变，从而抑制了胃酸分泌，使胃酸分泌量减少，进而降低了消化酶的活性，影响食欲与消化功能，很多孕妇出现孕期反应，食欲下降、对气味敏感、嗜酸或嗜辣，甚至想吃些平时并不喜吃的食物，均属于正常的妊娠生理反应，与胎儿性别无关。此外，不同地域、不同家庭的饮食习惯对孕妇口味也有影响，例如南甜北咸、东辣西酸，但各地新生儿的性别比例并无显著差异。

无论是生男还是生女，都是由人类自身的染色体决定的。男性的两条性染色体，一条是X，另一条是Y，组成XY。女性的两条性染色体都是X，组成XX。母亲的卵细胞携带的都是X性染色体，而父亲的精子所携带的性染色体则有两种，一种是携带X染色体，另一种携带Y染色体。受精时，当携带X染色体的精子与卵子结合后，宝宝的性染色体就为XX，孕育成女孩；当携带Y染色体的精子与卵子结合后，宝宝的性染色体就为XY，孕育成男孩。所以仅以孕妇的口味变化来判断胎儿的性别是毫无科学根据的。

## ② 准妈妈的生理变化

她的衣服全不合身了，周日老公陪她去商场买孕妇装。当她从试衣间出来的时候，老公的眼都直了：之前她被衣服遮住的腹部现在浑圆地突出在薄薄的衣裙下，而她的脸上不知什么时候挂上了恬静的母性的微笑。感动掺杂着感激，老公温柔地搂住她的肩说："老婆，你真漂亮！"她感觉自己的脸竟然微微有些发烫，娇嗔道："肉麻！都老夫老妻了！"

现在孕妈妈的腹部继续隆起，除此之外还会有下面这些变化。

### 💗 心脏负荷增加，身体感觉热

胎儿的生长发育需要充足的氧气和营养，随着子宫的增大，对血液需求量不断增加，同时孕妈妈各个内脏器官因怀孕而负担加重，也需要增加血液供应，因而孕妈妈心脏要增加供血量，导致心脏负担加重。孕妈妈的皮肤和黏膜也因为有比平时更多的血液供应而血管扩张，致使很多孕妈妈感觉身体发热、鼻塞和容易流汗。

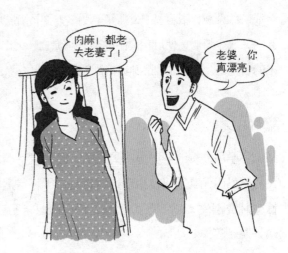

### 💗 乳头颜色更深，可能有乳汁分泌

乳房也由于乳腺的发达而更大，乳头及乳晕颜色更深，呈深褐色，有的孕妈妈从乳头

## 注意乳头和乳房的保养

随着怀孕时间的增加，乳晕和乳头的颜色加深，而且乳房越来越大，这很正常，这是身体在为哺育做准备。乳房增大后，乳腺也发达起来。如果忽略乳房保养，乳房组织就会松弛，乳腺管的发育也会异常，这不仅可能导致生产后缺乏母乳，还会影响日后女性身材的恢复。

进行乳房保养要选用合适的胸衣，最好选用纯棉、尺码稍大的、没有压迫感的支撑性胸罩，轻轻地包覆住胸部，舒缓乳房胀大时的酸痛、麻刺感。

一些扁平乳头、凹陷乳头的孕妇，可以使用乳头纠正工具进行矫治。另外还可以做乳房保健按摩操，从乳房的四周向中心轻轻按摩，并轻轻提拉乳头。适时地开始乳房、乳头的保养按摩，可使乳头坚韧、挺起，利于将来宝宝吸吮。

里可挤出一些淡黄色黏液，看上去就像刚分娩后分泌出的初乳。

## 有的孕妈妈会生痔疮

怀孕中期起，一方面孕妈妈因子宫增大，压迫到后方的肠子，使得排便时不易用力，排便成了一件困难的事。而且怀孕时肠胃蠕动不好，肠胃中食物的运送比怀孕前要慢30%，因此容易造成持续便秘，很容易引发痔疮。另一方面日渐膨胀的子宫会影响盆腔内静脉血液的回流，静脉内又缺少瓣膜，使肛门周围的静脉丛淤血、突出，形成痔疮。当分娩之后，子宫会恢复到原来的位置上，影响盆腔静脉血液回流的因素已去除，淤血情况得以改善，痔疮也会不医自愈。

## 出现妊娠斑

怀孕后，有的孕妈妈鼻翼周围、颧骨或嘴唇周围皮肤出现色素沉着，即妊娠斑，皮肤白的孕妈妈尤其明显。出现妊娠斑是由于怀孕后内分泌变化激素分泌失衡所致，产后会慢慢减轻或消失。日光的照射会加重妊娠斑的颜色，因此，孕期应注意避免日光的直射，并做好防晒工作。

## 子宫变大

怀孕5个月了，孕妈妈子宫渐渐变大，子宫大小像成年人的头部，子宫高度为15~18厘米（脐下1横指）。孕妈妈下腹部隆起明显，会感到腹部沉重。

## ③ 准妈妈的产检

又到产检的时间了，这次是老公陪她去的。除了常规的体重、血压、宫高腹围、胎心检查之外，医生还安排了一个 B 超检查。拿到 B 超检查报告时，她有点儿蒙："老公，你看看，这都是什么意思呀？"老公接过检查报告，从上到下看了两遍，也是一头雾水："咱们还是去问问你表姐吧，她肯定知道。"

孕期需要做几次 B 超？ B 超报告单上的那些医学专业名词、术语和缩写，以及测量数据都说明什么？该怎么看呢？别急，下面，我们就来一一解答。

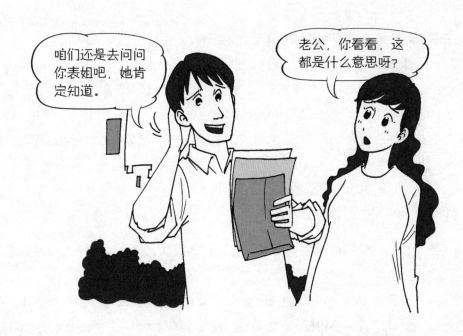

## ❤ B超检查时间及内容

正常情况下B超检查，主要进行4次：分别是孕11~13周，孕18~24周，孕28~31周，孕37周以后，但医生会根据孕妈妈的情况，确定检查次数和内容，下面介绍的就是孕期医生可能安排的B超检查时间及项目。

6~12周：第一次B超检查，确定是否妊娠，如果妊娠则确定着床位置，判断是否为宫外孕，同时检查有无合并肌瘤或卵巢肿瘤。

11~13周：第一期唐氏征筛检，通过量测胎儿颈后透明区带筛检唐氏征。

15~20周：第二期唐氏征筛检，通过量测胎儿头径筛检唐氏征。（第一、二期唐氏征B超筛检可参看本书第5章）

20~22周：常规胎儿检查，包含胎儿大小、胎盘位置、羊水量。

20~24周：高层次B超检查，针对胎儿器官检查，包含头颈、胸廓、肠胃、肾脏、四肢等。

20~24周：胎儿心脏B超检查。

20~36周：立体（3D/4D）B超检查，将抽象的医学影像转为立体影像，可使父母了解胎儿在子宫内的活动状况，增进父母和胎儿的情感联结，同时亦有少数特殊医疗用途。

28~30周：常规超声波，检查胎儿大小、胎位、胎盘位置、羊水量。

36~37周：常规超声波，检查胎儿大小、胎位、胎盘位置、羊水量。

## ❤ 胎囊

胎囊是指怀孕早期（怀孕前3个月）胎儿的胚囊。

位置：胎囊位置在子宫的宫底、前壁、后壁、上部、中部都属正常。

大小：在孕1.5个月时直径约2厘米，2.5个月时约5厘米为正常。

形态：它的形态圆形、椭圆形、清晰为正常。

如果B超发现胎囊为不规则形、模糊，且位置在下部，孕妈妈同时有腹痛或阴道流血时，则有发生流产的风险。

## ❤ 双顶径、头围、腹围、股骨长

双顶径、头围、腹围、股骨长是B超报告单上最常见的数据，这4个数据都是用来推算宝宝大小的指标。

双顶径，缩写为BPD——胎儿头部从左到右最长的部分。双顶径按一般规律，在孕5个月以后，基本与怀孕月份相符，也就是说，妊娠28周（7个月）时BPD约为7.0厘米，孕 32 周 ( 8 个月 ) 时约为 8.0 厘米，以此类推。孕 8 个月以后，平均每周增长约为 0.2 厘米为正常，怀孕到足月时应达到 9.3 厘米或以上。

头围，缩写 HC——胎儿头的周长。

腹围，缩写 AC——胎儿腹部的周长。

股骨长，缩写 FL——胎儿大腿骨的长度。它的正常值与相应的怀孕月份的 BPD 值差 2~3 厘米左右，比如说 BPD 为 9.3 厘米，股骨长度应为 7.3 厘米；BPD 为 8.9 厘米，股骨长度应为 6.9 厘米等。

## ♥ 胎头

轮廓完整为正常，缺损、变形为异常，脑中线无移位和无脑积水为正常。

## ♥ 胎心音

有、强为正常，无、弱为异常。胎心频率正常为每分钟 120~160 次。如果 B 超报告单上出现低于 120 次 / 分钟或高于 160 次 / 分钟，或者心律不齐的情况，则宝宝心脏可能有问题。

需要注意的是胎心率是指相对静息状态、没有任何刺激时候的胎心率。如果听胎心时宝宝有胎动，那么他的胎心便有可能加速，甚至超过正常范围的数值。如果对宝宝的胎心有疑问，可以向医生咨询。

## ♥ 胎动

有、强为正常，无、弱可能胎儿在睡眠中，也可能为异常情况，要结合其他项目综合分析。

## ♥ 胎盘

B 超报告中，一般会描述胎盘在子宫壁附着的部位及分度。如果胎盘附着在子宫下段，尤其是附着在子宫颈内口上方，则表明胎盘低置或前置。在妊娠期及分娩期可能发生出血的风险。B 超报告中将胎盘的分度分为 0 度、Ⅰ 度、Ⅱ 度和Ⅲ度，这是依据胎盘的超声回声信号强弱而定的。

## ♥ 胎方位

胎方位，即胎位，是指宝宝在子宫中的位置。确切地说，是指胎宝宝先露部位指示点与骨盆的关系。

B 超报告单胎位的写法由 3 位字母来表示。

第一个字母，代表先露部位在骨盆的左侧或右侧，左侧简写为"L"，右侧简写为"R"；

第二个字母，代表先露部位的骨名称，如果宝宝的先露部位为头顶，则简写为"O"；先露部位为臀部则简写为"S"；先露部位为面部则简写为"M"；先露为肩部则简写为"Sc"。

第三个字母，代表宝宝先露部位的指示点在骨盆的位置，前部简写为"A"，后部简写为"P"；如果是横向则简写为"T"。

举个例子，如果宝宝是头部先露出，在骨盆的左侧，朝前，则胎位为左枕前（LOA），这是最常见的胎位。

所有胎位中，枕前位属于正常胎位，分娩时通常会比较顺利，而臀位、横位属于异常胎位，分娩时容易出现难产的情况。面先露的胎位通常比较罕见。

## ♥ 羊水

羊水是指子宫羊膜腔中起到保护作用并维持宝宝发育所需液态环境的液体。B 超报告单中羊水范围的数值一般有两种表现形式，一种是羊膜腔中羊水最大深度的测量，另一种是所测的羊膜腔内 4 个象限羊水最大深度的总和。最大羊水深度一般大于 2 厘米为正常，4 个象限羊水最大深度的总和（羊水四区法）称为羊水指数，一般大于 8 厘米为正常。

羊水在 8~20 厘米范围属于正常范围。如果羊水总量大于 20 厘米，一般认为羊水多，小于 8 厘米则认为羊水少。在医学上，准确评价羊水的多少还要看最终羊水量的值，通常羊水量的值大于 2000 毫升为羊水过多，小于 300 毫升则为羊水过少。如果羊水过多，就有出现合并胎儿畸形，及并发胎位异常、子宫收缩乏力、产程异常、产后出血等情况的风险。如果羊水过少，则可能会出现胎儿畸形。

**温馨提示**

## 检查结果会因为每个宝宝的独特性而与正常值有差异

由于胎儿在妈妈肚子里的活动较大，以及体位不同、医师操作差异等，都会引起数字有误差，有时甚至波动幅度很大。所以当看到报告结果和正常值有出入时，不必过于紧张。如果有任何疑问，可以向产科医生咨询。

## ♥ 脐带

脐带是连接胎盘和宝宝之间的一个重要的条索样器官，正常情况下，脐带一般是一端连于胎盘的胎儿面，另一端连于宝宝的脐部。正常脐带内部有3根血管，包括两根脐动脉和一根脐静脉。在测量脐动脉血流时，可见 PI、RI 和 S/D 等测量值，这些测量值都表示血流阻力情况。PI 为搏动指数，RI 为阻力指数，S/D 为 S/D 比值。这些数值都随着妊娠周数的增加而下降，相应孕周有相应的测量值。

B超检查报告单上，有时可以看见写有胎儿"颈部有压迹"，即是脐带绕颈的情况。根据脐带缠绕颈部的圈数可见 U 形、W 形和品字形。脐带绕颈在孕期 B 超中比较常见，一般不需要特殊处理。医生只要在妊娠晚期通过加强产前检查，以及在产程中通过定时胎心检查就可及时排除和处理胎儿宫内窘迫的情况。

## ♥ 脊柱

如果在超声报告单中，显示脊柱排列整齐、连续性好，这说明宝宝的脊柱发育正常。如果显示有局部膨大且伴有回声紊乱、皮肤回声中断等信息，那么宝宝有可能有脊柱裂的情况发生。

---

**你问我答**

### B超单上那么多数据，我们最需要关心的是哪几项呢？

一般情况下，我们要关心的主要是胎儿的几个发育测量的指标，如双顶径、头围、腹围和股骨长度；孕晚期则要注意羊水指数、胎盘位置、脐血流指数等指标。

### 怀孕后血液总量的增加，会不会让血压升高过快？

大多数情况下，由于孕激素和其他激素的作用，孕妇的血管会扩张并更有弹性，以容纳更多的血液，所以不会导致孕妇血压过高、过快地增加，除非出现妊娠性高血压。因此，当孕期血压升高较快时，一定要去医院就诊。

# ④ 选择合适的穿戴

商场里的孕妇装色彩缤纷、款式各异。她看看这件觉得漂亮，看看那件也觉得时尚。琳琅满目的孕妇装让她反而不知道如何选择了。看着她举棋不定的样子，老公有点儿着急："老婆，都这么漂亮，随便挑一件就可以啦。"她当然不干，说："你总是这么敷衍，能当好爸爸吗？"听到妻子的话音里有二分不满三分恼怒，他赶紧喊来了导购小姐："导购小姐，你帮我们选选吧。"

导购小姐建议了几项孕妇装选择的要点，我们一起来听听，爱美的孕妈妈可以做个参考。

## 💙 选择天然面料

选择孕妇装不仅要看漂不漂亮，关键还要看穿着舒不舒适。孕期如果穿着束胸、束腹的孕妇装，肯定不舒服。另外，怀孕期间孕妈妈的皮肤变得敏感且易出汗。如果经常接触人造纤维的面料，容易引起过敏，孕妈妈的皮肤出现了问题，就会影响到腹中的小宝宝。所以选择天然面料（如纯棉、羊毛、亚麻等）的衣物是购买孕妇装不变的原则。

从季节上来看，一般夏季孕妇装以棉、麻织物居多；春秋季以平纹织绒织物、毛织物、混纺织物及针织品为主；冬季则是各种呢绒或带有蓬松性填料的服装。

尽管目前孕妇时装中化纤面料也不少，但好的孕妇时装品牌，绝对会保证接触孕妇皮肤的贴身部分为全棉质地。

## 💙 选择易于打理的衣服

选择柔软、透气性强、免烫、易于打理的衣服会让人感到轻松，尤其对孕妈妈而言，随着孕期的增加，身体日益沉重，行动会不如孕前，选择易于打理的衣服会非常适合。

耐穿的针织物可以经常洗涤，又方便搭配，孕妈妈不妨多选择一些。

## 💗 不妨碍胎儿的生长发育

孕妈妈选择孕妇装时应在宽大舒适、透气性良好、吸汗力强、防暑保暖与穿脱方便的前提下，结合个人喜好来选择颜色与款式。避免选择影响宝宝生长发育的紧身衣服，如紧的腰带或束腹腰带，或者有松紧的短袜或长袜，这些都会妨碍胎儿的生长发育。

## 💗 选择调节性好的款式

对怀孕 5 个月后的孕妈妈来说，选择孕妇装就是必需的了。但选择时往往只能根据猜测来推断今后穿衣服的尺寸，因为怀孕后肚子的尺寸和体重的增长程度是未知的。而绝大部分的孕妈妈不会希望自己买来的孕妇装只能穿一个月就再也穿不上身了，所以选择调节性好的款式可以为即将迅速膨胀的身体准备足够的空间。像腰带可以伸缩、有弹性的裤子或裙子都是不错的选择。

专业的品牌孕妇装，其尺码标准都是经过无数资料研究而来，孕妈妈只要根据自己的身高与三围，就能轻松找到属于自己的尺码了。

另外，宝宝出生以后，新妈妈不会马上就能穿上以前的衣服，因为它们可能会太紧，在恢复到怀孕前的体形之前，需要有几件在这个过渡时期穿的衣服。休完产假，重回工作岗位之前，体形一般需要 3~4 个月的时间进行调整。这段时间，怀孕早期买的衣服会很合适。

## 💗 选择能叠穿的衣服

怀孕期间，孕妇的代谢率会比以前加快 20%，也就是说，当其他人都在发抖的时候，孕妈妈可能感觉热。衣服如果能叠穿，就可以多穿几层衣服，方便在热的时候一层层地往下脱。像羊毛衫可以和 T 恤衫或圆领衫叠穿，而高领套头衫外可加一件背心叠穿。

## 💗 体重增加，也可以看起来很苗条

体重的增长并不是你看起来笨重的原因，我们可以通过精心的搭配，让你看起来既有浓浓孕味，又能够苗条轻巧。

*考虑深色系衣服。*黑色、深蓝色、深咖啡色，都会让你看起来比实际要瘦，这是一条

放之四海而皆准的定理，对孕妇也不例外。

考虑单色和竖条（或竖斜条）的款式。简单的颜色不会有特别强调的感觉，会让人注意力不集中在你身材部分，竖线的条纹会有上下拉伸的感觉，从视觉上让你显得更苗条。

选择一些高腰孕妇裙加弹力裤的搭配。高腰裙会掩饰你腰部和腹部的增长，同时还会让你的乳房看起来很丰满；特制的孕妇弹力裤会让孕妇的肚子轻松被包裹，同时还能凸显你细长的腿。丰满的胸部加细长的腿部，让人感觉到你身材凹凸有致的线条感。

## ♥ 经济方面的建议

如果孕妈妈不想在孕妇装上花费太多，还可以考虑下面的建议。

● 只买少量从怀孕到哺乳时都可以穿的衣服，然后买一些价钱不高、颜色不同的 T 恤予以搭配，不仅可以变换不同搭配，而且比买两套不错的套装要少花很多钱。

● 跟曾怀孕过的亲戚朋友借穿孕妇装。

● 到折扣店或者打折旺季时再买衣服。

**温馨提示**

### 注意衣服的卫生

接受朋友的衣服，一定要注意消毒，确保清洁卫生。新买来的衣服尤其是内衣一定要清洗并经阳光暴晒之后再穿，这样可以减少接触有害染料的机会，被细菌侵害的可能性也会低得多。

● 如果擅长做一些针线活儿，可以自己动手做衣服，也让自己有个美美的心情。

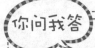

### 怀孕后如何选择袜子？

怀孕时不宜穿普通的袜子，尤其是紧口袜不能穿。特殊设计的袜子能够有效防止静脉曲张，并具有一定的保健功效。可以选择专为孕妇设计的袜子。这些袜子有连裤袜、半筒袜及全弹型、治疗型等多种款式可以选择。

半筒袜适于在孕后期，大腿过肿无法穿裤袜时穿，有利于促进血液的回流。而连裤袜则在臀部加强了提臀织法、大腿防扩张弹性压力织法及小腿至脚面处加强回流织法。加压弹性长袜能最大限度地减轻脚和脚腕的肿胀。早上起床之前，以及血液流向腿部之前穿上加压弹性长袜，有助于最大限度地减少患静脉曲张的危险。在乘车或坐飞机时穿上它，也有助于预防血液循环方面的问题。

## 5 孕中期的"性"福

摸着老婆浑圆的腹部，他内心一阵激荡，不由自主地把他的唇贴上了老婆的唇。很久没有亲热了，老婆也有点儿激动，但理智却来阻止了，她轻轻推开了丈夫，说："可以吗？会不会影响宝宝？"听了妻子的话，他马上乖了起来，温柔地帮妻子盖好了被子。

妻子的担心有必要吗？我们听听专家的建议。

### ♥ 孕中期可以有节制地过性生活

怀孕 4~7 个月时，子宫逐渐增大，羊膜腔内羊水量增多，胎膜的张力逐渐增加，胎盘已形成，宝宝在子宫内处于相对稳定状况，流产的危险性比初期小。这个时期早孕反应消失，孕妈妈已完全适应了怀孕状况，此时只要注意维持子宫的稳定，保护胎儿生活和发育的正常环境，孕妈妈就可以快乐放松地过适度的性生活。专家指出：由于孕中期会有更多的血液流向骨盆。这会增加夫妻亲热时感官的敏感性，使女性更容易达到高潮。而且正如法国一位作家所说："腹中胎儿并不反对母亲'做爱'，当母亲

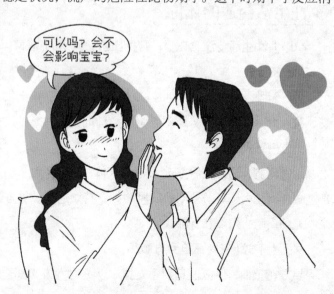

的快乐多一分时，胎儿的快乐也多了一分。"

但是怀孕期间孕妈妈的身体毕竟与往常不同，性生活时应适当注意合适的体位及其他一些问题，若感到子宫变硬或腹部紧张不适，应立即停止性生活以免造成流产或早产的严重后果。

## 💗 性生活安全须知

性交前孕妈妈要排尽尿液、清洁外阴，丈夫也要清洁外生殖器。

选择不会压迫孕妈妈腹部的性交姿势。

丈夫动作轻柔不粗暴，不能压迫或撞击肚子，插入不宜过深，不要给子宫以直接的强烈刺激，频率不宜太快。

每次性交时间以不超过 10 分钟为度。性交结束后孕妈妈应立即排尿并洗净外阴，以防引起上行性泌尿系统感染和宫腔内感染。

孕期过性生活最好使用避孕套或做体外排精，总之，以精液不入阴道为好。这是因为，男性精液中的前列腺素被阴道黏膜吸收后，可促使怀孕后的子宫发生强烈的收缩，这不仅会引起孕妈妈腹痛，还易导致流产、早产。

如果孕妈妈自己不愿同房，丈夫绝不可勉强，性生活不仅仅是指性交本身，还包括性爱抚等许多形式。因此在怀孕期间，夫妻双方一定要在感情上互相支持，共同度过这一生中的特殊时期。

有的孕妇，我们会建议暂停性生活。关于这些特殊情况，我们在本书第 3 章 12 节里有详细的叙述。

## 💗 性生活合适的体位

孕中期性生活要注意姿势，避免压迫孕妈妈的腹部，具体可以采用下面这些体位：

**男方侧卧式**

男方侧卧，女方仰卧，同时将双腿搭在男方双腿上。这样可面对面做爱，而且使腹部免受压迫。此外，此种姿势还不影响性交前的爱抚。

**女方侧卧式**

女方侧躺，男方从后方进入她的身体，身体紧贴女方。这个姿势的优点在于不对女方腹部造成任何压力，对于孕期后阶段的妇女特别适用。男方还可亲密搂抱女方，爱抚她的乳房，亲吻她的肩膀、颈部和背部。

**男上女下式**（避免压迫女方腹部）

男方在上面，但应注意双手支撑，以免对女方腹部造成压迫，这种姿势可一直运用到腹部隆起过大为止。

### 女上男下式

孕中期性生活选择此种姿势比较理想，到了孕后期女方可改为女上式。

### 后入式

女方跪于床上，双腿尽可能分开，身体前倾，男方从后方进入女方身体。男方可爱抚女方背脊并控制抽插的深度。对于那些开始不能承受男子体重的女方来说，这个姿势比较合适，这可以保护腹部不会受到过强的冲击。

### 坐入式

女方面对面坐在男方双腿之上（适合腹部不太大的时期），双手支撑住自己，男方可以帮助女方上下移动，如果女方累了，可自己调节放慢节奏。由于此姿势男方阴茎插入较深，双方快感明显。当腹部变大时，女方可转过身体用坐姿后入式。

总的来说，前半期，女方姿势以仰卧、两腿屈曲或伸展分开为宜，这样可使男方提前射精，缩短性生活时间。后半期，由于孕妇腹部隆起，宜采用男女身同一侧侧卧，男方在后，阴茎从女方臀部插入阴道，这样阴茎进入阴道的长度减小，阴道及子宫所受到的刺激强度减弱。

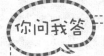

## 为什么孕中妻子疏远性行为？

生殖的功能不仅是生理机能，也是创造的行为，爱的象征。进入孕期的女人，以自己的整个身心去真切地体验神秘的生命孕育过程。她会把几乎全部的情感和精力都投入到腹中那个正在渐渐成熟的生命上。因而大多数女性有不同程度的移情现象，也就是不由自主地将情感由丈夫身上转移到孩子身上，以至对丈夫产生性疏远，使丈夫有被疏远、被忽视的感觉，久而久之影响了夫妻关系。

发生这种现象的原因主要有两个：一是孕期女人害怕与丈夫过性生活会伤害胎儿，因而努力克制自己的性兴奋；二是孕期女人害怕自己的形体引不起丈夫的性兴奋。

也有的孕期女人对性生活的疏远起因是自身以往的流产经历，或者是他人的流产经历。除非一个女人压根儿就没有打算要留住腹内胎儿，否则她是不可能不正视流产的可能性的。当对流产的恐惧压倒了性欲要求时，孕期女人便会尽量避免实际的性生活。当孕期女人避免性生活的动机或"苦衷"不能为其丈夫所理解时，她便可能渐渐地弱化性欲望，从而使夫妻的性生活更加不协调。

## 🩶 让孕妈妈更舒适的技巧

- 提醒准爸爸，性爱前多做些爱抚，尤其不要忘了对孕妈妈腹部的爱抚。
- 准备一些软垫，在采取不同体位的时候，有了它们会更方便。
- 选择在充足的睡眠之后做爱，比如清晨，充足的体力和精力是高潮的最好保证。

## 🩶 帮助孕中妻子正视性

作为丈夫一方面应该体谅妻子的行为，另一方面可以陪妻子去做产前检查，一起同医生谈一谈。

事实上，如果属于健康妊娠，性行为伤害胎儿的事件并不经常发生，性交和性高潮都不会造成问题。胎儿被羊水囊和羊水保护得很好，发达的子宫肌肉也能够保护胎儿，而宫颈黏液栓又封住了宫颈，使母体免受感染。如果性生活过后发觉胎儿活动增加了，也并不意味着他受到了骚扰、感觉不适或发生了危险。胎儿活动的增加和很多因素有关，如果担心，可以寻求医生的帮助。

面对妻子孕期的形体变化，丈夫要避免流露出失望的情绪，应多以欣赏的眼光和心态来看待，让妻子感觉到你认为她孕期的形体很美，至少觉得不难看，更不会反感，也不会因之而影响你对妻子的性兴趣。维护妻子的自尊心，会使她们有信心轻松自如地投入性生活，从而让夫妻关系更加和谐紧密。

**温馨提示**

### 孕期丈夫性爱体贴很重要

妊娠期是女性一生中的特殊阶段，如果丈夫能够做好自我调适，温柔有耐心地体谅妻子所承受的压力和疼痛，在孕期性生活时注意以下几方面，一定会获得妻子的感激，从而让家庭生活更幸福。

- 采用不同的触摸方式，如抚摸妻子的腹部，一起体验胎动的喜悦；
- 享受性生活时，尽可能不要将身体的重量压在妻子的腹部和乳房上；
- 多利用枕头让妻子舒服，同时尽可能与妻子的身体曲线保持垂直；
- 享受性生活时，可多花些时间尝试找出最舒服的方法；
- 如果妻子没有性欲时，勿强迫妻子；
- 体贴妻子怀孕时所产生的心理及生理上的不舒服，理解妻子的拒绝。

## ⑥ 旅行, 也需劳逸结合

　　放寒假了, 学校组织去海南旅游, 周围的同事都在兴高采烈地议论学校的安排, 只有她闷闷不乐。见她如此, 李梅安慰道:"去不了海南也没关系, 可以让你老公陪你在附近度假村走走。"她仍然愁眉不展:"这样可以吗? 会不会出现什么问题呀?"李梅笑道:"不用那么紧张。孕妇虽然不适合远途旅行, 但孕中期就近出游也是可以的, 还有助于胎教呢。"听李梅这一说, 她的心情好了许多。

### ♥ 最佳旅行时间在孕中期

　　怀孕 4~6 个月时, 孕妈妈已大致能习惯怀孕的生活了, 宝宝的成长亦逐渐稳定了。此时剧烈的妊娠反应已经过去, 孕妈妈具有一定的对旅游辛劳的承受能力和愉悦的心境。在行动上, 既不似孕初期必须有所顾忌, 而沉重的大腹便便与腿脚肿胀尚未出现。孕妈妈如果有旅行计划的话安排在此时 ( 怀孕 4~6 个月 ) 会是比较好的选择。( 注意事项见第 124 ~ 126 页。)

#### 你问我答

**旅行对孕妇是否会产生不良影响?**

　　这视孕妇状况而定。当孕妇身体发生问题时, 恐怕将带来不良的结果, 还是要好好地跟医生商量、讨论。即使是可以旅行, 为了绝对安全起见, 在旅行之前, 也应先做好周全的旅行计划, 不要让孕妇及胎儿太劳累。尽量选择风和日丽的天气, 去离家不远、绿草如茵、空气新鲜清洁的大自然旅行, 避免人多、复杂的地方, 这样不但能让孕妇舒散身心, 同时陪同的丈夫也不至于太过麻烦、疲惫。

到了怀孕后期，由于濒临生产时刻，搭飞机、运动量大、太劳累，都可能导致早产。为了安全，大部分时间都必须待在家里，顶多偶尔动动身子外出一下换换环境。等到宝宝生下来后，晋升为新妈妈的你又得每天忙碌地照顾宝宝，就更难得有空暇了。孕中期是可以安排短途旅行的，但是最好不要进行漫长的旅行。

## ♥ 孕期旅行不要过分疲劳

只要你身体健康，宝宝发育正常，那么孕中期来一段放松愉悦的旅行是一个不错的选择，要知道，宝宝出生以后，有一段时间，你可能会忙于照顾他而没有那么多时间去考虑这个叫作"度假"的词。

那么什么样的旅行方案是最适合孕妇的呢? 跟没怀孕时相比，那些通过多次转机、转车去到旅游资源配套不成熟的地方不是一个好的选择。交通不便会增加旅途的劳累，另外万一在这过程中身体有不适，就医也十分不便，存在不小的风险。比如，有些地方，你得飞 3 个小时，然后还得坐一夜长途大巴才能到，那么这种地方就以后再去吧。因此，我建议大家选一些比较容易到达的地方，住条件好一些的酒店，整个旅行的节奏也不要安排得过于紧凑，尽量不吃没见过的野味猛禽，更不要生食海鲜类食物。即便原来你就是一位资深驴友，那么在怀孕期间旅行也需要考虑一定的风险，把原来的强度和习惯往有利于胎儿的方面调整一下。至于说能不能够长时间坐飞机或者坐车，这个要因人而异，如果你确实没有不适感，偶尔坐一下也问题不大;如果你原来就有下肢水肿、头晕等症状，那么建议尽量选择短途旅行。任何方案都要以你的身体可承受为考量，做好风险评估，选择适合自己的方式最重要。

**温馨提示**

### 孕妇旅行地点要确保方便就医

高山、河边等野外旅游地点不适合孕妇前往。孕妇肚子膨大，在这些地点行走会增加困难度。而且，这些地点多半离市区较远，若有突发状况也难以马上就医。

孕妇旅游应以地势平坦、交通便利、医疗条件方便的地方为主，并且要做定点旅游，而不是到处走马看花。如此既能省去舟车劳顿之苦，若有突发状况也能马上就医，像逛名胜古迹、博物馆、美术馆或是平原风景区都相当适合孕妇。

另外，国内旅游又较国外旅游来得方便。不论是医疗、语言、交通都不受限，若真有突发状况发生，也能得到及时处理。

# ⑦ 警惕孕期阑尾炎

近来，她的小腹侧面老是隐隐地有些疼，李茜听说了，忙让她去医院做个检查。检查后，李茜长舒了一口气，说："是孕期子宫膨胀导致的腹部疼痛，注意休息应该就好了。"她看到李茜那副样子，奇怪地问道："你怎么看到检查结果这样轻松呀？"李茜说："能不轻松吗？之前还担心你会不会是孕期阑尾炎呢！""什么是孕期阑尾炎呀？""这个呀，你就不需要知道啦。"李茜卖起了关子。

妊娠期间阑尾炎发生率为 0.1%~0.3%，其中有三分之一的孕妇有慢性阑尾炎病史。怀孕后，女性的身体会发生很多变化，这种变化正是急性阑尾炎的诱因。因此，对急性阑尾炎要提高警惕，下面来认识一下，什么样的腹痛有可能是急性阑尾炎。

有一部分孕妇在怀孕 3~4 个月时，由于子宫胀大而有小腹胀痛，可是按压腹部没有痛感，这并不是病态。如果孕妇出现右下或右侧腹痛且持续不缓解，有时难以忍受；同时伴有恶心呕吐、发热等症状；再加上按压右侧腹有明显疼痛，腹肌也较硬，则是急性阑尾炎的征象，应立即去医院检查。

## ♥ 孕期急性阑尾炎有三大特点

特点一，容易误诊。怀孕后期发生阑尾炎，会由于腹部隆起，造成腹部压痛点不明显，腹肌紧张不典型，容易被误诊。

特点二，阑尾穿孔及坏死率较高。妊娠期间孕妇盆腔器官充血，阑尾炎症发展迅速，故阑尾穿孔及坏死率较高。

特点三，炎症容易扩散。孕妇患了阑尾炎后炎症容易扩散，从而致使胎儿缺氧，同时会引起子宫收缩，造成早产或流产。

## 💜 要接受手术治疗

无论孕期哪个阶段，急性阑尾炎一旦确诊，都需要接受手术治疗，把阑尾切除，因为随着怀孕月数的增加，疼痛会逐渐上升，导致身体其他部位如盆腔或子宫发生感染，孕妈妈出现高热，对孕妈妈和宝宝造成更多的不利影响。

孕早期（1~12周）：手术治疗急性阑尾炎对子宫干扰小，对继续怀孕影响小，所以一旦确诊合并急性阑尾炎，不论其临床表现轻重，孕妈妈均应手术治疗。若待孕中晚期阑尾炎复发时再手术，既增加手术难度，对母子的危害也比较大。

孕中期（13~28周）：胎儿已经比较稳定，手术对子宫干扰不大，不易流产，可继续怀孕。如果孕妈妈合并急性阑尾炎，在静脉给予大剂量青霉素或氨苄青霉素防止炎症扩散的同时，应尽快接受手术治疗。其中孕4~6个月是手术切除阑尾的较佳时机。

孕晚期（28~36周）：急性阑尾炎手术治疗时，虽然有因手术刺激引起早产的可能，但此时因为绝大多数宝宝发育已接近成熟，故手术对宝宝的存活及孕妈妈的影响也不大。如果妊娠已近预产期，可以选择腹膜外剖宫产手术和阑尾切除手术一起进行。

## 💜 预防孕期急性阑尾炎

孕期注意休息，保持心情愉快，做好孕期保健的同时，注意适当进食蔬菜、水果，并辅以适量的运动，有助于改善肠道运动，减少腹胀，改善血液循环，可预防孕期阑尾炎的发生。孕妈妈需要注意的是，为了避免孕期急性阑尾炎手术，患了慢性阑尾炎的孕妈妈，最好在怀孕前就做手术。

温馨提示

如果妊娠期有持续腹疼、恶心、呕吐、发热等，就要及时去医院就诊。孕妇肚子疼，除了可能是流产、早产的征兆之外，也有可能是一些内、外科急症所造成的，急性阑尾炎是最常见的外科急症之一。如果孕妇出现右下或侧腹痛且持续不缓解，甚至难以忍受，同时伴有恶心呕吐、发热等，再加上按压右侧腹有明显疼痛，腹肌也较硬，则是急性阑尾炎的征象，应立即去医院检查确诊。

# 8 胎动: 宝宝健康的晴雨表

自从第一次感觉到胎动，她就对每一次胎动充满期待，那种感觉真是既奇妙又幸福，却难以用语言表述。晚饭后，她又是一脸的陶醉，老公知道一定是宝宝又动了，赶紧问："老婆，宝宝动是什么感觉呢？"她满脸柔和地笑着，一声不吭。老公有点儿嫉妒了，说："等宝宝生出来后，我要每天带他踢足球，到时他就只跟我亲不跟你亲了。"

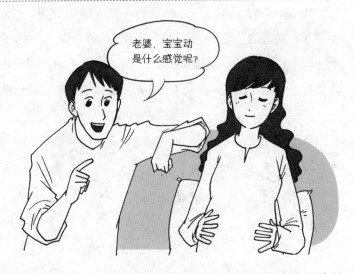

胎动是什么呢？胎动对孕妈妈和宝宝又意味着什么呢？

胎动是胎儿在孕妈妈子宫内的活动，是胎儿在子宫内做伸手、踢腿、冲击子宫壁等活动。胎动现象其实早在孕妈妈有感觉以前就已经发生了，根据学者的研究，胎儿在妊娠8周以后，至少13分钟就会有一次胎动，只是孕妈妈感觉不到而已。怀孕满4个月后，即从第5个月开始母体可明显感到胎儿的活动，孕妈妈一般第一胎大约在18~20周，第二胎大约在16~18周会开始感到胎动，夜间尤其明显。胎动的次数多少、快慢强弱等都预示着胎儿的安危。

## 💜 孕16~20周胎动特点

孕16~20周是刚刚开始能够感知到胎动的时期。这个时候胎动是很轻微的，因为宝宝的运动量不是很大，动作也不激烈，没有经验的孕妈妈常常会把它忽略。如果孕妈妈有感觉的话，通常觉得这个时候的胎动像鱼轻柔地游过，又似乎感觉像肚皮突然被电到了，或者跟胀气、肠胃蠕动感觉有点儿像，有的孕妈妈还会以为是肚子饿了。此时胎动的位置主要在下腹中央，比较靠近肚脐眼。

## 💗 胎动是有规律的

正常情况下，一天之中，胎动在上午 8~12 点比较频繁，下午 2~3 点时最少，下午 6 点以后就开始逐渐增多，到了晚上 8~11 时最活跃。胎动是胎儿在妈妈子宫内成长的现象，也是宝宝健康的重要指标。孕妈妈在十月怀胎期间，除了定时到医院做产检之外，平常的日子里，也要随时注意宝宝的健康，孕妈妈可以通过胎动的测量来评估宝宝的健康状况。胎动的多寡，可以告诉孕妈妈腹中宝宝的安危。

## 💗 胎动的频率因人而异

随着宝宝长大，胎动会越发明显和密集。怀孕至 29~38 周为胎动最为频繁的时期，28~32 周时达高峰，至 38 周后接近足月时又逐渐减少。胎动的强弱及频率，因个体的不同而有很大的差异，有的 12 小时多达 100 次以上，有的则 30~40 次。若 12 小时内，胎动少于 30 次或 1 小时内胎动少于 3 次，则表示胎儿可能有缺氧的情形，孕妈妈最好到医院做详细检查。但有时在发生缺氧时，胎动有可能是过于频繁，接着才是变少的情形。

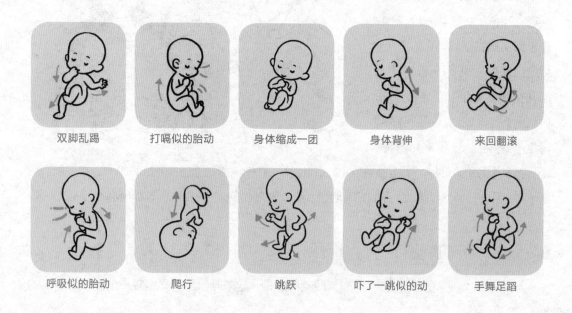

双脚乱踢　　　打嗝似的胎动　　　身体缩成一团　　　身体背伸　　　来回翻滚

呼吸似的胎动　　　爬行　　　跳跃　　　吓了一跳似的动　　　手舞足蹈

## 哪些情形比较容易感觉到胎动?

● 夜晚睡觉前。一般宝宝在晚上是动得最多的,一方面比较有精神;另一方面,孕妈妈通常在这个时间能静下心来感受宝宝的胎动,所以会觉得动得特别多。

● 吃饭以后。吃饭以后,孕妈妈体内血糖含量增加,宝宝也"吃饱喝足"有力气了,所以胎动会变得比饭前要较频繁一些。

● 洗澡的时候。可能是因为在洗澡时孕妈妈会觉得比较放松,这种情绪会传达给宝宝,他就比较有精神。

● 对着肚子说话的时候。准爸爸和准妈妈们在和宝宝交流的时候,宝宝会有回应,并用胎动的方式表达自己的感觉。

● 听音乐的时候。受到音乐的刺激,宝宝会变得喜欢动,这也是传达情绪的一种方法。

## 胎动时而多,时而少,会不会有问题啊?

胎动的个体差异大,而且孕妇的运动、姿势、情绪以及强声、强光和触摸腹部等,都可引起胎动的变化。只要胎动有规律,有节奏,变化不大,即证明胎儿发育是正常的。如果是突然感觉胎动不正常,如胎动突然停止、胎动突然明显频繁或伴随其他异常表现,就要及时看医生。

温馨提示

## 胎动的次数多少、快慢强弱等预示着胎儿的安危

胎动有规律,有节奏,变化不大,即证明胎儿发育是正常的。胎动正常,表示胎盘功能良好,输送给胎儿的氧气充足,胎儿在子宫内生长发育健全,很愉快地活动着。胎动频率减少或停止,可能表示胎儿在子宫内有慢性胎儿窘迫的情况,如缺氧等因素,应该紧急处理。如果胎动减少是发生在先前胎动正常的胎儿身上,则可能反映出胎盘功能有障碍,或显示胎儿健康状况有不良的变化,应尽快到医院检查。尤其在这些情形下:12小时无胎动,或一天胎动少于10次,或与前一天相比较胎动减少一半以上,则更应小心处理。如果不予理会,则有可能会胎死腹中。胎动的次数并非恒定不变,孕妇的运动、姿势、情绪以及强声、强光和触摸腹部等,都可引起胎动的变化。

# 9 胎教方案: 对宝宝进行运动刺激

这天晚饭后, 婆婆从房里拿出一个笔记本, 提议要召开家庭会议。他不解地说: "妈, 咱家就这几个人, 开什么会呀, 有话你就快说吧。"婆婆打开笔记本, 认真地说: "你老婆怀孕5个月了吧, 胎教也要跟上。"她一听, 立刻点头: "嗯, 妈妈说得很对, 我们确实要注意一点儿。"婆婆满意地点点头, 说: "我今天啊, 特意找人咨询了运动胎教的做法, 还记在本子上了, 大家仔细看看啊。"

婆婆本子上记的是什么呢? 我们一起来看看吧。

当宝宝5个月时, 神经系统迅速发育, 四肢已具备运动的能力, 对触觉与力量的感知很敏感。这时的胎教方案就可以在之前抚摸胎教的基础上增加触觉与动作协调训练, 对宝宝进行运动刺激。通过与宝宝的触摸沟通、建立宝宝反射性的躯体蠕动, 促进其大脑功能的协调发育, 增强宝宝出生后动作的灵活性与协调性。

关于运动胎教的具体实施办法, 有踢肚游戏法和触压拍打法两种。

## ♥ 踢肚游戏法

**具体步骤:** ①轻轻抚摸腹部, 与胎儿沟通一下信息。②当胎儿用小手或小脚给以"回敬"时, 则轻轻拍打被踢或被推的部位, 等待胎儿再一次踢打母亲的腹部。③一般等1~2分钟后胎儿会再踢, 这时再轻拍几下, 接着停下来, 如果你拍的位置变了, 胎儿会向你改变的位置再踢, 要注意改拍位置离原胎动的位置不要太远, 游戏时间也不宜过长, 一般每次5~10分钟即可。

**注意事项:** 这种游戏最好在晚上临睡前进行, 此时宝宝的活动最多, 但时间不宜过长,一般每次不要超过 10 分钟，以免引起宝宝过于兴奋，导致孕妈妈久久都不能安然入睡。准爸爸的参与尤其重要。

## 💙触压拍打法

**具体步骤：**①孕妈妈平卧，放松腹部，先用手在腹部从上至下、从左至右来回抚摸，并用手指轻轻按下再抬起。②轻轻地做一些按压和拍打的动作，给胎宝宝以触觉的刺激。

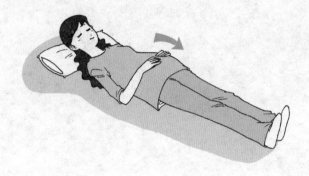

刚开始时，胎宝宝不会做出反应，孕妈妈不要灰心，一定要坚持长久地、有规律地去做。一般需要几个星期的时间，胎宝宝会有所反应，如身体轻轻蠕动、手脚转动等。

**注意事项：**开始时每次 3 分钟，等胎宝宝做出反应后，每次 5~10 分钟。在按压拍打胎宝宝时，动作一定要轻柔，孕妈妈还应随时注意胎宝宝的反应，如果感觉到宝宝用力挣扎或蹬腿，表明他不喜欢，应立即停止。

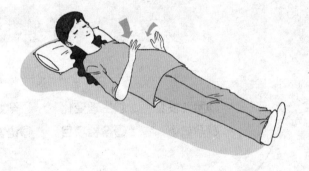

**温馨提示**

### 运动胎教要动作柔、时间短

夫妇双方都可对胎儿进行动觉、触觉训练，但手法要轻柔，与胎儿在宫内的活动相呼应、相配合，循序渐进，不可操之过急，每次时间最多不宜超过 10 分钟，否则将适得其反。另外，如果能配合音乐和对话等方法效果更佳。胎儿出现踢蹬不安时，要暂停进行。

# 第8章　妊娠21~24周

关键词

◎胎儿发育　　◎生理变化　　◎孕妇穿着　　◎孕期不适

◎孕妇粥　　　◎孕检项目　　◎语言胎教

# ① 胎儿的发育情况

摸着老婆的肚子，他有点儿愤愤不平起来，幽幽地说道："宝宝在你的肚子里一待就是10个月，所以跟你有着天然的联系。而我这个做爸爸的，却只能通过你才能联系到他……"老婆"扑哧"一声笑了起来，调侃道："哟，还吃醋呢。那你可要好好对我这个联系人才行，不然……哼……"他马上端起身边的牛奶递过去，笑道："是呀，你现在可不是一般人呢！"

我们先来看看，这个月宝宝又会有哪些变化。

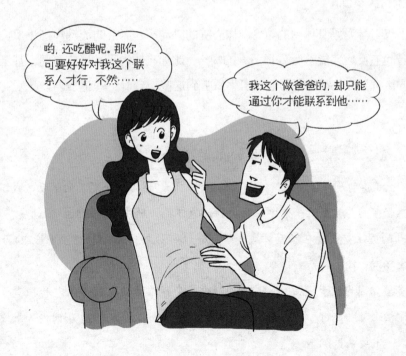

## 💜 神经和骨骼系统进一步成熟

B超检查时可以看到宝宝头盖骨、脊椎、肋骨以及四肢的骨骼已经相当结实，宝宝的运动更加准确熟练。有时会吮吸手指，有时会弯曲手臂和胳膊，有时还会抬头和低头，小手会有力地抓住可以抓住的物体，比如脐带。这时羊水增多，宝宝可以非常自由地变换位置，胎动也更加频繁了。

## 💜 内脏器官日渐发达

宝宝身体各部位比例越加适当，皮肤分出表皮层和真皮层，不再完全透明。头发变浓，眉毛和睫毛开始生长。胃肠会吸收羊水，肾脏能排泄尿液，脾脏、胰腺也在稳步发育。大脑皮质出现沟回。内脏器官的功能逐步加强。宝宝肺部的组织及血管正在发育当中，为他的呼吸做准备。肺是宝宝最后发育完善的器官，此时离肺部完全发育还要再等几个月。因此早产儿（在37周之前出生）常常会出现呼吸困难。如果宝宝在这一周就出生了，在严密的医疗护理下，仍有一定机会存活下来，但是出现严重并发症的风险会非常高。

## 💜 听力继续加强

宝宝不仅对孕妈妈身体内的声音，像心脏的跳动声、血液的流动声产生反应，对周围环境的声音也有反应，能够听到很多大的噪声，比如狗叫、吸尘器的轰鸣，甚至可能分辨爸爸妈妈的声音。这些都能帮助他在出生后听到这些声音时迅速适应。

### 温馨提示　胎动的关注重点

胎动是评估胎儿健康与否的方法之一，但是每个胎儿的活动方式不同，每个孕妇感受不同，甚至同一个孕妇每次妊娠也不同，胎儿有的活跃，有的安静。这时，要把胎动的关注重点放在胎动方式是否有剧烈变化上，而不是12小时或24小时内感受到几次胎动。

很多孕妇因为过于关注12或24小时内感受到的胎动次数而焦虑和担心。其实胎动与往常相比变化如何，应该是孕妇更加注意的问题，尤其是24小时内如果没有感觉到胎动，一定要去医院。

## ② 准妈妈的生理变化

她一天天变得肥胖起来了，尤其是腹部，高高耸起。因为身体的变化，她走路时也不得不往后仰着，这样一来腰背部可就吃不消了。这不，一回家，她就倒在沙发上轻声呻吟着。看妻子这么辛苦，他心疼得不行，柔声说："老婆，辛苦啦!"老婆没理他，婆婆接过话茬："愣着干吗，快去给你老婆倒杯水呀。这辛苦的日子还有好几个月呢，你得多体贴点儿。"他忙点头称是。

她的体验也正是许多孕妈妈的体验，6个月时身体还在继续变化着，具体有以下这些方面。

### ♥ 腹部突出重心前移，腰背疼痛

这一时期孕妈妈随着子宫的增大，身体重心也发生了变化，为了保持平衡，孕妈妈不得不挺起腹部走路。这不仅会使背部和腰部肌肉紧张程度加重而导致疼痛，而且还会使孕妈妈行动变得迟缓和笨重。因此孕妈妈弯身向前或上下楼梯时，应特别注意安全。

另外，由于孕激素的作用，孕妈妈的手指、脚趾和全身关节韧带

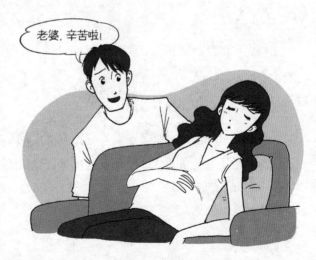

老婆，辛苦啦!

变得松弛，这些都是正常现象，分娩后会自行消失。

## 体重增加，呼吸急促，容易疲劳

这个阶段孕妈妈的体重迅速增加，变大凸出的腹部和增加的体重让孕妈妈非常容易感到疲倦。而且日益增大的子宫会压迫肺部，妨碍血液循环，孕妈妈的呼吸会变得粗重急促起来，特别是上楼梯的时候，走不了几级台阶就会气喘吁吁。在随后的几个月里，子宫会继续增大，这种状况也会更加明显。

## 头发变多了

头发也是属于皮肤组织的一部分，因此就像皮肤一般，也会受到孕激素的影响而产生变化。孕激素有保护头发的作用，因此孕妈妈洗头发或梳头的时候，可能会觉得头发掉得好像没有以前那么厉害了，这可能是孕妈妈怀孕时喜欢见到的变化之一。不过，尽管怀孕时掉发的现象明显地减少，但产后 2~4 个月内，掉发量会有明显的增加。如果是亲自哺乳，掉发的时间会持续得更长。但产后大约 1 年，头发又会慢慢恢复到正常状态。

手指甲与脚趾甲也像皮肤与头发一样，在怀孕的时候，也会或多或少地发生一些变化。这些变化可能是孕妈妈喜欢见到的，也可能是孕妈妈不乐意看到的。一般情况下，孕激素会刺激指（趾）甲生长的速度，然而新生的指（趾）甲会比较软，因此指（趾）甲断裂的概率要比平常高。不过，也有些孕妈妈表示，她们感觉指（趾）甲比平时还要硬一些。

## 子宫大小

孕妈妈腹部前凸明显，子宫底高达 18~21 厘米（约平脐高或脐上 1 指）。

## 孕期理想的体重增加

先根据公式 BMI= 体重（千克）/ 身高（米）的平方计算出 BMI（即身体质量指数，是目前国际上常用的衡量人体胖瘦程度以及是否健康的一个标准），然后再参考下表。

| 孕前体重 | 孕期的理想体重增加 | | | |
|---|---|---|---|---|
| | 1～3个月 | 4～6个月 | 7～9个月 | 总计 |
| 正常BMI（18.5~23.9） | 1~2千克 | 5千克 | 5~6千克 | 11~13千克 |
| 偏低BMI（18.5以下） | 2~3千克 | 6千克 | 6~7千克 | 14~16千克 |
| 偏高BMI（23.9以上） | 1千克 | 3千克 | 3千克 | 7千克 |

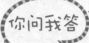

### 孕期体重增加多少较好？

　　一定范围的体重增加对胎儿的健康是很重要的。但是，体重的增加并不是越多越好，过度的体重增加会导致胎儿过大，造成难产，对胎儿和母亲都是有害的。根据孕前体重的不同，增加的体重量也会有所不同。

### 注意身体姿势，缓解腰腿疼痛

　　怀孕后，随着子宫的增大，孕妈妈肚子也一天天增大，给生活、出行带来很多不便。保持良好的坐、卧、行、提物姿势可以减轻疲劳，减轻腰腿痛。

　　坐：无论是坐在椅子上还是坐在地上，都要保持背挺直，腰身尽量保持自然幅度。坐椅子时，背紧贴靠背，椅子的靠背可以支撑腰背部，也可以放一个小靠垫在腰背部，双腿不要交叉，将两脚放在小凳子上，有利于血液循环。坐在地上盘腿而坐，可以减轻腰背肌疼痛。

　　站：两腿平行自然分开，可以减轻疲劳。注意不要长时间站立。

　　卧：由于子宫的增大，孕妈妈睡眠的姿势一般是左侧卧位。左侧卧位有利于血液循环，可用软垫将腿抬高，全身放松。起床时要从躺卧位置经过一连串动作慢慢起床。首先将身体翻向一侧，然后用手肘支撑上半身的重量，再靠双手支撑坐起，伸直背部，最后慢慢将双脚落地站立起来。

　　行：稍挺胸、直背、抬头，保持全身平衡，稳步行走，体现出准妈妈骄傲的姿势。

　　提物：蹲下并保持背部平直，用腿部的力量来提起物品，绝不能直立弯下腰拿物品。

　　不要总是保持同一个姿势，要不时改变姿势，活动四肢，以解除疲劳。另外，适当做做运动，比如散步、游泳等也有利于减轻疲劳，减轻腰腿痛。

# ③ 准妈妈的产检

又到了产检的时间。这一次产检除常规检查之外，医生让她复查血和尿常规，并增加葡萄糖耐量试验。她很疑惑，问道："老公，这几项检查有什么意义呢？""不知道呀，我们问问医生吧。"

我们也跟着小夫妻俩一起来了解一下吧。

## 血常规复查

孕中期孕妈妈血容量和血红蛋白增加，容易导致贫血，血常规复查项目包括血红蛋白、血小板、白细胞等。血红蛋白检查主要作用在于判断孕妈妈是否贫血，血红蛋白正常值是100~160g/L，小于100g/L就说明孕妈妈贫血了。轻度贫血对孕妇及分娩的影响不大，重度贫血可引起早产、低体重儿等不良后果。

白细胞在机体内起着消

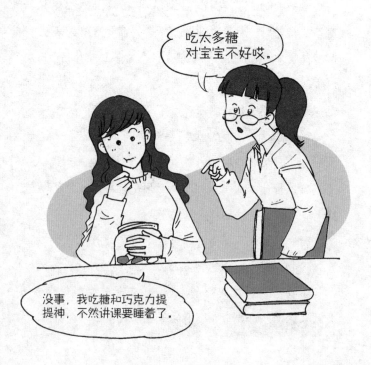

吃太多糖对宝宝不好哎。

没事，我吃糖和巧克力提提神，不然讲课要睡着了。

灭病原体、保卫健康的作用，正常值是 $4\sim10\times10^9/L$，超过这个范围说明有感染的可能，但孕期可以轻度升高。

血小板在止血过程中起重要作用，正常值为 $100\sim300\times10^{12}/L$，如果血小板低于 $100\times10^{12}/L$，则会影响准妈妈的的凝血功能。

## 尿常规检查

尿常规检查项目有尿液中蛋白、糖及酮体，镜检红细胞和白细胞等。可以帮助了解孕妈妈尿液中有无蛋白、糖及尿比重和有无泌尿系统及其他系统的疾患。

正常情况下，上述指标均应为阴性。如果蛋白阳性，提示有妊娠高血压、肾脏疾病的可能。尿蛋白偏高可能肾功能不良，要检查是否有肾脏病。若伴有高血压则为子痫前症。如果糖或酮体阳性，说明有糖尿病的可能，需进一步检查。如果发现有红细胞和白细胞，则提示有尿路感染的可能，需引起重视，如伴有尿频、尿急等症状，需及时治疗。

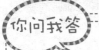

### 为什么很多检查项目要反复进行？

从第一次产检开始，之前提到的多项常规检查，如血常规、尿常规等，医生会要求反复检查，主要目的就是对孕妈妈的身体状态进行持续的观察，进而发现潜在问题。比如怀孕期间出现血压的异常，或是宫高腹围的增长较孕期正常值快，这些都是很容易被忽略的细节。但是医生们通过反复进行多项检查项目，能够时发现隐藏的问题和异常情况，从而保证孕妈妈孕期安全，这也是每隔一段时间就要到医院产检的原因。

也许很多次的检查上面都写着——一切正常，但请不要放松警惕，很多妊娠期的严重疾病，都是孕前非常健康的妇女在怀孕到一定阶段时才出现的。从医生的角度而言，妊娠实际上是非常艰辛的过程，在这个过程中危险无处不在。

每一位孕妈妈都要清楚地认识到这一点：无论多么小的概率，如果降临在自己的身上，那么就是100%了。所以提醒孕妈妈每一次产检尽可能按医生要求做。

## 葡萄糖耐量试验

葡萄糖耐量试验是一种妊娠糖尿病诊断检查，是通过抽血化验来检测孕妈妈是否患有妊娠期糖尿病的方法，医生一般安排在 24~28 周进行。在做这项检查之前有的医院会先安排糖筛，如糖筛结果正常就不做葡萄糖耐量试验了，有的医院则不做糖筛，直接做葡萄糖耐糖量试验。

糖筛是糖尿病筛查的简称，即将 50 克葡萄糖溶于 200ml 的水中，口服 1 小时后抽血检测血浆血糖值，服用前要空腹 12 小时。筛查结果 <7.8mmol/L 即属正常；筛查结果 ≥7.8mmol/L，则进行葡萄糖耐糖量试验，进一步查验。葡萄糖耐糖量试验不同医院选用的标准不同，有 75 克的，也有 83 克的，不过 75 克葡萄糖耐量试验是国际通用标准，所以更为常见。

75 克葡萄糖耐量试验是在检查前 1 天晚餐后禁食 8 小时以上，检查当天早晨先空腹抽血，然后 5 分钟内喝下 300ml 含 75g 葡萄糖的糖水，静坐 1 小时后抽血 1 次，2 小时后再抽血 1 次，测定血浆葡萄糖水平。任何一点血糖值达到或超过下列表中标准值，即代表孕妈妈有妊娠糖期尿病。

| 75gOGTT诊断参考值 | 空腹 | 服糖后1小时 | 服糖后2小时 |
| --- | --- | --- | --- |
| | <5.1mmol/L | <10.0 mmol/L | <8.5mmol/L |

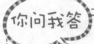

**你问我答**

**我怀孕24周了，医生让我做糖尿病筛查，但是我们家族没有糖尿病史，请问我必须做这个吗？**

妊娠糖尿病对母婴影响很大，容易引起妊娠并发症，使胎儿、宫内发育迟缓，甚至导致畸形，还会增加巨大儿发生率导致难产，但患上妊娠糖尿病并没有明显症状，还有可能空腹血糖正常，所以为了早发现早治疗，尽量降低不良影响，产前检查时不可轻易放弃糖尿病筛查。

**温馨提示**　孕期糖尿病危害很大，如果产检时经葡萄糖耐量试验证实为孕期糖尿病，孕妈妈需调整生活方式，通过增加运动量和饮食控制来达到维持血糖正常水平的目的，其中饮食控制方法见本章第7节内容。妊娠期血糖控制的满意标准为：空腹血糖 3.3~5.3mmol/L；餐前 30 分钟：3.3~5.3mmol/L；餐后 2 小时：4.4~6.7mmol/L；夜间：4.4~6.7mmol/L。大多数孕妈妈经饮食控制和生活方式调整就可使血糖达标，如不能达标应在医生指导下应用胰岛素，以免病情危及胎儿健康。

# ④ 孕中期可能出现的不适

近来，她饭后总感觉不舒服，不知道是什么原因，有些担心。产检的时候赶紧咨询了医生："医生，为什么我咽喉部总有烧灼感呢? 会不会宝宝……"医生微微一笑，说："放心，这是孕中期常见的消化问题，根本不必担心。其实，孕中期的不适远远不止这些呢! ""啊，还有什么? 您提前跟我说一下吧，省得我到时担心受怕的。"

医生给她介绍了许多孕中期可能遇到的不适及应对办法，我们也一起来了解一下吧。

## ♥ 消化不良

怀孕14周后子宫迅速增大，对内脏造成挤压，尤其是肠胃受到影响，因而有些孕妈妈会感觉自己的肠胃功能好像变差了。吃了东西不能消化，而且还常常泛酸，酸性黏液从胃返回食道，导致咽喉部及食道胸段烧心，非常不舒服。而随着孕期增加，宝宝逐渐长大，孕妈妈还会发现肠胃道的烧灼感或消化不良会进一步加剧，消

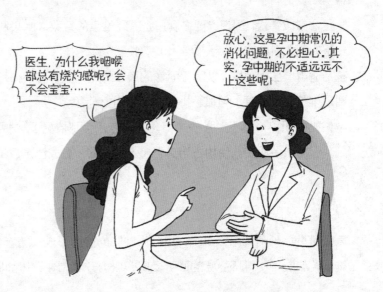

化功能比正常情况下减缓了二分之一。这是由于孕激素作用于胃瓣膜，使其更加松弛，从而使得食物更易于从胃里返流到食道，因而进一步加重了烧心症状。

对此孕妈妈有什么办法可以应对呢？当出现烧心时，孕妈妈不要躺着，可以站立或从床上坐起来，通过改变身体姿势借助重力帮助消化系统运动，还可以轻轻以顺时针方向按摩胃部，帮助肠胃运动。而细嚼慢咽和少量多餐都可以减轻肠胃负担，从而帮助胃更有效地消化食物。另外，孕妈妈应避免食用辛辣食物和油腻食物以免加重烧心。需要提醒的是，如果孕妈妈消化问题严重，烧心长期存在，需要请医生检查，在医生指导下服用一些安全药物。

减轻消化问题有以下四个预防办法：

第一，要细嚼慢咽，这更利于食物有效地消化。

第二，少量多餐比一餐进大量的食物有好处。

第三，避免食用加重烧心的食物，常见的如碳酸饮料（苏打水）、豆类、大红肠、柑橘、辛辣食物和油脂类食物等。

第四，避免进餐时大量喝水。另外，对许多孕妈妈来说，餐前少量吃些酸乳酪有助于减轻烧心。

## ♥ 便秘

怀孕以后，由于肠蠕动减少，饮食习惯的改变和运动量的减少，孕妈妈常常会发生便秘。便秘，能使整个消化系统功能受阻。孕妈妈一定要注意日常饮食，预防便秘的发生。

预防便秘的四个主要方法如下：

一是注意改善饮食习惯，要多食用含有纤维素的蔬菜、水果和全谷物。

二是饮用大量的水，每天喝 8~10 杯水。

三是适当增加活动量，以医生允许的最小的运动量，有规律地锻炼，每天快走半小时。

四是维持定期排便的习惯，排便时不要用力过猛。

孕妈妈的便秘一般不主张使用泻药，只有在个别情况下，才可以在医生的指导下使用缓泻剂。因为很多通便药使用不当会引起子宫收缩，造成流产或早产。

## ♥ 痔疮

痔疮是肛门处葡萄串样组织，由肛周肿胀的静脉形成。随着孕周的增加，增大的子宫会压迫下腔静脉，使得痔静脉的回流受阻，压力升高，导致痔静脉曲张，出现痔疮。而便秘更会加剧痔疮的症状，有时还会造成痔疮出血。痔疮有时发生在肛门内，有时发生在肛门外（外痔），会有瘙痒、出血、疼痛难忍等症状，致使难以坐下或行走。妊娠期盆腔血流增加，更常见出血痔。

为了缓解痔疮症状，孕妈妈应该多吃含纤维素的蔬菜和水果，饮足够的水，避免吃辛辣的食物。出现痔疮以后，应尽量避免便秘的发生。一旦发生，应及时处理。多数痔疮在分娩以后会自行消失，或症状明显减轻。

冰敷、磁疗或坐浴可以减轻痔疮症状，把一个盛有热水的专用浅盆安全放置在坐便器上，臀部浸泡在热水中。肛周用专用垫圈保护可以暂时缓解疼痛，但可能会加重肛门部位的压力。发生痔疮不能自行使用缓泻剂或矿物油，一些软化大便的药物、药膏或栓剂要在医生指导下使用。

## 静脉曲张

大约 40% 的孕妈妈孕期会发生静脉曲张，所以尽管很多孕妈妈都担心妊娠纹，但实际上，沿小腿出现的隆起的蓝色蚯蚓状纹比妊娠纹更需要担心，因为这是静脉曲张的表现。虽然根据研究，孕期静脉曲张并不会造成孕妈妈及宝宝全身性循环系统的障碍或凝血，但静脉曲张可能导致瘙痒和破损或者留下疤痕，而且在非常罕见的情况之下，如果有下肢静脉压痛、发热、红肿等剧增的情况，也就是下肢血栓性静脉炎或深部静脉栓塞，有可能导致下肢静脉的血栓流至肺部，造成肺部静脉栓塞，从而引起孕妈妈发烧、心跳加速、呼吸困难等情形，在这种情况下孕妈妈需要迅速就医。

孕期之所以容易出现静脉曲张是由于妊娠期血容量增加，加上子宫的重量影响了下半身的血液循环。当静脉壁过度牵拉，瓣膜不能关闭引起局部血液积聚，就出现静脉曲张。因此，腿是最常见静脉曲张的部位，其他如踝部及外阴部也会出现，像出血痔实际上是直肠部位静脉曲张。体重超重或者一天中大部分时间保持相同的坐着或站立姿势的孕妈妈，容易发生静脉曲张。同时，静脉曲张有遗传性，如果母亲有过静脉曲张，女儿也可能出现。

五个生活细节预防静脉曲张

第一，锻炼和伸展运动。

第二，坐时可以抬高足部。

第三，尽量避免交叉双腿或穿过膝、过大腿部的长筒袜，否则会导致血流阻断。

第四，避免长期坐或站立，要经常活动和放松下肢。

第五，侧卧并保持腿部和头部在一个水平面上。

产后大多数女性静脉曲张会减轻，不过以后每次妊娠都会加重。如果静脉曲张加重，产后可以手术治疗或用药物使静脉曲张收缩。

## 💜 韧带松弛

除了腹部增大外，身体会分泌松弛素和孕激素使关节松弛，髋部变宽，骨盆更容易分开，以适应顺利分娩。受此影响，全身比以前更柔韧，平衡功能减弱，因此，很多孕妈妈感觉拳握不紧。

这个变化不可避免，孕妈妈捡拾物品时要有意识地放慢速度，并要比平时更小心。适当的锻炼也能改变整个肌肉张力。

## 💜 背痛

在雌激素和孕激素的作用下，孕妈妈的关节韧带开始变松弛，增大的子宫向前突起，对孕妈妈背部的韧带和肌肉形成比较大的牵拉作用。脊柱受到增大的子宫和肌肉松弛的影响，随着乳腺组织重量增加和身体重心的移动，脊柱的生理弯曲增加，可能引起背痛。

最好的预防办法是，不管是坐、站立、走路或者锻炼时，都要保持好的姿势（可参考本章第2节）。另外，睡硬床垫、穿轻便的运动鞋或者有结实鞋带的宽跟及稍微高跟的鞋子也有帮助。如果需要长时间坐在办公桌前，可以在后背与椅子之间塞一个结实的垫子，用另一个椅子或盒子抬高足部。

## 💜 腿抽筋

当钙、镁缺乏或者是轻微的循环障碍时会发生肌肉痉挛，也就是腿抽筋，而且往往在夜间出现。虽然研究发现，口服补充镁有助于减轻痉挛的严重程度，但是通过饮食如增加奶制品和深绿色蔬菜的摄入来补充钙、镁对孕妈妈更适宜。如确实需要药物补充，请医生检查后再做补充。

牵拉、向上弯曲足底，向外推脚后跟可以避免腿抽筋。有时，当抽筋刚开始时，也可以做这种伸展动作。试着轻轻按摩也可以缓解抽筋。

当出现明显的抽筋时，可以握紧椅背作为支持，站直使腿后部肌肉伸展，髋部稍向前并弯曲，膝部伸直，均匀地做深呼吸。或者斜倚在墙上，足底站在地板上，双臂伸直，稍前倾，双手掌抵着墙。

## 💜 干眼病

如果眼睛比平时敏感、有异物感、充血或产生较多的黏性分泌物，可能是患了干眼病，这与胎盘激素分泌导致角膜干燥和更敏感有关。

治疗方法很简单：用市售的"人造泪液"补充湿润。注意不是所有的滴眼液都是一样的，不能选只用于治疗眼睛充血的滴眼液，它并不能治疗干眼病，相反，有可能使眼睛状况更糟。干眼病通常在产后消失，但也有可能变成慢性状态。

角膜的改变也会影响隐形眼镜的合适度。如果眼干和焦距发生变化，应减少佩戴隐形眼镜的时间并经常湿润镜片，或者不妨换一副新镜片。断奶后，眼睛的屈光会恢复正常。如果戴隐形眼镜感觉不舒服，在这个阶段，可以换成普通框架眼镜。

## 💜 阴道分泌物增加并瘙痒

怀孕以后，在雌激素和孕激素的作用下，孕妈妈的阴道分泌物会有所增加。由于阴道上皮细胞含糖原增加，有的孕妈妈孕期容易发生念珠菌感染，造成分泌物的增加和瘙痒。一旦出现症状，要及时就诊。平时孕妈妈应注意保持外阴部的清洁，内裤应选用纯棉织品，并坚持每天清洗，避免使用刺激性强的皂液。

### 你问我答

#### 为什么怀孕后会鼻出血？

鼻腔内黏膜血管丰富，血管壁又比较薄。怀孕后体内分泌的大量孕激素使得血管扩张充血，加上孕妇的血容量比非孕期时增加，所以怀孕后容易鼻粘膜血管破裂引起鼻出血。尤其是当孕妈妈用力擤鼻涕时，或早上起床，体位突然发生变化时，就更容易发生鼻出血。

## 💜 水肿

怀孕后由于子宫变大，压迫到骨盆腔静脉及下腔静脉（位于身体的右侧）等大血管，以致静脉血回流变慢，并挤压血管中的液体到身体循环的末梢处，如脚盘、脚踝、小腿、手指及手背，因而造成水肿。90%以上的孕妈妈会出现水肿现象，如果无子痫前症的症状，水肿可视为孕期正常现象。

虽然水肿是孕妈妈在孕期常见的生理现象，但是当肿胀部位在脸部及眼周围时；当脚盘、脚踝、手指或手背肿胀程度很严重时；当肿胀的发生很突然，且短时间内形成时；当一只脚肿胀比另一只脚明显严重，尤其是伴有小腿或大腿的触痛感时，以及水肿的同时伴有心悸、气短、四肢无力、尿少等不适症状时，需尽快去医院检查、确诊和治疗。

六招解缓水肿困扰：

第一招：充分休息，注意保暖。消除水肿的最好方法莫过于静养，研究表明，人在静养时心脏、肝脏、肾脏等负担会减少，水肿自然会减轻或消失。注意保暖可保证血液循环畅通、气息顺畅，消除水分积存。

第二招：穿着合适的衣服。穿着紧身的衣服会导致血液循环不畅，从而引发身体浮肿。因此，孕妈妈在怀孕期间尽量避免穿着过紧的衣服；要穿着让胀大的脚感到舒适的鞋子；不要穿会压迫到脚踝及小腿的有松紧带的袜子，长期站立或是保持坐姿的孕妈妈，可以选择孕妇专用的袜子。如果想穿可预防或治疗水肿的弹性袜时，应选择高腰式，并在早晨醒来离开床之前先穿好。

第三招：食用低盐餐。怀孕后身体调节盐分、水分的机能下降，因此在日常生活中要尽量控制盐分的摄取，每日摄取量在 12 克以下。对于已经产生水肿的孕妈妈，食盐量每日应限制在 5 克以下。避免食用高盐、加工、腌渍或罐头食物。

第四招：抬高双腿，多运动。孕妈妈在睡前（或午休时）把双腿抬高 15~20 分钟，可以起到加速血液回流、减轻静脉内压的双重作用，不仅能缓解孕期水肿，还可以预防下肢静脉曲张等疾病的发生。平常坐着时，不要跷二郎腿，要常常伸展腿部，动动脚跟、脚趾、旋转脚踝关节，以伸展小腿肌肉。不要长时间坐或站，经常走一走、动一动，以增加下肢血流。

第五招：尽量平躺或左侧卧。孕妈妈可以采取左侧卧的睡姿，这样可以避免压迫到下肢静脉，并减少血液回流的阻力。这样还可以减少对心脏的压迫。

第六招：站在深及腋窝的水中 30 分钟，也能有效降低水肿现象。如果孕妈妈游泳的话，可以采用下面的方法消除水肿：在深及腋窝的水中走路 5 分钟先暖身，随后上肢附着在泳圈上，下肢在水中跑 10 分钟，接着双脚夹着圆筒漂浮 10 分钟，最后 5 分钟缓缓停下来。

**温馨提示**

## 别因担心水肿而不喝水

孕期下肢水肿是子宫压迫或摄取太多盐分（盐所含的钠会使体内水分滞留）所造成的，并不是喝太多水的关系。准妈妈应该适量喝水，喝水能促进新陈代谢、预防便秘和尿道炎。尤其是白开水，对人体有"清洁"的作用，早晨空腹喝白开水可以补充夜间损失水分，温润胃肠，有利于定时排便。其次，准妈妈一定要定时喝水，不能等到口渴才喝水，因为口渴说明体内已经失水。

## ⑤ 妊娠期糖尿病的饮食控制

听说儿媳胃不太舒服，一早婆婆就忙活开了。"妈妈，你这是做什么好吃的？真香啊！"他循着香味就进了厨房。婆婆得意地说："她不是胃不太舒服吗？我就琢磨着得给她熬点儿粥，粥容易消化吸收嘛。""哦，真是这个好办法呢。妈妈真是厉害。""那当然，从来食疗重于药疗。"

孕期血糖高对母子都有较大的不良影响，影响的程度大小取决于病情和血糖控制情况，好在只要能专业治疗护理，有效控制血糖，完全可以正常孕育和生下健康的宝宝，而且顺利完成妊娠的概率并不比非糖尿病妈妈低。血糖控制的方法中，非药物方法主要靠的是饮食和运动控制，下面就给孕妈妈提供一些饮食控制血糖的方法。

### ♥ 制订饮食计划

请医生或营养师制订符合个人需要的饮食计划，保证进行饮食控制时，不会影响胎儿正常发育。方案中营养素搭配要合理，碳水化合物占 30%~45%，蛋白质占 20%~25%、脂肪占 30%~40%，并补充维生素钙、铁。要保证足够的膳食纤维摄入，膳食纤维可以减少糖尿病妊娠中对胰岛素的需求。此外还要做好餐前、餐后和空腹血糖测定以及糖尿检测。

### ♥ 调整进餐方式

每日分早、午、晚、睡前，四次进餐，每次进餐热量比例为 10%、30%、30%、10%，四餐之间各加餐一次，热量比例为：5%、10%、10%。进餐顺序遵循汤—菜—蛋白类—主食。水果含糖量高，要根据餐后 2 小时的血糖值来判断加餐是否吃水果。餐后 2 小时的血糖值 < 6.7mmol/L 加餐可以吃水果，数量每天不超过 200 克；餐后 2 小时的血糖值 > 6.7mmol/L，加餐就别吃水果了，可用黄瓜、西红柿等蔬菜代替，数量每天不超过150~200克。

## 💗 了解食物升糖指数

食物进入胃肠道后消化和吸收的速度不同，对人体的血糖水平影响也不同。食物的升糖指数（GI）就是衡量食物经消化分解后对血糖浓度的影响程度的指标。一般而言，GI＞70的食物为高升糖食物，糖尿病妈妈应少吃或不吃，GI＜55的食物为低升糖食物，糖尿病妈妈的食谱应以这类食物为主；GI在55~70之间为中升糖食物，糖尿病妈妈可以适量地吃。

由于谷类、薯类、水果会因加工方式不同而引起GI的变化，比如油煎、油炸的烹饪方式就会增加食物的升糖指数，所以烹调食物时，糖尿病妈妈应尽可能选择不用或少用油的烹饪方法，如蒸、煮、炖、焖、熘、拌等。

**低升糖指数食物（GI＜55）**

五谷类：藜麦、全蛋面、荞麦面、粉丝、黑米、黑米粥、通心粉、藕粉；

蔬菜：魔芋、粟米、大白菜、黄瓜、芹菜、茄子、青椒、海带、鸡蛋、金针菇、香菇、菠菜、蕃茄、豆芽、芦笋、花椰菜、洋葱、生菜；

豆类：黄豆、眉豆、鸡心豆、豆腐、豆角、绿豆、扁豆、四季豆；

水果：苹果、水梨、橙、桃、提子、沙田柚、雪梨、柚子、草莓、樱桃、金桔、葡萄；

奶类：牛奶、低脂奶、脱脂奶、低脂乳酪；

糖及糖醇类：果糖、乳糖、木糖醇、麦芽糖醇。

**中升糖指数食物（GI在55~70之间）**

五谷类：红豆米饭、糙米饭、西米、乌冬面、麦包、麦片；

蔬菜：番薯、芋头、薯片、莲藕、牛蒡；

肉类：鱼肉、鸡肉、鸭肉、猪肉、羊肉、牛肉、虾子、蟹；

奶类：奶油、炼乳、鲜奶精；

水果：木瓜、提子干、菠萝、香蕉、芒果、哈密瓜、奇异果、柳丁；

糖及糖醇类：蔗糖、蜂蜜、红酒、啤酒、可乐、咖啡。

**高升糖指数食物（GI＞70）**

五谷类：白饭、馒头、油条、糯米饭、白面包、燕麦片、拉面、炒饭、爆米花；

肉类：贡丸、肥肠、蛋饺；

蔬菜：薯蓉、南瓜、焗薯；

水果：西瓜、荔枝、龙眼、凤梨、枣；

糖及糖醇类：葡萄糖、砂糖、麦芽糖、汽水、柳橙汁、蜂蜜。

## 6 饮食补充: 孕妇配方奶

下班回家她发现家里又多了一桶孕妇奶粉。这桶奶粉是谁买的呢? 她问老公, 他摇头, 婆婆站出来说: "是我买的。我昨天从报纸上看到, 孕妇从孕中期开始应该增加孕妇奶粉, 以补充营养需求。所以今天一早特意去超市买来了。"当初孕期反应严重时, 她在李茜的建议下喝过孕妇奶粉, 但她非常不喜欢, 所以胃口好了之后就停了。"不用吧, 只要饮食上注意, 喝不喝孕妇奶粉应该都无所谓的。"她皱眉说道。

她们的看法谁有道理呢? 我们听听专家的建议。

### ♥ 孕中期孕妈妈的营养需求

孕中期腹中宝宝的生长发育进一步加快, 他所需的营养也越来越多。鱼、禽、蛋、瘦肉、海产品、奶是优质蛋白质的良好来源, 而牛奶还是钙的良好来源。相对常人而言, 孕妈妈要在均衡、全面饮食的基础上, 适当增加鱼、禽、蛋、瘦肉、奶类的摄入量。每天至少增加 50~100 克瘦肉、鱼、蛋及400~500 毫升牛奶摄入量。此外, 从孕

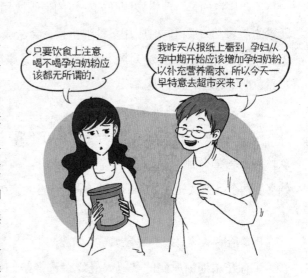

中期开始, 孕妈妈血容量和血红蛋白增加, 宝宝铁储备需要量增加, 因而孕妈妈还要增加铁的摄入量, 可以每周吃 1~2 次动物血。

# ♥ 孕妇奶粉饮用建议

### 根据自身的需要选择

市面上孕妇奶粉品牌众多，所含成分也各不相同。有的含脂肪，有的含糖，有的则含有叶酸或者其他营养素。孕妈妈在挑选的时候，应该看清楚每种品牌所含的成分，了解清楚奶粉的特点，根据自身的需要来选择合适的奶粉，比如孕妇缺钙就选择含钙的奶粉。这样才能够补充自己所缺的营养素，也不至于补得过量。

最好在营养专家或医生的指导下做一些恰当的增减，以免造成某些营养素过量，甚至引起中毒。

孕妇奶粉的配方只是针对大多数孕妈妈的，如果是贫血、缺钙严重的孕妇，还应该针对身体状况，按照医生的诊断，补充铁剂和钙等。并且保证所有营养元素的服用量都在安全范围之内。

### 不要擅自增加饮用量

虽然每个人的饮食习惯不同，膳食结构也不同，对于营养素的摄入量也不完全相同，但孕妇奶粉中所含的各种维生素和矿物质，基本上可以满足孕妈妈的营养需要。一般来说，孕妇奶粉的产品说明上都会建议孕妈妈每天喝 1~2 杯。孕妈妈不要擅自增加饮用量，否则容易造成某些营养元素摄入量超标，反而对健康有害。如果想通过喝孕妇奶粉多补充些水分，不妨每次将奶粉少放一些，多加些水，冲得淡一点、稀一点，这样每天就可以多喝几杯了。

需要注意的是，严格按照孕妇奶粉的说明饮用，基本上可以满足准妈妈对大多数营养元素的需求，如果再同时服用多种维生素，会造成一些营养成分摄入过量。而某些营养元素如果长期摄入过量，会对胎儿和孕妈妈的健康产生不良的影响。例如，如果维生素 A 过量，严重时会导致胎儿畸形。

### 多尝试，找到自己最喜欢的口味

现在的孕妇奶粉品种很多，孕妈妈千万不要盲目地选择一大桶，回家才发现自己不喜欢，甚至是难以下咽。很多品牌都会通过超市、商场或者是杂志的渠道免费派发试用装，不妨多要两个品牌试一试。也可以到网站上看看大家都在喝哪些品牌的孕妇奶粉，尝试后再做决定。

### 不是所有的孕妈妈都适合喝孕妇奶粉

患有妊娠期糖尿病的孕妈妈最好在选择孕妇奶粉之前征求一下医生的意见。体重超标、体重增长过快的孕妈妈在选择孕妇奶粉之前也应该慎重考虑，因为孕妇奶粉与鲜奶相比，脂肪含量及热量都相对较高。

# 孕妇奶粉选择要点

**选择大品牌：** 大品牌一般实力雄厚，各方面的条件比较成熟，也更看重产品的信誉度，因此，产品质量比较可靠，比较有保证。

**注意营养素标注：** 看看其是否适合、满足你的需要。孕妇奶粉的种类很多，不同厂家生产的孕妇奶粉所含营养素也不完全相同。

**查看包装：** 正规厂家的包装应该完整无损，平滑整齐，图案清晰，印刷质量高；清楚地标有商标、生产厂名、生产日期、生产批号、净含量、营养成分表、执行标准、适用对象、食用方法等。

**留意保存期限和生产许可证编号：** 仔细查看执行标准和生产卫生许可证号等是否齐全，以防购买到假冒伪劣产品。

**售价是否合理：** 根据国家标准的要求，孕妇奶粉的营养水准高。优质的孕妇奶粉会据孕妇的营养需求，适当添加国家规定的特殊配方营养素，如叶酸、DHA 等，能更好地满足孕妇的营养需求。因此，销售价格一般不会太低，市场中零售价格过低的孕妇奶粉孕妈妈在购买时应该慎重考虑。

**从声音中判别其优劣：** 虽然奶粉装在袋中看不见，但可以用手捏住包装摇动，听听是否会发出"沙沙"的声音。

**查看奶粉的色泽：** 优质的孕妇奶粉颜色一般为乳白色或乳黄色，颗粒均匀一致，产品中无可见杂质，无结块现象。而且，把奶粉放入杯中用温开水冲调，如果是优质奶粉，静置数分钟后水与奶粉就会溶在一起，没有沉淀。

**有无异常气味和味道：** 优质的奶粉具有奶香味和轻微的植物油味，无异味且甜度适中。

**售后服务是否良好：** 正规的孕妇奶粉厂家往往在包装上印有咨询热线、公司网址等服务信息，以方便消费者咨询，指导消费者使用。

温馨提示

## 要在合理膳食的基础上挑选孕妇奶粉

现在的孕妇奶粉中，添加了很多营养成分，在合理膳食的基础上可以帮助孕妇补充孕期营养，但是孕妇如果不注意均衡合理的膳食结构，一味依靠孕妇奶粉的话，并不能满足所有的营养需求。而且不同的孕妇奶粉添加的东西也不尽相同，孕妇要根据自己的身体需求来选择适当的孕妇奶粉，不能完全依靠用孕妇奶粉代替平时吃的肉、禽、蛋、蔬菜、米饭、面等食物。

# 7 胎教方案：语言胎教

"宝宝已经能听到爸爸妈妈说话的声音了，从现在开始，我要每天给宝宝念童话！"一大早，老公就兴致勃勃地对老婆说。她轻轻地拍拍肚子，柔声说："宝宝，听到没有？喜欢听什么童话故事呀？"他马上举起床头柜上的书，说："当然是我买的安徒生童话啦！"

孕6月时，胎儿的听神经与听觉系统迅速发展，胎儿耳朵听觉功能已初步发展起来，胎儿对外界声音变得很敏感了，具有记忆能力和学习能力。孕妈妈可以很好地利用这一段时间，有意识地对胎儿进行相应的听觉训练，听觉训练中语言胎教十分必要。语言胎教即以语言手段来逐渐加强对胎儿的刺激和影响，激发胎儿的智力。包括两个方面的内容：日常性的语言胎教和系统性的语言胎教。为了便于开展语言胎教，孕妈妈最好给宝宝取个小名。

## ♥ 日常性的语言胎教

日常性的语言胎教指的是父母经常对胎儿讲的一些日常生活中发生的事情，把每天看到的情景、听到的趣事，以及家里一天的生活情况讲给宝宝听。简单来说就是本书第6章第10节介绍过的和宝宝说话。孕妈妈要时刻记住胎宝宝的存在，从早上起来到晚上睡觉，

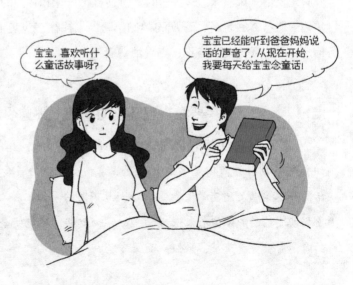

把各种生活细节和事情（不愉快的话题除外）随时随地讲给胎宝宝听。这样，宝宝和爸爸妈妈可共同体验生活的节奏。宝宝出生后，再听到爸爸妈妈的呼唤，会感到熟悉和亲切，在新环境中不会感到紧张和不安，有利于心理上尽快适应，并可促进语言能力的发展。

## ♥ 系统性的语言胎教

系统性的语言胎教指的是有选择、有层次地给宝宝阅读、朗诵文学作品，其中包括讲一些幼儿故事或读一些朗朗上口的简单儿歌等。

### 阅读、朗诵文学作品

文学是一种充满感性色彩的艺术，和音乐一样容易对人的情绪产生影响，将优美的文学作品以柔和的语言传达给胎儿，是培养孩子的想象力、独创性以及进取精神最好的方式。宝宝与孕妈妈一起感受文学的趣味，可以培养他的艺术情感，增进大脑的发育。

多读文学作品，可以使孕期生活艺术化，使孕妈妈的情感也得到优化。这不仅能使孕妈妈更好地度过妊娠期，而且能更好地维系母子的感情。

需要注意的是孕妈妈阅读文学作品需要选择，像有些过于悲欢离合、缠绵悱恻的小说，即使思想性、艺术性都好，对孕妈妈也不一定适宜。因为这类小说会加重思虑，耗费心力，不利于安胎。至于描写暴力、色情，以及会引发恐惧、悲伤、愤恨情绪的小说要一概避免。

孕妈妈最好选择读能激发爱子之情的、意境优美的、情韵宁静的，有助于摆脱烦恼情绪、改善精神状态、有促进身心平衡作用的文学作品，这些作品能优化腹内环境，使宝宝出生后性格良好，情绪稳定。一些童话、寓言、幼儿画册等都是比较好的选择。

### 讲故事

讲故事是语言胎教中一项不可缺少的内容。给宝宝讲故事的话，孕妈妈可以找一个自己感到舒服的姿势，然后把腹内的宝宝视为一个大孩子，集中精力，用和缓亲切的语言讲述。同时一定要绘声绘色，努力把感情倾注于故事的情节中，通过语气、声调的变化使宝宝了解故事是怎样展开的，这样才能感染宝宝。故事内容应有趣，不需要过长，切忌恐惧和悲伤。

### 念儿歌、读短诗

轻快活泼的儿歌和短诗，读起来不但清新悦耳，富于文学趣味，而且往往蕴含高尚纯洁的情感追求，对怡情养性、促使宝宝心灵健康成长有很好的作用。同时，这些儿歌和短诗还有很好的节奏感，可以促进宝宝韵律感的发育。因此孕妈妈应该给宝宝朗读一些有趣的儿歌、古诗词。

## ♥ 语言胎教要点

### 视觉化

孕妈妈进行语言胎教时，不能简单地对宝宝念文字，而要把每一页内容视觉化，再细细地讲给宝宝听。宝宝的领悟是用脑不是用身，虽然宝宝不能看到外界事物的形象，但通过妈妈把看到的东西用生动的语言描述出来，宝宝可以用脑"看"到，即感受到。所以，孕妈妈看东西时受到的视觉刺激，一定要通过语言视觉化，这样宝宝也就能感受到了。

### 形象化

像看到影视的画面一样，孕妈妈先在头脑中把所讲的内容形象化，然后用动听的声音将头脑中的画面再讲给宝宝听。这样的话，就是"画的语言"。如此通过形象和声音，宝宝才能一起进入讲述的世界和要表现的中心内容，并在头脑中留下相应的信息。

### 情感化

孕妈妈无论阅读还是和宝宝进行交流，一定要倾注情感，通过富有感情的声调把一切喜怒哀乐都传递给宝宝，干巴巴是收不到好效果的。孕妈妈要善于创造情境相生的意境，例如在大自然中散步，一边走一边看，心情轻松愉快，情绪安详、宁静，就把这样的感觉和心情，结合所见所闻讲给宝宝听：看红花和绿草多么美丽，宝宝快快长，妈妈期待着和你一起来这里。

### 简单清晰

不管讲什么，孕妈妈吐字都要清楚，语句短小易于理解，以便给宝宝一个良好的刺激印记。

## ♥ 准爸爸的作用很重要

虽然，孕妈妈亲切、甜美的声音宝宝喜欢听，但准爸爸低沉、宽厚、温柔的声音，宝宝更容易接受。准爸爸的声音，不仅可使胎宝宝的记忆力迅猛增长，而且还能使准爸爸与胎宝宝及早地亲近，有助于日后建立亲密友好的父子（女）关系，为培养出性格良好的宝宝奠定基础。此外准爸爸主动参加语言胎教，对孕妈妈也是一种关心和安慰，非常有利于增加夫妻之间的感情。

需要提醒的是，准爸爸讲话时，不要与孕妈妈离得太远，保持50厘米左右的距离，这样利于把说话的感情和眼神传递给宝宝。一开始，要以柔和、平缓的语调与宝宝交谈，要避免一下子发出很大的声音。随着内容一点点儿接近平时说话的声音，以免使宝宝受到惊吓，反而带来不良作用。

# 第9章　妊娠25~28周

# 1 胎儿的发育情况

"快来看! 快来看!"她激动地招呼老公。原来她的肚子左边鼓起一块，可是当朵朵爸去看的时候什么都没有了。老公有些失望正要离开，她的肚子右边又鼓出一块。"宝宝，你逗爸爸玩儿吗?"老公高兴地说。

7个月了，宝宝的变化更大了，主要体现在以下几个方面。

## 💜 大脑细胞迅速增殖分化

宝宝头部明显增大，这标志着宝宝的大脑发育将进入一个高峰期。大脑皮层表面的褶皱和沟回开始形成，脑细胞和神经系统的连接更加完善。大脑对触摸已经有了反应，听觉神经系统也已发育完全，对外界声音刺激的反应也更为明显。大脑功能趋于完善，宝宝已能自己转换方向，控制身体的动作，并开始控制身体的各项机能。

## 💜 视觉有了发展

宝宝眼睑分成上下两部分，眼睛已能睁开，眼球开始转动，并能通过大脑感知明暗。如果用一个打开的手电筒照射孕妈妈的腹部，宝宝就会自动把头转向光亮处。这说明宝宝视觉神经的功能已经在起作用了。

## 💜 胎儿活动更加频繁

这月末时，宝宝的活动逐渐有规律，形成自己的生物钟。睡醒后宝宝会用小手、小脚在妈妈的肚子里又踢又打，有时还会让自己翻个身，把妈妈的肚子顶得一会儿这里鼓起来，一会儿那里又鼓起来。也有的宝宝相对比较安静。宝宝的性格在此时已有所显现。

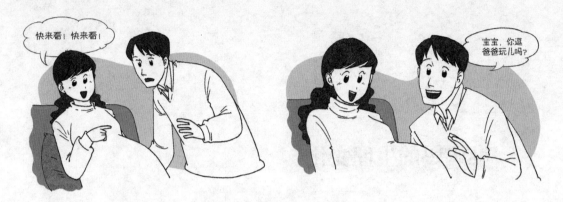

## 💜 身体外貌日益成熟

宝宝的鼻孔已畅通，指甲长至指尖，皮下脂肪日渐增多，皮肤淡红，并变得光滑起来。但由于皮肤的皱褶仍然很多，所以看起来依然酷似一位面容沧桑的老人。很多宝宝此时已经长出了头发。如果宝宝是男孩，他的睾丸开始下降到阴囊中；如果宝宝是女孩，她的大阴唇已经发育。医生在孕妈妈腹壁可以摸到胎头及胎臀，判断出宝宝在子宫腔的位置。

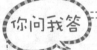

### 为什么现在更容易感觉到胎儿活动？

因为此时羊水不再以几周前的速度增加，子宫腔变得狭窄，胎儿的活动不再有很好的缓冲，所以他的活动更容易被注意到。不过也不必因此担心胎儿会受伤，因为还有足够的羊水来保护他，而且厚厚的子宫壁也可以防止他的运动伤害到母亲的内脏。

**温馨提示**

### 加强会阴部卫生保健，防止早产

生殖道感染是早产发生的主要因素之一。因为生殖道感染中，细菌及其产生的毒素可侵入绒毛膜羊膜，进而刺激蜕膜细胞产生细胞毒素和前列腺素，引起早产。所以，在妊娠中晚期，孕妇必须加强会阴部卫生保健，积极防治细菌性阴道炎，以防止胎膜炎和子宫内感染，避免诱发早产。

## ② 准妈妈的生理变化

随着腹部的增大，她在自己肚子和大腿的皮肤上发现了一些白细纹路，虽然觉得不好看，但她心下坦然，因为她知道这也是成为母亲的代价之一。

反而老公有些感慨："老婆，孕育生命的整个过程，我好像都没能参与。你们娘俩把我排斥在外了。"事实上每次看到她因为怀孕出现的身体变化，他都会为生命创造中的神奇和不可思议而震动，但同时他也觉得遗憾，因为这种创造过程中男性作用远比女性微弱得多。"我觉得，这大概就是创造领域男性比女性多的理由，因为女性通过自身就能体验到创造了。"他接着说道。听了丈夫的话，她没吭声，只是微微地笑了一下。他觉得妻子特别具有母性的光辉，一时竟看呆了。

案例中孕妇皮肤上的细纹就是我们前面讲过的妊娠纹，怀孕进入 7 个月，很多孕妈妈都会出现妊娠纹，还有一些孕妈妈则会出现前一章讲过的腿部水肿。当然除了这些外，孕妈妈的身体为了配合宝宝的生长发育还会有更多的变化，下面我们就来一一介绍吧。

### ♥ 出现妊娠纹

皮肤良好的弹性有利于承受孕期的变化，所以孕妈妈怀孕前要注意皮肤护理和体育运动；怀孕期间，避免体重增加太快，一般不要超过 10~12 千克；沐浴时，坚持用冷水和热水交替冲洗相应部位，促进局部血液循环；沐浴后在可能发生妊娠纹的部位涂上保护油脂，有助于减少妊娠纹的形成。

## ♥ 静脉曲张，腿部浮肿

由于激素的改变、血流量的增加、重力等因素，使得孕妈妈的血管变得比较脆弱，加上腹部重量压迫到下腔静脉，血液回流不良，所以，孕妈妈若站立太久、缺乏运动，就容易发生静脉曲张。预防静脉曲张的方法，第一是避免长时间站立；第二是穿着弹性袜，在穿着时可以先把脚抬高10分钟，让血液回流后，再慢慢穿上弹性袜，效果会比较好；第三是晚上睡觉时，在小腿下垫上枕头，让脚抬高。

孕妈妈的子宫越来越大，变大的子宫影响血液循环，压迫下半身的静脉，还容易引起腿部浮肿。尤其到了下午和晚上，很多孕妈妈都会有不同程度的腿部浮肿。而由于怀孕后内分泌的改变，身体内会留存更多的液体，因而身体的其他部位如手指也会有些水肿，这些属于正常的妊娠反应，孕妈妈不必紧张。孕妈妈要少吃高盐食物，注意身体姿势，可以缓解浮肿现象。但是如果发现脸、手指和腿的水肿一两天都不消退，而且皮肤也没有弹性，就需要马上去医院检查，因为这有可能是先兆子痫的症状。相关内容还可参考本书第8章第4节。

## ♥ 有生理性的子宫收缩

本月宝宝胎动明显，根据胎动情况可以感知宝宝是否健康。一般有规律而频繁的胎动说明宝宝很健康；如果有规律的胎动突然变化或者是胎动减少，则需要到医院检查确认宝宝的情况。

随着宝宝的逐渐增大，子宫内羊水量增多，胎膜张力逐渐增加，容易引起子宫收缩，使腹部胀满或变硬。所以，子宫收缩是这个阶段的正常现象，孕妈妈要注意休息，不要走太远的路或长时间站立。但是如果出现长久频繁的宫缩，则应该到医院去就诊。因为频繁的宫缩会使胎盘血液供应不足，导致胎盘缺血缺氧，从而影响胎儿的生长发育。

## ♥ 腹部不舒服

有些孕妈妈这时会有腹部疼痛、腹胀、腹部紧绷等不适感，这也是很正常的生理现象，孕妈妈不必过于担心。

导致腹部不舒服的原因主要如下：

第一，由于怀孕时子宫变大，压迫到胃、肠器官，造成胃、肠器官的移位，而胃、肠器官在移位的同时，原有的韧带会受到拉扯，使得腹部产生疼痛感。这类疼痛大部分在卧床休息后都能得到缓解。

第二，由于血流量的增加，容易造成腹部不适。这就好比吃完饭后，血液会大量流到胃肠，使得肚子变得较为肿胀，有些人甚至会头晕；同样的道理，怀孕时血液会大量流入子宫，以提供胎儿成长所需的养分，在血流效应的结果下，孕妈妈的腹部会变得不舒服起来。

第三，激素中的黄体酮使得胃肠道的蠕动变慢、张力变小，排空的时间变慢，容易造成便秘，从而引起腹部不适。

## ♥ 子宫大小

腹部继续增大，宫底上升到脐上 1~2 横指，子宫的高度为 24~26 厘米。

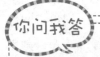

### 为什么怀孕后感觉脚大了？

这是因为怀孕后身体会分泌松弛素作用于骨盆腔关节，以利于胎儿从产道娩出；但体内松弛素在松弛盆腔关节的同时，也作用至脚部及全身，从而致使孕妈妈脚部变大。另外一个原因是从孕中期开始的生理性水肿。很多孕妈妈从孕中期开始的生理性水肿也会连带撑大脚部，从而导致孕妈妈感觉孕后脚增大。产后，随着松弛素的减少、排尿及大量流汗，将体内过多水分排掉，有些孕妈妈脚的大小会回复至孕前状态；但也有一些孕妈妈则不能完全恢复至孕前，脚会比原来稍大。

### 温馨提示

### 按摩和提肛运动有利于排便及预防痔疮发生

怀孕中期起，孕妈妈因子宫增大，容易出现便秘，并进而导致痔疮发生，按摩和提肛运动有利于排便，防止便秘，并能预防痔疮的发生，利于痔疮的好转。

按摩是对肛门和腹部的按摩。大便后用热毛巾按压肛门，按顺时针和逆时针方向各按摩 15 分钟，可改善局部血循环；腹部按摩取仰卧位，双手在下腹部按顺时针和逆时针方向各按摩 15 次，每日早晚各进行一次。

提肛运动是并拢大腿，吸气时收缩肛门，呼气时放松肛门。如此反复，每日 3 次，每次 30 下，可增强骨盆底部的肌肉力量，从而利于排便。

# 3 准妈妈的产检

一早她就来医院做产检了。"妊娠已进入 7 个月了，就是说到了孕晚期，需要加强监护哦。"医生笑盈盈地对她说。"嗯，好的。但是，这次我们为什么要安排这么多新的检查项目呢？"她不解地问。这次产检在以往的常规检查的基础上，又重点增加了乙型肝炎抗原、梅毒血清试验、艾滋病抗体和胆汁酸的检查。"这个啊，我给你解释一下。"

医生给她安排这几项检查的目的是什么？我们给孕妈妈解释一下。

## ♥ 常规检查

体重、血压、测量宫高、腹围、触摸胎位、多普勒听胎心。

### 测量宫高有什么作用？

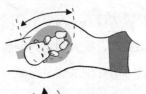

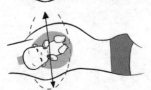

孕妈妈的宫高、腹围与胎宝宝的大小关系非常密切。孕早期、孕中期时，每月的增长是有一定的标准的。每一个孕周长多少，都是需要了解的。而且到后期通过测量宫高和腹围，还可以估计胎儿的体重。所以，做产前检查时每次都要测量宫高及腹围，以估计胎儿宫内发育情况，同时根据宫高妊娠图曲线了解胎儿宫内发育情况，是否发育迟缓或巨大儿。如果连续 2 周宫高没有变化，孕妈妈需立即去医院检查。

## ❤ 乙型肝炎抗原检查

这是乙型肝炎（HBV）病毒学检查。乙肝病毒可通过胎盘感染胎儿，母婴传播的概率达到90%以上。如经检查孕妈妈为乙肝患者，需要在妊娠28周、32周、36周各注射乙肝免疫球蛋白1次，以阻断母婴之间的传播。如果孕妈妈只是单纯乙型肝炎表面抗体（HBsAb）阳性，说明以前感染过乙肝病毒，现已经痊愈，并且对乙肝病毒具有免疫力，则不需要做如此处理。（本项目有孕妇12周前后医院建档时为必检项目，孕中期有些医院会再做一次检查。）

### 乙肝孕妇的胎儿也会被感染吗？

孕妈妈患乙肝确实更易导致宝宝出生后感染上乙肝，但即使同样称为乙肝，病情也存在差异，建议到正规的妇产科医院检查，医生会根据诊断结果采取相应的预防阻断方法来降低宝宝感染的概率。目前最佳预防方法是：在宝宝出生后12小时内肌肉注射一针乙肝免疫球蛋白，同时在另一部位接种第一针乙肝疫苗，第一次疫苗接种后1个月和6个月时再分别接种第二、第三针疫苗。用这种办法阻断乙肝母婴传播的有效率可达90%～95%。宝宝周岁后，到医院里去验血，如果宝宝血液里没有乙肝病毒表面抗原，而有表面抗体存在，就说明宝宝已经得到充分保护。至于产后能否母乳喂养也要听医生建议，不过如果是乙肝大三阳，最好就不要母乳喂养了。

## ❤ 梅毒血清试验

梅毒是由梅毒螺旋体引起的一种性传播性疾病。如果孕妇患梅毒可通过胎盘直接传给胎儿，有导致新生儿先天梅毒的可能。此时复查目的是要再次确认孕妈妈早孕时所做的反应，如果孕妈妈被感染，医生需要特别处理，在宝宝出生前，就为孕妈妈彻底治疗梅毒。（本项目有孕妇12周前后医院建档时为必检项目，孕中期有些医院会再做一次检查。）

## ❤ 艾滋病抗体（HIV）检查

这是确认孕妈妈是否感染到艾滋病的检查。艾滋病是"获得性免疫缺陷综合征"的直译名称，是一种严重的免疫缺陷疾患，其病原体是 HIV 病毒。如果感染了HIV 病毒，则艾滋病抗体结果为阳性，正常孕妇 HIV 抗体为阴性。

母婴传染是艾滋病的主要传播途径之一，HIV 病毒会通过胎盘传播给胎儿，造成新生儿 HIV 病毒感染。此时复查目的是要再次确认孕妈妈早孕时所做的反应，检试孕妈妈本身是否带有或已感染。通过检查，便于医生在孕妈妈分娩时给予足够处理。（本项目有孕妇 12 周前后医院建档时为必检项目，孕中期有些医院会再做一次检查。）

## ♥ 胆汁酸检查

如果孕期出现全身瘙痒难耐，尤其是夜里加重时，医生就会给孕妇做一个肝内胆汁淤积（ICP）的检查以排除是不是该疾病引起。ICP 全球发病率 0.1% ~ 15.6% 不等，我国长江流域和智利、瑞典等地区和国家相对高发。

胆汁酸高对胎儿危害很大。胆汁酸高在怀孕晚期容易导致一种叫妊娠期胆汁淤积的病症，这种病最大的风险就是，容易导致胎儿急性缺氧，发生胎儿宫内窘迫、胎儿发育迟缓、新生儿窒息等症状，有的时候甚至来不及抢救，这种病对孕妈妈本身的影响是会出现全身瘙痒和黄疸。

对于孕晚期的孕妈妈，应按时检查，因为越到孕晚期，胎盘功能下降，出现缺氧的概率就越高，如发现异常要适时终止妊娠。临床上多数是怀孕36~37周，结合B超监测胎动，如果提示宝宝成熟了，生出来可以成活，就要考虑尽快手术终止妊娠。

妊娠期胆汁淤积治疗必须到医院接受正规的治疗，不可乱服药或者不管。

**温馨提示**

### 量血压时一定要放松

有些孕妇在怀孕前血压正常，但在怀孕后期却发现血压偏高。因此每次产前检查都必须测量血压，以对血压进行监测，从而保证血压刚刚开始升高时就得到及时有效的控制。有的孕妇因为紧张或是运动过度，到医院量血压往往失常。为避免出现这样的情况，可以先休息15分钟，待心情平静放松下来以后再进行测量，确保血压测量的准确性。

# 4 孕期水肿的饮食计划

进入 7 个月了，她对自己的身体变化不仅越来越坦然，还很享受，不过还是有一件事让她感到不适，就是脚部水肿。这天，她终于忍不住了，向表姐李茜大倒苦水："表姐，我以前的鞋子根本穿不了，现在的鞋都是新买的加大 2 码的；早上穿还好，到了晚上呀，鞋子几乎不能穿进去。"表姐听了安慰道："我怀孕的时候也是一样，后来从饮食上调整了一下就好多了。"李茜是如何从饮食上来缓解水肿的呢？我们和她一起听听。

## ♥ 补充高蛋白质和富含B族维生素的食品

为了缓解水肿不适，孕妈妈每天都应摄取优质的蛋白质，例如家禽、家畜、鱼、海鲜、贝类、蛋类、奶类及奶制品、黄豆制品（如豆浆、豆腐、豆干、素鸡、豆包、干丝）等，烹饪制作时材料要新鲜，并控制盐量。

富含维生素 $B_1$ 的食物包括酵母、肝脏、全谷类（如糙米）、黄豆、荚豆类、小麦胚芽、马铃薯，其中以动物性来源利用率较高。但以饮食摄入量来看，植物性来源为我们平常摄取维生素 $B_1$ 的主要

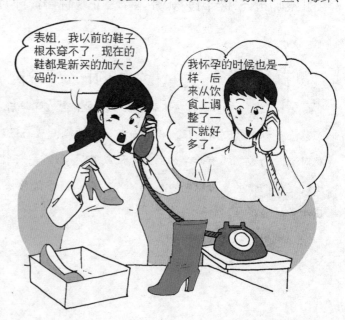

途径。

蔬菜和水果中含有人体必需的多种维生素和微量元素,它们可以提高机体抵抗力,加强新陈代谢,还具有解毒利尿等作用。孕妈妈每天都应进食适量的蔬菜和水果,从而保证由食物中摄取维生素 $B_1$ 或补充维生素 B 族。

## ♥ 饮食低盐,忌生冷性寒食物

要减轻或预防妊娠水肿,从饮食方面来说,首先应适当限制盐分的摄入。包括食盐、酱油等调料以及腌制食品。很多人喜欢吃盐渍桃肉、广式话梅等零食和薯片、虾条等膨化食品,但是在孕中,特别是有水肿严重的情况,这些食物就要禁食了。

如有水肿,可以选用低钠盐,在同等咸度内,低钠盐摄入钠离子的量明显少于一般食盐。

有的孕妈妈如果觉得味道清淡,没有胃口,可以在食物材料中配合浓味的蔬菜,例如洋葱、西红柿、大蒜、茴香、芹菜、香菜、香菇、枸杞、红枣、黑枣、柠檬、醋、月桂叶等来烹调,从而减少盐的使用量。

## ♥ 宜吃补脾益气、利尿消肿的食物

有利尿作用的食物包括芦笋、洋葱、大蒜、南瓜、冬瓜、菠萝、葡萄、绿色豆子、薏仁等。妊娠水肿时宜食的食物有:

**冬瓜**。清热解暑,有利尿通便的作用,是含水量最高的蔬菜(96%以上)。其营养成分不含脂肪,糖分、蛋白质含量均少,因此热量很低,口味清淡,特别适合水肿、肥胖及孕期体重增加过多的准妈妈们在夏秋季食用。但由于冬瓜性凉,体质虚寒的准妈妈不宜常食,尤其是在冬春两个季节不宜多食。

**赤小豆**。性平,味甘酸,消水通气而健脾胃。用赤小豆与鲤鱼,再加葱姜调味,一同煨烂食用,对妊娠浮肿者颇有裨益。

**米糠**。其实是稻谷在去掉外壳之后,糙米外表上一层薄薄的皮,是大米的外壳与胚芽的混合物。米糠性苦,味甘、平、无毒,有健脾胃、消肿利尿的作用,主治脚气、浮肿、泄泻。米糠中 B 族维生素、维生素 E、矿物质的含量远高于大米,尤高于精白米面,特别适宜于因维生素 $B_1$ 缺乏引起的维生素 $B_1$ 缺乏(脚气病)性妊娠水肿。

**鲤鱼**。性平,味甘,有利水消肿、下气、通乳、安胎的作用。赤小豆鲤鱼汤,少许放盐,是中国传统的去水肿汤方,妊娠水肿和脚气浮肿者宜常食之。

**鲫鱼**。性平,味甘,有健脾利湿消水肿的作用。对体虚浮肿的准妈妈,可用鲫鱼煨取浓汤食用，如加冬瓜同煮更好。

　　**鲈鱼**。性平，味甘，具有滋补、安胎、治水气的作用。鲈鱼肉中含蛋白质和脂肪十分丰富，还有其他维生素、烟酸和钙、磷、铁等多种营养成分。尤其是秋末冬初的成熟鲈鱼，特别肥美，鱼体内积累的营养物质也最丰富。鲈鱼是一种健身补血、健脾益气和益体安康的佳品，孕妈妈可经常食用。

　　**豆浆**。性平味甘，有生津润燥之效，有降低血压和利尿的作用。豆浆含有丰富的植物蛋白和磷脂，含有维生素 $B_1$、维生素 $B_2$ 和烟酸，还含有铁、钙等矿物质。每天可以用淡豆浆数杯代水饮，持续数天，有利于消退水肿，降血压。这个方法特别适宜于低蛋白质性水肿或是有妊娠期高血压疾病并有蛋白尿的孕妈妈。注意豆浆要煮透，不宜冲入生鸡蛋，也不宜与药物一同食用。　少吃或不吃难消化和易胀气的食物，难消化和易胀气的食物会引起腹胀，如油炸的糯米糕、白薯等，会致使血液回流不畅，加重水肿，孕妈妈要少吃或不吃。但孕妈妈不用刻意地少喝水，必要的水分可以帮助体内钠的排出，是不能少的。

## 吃西瓜皮是不是可以利尿消肿？

　　这种说法很正确。在水果中，适量地吃些西瓜有利于体内水分排出。西瓜皮性凉，味甘，有清热解毒、利尿消肿、止渴的作用。对于孕妈妈水肿、小便短少、暑热烦渴、口舌生疮都有一定效果。可以与肉类一同烹烧，例如西瓜皮炒肉丝或是西瓜皮炖小排汤；或是与其他利尿消肿的食物一同煎水饮，如西瓜皮、冬瓜皮、赤小豆、玉米须等同煮水饮。

## 孕期用红糖代替白糖有什么益处？

　　红糖中含有多种人体所需的营养物质，而且钙的含量比同量的绵白糖多 26 倍，铁质比白糖多 11 倍，并且红糖还有补中益气、健脾暖胃和化食的作用。

**温馨提示**

## 严重水肿一定要定期到医院就诊

　　孕妇水肿除了可以参考这些饮食方法外，应在产科检查时告诉产科医生；如果出现蛋白尿、高血压或是有肾脏疾病者，还要听从医生的意见和安排，必要时服用药物及时控制妊娠高血压。

## ⑤ 乳房的护理

婆婆对她的关心照顾非常细致。这不，又跟她说起了悄悄话："蓉蓉，你有没有做乳房护理啊？""妈，什么是乳房护理啊？怎么做？"她不解地问。"乳房护理啊，就是……"一旁的老公倒吃醋了："爸爸，两个女人在说什么呢？都不理我们了。"公公倒是大度得很："她们还有什么大事？我们不用管。"

那么，婆婆给媳妇传授的是什么呢？我们跟着朵朵妈一起来听听。

怀孕后，乳房腺泡和乳腺导管大量增生，结缔组织充血。到了孕中期，有的孕妈妈乳头还会分泌少量黄色黏液，乳晕皮脂腺也增加了分泌。这时，清洁按摩乳房，积极促进乳腺发育，养护乳房皮肤，做好乳房护理

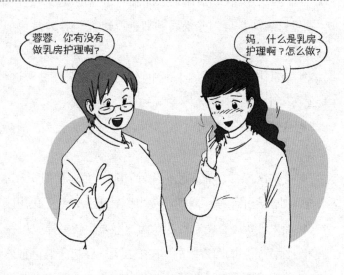

很重要，不仅能为分娩后顺利给宝宝哺乳创造条件，而且还能够减少孕后乳房下垂变形，有利于孕妈妈身材的恢复。乳房护理可以从下面几个方面进行。

### 💗 按摩乳房，促进乳腺发育

● 用温开水清洗、擦洗乳房，特别是乳晕和乳头皮肤皱褶处。这样，不仅可以保持乳

房卫生，还会使皮肤逐渐变得结实耐摩，日后经得起宝宝吸吮。

● 热敷，用热毛巾对清洁好的乳房进行热敷。

● 按摩，用手做按摩，将拇指同其他四指分开然后握住乳房，从乳房四周向乳头方向轻轻按摩，并从根部向顶部轻推；然后，用手指从乳房四周由内向外轻轻按摩；用指腹在乳房周围以画圈方式轻轻按摩；最后拇指和食指压住乳晕边缘，再用两指轻轻挤压，每天这样做就能保证乳腺管畅通，促进乳腺发育。

孕妈妈要注意的是在做乳房按摩的时候，手法一定要轻柔。孕妈妈也可以准备一把粗齿的木梳，用木梳在乳房上打圈，也能起到按摩的作用。

## ♥ 悉心呵护乳头，使乳头皮肤变得坚韧结实

未经过吸吮的乳头皮肤较为脆弱，容易在分娩后让宝宝吮破。乳头皲裂，虽然不是多大的问题，可是会给哺乳的妈妈造成很大的痛苦。每次宝宝吃奶的时候妈妈不但会因为裂口而疼痛，还要担心宝宝会不会因此而吃到组织液或者是血液。而且由于乳头皮肤破损，宝宝吸吮时妈妈乳头会特别疼痛，使很多妈妈不得不中断哺乳，致使母乳喂养失败。此外乳头皮肤破损如果未能及时恰当地处理，还容易引发乳腺炎或乳腺脓肿。因此，孕期进行乳头护理对分娩后顺利进行母乳喂养非常重要。下面的方法可以帮助孕妈妈进行乳头护理。

● 经常用干燥柔软的小毛巾轻轻擦拭乳头皮肤，这种刺激可增加乳头表皮的坚韧性，避免在宝宝吸吮时破损。

● 从怀孕 4~5 个月起，经常用温开水擦洗乳头，清除附在上面的乳痂，并在乳头涂上油脂。

● 每次洗澡后，先在乳头上涂油脂，然后用拇指和食指轻轻抚摩乳头及其周围皮肤；不洗澡时，先用干净柔软的小毛巾擦拭乳头，然后采用以上方法按摩。

● 如果乳头上有硬痂样的东西，不要生硬去掉。可在入睡前在乳头上覆盖一块长约10厘米、涂满油脂的四方纱布，在第二天早晨起床后再把硬痂样东西擦掉。

● 乳头按摩。对乳房进行表面皮肤养护，用温和的润肤乳液将乳房清洗干净并按摩完毕之后，再对乳房进行一次按摩，这次按摩的重点是乳头。用两三个手指捏住乳头然后轻捻，手指要沾满乳液，使乳头的皮肤充分得到滋润，这样当宝宝咬住它并用力吸的时候就不会裂开，从而避免造成额外的伤痛。

## 💜 积极矫正凹陷或扁平的乳头

如果孕妈妈乳头有扁平或内陷现象，会造成宝宝根本无法吸住乳头，大大影响日后给宝宝顺利哺乳，致使母乳喂养无法进行。因此，在孕期内必须及早对扁平乳头或内陷乳头进行矫正。方法如下：

如果乳头凹陷或扁平，在擦洗时用手轻柔地将乳头向外捏出来（见图1）。凹陷的乳头往往容易积存污垢，先涂上油脂软化污垢，然后用温和的清洁乳液清洗干净。

通过促使乳头皮肤坚韧的方法来纠正乳头内陷（见图2）。孕妈妈洗净双手后，用手指轻轻将乳头向外牵拉，同时捻转乳头。等到乳头皮肤坚韧后，乳头就不容易内陷了。

采用吸奶器吸出乳头（见图3）。把橡皮玻璃吸奶器的玻璃罩去掉，捏紧橡皮球挤去球内空气。然后，用开口处吸住乳晕，利用负压作用吸引内陷的乳头。几分钟后把橡皮球取下，牵拉、捻转乳头，坚持一定时间乳头逐渐会突出来。

用手指从深部向外牵拉乳头（见图4）。孕妈妈一只手托起乳房，使乳房耸起，另一只手的食指、中指和拇指拉住乳晕部，从深部向外牵拉乳头，并在纵横方向上轻轻牵引，每次几分钟即可。

孕妈妈的乳房护理可在每天入睡前、起床后及洗浴时进行。每天做乳房护理，可预防乳头破裂而导致发炎，并可矫正乳头凹陷。尤其是有乳头凹陷现象的孕妈妈，每天应该用10分钟的时间提拿自己的乳头，使其呈挺立的状态，这样可以大大减轻哺乳时不必要的麻烦。

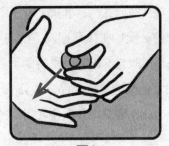

图1

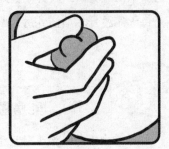

图2

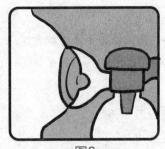

图3

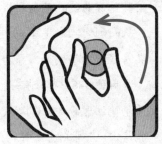

图4

## 孕期最好选用温开水清洗乳房

现代医学认为，乳房上有皮脂腺及大汗腺，乳房皮肤表面的油脂就是乳晕下的皮脂腺分泌的。女性在怀孕期间，皮脂腺的分泌增加，乳晕上的汗腺也随之肥大，乳头变得柔软，而汗腺与皮脂腺分泌物的增加也使皮肤表面酸化，导致角质层被软化。此时，如果总是用香皂类的清洁物品，从乳头上及乳晕上洗去这些分泌物，对女性的乳房保健是不利的。因此，要想充分保持乳房局部的卫生，最好还是选择温开水清洗。

有些孕妈妈会在孕晚期时出现溢乳的现象，即使没有挤压乳头，也流了几滴在胸罩里，这属于正常现象。没有溢乳的准妈妈，分娩后也一样可以拥有充足的奶水。我们要做的还是每天用温开水清洁乳房，勤换内衣，保持乳房的干净卫生即可。

### 乳房瘙痒需不需要特殊的处理？

怀孕后由于雌性激素作用于乳腺，孕妈妈有时可能会出现乳房瘙痒的症状，但最好不要搔挠，以免造成伤害。分娩后，随着体内雌性激素水平的降低，这种症状会慢慢消失，孕妈妈不用采取特殊的处理。不过，我们建议孕妈妈在孕期内一定要在营养均衡的条件下保持饮食清淡，不要吃刺激性很强的食物。

### 乳房护理特别提示

睡眠时，注意采取适宜睡姿，最好取侧卧位。

俯卧位容易使乳房受到挤压，使血液循环不通畅，不能保证促使乳腺发育的激素运送，从而影响乳腺发育。

乳房较小的孕妈妈，孕期不要使用丰乳霜；乳房较大的孕妈妈，也不要使用减肥霜。这两种用品中都含有一定的性激素，随意使用会影响乳腺的正常发育。

孕妈妈注意不要留长指甲，以防做乳头按摩时损伤皮肤，引起不必要的感染。

乳房出现异常时，如异样疼痛和外形改变，应该及时看医生。

# 6 胎动和胎心音的家庭自我监测

"你一定要在家进行胎动的自我监测。"医生对她说道。她疑惑地问："在家怎么监测胎动啊？为什么要监测啊？"医生耐心地对她解释说："这时候，胎动是有规律的。我们可以从中看出胎儿的发育情况。而且不但要监测胎动，有条件的，最好再听听胎心音。"她这下更迷糊了。

孕妈妈是不是也像她一样迷糊了呢？不用担心，下面我们就会针对这些问题，给孕妈妈做详细的说明。

## 孕妈妈要对胎动进行家庭自我监测

胎儿在母亲子宫内的活动叫胎动。胎动对缺氧的反应要比胎心敏感，从胎动消失到胎心消失一般有数小时到 2 天的时间，因此，测胎动对保障胎儿的安全更有意义。尽管怀孕后定期到医院进行产检，但是这些观察母体和胎儿的产检是间断的、暂时的，观察到的胎儿情况

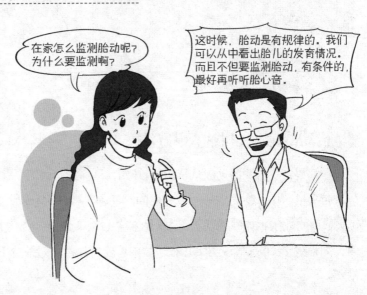

只能反映检查当时的情况，不能做到动态连续的观察。有时，一些胎儿急性缺氧，或出现变化较大的异常，就不能由定期的产前检查而及时发现，以致丧失抢救机会。为此，孕妈妈需要掌握简单易行的家庭自我监护方法，以保障腹中宝宝的平安。

## ♥ 胎动的规律

胎动是有一定规律的，这一点我们在本书的第 7 章第 8 节也介绍过。一般说来，一天之中通常是上午 8~12 时胎动均匀；午后 2~3 时胎动最少；晚上 6 点以后就开始逐渐增多，到了晚上 8~11 时最为频繁。从整个孕期来看，16~18 周时开始感觉到胎动，因为胎儿长得还不是很大，子宫内可供活动的空间也比较大，所以是宝宝胎动最激烈的一段时间；其中 28~32 周时胎动达高峰。这时，孕妈妈可以感觉到宝宝拳打脚踢、翻滚等各种大动作，甚至还可以看到肚皮上突出小手小脚。此时胎动位置靠近胃部并向两侧扩大。

至 38 周后胎动逐渐减少。因为临近分娩，宝宝慢慢长大，几乎撑满整个子宫，所以子宫内可供活动的空间越来越少，施展不开；而且胎头下降，胎动也会减少一些，没有以前那么频繁。胎动的位置也会随着胎儿的升降而改变。孕妈妈会感觉胎动位置遍布整个腹部。

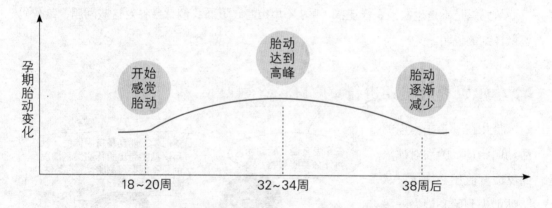

## ♥ 胎动的家庭自我监测方法

孕妈妈自我监测胎动应从孕 28 周开始，具体方法如下。

每天早、中、晚固定一个最方便的时间，各数一次胎动，每次进行 1 个小时。然后把 3 次数到的数字相加并乘以 4，这就是宝宝 12 小时的胎动数。胎动 30 次或 30 次以上为正常；如果少于 20 次，说明胎儿在子宫内可能有异常；如果少于 10 次，则提示胎儿在宫内缺氧。

如果很忙，无法做到每日在固定时间内测3次胎动，孕妈妈可以在每晚6~10点之间测胎动1小时。胎动每小时大于或等于3次为正常。若每小时胎动小于3次或胎动数比平时减少一半，以及胎动突然频繁，应继续再数1小时。如仍未好转，提示胎儿在宫内缺氧，应速去医院诊治。

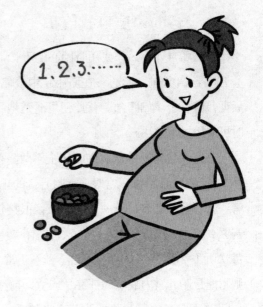

为方便计数胎动，孕妈妈可以准备一些纽扣，在安静的状态下，取卧位或坐位，注意力集中，双手置于腹部。感觉一次胎动，就放一颗纽扣在盒子中，如连续动一阵亦算一次。1小时完毕后，盒子中的纽扣数即为1小时胎动数。

**你问我答**

### 宝宝胎动频繁是否就意味宝宝一定有问题？

正常胎动次数一般每小时不少于3～5次，如果每小时胎动超过10次就要考虑为胎动频繁了。但胎动的强弱和次数，个体差异很大，和孕周、一天中的时段都有关系，而且每个孕妈妈对胎动的感觉也不同，有的12小时多达100次以上，有的只有30～40次。不过只要胎动有规律、有节奏，变化曲线不大，都说明胎儿发育是正常的。除非胎动明显频繁并伴随胎动突然停止等其他异常表现，才需要担心，当然如果不放心，可及时看医生。

### 为什么有时候不容易感觉到胎动？

由于胎儿也有固定的休息及睡眠时间，所以有时候不容易感觉到胎动，但胎儿静止不动的时间最长不应超过1小时。若胎儿超过1小时没有活动，可以马上去吃点儿东西，或喝一些甜的果汁，或拍一拍、推一推准妈妈的肚子，在正常情况之下，胎儿应会马上恢复胎动。此外，巨大或规律的声响、强光刺激等，均可使胎动增加。准妈妈健康状况有时也会影响胎动的次数，如发烧生病、体温持续升高，胎儿活动量也会减少，胎动次数也会相应减少。

## ❤ 胎心音的家庭自我监护

妊娠第 4 个月后，使用听胎心的听诊器自孕妇腹部子宫的适当位置便可直接听到胎儿心音。孕 24 周前，胎心多在脐下正中或偏左右位置；孕 24 周后，胎心多在胎背处。妊娠后期，俯耳于孕妇腹部胎背处便可清楚地听到胎心音。孕妈妈在家里对胎心进行自我监护时可采用如下方法。

首先，孕妈妈排尿后仰卧床上，两腿伸直，让家人用木听筒或听诊器在腹壁仔细听。怀孕 24 周后且胎位正常时，听胎心音的正确位置是孕妈妈脐下正中部，或脐部的左右两旁。胎心呈双心音，第一音和第二音很接近，有节律规则，近似"滴答"声。正常的胎心音强劲有力，每分钟120~160次；在怀孕中期每分钟为 160 次以上。每日可听一次或数次。每次听 1~2 分钟。一旦怀疑胎心音不正常，如胎心过快或过慢或音调低弱，快慢不规则，则可能是胎儿宫内缺氧的征兆，应立即前往医院做进一步的检查。

需要注意的是，要把胎儿心音与孕妈妈腹内的几种杂音准确地区分开。例如子宫杂音（即血流通过胎盘发出的声音），这是和孕妈妈脉搏频率相同的吹风样杂音，一般在腹部左侧较明显；又如腹主动脉音（即孕妈妈腹主动脉的跳动声），其速度与孕妇的脉搏一致。还有前面提到的胎动音，是胎儿肢体碰撞子宫壁发出的声音，它是一种没有节律的杂音。

### 温馨提示

### 坚持每天数胎动

每日计数胎动，是一个既简单又经济实惠的监测胎儿情况的方法。它既不需要每天到医院去，也不需要使用任何仪器，无论是在家中还是上班，还是搭乘交通工具，都可进行，不会影响到日常的生活作息。以胎动来评估宝宝的健康状况不仅可以及早监测胎儿缺氧或胎盘功能不足的情形，而且还能减少准妈妈过度紧张而造成的疑虑。因而准妈妈应该坚持每天数胎动，如有不良感觉时，马上去医院检查。

计数胎动时，如果准妈妈采用左侧卧位的姿势，并且环境安静，思想集中，心情平静，则测量的数据准确度会更高。

需要提醒的是，胎动的强弱和次数，个体差异很大。有的 12 小时多达 100 次以上，有的只有 30~40 次。但只要胎动有规律、有节奏，变化曲线不大，都说明胎儿发育是正常的。

## 7 准备婴儿用品

"我们该为宝宝的出生做准备了，趁我现在体力还不错，周末我们去给宝宝购物吧！"她与丈夫商量道。"好啊，不过我们该买哪些东西呢？"他这一问，倒问住了她。看着她微皱的眉头，他赶紧安慰老婆："不要着急，我们可以问问妈妈。"婆婆给这小两口的建议是什么呢？

新生宝宝的用品可以从吃、穿、用、行几方面准备，具体而言必须包括下面这些：

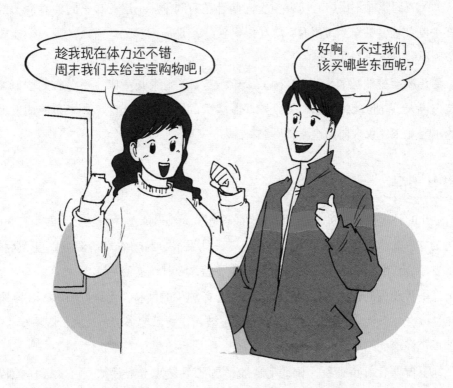

## 💟 婴儿衣服

婴儿的衣服不需要时髦，舒服、耐用、易于清洁是选择时要考虑的主要因素。

会限制宝宝活动、穿脱时会让宝宝不舒服的衣服不要选择。还有，装饰有结、带、珠子、链子的衣物也不要选，因为可能会缠住宝宝手指和影响宝宝的安全。另外，要确保所有的衣物都可以很快穿脱。因为刚出生的婴儿，需要经常更换尿布，相应地，底部开口可以直接更换尿布的衣服会更适用。纯棉面料的、透气性好的比较适合。尺寸方面，因为宝宝生长速度非常快，大一点儿的尺寸穿着时间会更长。

鞋子暂时不用买，因为只有在宝宝更大时，甚至开始学走路时才会需要。

一般需要为宝宝准备和尚领或开肩套头宝宝服 3~5 套，户外连袜衣 2~3 件，毛衣1~2 件，棉衣 2 件，小棉袜子 2~3 双，软帽 1 顶，开襟外套 2 套，小软鞋 1~2 双，小斗篷 1 件，小围嘴 3~5 条。不需要买太多，一方面，有时亲朋好友也会送一些；另一方面，宝宝长得快，衣服很快就会不合适了，买得多，以后只能闲置。

## 💟 婴儿床

科学研究证明，小宝宝单独睡利大于弊。首先，小宝宝不用呼吸大人的二氧化碳，其次大人睡觉时不用担心压着宝宝，而且还有利于从小培养孩子的独立性。但是新生儿在未断奶前，甚至到 1 岁时，离开妈妈独睡都是很困难的。所以，买一个能放在父母床旁的小婴儿床并不是多余的。

小婴儿床至少能睡到 3 岁，3 岁以后再给宝宝买一张儿童床。不过有的孕妈妈可能想要宝宝再大点儿也能睡的床，那就购买比较大的婴儿床。当然，如果亲戚朋友家里有用过的小婴儿床，拿来使用也不错。

## 💟 床上用品

新生儿的被盖以轻、暖、易于洗涤为最理想，大小以能盖住新生儿后四周有 30 厘米的压边为宜。新生儿体温调节机能尚不完善，体温很容易随着环境温度的变化而变化。因此，最好给新生儿准备 2~3 条薄厚不等的被盖，随时调换使用。

无论是买现成的，还是自己缝制，都应选择纯棉的面料。化纤面料容易让刚刚出生的婴儿过敏。如果使用布质的尿布，容易尿湿被褥，所以要多准备几套，应不少于 4 套。不要选择色泽深的布料，色泽浅的比较适合。刚出生的婴儿不需要枕头。

最好不要买化纤小毛毯，化纤毛毯脱落的飞毛易使宝宝过敏。可以选择纯棉毛巾被、纯棉面料的小毛毯。宝宝的床上用品必须可以水洗，至少是面料可以拆洗的。不可以水洗的部分必须常常暴晒。

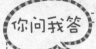

### 如何选择婴儿床?

孩子刚刚出生时，应该和母亲同住一个房间，以便夜间照料。但最好让他单独在一张小床上睡，并且坚持这样做。这样，不但可以减少感染的机会，还有利于养成小儿的正常生活规律和习惯。

购买婴儿床时一定要选择质量可靠的床。木质的床比较好，冬天不凉。最好买与父母床高低相同，一面围栏是活动的床，这样晚上睡觉时，把围栏放下来，就可以与父母的大床对接，方便晚上护理宝宝。

婴儿床四周必须有护垫保护，四周栏杆缝隙宽窄要适合婴儿，如果缝隙过宽，婴儿的头部有被卡的危险；如果缝隙过窄，婴儿手脚有被卡的危险；当宝宝醒着时，也影响宝宝的视觉。宝宝到八九个月，就能扶着床栏杆站起来了，如果床栏杆高度不能达到婴儿腋下，就有"倒栽葱"的危险。所以，床栏杆至少要在 50 厘米以上。

婴儿床要配有蚊帐，质量要轻薄透气。不宜选择有图案和色彩花哨的蚊帐，要给宝宝营造一个安静平和的休息、睡眠空间。

## 💙 婴儿车

带遮阳伞和蚊帐的婴儿车比较好。在炎热的夏天把遮阳伞打开，比给宝宝戴遮阳帽好；遮阳帽会影响婴儿的视野，还容易被风刮落。蚊帐不但可以防止蚊叮虫咬，大风天气还可以防风沙，树荫下可以防止鸟虫粪便、毛毛虫掉到宝宝脸上、手上。

有挡位、能改变车身角度的婴儿车最好。如果宝宝睡觉了，可以放平让宝宝躺下；如果宝宝醒了，就折叠起来，让宝宝坐着。无论什么式样的婴儿车，质量和舒适性是第一重要的。

能够把车身从车座上拆卸下来的婴儿车是一车多用型的，可以把婴儿车上半部分当婴儿提篮使用，当婴儿在车里睡熟后，可以把婴儿连人带筐提走，防止挪动婴儿时受风感冒。同样，也方便把婴儿挪到需要的地方。但要注意，这样的产品对连接部位的质量有比较高的要求，购买时要注意查看。

## 💙 婴儿汽车座椅

在私家车上必须为宝宝配上一个婴儿座椅，但这样做的爸爸妈妈并不多。有些妈妈觉得自己把宝宝抱在怀里最安全，实际上这样是最不安全的。让婴儿背对着汽车行进的方向，婴儿座椅放在正对司机的后排座位，才是最安全的安排。

## 💙 婴儿浴盆、浴床

不要选择金属盆，一是过凉、过沉；二是薄薄的金属边有磕到宝宝的可能。无毒无味的塑料盆或自然的木盆比较好。为了防止宝宝滑脱或牵拉宝宝时太用力，可以给宝宝同时配一张小浴床。

## 💙 婴儿尿布

这是必不可少的婴儿用品。宝宝刚出生时，一天拉屎撒尿不下10次，所以需要大量一次性的换洗物品。宝宝出生前，孕妈妈就应该考虑准备给宝宝使用什么尿布，是一次性纸尿布，还是纸尿裤，或是布质尿布。当然，也可以几种穿插着用。

自己用纯棉织品制作的尿布，柔软、透气性好，非常便宜环保，但需要经常清洗消毒。因而，使用起来比购买现成的一次性的纸尿布、纸尿裤麻烦，如果家里有足够的人手清理尿布，选用布尿布显然更合适。

## 💙 哺乳用具

即使是母乳喂养，也要准备一套奶瓶、奶嘴，而如果是人工喂养的话，则至少需要3套。其他的婴儿用餐器具还包括奶锅、水杯、小勺、榨汁器、暖瓶。需要提醒的是，给婴儿使用的任何餐具，都不能是铝制餐具。

塑料奶瓶透明度低，有污渍时不易被发现，也不如玻璃奶瓶容易清洗。但塑料奶瓶轻巧不易碎，当小婴儿会自己拿奶瓶喝水时，最好选择塑料奶瓶。现在很多奶瓶都带测奶温的温度计，这确实很方便，但也有弊端，如果温度计出了毛病，而妈妈又不知道，就会带来麻烦。用传统的方法，滴几滴奶或水在妈妈的手腕内侧，妈妈有天生的敏感，这样更保险。

买奶嘴时要选流速慢的，因为宝宝吸吮太快容易呛奶。

## 8 孕期四季保健要点

婆婆很注重养生，她总是强调要按四季来进行相应的养生保健。这不，她又给小两口传授起经验来了："怀孕是一个特殊的时期，孕期保健也要顺应四时变化才行。这方面你们一定要注意……"他不耐烦地打断了妈妈的话："妈妈，你比人家专家还专业呀！"她很乖巧地说："妈妈年纪大，经验多，我们好好听着吧。"婆婆满意地看着媳妇，说："就是，你们还别不信。我的话可是我多年的经验总结呢。"

婆婆说得挺有道理的。以下是婆婆针对不同季节对媳妇的特别提醒，其他孕妈妈们可以参考。

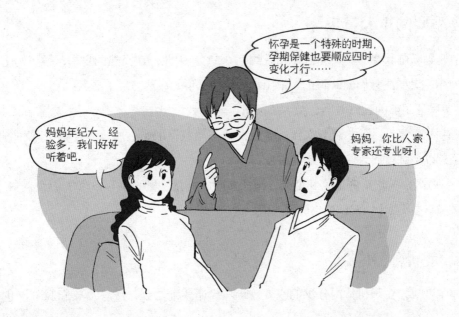

## 💜 春季注意情绪调节

春季气候多变，容易干扰人体固有的生理功能，导致机体内外失衡，心理混乱。宝宝生长所处的环境与孕妈妈的精神状态密切相连，孕妈妈保持心情舒畅，乐观豁达，情绪稳定，有利于宝宝生长及中枢神经系统的发育。因此孕妈妈春季应调节情致，注意保持良好的心理状态。

## 💜 春季谨防面部过敏

春暖花开，空气中引起过敏的花粉含量增高，容易引起花粉过敏，尤其是敏感体质的孕妈妈，更要特别注意。

同时，孕妈妈还要特别注意紫外线过敏。科学家的统计表明：一年四季中，春季阳光紫外线含量最高，冬季紫外线含量最低。因此，人们对紫外线的敏感性以春季敏感性为最高，冬季则最低。

春季，孕妈妈一定要注意皮肤护理，避免过敏。以下几点孕妈妈要重视：

- 避免一次性大量强烈的日光暴晒；春游时，要戴上宽边遮阳帽或打太阳伞。
- 洗脸用水不可过热，不用碱性肥皂洗脸，不用粗糙毛巾使劲儿擦脸。
- 每天洗脸后可进行 2~3 分钟的面部按摩，以增强血液循环，改善皮肤的环境。
- 日常饮食中，多食用富含维生素 A 的食物和新鲜蔬菜、水果。注意每天保证充足的饮水量。

## 💜 夏季要防止大量出汗

孕妈妈新陈代谢旺盛，体温比常人约高 0.5℃。因此，在炎热的夏季，孕妈妈比一般人更怕热，更要注意保健，防止大量出汗。具体来说，应注意以下几点：

- 要保证足够的睡眠时间，减少活动量，避免大量出汗。
- 要注意营养。设法调节饮食，增强食欲，注意摄取蛋白质、多种维生素和各种微量元素，以增强体质，保证胎儿健康发育。
- 多喝水，多吃新鲜蔬菜和瓜果，出汗多时应补充足量的水分和盐分。
- 不宜过多食冷饮，以免伤脾胃。

## 💜 夏季洗澡三不要

怀孕以后，由于机体内分泌的改变，新陈代谢逐渐增强，汗腺及皮脂腺分泌也会随之旺盛。因此，夏季天气热，孕妈妈比常人更需要洗澡，以保持皮肤清洁，预防皮肤感染。孕妈妈洗澡要注意：

**水温不宜过高。**水温或室温过高，很可能因为缺氧导致胎儿发育不良。而在孕后期更不能洗很烫的热水澡，否则很容易出现缺氧、窒息的情况，还可能导致胎儿宫内缺氧，严重的甚至会胎死腹中。专家还提醒，有的孕妈妈为了皮肤保健在淋浴时会冷热水交替，这种方法对孕妇来说容易影响子宫和胎儿，孕妈妈不宜采取这种淋浴方法。

**洗澡的时间不宜过长。**由于浴室内空气流通不好、温度较高、氧气供应相对不足，淋浴时间过长容易出现头昏、眼花、乏力、胸闷等症状，加之热水的刺激会引起全身体表的毛细血管扩张，使脑部的供血量不足。从而导致胎儿也会出现缺氧、胎心率加快，严重者还可使胎儿神经系统的发育受到不良影响。因此专家建议，孕妇洗澡的时间最好控制在10~20分钟。

**最好不要坐浴。**坐浴会增加感染疾病的可能，因为水中的细菌、病毒极易进入阴道、子宫，导致阴道炎、输卵管炎或引起尿路感染等。另外，坐浴还容易引起窒息，对胎儿也不好。

## ❤ 秋季要"三防"

对孕妈妈来说，秋天是比较舒服的季节。不过，要想做个健康的孕妈妈，一定得做好"三防"——防腹泻、防便秘、防呼吸道疾病。

**一防腹泻。**秋天上市的新鲜瓜果比较多，但这个季节也正是天气逐渐转凉的时候，早晚气温低，昼夜温差大，如果再不注意食品卫生，抵抗力相对比较差的孕妈妈就容易腹泻。所以孕妈妈一定要做好个人卫生，饭前便后洗手，避免不洁饮食。睡觉时注意盖好腹部，以防受凉。

**二防便秘。**秋天气候干燥，如不注意饮食调理，就可能便秘。孕妈妈饮食中肉类要适量，要适当增加新鲜水果和蔬菜的比例。另外，要多喝水，养成定时排便的习惯。

**三防呼吸道疾病。**感冒是秋天孕妇最容易患的疾病之一。孕妈妈秋天一定要及时增减衣服，多吃一些富含维生素C的食物，并适当运动来提高抵抗力。一般来讲，孕妇用药应当谨慎，原则上是能不用就不用，千万不要滥用抗生素；即便服用中药，也要接受医生指导，不要自己买药服用。因为大多数药物可从母体经胎盘进入胎儿体内，其中一部分可对胎儿造成损害，有致畸作用。

## ♥ 冬季忌室内空气污染

冬季气候寒冷，人们可能会减少户外活动，大部分时间是在有暖气或空调的屋子里度过。如果门窗紧闭，不及时换气，会使室内空气污浊。这不仅会使孕妈妈本人感到全身不适，也可能还会对胎儿的生长发育，特别是对胎儿中枢神经系统的发育产生不良的影响。所以，孕妈妈在冬季也要到户外做一些适宜的活动，多呼吸一些新鲜空气，以利于胎儿的发育。但是，如果雾霾严重，孕妈妈要尽量减少外出，避免上呼吸道感染。

### 你问我答

#### 冬季如何保证室内空气质量？

要净化室内空气质量，开窗通风就是一个简单有效的办法，如在阳光比较好、白天温度相对较高的时候，最好开窗通风半个小时左右。此外还应注意：在烹调时应该打开抽油烟机或开窗换气，切勿将食用油过度加热；同时尽量不要在室内吸烟；被褥、毛毯和地毯应经常在阳光下晾晒；如果选购家具，应选择实木家具，尽量不选密度板和纤维板等材质的家具；还可以在室内培养一些绿色植物，这也能起到一定的净化空气的作用。

### 温馨提示

#### 孕妇居室不宜摆放花草

春暖花开，很多人喜欢把鲜花摆放在居室里，但对于孕妇来说，最好不要在室内摆放花草。有些花草会引起孕妇的不良反应，如茉莉、丁香、水仙等，具有浓烈的香味，会影响孕妇的食欲和嗅觉，甚至引起头痛、恶心和呕吐。还有一些花的花粉可能引起孕妇过敏。

此外，孕妇代谢旺盛，居室需要充分的氧气，而有些花卉如夜来香、丁香等，会吸进新鲜氧气，呼出二氧化碳，从而夺走居室内的氧气，对孕妇及胎儿的健康产生不良的影响。

# 胎教方案：光照胎教

"老公，我们要不要给宝宝做光照胎教啊？"她问老公。他一时也不知道如何回答，因为关于光照胎教他也不是很了解："光照胎教到底有没有用？如何做？又有哪些注意事项？"她一连串的问题也让他犯起难来。看着妻子紧皱的眉头，他赶紧安慰道："别担心，我去找资料查查看！"

很多家长和这小夫妻俩一样非常关注宝宝的聪明健康，虽然他们的宝宝还没有出世，但他们已为此做了不少尝试。现在，我们就来给大家做个介绍，解答大家的疑惑。

胎儿的视觉较其他感觉功能发育缓慢。胎儿的眼睛视网膜在 4 周大时即形成，视力在怀孕第 7 个月左右就会产生。但胎儿并未张开眼去看，而是通过母亲来区别黑夜或白昼的。孕 27 周以后胎儿的大脑才能感知外界的视觉刺激；孕 30 周以前，胎儿还不能凝视光源，直到孕 36 周，胎儿对光照刺激才能产生应答反应。

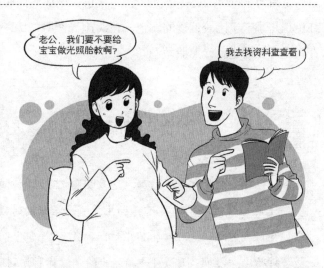

## 光照胎教的争论

目前针对光照胎教，不同的专家有不同的观点和意见。在这里，我们将把这些观点都提供给孕妈妈们，希望孕妈妈们能够谨慎地选择，毕竟宝宝的聪明健康关系着千家万户的幸福。也许随着科学研究的深入，这一课题在不久的将来会有更确切的定论。

支持派：对动物实验结果证明光照对视网膜以及视神经有益无害，光照对胎儿无害，光照胎教能促进宝宝视觉功能的建立和发育，光能够通过视神经刺激大脑视觉中枢。光照胎教成功的宝宝出生后视觉敏锐、协调，专注力、记忆力也比较好。实验证明，适当的光照对宝宝的视网膜以及视神经有益。

反对派：孕妇并不了解腹中胎儿是醒着还是睡着，如果强行进行光照刺激，反而可能影响胎儿的睡眠质量和生长发育情况。而且一般来说，胎儿和新生儿视力较弱，是比较害怕强光刺激的，为此产房里的灯光大多采取的是暗光，就是要减少光线对新生儿的刺激。光照胎教的方法不可取。

## 💜 光照胎教的做法

每天定时在胎儿觉醒时用手电筒作为光源，照射孕妇腹壁胎儿的头部位置，每次3~5分钟左右，结束前可以连续关闭、开启手电筒数次。之所以拿手电筒作为光照胎教的工具，是因为手电筒的光是弱光，当光线透过孕妈妈的腹壁进入子宫，羊水会由暗变红，而红色正是小宝宝比较偏爱的颜色。在实施光照时，切忌强光照射，时间不宜过长，也不要在宝宝睡觉时进行光照胎教。

**温馨提示**

### 结合音乐胎教、对话胎教进行光照胎教

经彩色超声波观察，光照后宝宝会出现转头避光动作，同时心率增加，脐动脉和脑动脉血流量也有所增加。这表明胎儿可以看到射入子宫内的光亮。

光照胎教时准妈妈要选择胎儿觉醒、活跃的时候，一边播放胎教音乐一边进行，在照射的同时准妈妈可以和胎儿对话。比如，妈妈一边用手电筒的微光照射腹部，一边告诉胎儿："宝贝，这是手电筒发出的光，你感觉到了吗？它好玩儿吗？"

另外，每次在做胎教时，准妈妈可以把胎儿的反应详细记录下来：胎动的变化是怎么样的？增加还是减少了？胎儿是怎么动的？经过一段时间的记录和持之以恒的胎教训练，孕妈妈就可以知道胎教是否对胎儿有效，胎儿对固定的胎教内容是否建立起固定的、有规律的反应。

# 第10章　妊娠29~32周

## ·关键词·

◎宝宝变漂亮了　　◎尿频　　◎测量骨盆　　◎胎位纠正

◎预防早产　　◎疼痛　　◎音乐胎教　　◎睡个好觉

# ① 胎儿的发育情况

现在傍晚5、6点的时候，小两口最爱的活动就是和肚子里的宝宝玩儿了。时间一长，每天一到这个时候她的肚子就动得厉害。这天下午5点多的时候，她的肚子又动起来了。老公拿起童话书，对着妻子的肚子柔声说："宝宝，爸爸给你念童话，你好好听呀！"话音刚落，她的肚子就鼓起一块，好像宝宝在对他说："我喜欢听！"小夫妻俩相视甜甜一笑。

现在进入孕晚期了，是宝宝为自己的出生做最后准备的时期，这一时期宝宝的变化主要如下。

## ♥ 各个器官继续发育完善

胎儿的内脏器官近乎完全形成，肺和胃肠功能也接近成熟，具备一定的呼吸和消化功能。虽然因为胎盘提供了足够的氧气，宝宝在子宫中不会呼吸，但他将开始有节律的呼吸运动，为出生做准备。宝宝喝进的羊水，经膀胱排泄在羊水中，这是在为他出生以后的小便功能进行锻炼。身长增长减慢而体重增加迅速。有的宝宝头部已开始降入骨盆。

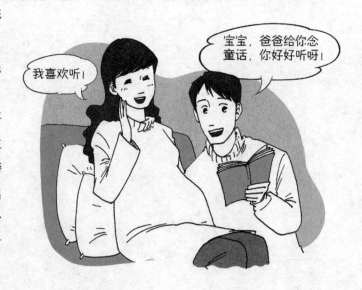

## 💜 宝宝开始变得"漂亮"了

宝宝皮下脂肪已较前大为增加，皱纹减少，皮肤有了光泽和颜色，并且比以前光滑多了，身体开始变得圆润，不再那么一脸"沧桑"。原本长满全身的胎毛逐渐消退，生殖器官基本形成，可以明显区分宝宝的性别。同时，胎宝宝的指甲也长到了手指尖。如果此时早产，虽然个头并不大，但只要精心地呵护，在暖箱中宝宝完全可以健康地成长。大致上，胎儿已具备生活于子宫外的能力。

## 💜 宝宝的活动减少

宝宝越来越大，子宫相对地变小了，宝宝不能像以前一样大幅度地翻来覆去，只能做一些像左右转头或握手、蹬腿的小动作。前期非常活跃的胎动现在明显减少了。

### 异地待产需要注意什么？

打算异地待产的孕妇，最好提前计划，要预先考虑路途中可能遇到的困难、风险及其应对处理办法。时间安排上进入孕8月时就动身，最迟也不宜超过36周。选择交通工具时要尽可能考虑花费时间短、不用转乘、能直达的，避免搭乘震动性大的交通工具。同时临行以前要请目前的妇产专科医生提供一份详细的妊娠报告，带去给新的妇产专科医生做参考。到达待产地时，要立刻携带以往的产前检查记录前往预定分娩的医院做一次检查。

### 温馨提示：高危孕妇要做早产预测检查

妊娠28周之后，怀疑有早产倾向的高危孕妇，包括多胞胎妊娠、羊水过多症、先前有流产记录者、红斑狼疮患者、糖尿病患者等，最好在28周以后做早产预测检查，预测早产风险并做防范工作。

一般来讲，医生对会对高危孕妇进行早产预测检查，检查的方法是用孕妇的血清和阴道分泌物中的IL-1β、IL-8的数值来预测孕妇早产的概率大小，从而做好孕晚期准妈妈的日常生活管理，最终达到预防早产的目的。

现在进入 8 个月了，不管是她还是家人都明显感觉到她的身体笨重了很多，她自己还经常感觉气短、呼吸困难，尤其是爬楼梯之后。这不，才上到二楼，她就喘得不行。她抱怨道："老公，这才二层楼我就这样，真不知道到时我能不能把宝宝生出来！""没关系的，等再过几周宝宝的头进到你的骨盆里，胸口就没那么憋闷了。老婆，你辛苦了，再忍耐几天吧！"老公柔声安慰着。

是不是真如丈夫说的那样，等再过几周孕妇的胸口就不会那么憋闷了呢？我们一起来看看孕 8 月孕妈妈的身体变化。

## 胸口憋闷、呼吸困难

这时子宫底已上升到了横膈膜处，急剧膨大的子宫向上挤压内脏，心、肺受到压迫，孕妈妈会感到胸口憋闷、呼吸困难，喘不上气来。胃部也会受到挤压，吃下食物后也总是觉得胃里不舒服，因而容易食欲不振。

但是情况很快会有所缓解。大约孕 34 周左右，宝宝的头部开始下降，进入到孕妇骨盆，到达子宫颈，为即将到来的分娩做准备，那时孕妈妈就会觉得呼吸和进食舒畅多了。

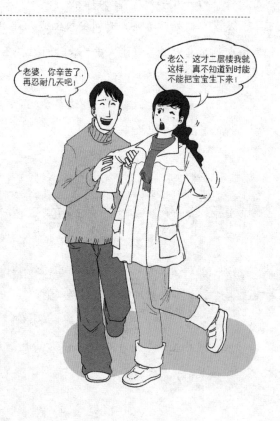

老婆，你辛苦了，再忍耐几天吧！

老公，这才二层楼我就这样，真不知道到时能不能把宝宝生下来！

## ♥ 皮肤瘙痒

有的孕妈妈可能会出现皮肤瘙痒，特别在胸部、腹部、下肢更为敏感。这是因为怀孕后血液中的雌激素要比平时多数十倍，如果其含量超过本人肝脏的最大代谢能力，肝细胞会因承受解毒任务过重而受损。其结果就是造成胆汁不能正常排出体外，使胆汁中胆盐的浓度增高，刺激皮肤神经末梢，引起全身皮肤瘙痒。孕妈妈如果有不明皮肤瘙痒可以去医院做个检查，看瘙痒的真正原因是什么，再采取对应的处理措施。千万不能乱抓乱挠或是乱抹药，以免造成不良后果。从症状上来说，胆汁酸过高导致的瘙痒，身体并无其他症状，通过验血就能确定是否为"妊娠期肝内胆汁淤积"。

如果孕妈妈出现皮肤瘙痒，应尽量穿棉制品内衣，因化纤衣物会刺激皮肤，导致症状加重；同时注意皮肤的清洁，不用碱性浴皂；切勿抓破皮肤，以防止继发感染。

## ♥ 尿频、尿失禁

怀孕后期，由于宝宝胎头逐渐下降进入骨盆腔，使得子宫重心再次重回骨盆腔内，膀胱受压症状将再次加重，尿频的症状也就又变得较明显了，甚至很多孕妈妈一用力就容易有尿液从尿道渗出，也就是所谓的"尿失禁"。

## ♥ 子宫大小

孕妇下腹部更加凸出，子宫的宫底上升到胸与脐之间，宫底高度为 26~30 厘米。宫高 24~27 厘米，于脐和剑突之间。

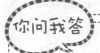

**孕晚期为什么容易出现泌尿系统感染？**

怀孕后，输尿管会增长增粗，又因受孕激素的影响，管壁的平滑肌松弛，蠕动减少减弱。到孕晚期，膨大的子宫压迫膀胱和输尿管，这些都会造成尿流不畅和尿潴留。潴留的尿液不仅对泌尿道的黏膜有刺激，而且还容易使细菌滋生。妊娠后尿液中的葡萄糖、氨基酸等营养物质增多，这又是细菌繁殖的有利条件。这些原因，使孕期的妇女很容易发生泌尿系统感染。孕期应注意保持外阴部的清洁，睡觉时采取侧卧，多喝水、多排尿。另外加强营养，增强体质。如发生了泌尿系统感染，应积极治疗。若治疗不及时、不彻底，常可使病情加重或造成迁延不愈，影响母亲和胎儿的健康。

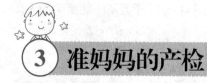

## 3 准妈妈的产检

从这个月开始，每2周就要做一次产前检查，检查内容包括孕期常规产科检查（宫高、腹围、胎心、胎位检查、血压、体重）和一些与孕周相适应的特殊检查。下面我们就给孕妈妈详细介绍。

## ♥ 下肢水肿检查

由于大部分的子痫前症会在孕期28周以后发生，通常医生会依据孕妈妈的血压测量值和尿常规检测值做判断。所以，孕妈妈在怀孕后期，针对血压、尿蛋白、尿糖所做的检查非常重要。如果测量结果发现孕妈妈的血压偏高，又出现蛋白尿、全身水肿等情况时，孕妈妈须多加留意，以免有发生子痫前症的危险。

子痫前症最显著的特征之一是水肿，将大拇指压在小腿胫骨处，当压下后，皮肤会明显地凹下去，且不会很快地恢复，即表示有水肿现象。关于水肿及其相应的一些对策，孕妈妈可以参看第266页。

## ♥ 触摸胎位

主要是对胎儿位置的检查，检查一般包括三项内容。

- 胎产式：反映胎儿身体长轴与母体长轴的关系，两轴平行者称为直产式，两轴垂直者称为横产式。
- 胎先露：指胎儿最先进入骨盆入口的部分，直产式有头先露及臀先露，横产式有肩先露。
- 胎位：反映胎儿先露部的指示点与母体骨盆的关系也称为胎方位。

根据指示点与母体骨盆左、右、前、后、横的关系，有不同的胎位。胎产式以直产式多见，横位少见。胎先露以头先露多见，臀先露少见。这是因为胎儿头重脚轻，子宫腔上宽下窄的缘故。胎位以枕左前多见。

在各种胎位中，枕前位是正常的胎位，其他都属于异常胎位。胎位异常是造成难产的重要原因，故如果是臀位（即直产式臀先露）应在孕30周以后积极矫正。矫正方法可参考第297页。

## 阴道检查

阴道检查也叫内诊，主要是对宫颈、阴道、外阴进行检查，从外而内，先是看外阴，然后检查阴道和宫颈。

孕妈妈可能会担心，阴道检查会不会造成感染或流产。这一点大可放心，正常的妊娠绝不会因为阴道检查而流产，何况阴道本身是通向外界的器官，正常情况下也有细菌存在。医生检查时，使用的是经过消毒的器械，同时检查方式也是科学合理的，在这种正常的情况下是不会有不良作用的。

## 骨盆测量

骨盆测量是基本的检查项目之一。骨盆足够大，能够容纳胎儿，是顺利进行阴道分娩的首要条件。具有多年的行医经验的医生用自己的手就能完成这项检查工作。通常在做阴道检查时，医生顺便用手测量一下孕妇的骨盆，就能知道答案。为了得出更准确的数值，有时医生也会借助 X 射线来测量骨盆，以估计胎儿是否能够经阴道顺利分娩。

## 妊娠高血压筛查

每次产检时医生都会量血压，化验尿蛋白和观察浮肿情况，这是为了及时发现妊娠高血压综合征，妊高症对母子健康危害很大，是比较严重的并发症，发生率为5%~9%。因为血容量增加的关系，大部分孕妈妈孕中期血压值会有轻微的下降，但进入孕晚期血压又会略有升高，如果升高超过 149/90mmHg，并持续两次以上这样的结果，就可能患上妊娠高血压。

妊高症多出现在妊娠中后期，分娩后即可消退，做好产前检查，早防早治，合理治疗干预，就能极大地提高妊娠成功率，孕育健康宝宝。

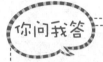

### 如被医生确定为妊娠高血压综合征，该怎么办？

妊娠期高血压综合征危害很大，患病的孕妈妈会出现血压升高、水肿、蛋白尿、头痛头晕、恶心呕吐、视力模糊、上腹部疼痛等情况，病情最严重时会抽搐昏迷。妊高症会影响胎盘功能，从而危害胎儿健康，使胎儿发育迟缓、宫内窘迫、早产，甚至可能胎死腹中。所以一旦确认就会被收入"高危孕妇"的范围，在产检的频率项目上都会与普通孕妇不同，医生会根据具体情况进行药物干预，必要时也会要求住院观察和治疗。我们要做的是尽量放松心情，稳定情绪；同时要注意休息，保证睡眠充足，避免劳累；饮食上减少盐分摄入，注意补充维生素和优质蛋白以及铁、钙等营养素。及早发现，积极治疗干预，可大大减轻妊高症对胎儿的不良影响。

### 阴道检查有什么意义？

阴道检查一般放在怀孕初期和末期进行。孕初期检查的目的在于确定宫内妊娠，并通过检查子宫的大小、卵巢等有无异常，来准确地推断出预产期。孕晚期阴道检查的目的在于通过检查阴道有无湿疣、血管扩张、阴道畸形等异常，以判定是否适宜采取阴道分娩方式。至于临产前的阴道检查则是检查子宫口是否张开，以备宝宝顺利娩出。

**温馨提示**

### 丈夫陪同产检好处多

怀孕期间丈夫的陪伴和关心体贴对女性非常重要，有利于孕期女性保持稳定、快乐的情绪，进而促进胎儿的健康成长。丈夫参与产检，一方面会对胎儿的存在和成长有直接感受，对妻子的负担更能体会，对妻子和孩子也会更加疼惜，从而可以起到增加夫妻感情、巩固家庭的作用。另一方面，丈夫陪同产检可以更好地了解妻子的心理需求，及时对她的情绪波动进行开导，有助于减少孕期忧郁症的发生。同时丈夫还能帮妻子记下产检时间、医生的建议和要求，监督并帮助妻子执行。

# ④ 孕妈妈的饮食计划

"媳妇，再吃一点儿。"看着她放下筷子，婆婆赶紧劝道。"妈，我吃饱啦。再说，吃得太多也不太好。"她实在不想吃了。"现在进入孕晚期，你一定要多吃点儿，到生产的时候才有力气。"每次当她觉得自己吃得太多不想再吃时，婆婆就这样劝她。她无奈之下又拿起了筷子。不过，婆婆的话有道理吗？她实在有些质疑。

婆婆的话科学吗？进入孕晚期孕妈妈应该如何饮食呢？下面我们提供一些建议，孕妈妈可以参考。

## 💗 孕晚期的营养需求

妊娠第29周至分娩前为孕晚期，是胎儿生长最快的阶段。这时候，胎儿大脑发育达到高峰，肺部迅速发育，皮下脂肪大量堆积，体重增加较快，对能量的需求达到高峰。再加上孕妈妈需要为分娩和哺乳储备能源，需要的营养也达到最高峰，所以孕晚期孕妈妈的营养较孕中期应有所增加，相应地也应在饮食方面做适当调整，以迎接分娩的到来。

## 💗 增加蛋白质的摄入

妊娠晚期是孕妈妈基础代谢和组织增长最后的高峰时期，同时宝宝为出生做准备，也在体内迅速储存营养素，二者都要求孕妈妈在饮食上一定要增加蛋白质的摄入量。孕妈妈可以增加瘦肉类和大豆类富含蛋白质食物的摄入，一来满足宝宝在孕妈妈子宫内生长发育最后的营养需求；二来提供分娩生产需要的营养物质，防止产后出血，保证产后泌乳量的增加。

禽蛋、鱼类蛋白质中含有丰富的蛋氨酸和牛磺酸，它们可调节血压的高低；大豆中的蛋白质能降低胆固醇保护心脏和血管，同时促进胎儿的发育。孕妈妈宜在饮食中增加这几类食物的摄入量。但肾脏功能异常的妊高症孕妈妈必须控制蛋白质摄入量，以减轻负担。

## ❤ 补充脂肪酸和DHA

孕晚期是胎儿大脑细胞增值的高峰期，供给充足的脂肪酸是满足大脑发育的必要条件。孕妈妈多吃海鱼有利于必需脂肪酸的供给。DHA是胎儿大脑、眼睛发育和维持正常功能所需的营养素，人体不能自行合成，必须从食物中获得。鱼肉中DHA含量较高，孕妈妈应多食用。

## ❤ 多吃矿物质含量丰富的食物

孕妈妈要多吃矿物质含量丰富的食物，特别是含铁和钙丰富的食物。钙能促进胎儿的骨骼和牙齿发育，缺铁则会导致贫血，所以孕妈妈要特别补充足量的钙和铁。

奶类食品含有丰富的钙质，骨头汤、虾皮汤也含有丰富的钙，孕妈妈可以多喝。此外，含钙丰富的食物还有海鱼、海带、海米和虾仁等。含铁丰富的食物有动物的肝脏、菠菜和蛋黄等。动物的肝脏中含有血红素、铁、叶酸和维生素等，是孕晚期补充铁的较好选择。

## ❤ 补充维生素和纤维素

孕晚期需要充足的水溶性维生素，尤其是维生素 $B_1$。如果缺乏，则容易引起呕吐、倦怠，并在分娩时子宫收缩乏力，导致产程延缓。也要多吃含有较多的维生素 C 的食物，如水果、菠菜和白菜等绿叶蔬菜。多吃蔬菜水果，摄入纤维素，还有助于防治便秘。

## ❤ 少食多餐

此时的孕妈妈胃部受压，一次吃不了太多的东西，所以可以分成几次吃，每次少吃些。除正餐外，可以添加零食和夜餐，如牛奶、饼干、核桃仁、水果等食品，需要注意的是夜餐应选择容易消化的食品。

**温馨提示**

### 妊娠晚期营养供给要适度

妊娠晚期，孕妇应根据本身的情况调配饮食，尽量做到让膳食多样化，尽力扩大营养素的来源，在保证营养和热量的供给的前提下，做好增重管理。在产前检查时，孕妇可以请教医生，了解胎儿发育的情况是否良好，或者偏大、偏小，同时结合自己的身体情况，包括胖瘦、工作量的大小、是否有妊娠高血压、糖尿病等，综合考虑，制定出一个适合自己的个性化的食谱来。

# 5 胎位的纠正

"我的宝宝真淘气，他现在终于把自己放正了！"晓玲很兴奋地打来电话说。她也为晓玲高兴，说："医生教你的办法很有用啊！"原来上一次产检医生说晓玲胎位不正，让她在家自己做胸膝位纠正法，当时晓玲着急得不行，整天担心自己会难产，现在终于好了，难怪她那么开心。

有不少孕妈妈都会遇到宝宝胎位不正的情况，别担心，只要方法得当也可像晓玲一样自行纠正的。下面我们就来介绍一下胎位的自我纠正法。

分娩是正常生理过程，阴道分娩是一种对胎儿和孕妇都最有利的自然分娩方式。胎位正常与否不仅对孕妇能否顺产有直接影响，还会关系到是否能顺利分娩。因此，如果能在产前及时发现异常胎位并给予纠正，就可减少孕妈妈许多不必要的痛苦，变难产为顺产，保证生产的顺利。不过令人欣慰的是 95% 的胎儿会在分娩前调整为头位（头朝下），4% 的胎儿会是臀位，只有不到 1% 的胎儿会横在子宫中。

## 纠正胎位的方法

纠正胎位的方法较多，但有些要由医务人员来做。在这里，我们仅介绍几种孕妈妈及其家人可以做的方法。

胸膝位纠正法（翘臀法）

孕妈妈于饭前或进食后 2 小时，或于早晨起床及晚上睡前做。

事前应先排空膀胱，解开裤带，双膝稍分开（与肩同宽）跪在床上，大腿要与床面垂直，小腿与大腿成直角；胸肩贴在床上，尽量与床贴紧，头歪向一侧；双手前臂伸直或双手放在头的两侧；尽量抬高臀部，形成臀部高头部低的位置。两者高低差别越大越好。

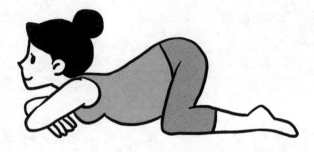

每天做 2 次，开始时每次 3~5 分钟，以后增至每次 15~20 分钟。连做 1 周后请医生复查。

此法可以帮助胎臀退出盆腔，借助胎儿重心的改变增加胎儿转为头位的机会。孕妈妈运用这种方法时不要过于勉强，以自己的身体感觉为准，如有不适要立即停止。

**艾灸纠正法**

在医生的指导下，孕妇还可使用艾灸疗法纠正胎位。

用陈艾叶同时灸双侧至阴穴（即双侧脚小趾外侧缘），每日 1~2 次，每次 10~15 分钟，5 次为一个疗程。灸术是中国的传统医术，在民间广为流传。艾叶气味芳香，易燃而火力温和，是最理想的施灸材料。

灸时胎动活跃，孕妈妈最好按医嘱进行，艾灸疗法如果配合膝胸卧位则疗效更佳。1 周后复查胎位的纠正情况。

## ♥ 孕妈妈不必因胎位不正而紧张

胎位不正是常有的事，而且完全能够校正，孕妈妈不必为此而成天焦虑、愁闷，因为情绪不好不利于转变胎位。

如果胎位异常不能转正孕妈妈也不必紧张。只要孕妈妈按医生要求安排入院时间，由医生根据孕妈妈的具体情况决定分娩方式，是可以保障宝宝和孕妈妈安全的。很多医院对臀位妊娠的孕妇会采取剖宫产，其原因也是在比较了剖宫产对母婴的风险和臀位经阴道分娩的风险后做出的选择，在都存在风险的情况下，医生一定会选择风险相对小的方案。

**温馨提示**

### 胎位不正最合适的纠正时间为孕32~37周

妊娠 28 周以前，由于羊水相对较多，胎宝宝又比较小，在子宫内活动范围较大，所以位置不容易固定。妊娠 32 周以后，宝宝生长迅速，羊水相对减少，此时子宫里还有一定的空间可供胎儿转动。在孕 37 周以后，如果宝宝还是"胎位不正"，那就基本上等于确定了宝宝分娩时的位置。

# 6 防止早产

她去找李茜时，李茜还在跟一位孕妇谈话。"你要注意防止早产。"李茜严肃地对那位孕妇说。终于等到李茜完成了手头的工作，她问李茜："为什么要特别提醒那个孕妇？""她是早产的高危孕妇。"李茜很简短地说。"早产的高危孕妇怎么判别？"她好奇地问。"孕妇是否容易早产，可以从早产的原因来看。"以下是李茜对她的解释，孕妈妈可以一起听听。

怀孕在37周以前发生的分娩称为早产。早产儿又称未成熟儿，由于过早分娩，各种器官发育不成熟，体外生活能力较弱，调节体温、抵抗感染的能力很差。由于早产儿抵抗力低，其生存能力也低，易患病，死亡率也比足月儿要高。

早产儿死亡率与出生时的体重呈反比例，即体重越轻，成活率越低。其原因主要是肺发育不全，从而导致呼吸窘迫综合征与颅内出血。在临床上约有10%左右的宝宝是早产儿，虽然会遇到一些困难，但经过精心照护，有2/3的早产儿能够成活，大部分长大后完全正常。

## ♥ 早产的五大原因

发生早产的原因是多重的，除了孕妈妈本身的因素之外，还有环境的因素，而且大多数造成流产的原因也可以引发早产。归纳起来，大致有下面这些：

● 早产与年龄、体重有关

孕妈妈年龄小于20岁或大于35岁的，早产率会比20~34岁的孕妇明显增高；尤其是年龄小于20岁者，早产发生率更高。孕前体重过轻或怀孕时体重超过80千克的孕妈妈也容易出现早产。

● 有流产史的孕妈妈易早产

因流产对宫颈均有不同程度的损伤和影响，容易导致宫颈机能不全，所以有晚期流产史、反复流产、人工流产、引产或流产后不足一年又再次怀孕的孕妈妈，早产率高。

● 疾病、异常胎位会引发早产

妊娠合并急性传染病和某些内、外科疾病，如风疹、流感、急性传染性肝炎、急性肾盂肾炎、急性胆囊炎、急性阑尾炎、妊高症、心脏病等，容易导致早产。孕妇内分泌失调、孕酮或雌激素不足，以及严重甲亢、糖尿病等，均可引起早产。严重贫血的孕妇，由于组织缺氧，子宫、胎盘供氧不足，也可发生早产。孕妇营养不良，特别是蛋白质不足以及维生素E、叶酸缺乏，也是导致早产的原因之一。

异常胎位也会导致早产，如横产，尤其头朝上、脚朝下的情况，容易在未出现生产征兆之前破水，故可能早产。相比其他异常胎位，臀位的早产率最高。

● 生活环境对早产有影响

从事体力劳动、工作时间过长、过累可使早产率明显增高。情绪经常波动或精神过度紧张，可使大脑皮层功能紊乱，交感神经兴奋和血管收缩，易致早产。妊娠后期频繁的性生活易引起胎膜早破，也是导致早产的较常见原因。孕妈妈吸烟和过度饮酒、吸毒、重度营养不良也是导致早产的因素。其他如长途旅行、气候变换、居住高原地带、家庭变故、迁移等精神体力负担过大也可引发早发；腹部直接撞击、创伤，或手术操作刺激等，也会引发早产。

● 胎儿、胎盘方面的原因导致早产

人工生殖与多胎妊娠。如双胎由于子宫过度伸展，会导致分娩提前，早产率是一般妊娠的10~15倍。胎儿畸形、胎死宫内、羊水过多、胎膜早破、前置胎盘、胎盘早期剥离、胎盘功能不全等是妊娠末期的严重并发症，可引起子宫内外出血，提前终止妊娠造成早产，并可危及孕妈妈的生命安全。遗传或染色体异常，如受精卵的异常，若情况严重，将导致早产。

## 早产的三个征兆

下腹部疼痛。过了第8个月，下腹部疼痛，并反复变软、变硬且肌肉也有变硬、发胀的感觉时，应尽早去医院进行检查；或者1小时内宫缩超过4次，同样需要尽早去医院接受检查。

出血。出血是临产的标志之一，出现阴道流血或点滴出血，或者阴道分泌物增多并带血色，即使仅仅是粉红色或淡淡的血迹，也要尽快去医院检查。

**破水**。分泌物性状发生改变，如变成水样、黏液状，而温水样的东西流出，就是早期破水，此时要马上去医院。

## 💜 预防早产的方法

最好的治疗就是预防，过去医疗机构对早产的防治，一直将重点放在治疗和阻止早产发生上面，其收效并不显著。近年逐渐将重点放在高危孕妇早期识别和预防早产方面，强调对高危孕妇的筛查、系统管理和预防教育。所以预防早产发生，孕妈妈要特别注意做好如下几个方面。

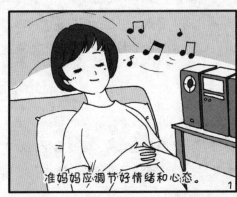
准妈妈应调节好情绪和心态。

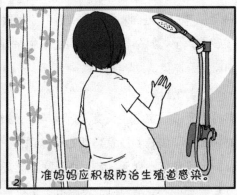
准妈妈应积极防治生殖道感染。

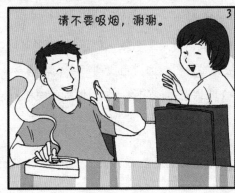
请不要吸烟，谢谢。

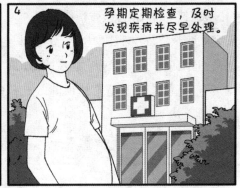
孕期定期检查，及时发现疾病并尽早处理。

● 孕期保健

孕期保健是一项常用的预防早产的有效方法。统计数据表明，孕妇进行孕期保健越早，次数越多，比晚做孕期保健或少做孕期保健的早产发生率少。农村孕妇早产发生率远大于城镇孕妇，这与农村特别是偏远地区，农村孕期保健开展不理想有关。因而孕妈妈应从妊娠早期开始，定期做好产前检查，以便尽早发现问题，进行恰当的处理，防止早产。

● **养成良好的生活方式**

研究表明，妊娠期吸烟、喝酒和吸服可卡因等不良行为习惯，不仅可致低体重儿，还可增加早产发生。因此，有上述不良行为习惯的孕妈妈必须戒除，以预防宝宝低体重和早产发生。怀孕后期应多卧床休息，并采取左侧卧位，改善子宫、胎盘的血循环，减少宫腔内向宫口的压力。妊娠期间要节制性生活，妊娠7个月后应减少或避免性生活。

● **积极预防和治疗各种感染**

积极预防和治疗妊娠中毒及各种异常妊娠可避免早产。已确诊为宫颈机能不全的孕妇，最好在妊娠14~16周做宫颈环扎术，宫颈短或有裂伤者应做缝合术，以延长妊娠。不过，预防性的宫颈内口环扎术仅适用于宫颈内口松弛者。

生殖道感染是早产发生的主要因素之一。因为生殖道感染中，细菌及其产生的毒素可侵入绒毛膜羊膜，进而刺激蜕膜细胞产生细胞毒素和前列腺素，引起早产发生。所以，在妊娠中晚期，孕妈妈必须加强会阴部卫生保健，积极防治细菌性阴道炎，以防止胎膜炎和子宫内感染，避免诱发早产。

● **保证孕期营养**

营养不良可致宝宝生长受限，与早产有极大的关系。另外，患有贫血的孕妈妈早产发生率亦偏高，孕妈妈要注意孕期的营养保健，保证营养摄取合理充分，多吃含蛋白质丰富的鱼、肉、蛋及豆类食品，多吃些新鲜蔬菜及水果。一般城镇孕妈妈的营养重点是增加维生素和矿物质的补充，农村孕妈妈重点是热量和蛋白质的补充。

● **心境保持平和，消除紧张情绪**

研究表明，孕妇心理压力越大，早产发生率越高，特别是紧张、焦虑和抑郁与自然早产关系密切。因此，凡有紧张、焦虑或抑郁的孕妈妈要积极通过自我调节或心理辅导、咨询及必要药物调节等，加强心理保健，使不良心理状态得以改善，恢复健康、平静心态，以预防早产发生。

你问我答

### 跌倒了是否会早产？

有时跌倒会引发阵痛，但不会流产或早产。如果经过2~3天没有什么异常，那就是一切平安无事。这是因为羊水起到了缓解应急、保护胎儿的作用。不过孕晚期孕妈妈尽量不要出现摔跤、撞击腹部的情况。建议外出时最好避开人多的地方，上下台阶时，要注意一步一步地走稳，避免跌倒。

# 7 孕晚期的疼痛

现在她时常感到身体疼痛，前两天的头痛刚刚轻松了，这会儿又感觉坐骨神经痛了。弄得她心烦意乱，只能拿丈夫出气。丈夫很体谅她，也很心疼她，说："你疼得难受，我们去医院找医生看看吧。"她没好气地说："用不着，这是孕晚期常见的疼痛。"

是不是真如她所说? 孕妈妈可以看看下面的内容。

## ♥ 头痛

孕晚期有的孕妈妈会出现头痛、头晕、打不起精神的症状。这一方面与怀孕后体内激素改变有关，另一方面也与孕妈妈的心理状态有关。往往越临近分娩，孕妈妈的精神和心情也越是紧张和焦虑，从而导致植物神经功能紊乱，出现头痛。

那么该怎么办? 首先，孕妈妈要调整自己的心态，了解怀孕、分娩是一个自然的过程，不要过度紧张。同时要学会放松的小技巧，如购买一些孕妇杂志、书籍来看; 也可以听听一些适合孕妇的音乐，平静的

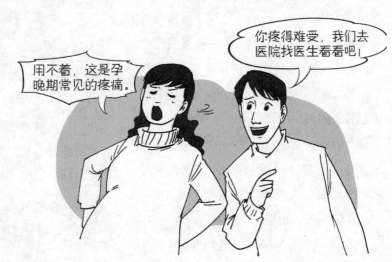

心态对于调节植物神经痛有一定的好处。

头痛的时候，可以在头上敷热毛巾，能有效缓解头痛。也可以在医生的指导下服用一些能迅速缓解疼痛的药物。如果真的疼得很厉害，而且还伴有眩晕，应该立即去看医生。

## ♥ 胃痛

孕晚期胃痛往往是由于括约肌松弛，胃酸返流和增大的子宫挤压肠胃所致。括约肌位于食管与胃的连接处，它是隔离食道和胃的肌肉，能使我们吃进去的东西只能下去不能上来。怀孕后，由于激素的改变，括约肌变得松弛，吃下去的东西很容易从胃里返流到食道、喉咙及嘴里，刺激黏膜，从而导致胃烧痛。同时妊娠晚期，逐渐变大的子宫也会压迫肠胃，导致胃痛。

减少缓解胃痛，合理的饮食很重要。孕妈妈要每日少食多餐，少吃刺激性食物，饭后半小时内不要躺倒（吃饭时尽量坐直，这样胃酸就不会向上走）。多吃新鲜的水果蔬菜，同时注意营养的均衡。疼痛时，采取半坐卧位可以减轻疼痛。孕妈妈如果本身有胃病，或者无法鉴别是胃炎还是妊娠引起的胃烧痛，建议到医院去看看，防止胃炎的加重。另外如果呕吐得很厉害，也应及时去医院就诊。

## ♥ 子宫收缩引起的腹痛

这里所指的是一般性子宫收缩所引起的腹痛，它往往是不规律的腹部阵痛。孕晚期大部分孕妈妈都会有肚皮硬起来以致腹痛的感觉。在孕期，有许多因素会造成子宫的收缩和腹痛。这种现象从孕早期开始一直到孕晚期都可能发生，只是孕早期子宫收缩时间会短一些，一般来说是不会感觉到疼痛的，也有一部分孕妈妈能明显地感觉到。相对来说，到了孕晚期子宫收缩时间可能会越来越长。因为孕中期以后，子宫迅速增大，子宫四周的韧带由原来的松弛状态变为紧张状态，尤其是位于子宫前侧的一对圆韧带被牵拉，因此子宫收缩时对腹部牵引力量增加，从而引起腹痛感觉更为明显。

持续时间短、强度比较低的腹痛在经过

**温馨提示**

### 长时间腹痛要就医

正常的腹痛或者说是子宫不规则的收缩，频率上可能有所不同，但持续时间一般都小于30秒。即使临产时分，阵痛的持续时间也不会超过1分钟。所以持续时间超过30分钟的子宫收缩是没有的。如果没有阴道出血、破水的情况，而持续腹痛超过30分钟的话，可能是有其他问题存在了，如胎盘早剥等，这种情况下应及早就医。

休息以后，一般不需处理，会自行消失，不会对妊娠带来不良的影响。只要腹痛时没有出现阴道出血或破水，而胎动又很正常的话，孕妈妈不必紧张，可以坐下来休息，这只是子宫正常的不规则收缩。如果子宫收缩增加，腹痛剧烈，或伴有阴道出血、破水，孕妈妈必须立刻就医。

## ♥ 坐骨神经痛

到了孕晚期，宝宝的重量增加很多，孕妈妈的背部压力增加，坐骨神经会受到挤压，因而在腰部以下到腿的位置会产生强烈的刺痛。另外，妊娠期水肿也会导致坐骨神经痛，这是由于子宫压迫下腔静脉后，使静脉回流不畅，水分不容易代谢，压迫小腿、足部等，引起坐骨神经疼痛。

孕期坐骨神经痛没有很好的治疗方法，出现坐骨神经痛后，孕妈妈要注意休息，避免劳累，穿平底鞋，休息可以采用平躺或架高脚的方式，使脚的位置和心脏的位置接近，方便静脉回流。如果疼痛很严重的话，可以到医院进行局部的镇痛治疗。此外，白天不要以同一种姿势站着或坐着超过半个小时；睡觉时采用左侧卧，并在两腿膝盖间夹放一个枕头，以增加流向子宫的血液，有助于缓解水肿导致的坐骨神经痛；游泳可以帮助孕妈妈减轻对坐骨神经的压力。

## ♥ 骨关节疼痛

妊娠的中晚期，有的孕妈妈会出现手指、脚趾、脚跟及各关节的疼痛，这往往与妊娠期水肿和缺钙有关。水肿严重会压迫神经而导致骨关节的疼痛。早晨起来会疼得特别厉害，有张不开手指的感觉。缺钙会导致肌肉的痉挛和骨关节的疼痛，特别是晚上睡觉的时候，稍动一下小腿就会抽筋。

怀孕后对各种营养成分的需求量增加，所以从妊娠的早期开始就要注意适当地增加维生素及钙的摄入量。如果是与水肿有关的骨关节疼痛，平时要多进行活动，经常抬高手臂，可增加静脉及淋巴液的回流，有利于减少疼痛。

### 孕晚期疼痛与睡姿有关吗？

睡姿是个人的习惯，孕晚期疼痛其实与睡觉的姿势没有太大的关系。但是到孕晚期的时候，我们还是鼓励孕妇采用左侧卧位，这倒不是因为孕晚期疼痛的关系，而是因为右侧卧容易压迫到神经，影响到胎儿，导致胎儿缺氧。

# 8 胎教方案：音乐胎教

"我们今天开始听维瓦尔第四季中的《春》吧。"她一边打开 CD，一边对着肚子里的宝宝柔声说道。婆婆侧耳听了一会儿，说："这曲子真好听呀，宝宝肯定也喜欢！"她满脸幸福地说："是呀，我能感觉到宝宝的高兴呢！""看来音乐胎教还真是挺有必要的。"婆婆若有所思道。

## ♥ 音乐胎教有益处

音乐是一种依赖直觉的艺术，又是对生理、心理有双重作用的艺术，音乐对于陶冶性情、加强修养、维持生活和谐、增进健康以及激发想象力等方面都具有很好的作用。美妙的音乐能唤起人们美好的情感和艺术想象力。音乐训练有助于开发促进人的右脑，增强人的创造力，在胎教中得到广泛应用。

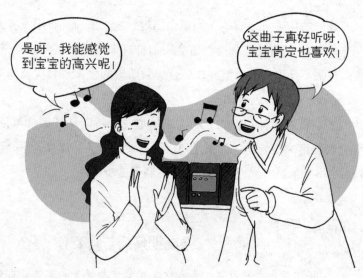

音乐对孕妈妈的生理、心理都极有好处，同时宝宝也会产生共鸣，感到身心愉悦，从中受益。由于音乐在潜移默化之中，可以对人的情绪、个性、品性、智力和身体的健康起

塑造作用，对宝宝进行音乐胎教是一种直接培养孩子音乐素养、兴趣的好方法，也是培养孩子创造力的最好开端。可以说，音乐是胎教最理想的教材和途径。

## 音乐胎教实施方法

### ● 妈妈听胎教音乐

胎儿在 4 个月时就已经具有听力，孕妈妈可从怀孕第 4 个月起，每天聆听有利于孕育宝宝的古今中外的音乐。听音乐的时间和方式，孕妈妈可根据所在的环境随意安排。孕妈妈可以戴着耳机听，也可不戴耳机听；可以休息时听，也可以边做家务或者一边吃饭一边听；还可以一边听一边唱等。当轻柔悦耳的音乐充满所处的空间时，孕妈妈要保持心情愉快，这可使气血畅通、细胞代谢活跃，随着音乐的节奏孕妈妈还可以想象着腹中的胎儿欢快迷人的脸庞和体态，在潜意识里与胎儿进行情感交流。

孕妈妈要特别注意多听一些舒缓的古典音乐，这是因为古典音乐的节奏与母亲每分钟72 次左右的心跳音相近，而胎儿对母亲的心跳音最有安全感、亲密感。

### ● 宝宝听胎教音乐

每天定时在宝宝觉醒有胎动时听胎教音乐，一般晚上临睡前比较合适进行。实施时孕妈妈采取自己感觉舒适的姿势，放松精神和身体，采用循序渐进的方式。开始时间可以短一些，以后逐渐增加；但不宜过长，以 10~15 分钟为宜。音量适中，不可过大也不宜过小。具体方法可参考本书第 206 页。

### ● 妈妈、爸爸给宝宝唱歌

美国产前心理学会专家认为，孕期母亲经常唱歌，对胎儿相当于一种"产前免疫"，可为其提供重要的记忆印象，不仅有助于胎儿身体生长，也有益于智力发育。因此，如果孕妈妈能亲自给宝宝唱歌就会收到更为令人满意的效果。一方面，孕妈妈在自己的歌声中陶冶了性情，获得了良好的胎教心境；另一方面，孕妈妈在唱歌时产生的物理振动和谐而又愉快，使宝宝从中得到感情和感觉上的双重满足。而这一点是任何形式的音乐所无法取代的。

孕妈妈每天可以给宝宝哼唱几首歌曲，只要轻轻哼唱，不必放声大唱；可以随着音乐轻轻摆动，但动作不宜过大。唱时孕妈妈应富于感情，保持心情舒畅。《世上只有妈妈好》《小宝贝》《绿岛小夜曲》《摇篮曲》等都是比较适合的歌曲。

除了孕妈妈外，准爸爸也可以给宝宝唱歌，准爸爸的声音和妈妈不同，浑厚、深沉，对于宝宝来说，准爸爸的歌声可是一种全新的体验。准爸爸唱时和妈妈一样要注意声情并茂。虽然宝宝看不见，但他一定能感受到歌声里爸爸妈妈对他的爱，而爱才是音乐胎教真正的核心。

● 听现场音乐会

剧院现场音乐会具有真实的现场感，相比在家听音乐更能激发孕妈妈的音乐激情，也对宝宝大有益处。所以，如果有机会，和宝宝去音乐厅听一场地道的现场音乐会也是非常好的音乐胎教。当孕妈妈和宝宝置身于现场美妙悠扬的音乐氛围中，聆听优美的旋律起伏，感受乐曲声音的变化，试想正在慢慢成长的宝宝又怎会得不到美的熏陶和刺激呢？需要提醒的是，孕妈妈不适合听曲风激烈的音乐会，应选择曲目优雅、婉转轻松、和缓的音乐会。

● 听大自然的声音

小鸟啁啾，小溪哗啦啦的流水声，风吹树叶的沙沙声，田野里的蛙鸣……这些大自然的天籁声，是最好的胎教音乐。风和日丽的日子，孕妈妈去户外听听原野的声音，感受大自然的丰富与和谐，可以让宝宝多一份沉静与安详。

## 选择胎教音乐二要素

● 选择曲风和缓柔美的音乐

频率过高、节奏和力度过强的音乐对宝宝耳朵的发育不利，尽量不要选择。《小太阳》《秋日私语》《摇篮曲》《仲夏夜之梦》《圣母颂》《梦幻曲》等，曲风柔美和缓的音乐是比较适合的。

● 选择音质好的播放设备

为了避免对宝宝的大脑和听觉造成伤害，选择胎教音乐时，必须充分衡量音乐的质量，购买正规的专用胎教音乐磁带。

## 进行音乐胎教的两个禁忌

● 忌直接把传声器放在肚皮上

虽说胎儿在母亲肚子里长到 4 个月大时就有了听力，长到 6 个月时，胎儿的听力就发育得接近成人了，但胎儿的耳蜗发育仅仅是趋于成熟，还很稚嫩。尤其是内耳基底膜上面的短纤维，极为娇嫩。如果受到高频声音的刺激，很容易产生不可逆性的损伤。轻者，婴儿出生后能听到说话声，却听不见高频的声音；重者，则会给宝宝造成一生无法挽回的听力损害。因此，孕妈妈千万不能将传声器贴在腹部进行胎教。

● 忌用高频声音

专家指出，胎教音乐中2000赫兹以上的高频声音应低到听不到的程度，这样才能对宝宝比较安全。因此，在选择播放介质时要适当关注。

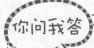

## 什么是莫扎特效应？

音乐胎教20世纪20年代起源于欧洲，是直接脱离音乐治疗而产生的。当时的欧洲心理学家发现各种音乐对人类大脑能够产生深远的影响，而对逻辑思维产生影响最大的，是莫扎特的音乐。他的音乐充满了童趣，风格天真、活泼、明快，就像春天明媚的阳光一样。科学家们研究发现，同样是作画的孩子，边听莫扎特边画画的孩子比不听的孩子，画出来的线条要流畅、丰富；而听过莫扎特音乐后进行数学测验，成绩会比平时高一些。这就是我们常说的莫扎特效应。

不过，"莫扎特效应"不是单指莫扎特的音乐对人脑的影响，还包括其他同类型的音乐，这类音乐往往节奏稳定、旋律积极、和弦丰富、充满活力。另外，需要注意的是，如果你本人不喜欢这类音乐是不必勉强的，要知道在胎教中，孕妈妈的情绪可是第一要义呢，我们要拒绝胎教的功利心，选择自己感觉最舒适、最放松的音乐。

## 胎教音乐选择有讲究

专家认为，孕妇在保证充足营养与休息的条件下，定期定时地对胎儿实施音乐刺激，可促进婴儿的感觉神经和大脑皮层中枢的更快发展，比如一些古典名曲中舒缓、轻柔、欢快的部分适合胎教，但悲壮、激烈、亢奋的乐段会影响胎儿的干扰孕妇平静的情绪，进而影响胎儿。因此，给胎儿听的音乐要选择经过医学界优生学会审定的胎教音乐。

在音乐的选择上，胎教音乐必须是经过专业选择和设计，孕妇应该听一些节奏柔和舒缓的轻音乐，像一些节奏起伏比较大的交响乐，尤其是摇滚乐、迪斯科舞曲等刺激性较强的音乐，都不适合孕妇听。胎教音乐应该在频率、节奏、力度和混响分贝范围等方面，尽可能与孕妇子宫内的胎音合拍、共振。

## ⑨ 睡个好觉

一起床，她就有些烦躁。老公赶紧给她端来了一杯热牛奶，说："老婆，快喝杯牛奶，平平心气。"不听此话还好，一听到丈夫的话，她顿时无名火起："你知道我为什么心不平气不顺吗？你就知道自己呼呼大睡，什么时候关心过我呀？"一顿抢白，说得老公连连道歉："老婆，对不起，真是对不起！都是我不好……"她的火却更大了："我知道，你肯定在心里嘀咕，说我无理取闹。你当然不知道我的辛苦。背痛得半夜里醒来多少次呀？你知道吗？你就知道自己美美地睡大觉，一点儿都不知道关心我……"他一边轻抚妻子的背一边说："我知道我知道。相信我，我真的向上帝祈祷过，但他就是不让男人怀孕呀！"看着丈夫一脸的愁容，她倒忍不住乐了。

怀孕是一个美好的过程，孕晚期是孕妈妈们为顺利安全的分娩做准备的时候，高质量的睡眠对休息放松疲惫的身心非常重要。但是，孕晚期身体变化反而让很多孕妈妈容易出现睡眠困扰。在此，我们看看孕妈妈会有哪些睡眠困扰，并给孕妈妈提供一些实用的应对办法。

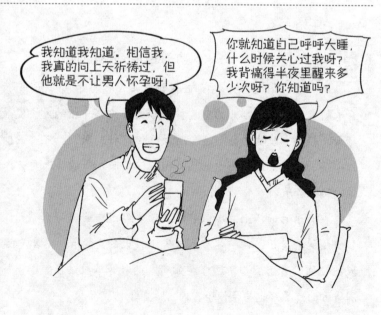

我知道我知道。相信我，我真的向上天祈祷过，但他就是不让男人怀孕呀！

你就知道自己呼呼大睡，什么时候关心过我呀？我背痛得半夜里醒来多少次呀？你知道吗？

## ♥ 影响孕晚期睡眠的三大因素

### ● 尿频

随着怀孕时间的增加，进入孕晚期后，宝宝身体变大，孕妈妈腹部高高隆起，这时很多孕妈妈会难以睡眠。影响睡眠的原因很多，但尿频是其中一个主要因素。

怀孕后，孕妈妈的肾脏负担增加，需要比孕前多过滤 30%~50% 的血液，所以尿液也就多了起来。孕晚期随着胎儿的生长，孕妈妈的子宫日渐变大，对膀胱的压力也日益增大，导致小便次数增多。另外，还有一些宝宝夜间活动频繁，从而不可避免地使孕妈妈睡眠受到影响。

### ● 身体疼痛、不适

孕晚期由于身体膨胀，负担过重，不仅睡眠时难以找到一个合适的姿势，而且孕妈妈还会出现腿抽筋、后背痛等身体不适，消化系统也因为胃食管返流而感觉胃灼热。隔膜的压力由于子宫的不断增长而增大，导致呼吸困难。心脏的工作量加大，心脏需要泵出更多的血液，保证子宫供血需要，所以心率自然也就加快。这些都致使不少孕妈妈出现睡眠困扰。

### ● 精神压力大、多梦

进入孕晚期后有些孕妈妈因为对临产的恐惧和焦虑而不能入睡，还有一些孕妈妈则会担心宝宝的健康而不能入睡，即使能够入睡也因为多梦，甚至有时是噩梦而不能睡好。

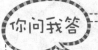

### 孕妈妈一天睡多久?

睡眠时间的多少因人而异，一般正常成人每天需要 8 小时的睡眠时间，孕妇因为身体各方面的变化，身体负担重，容易感到疲劳，睡眠时间最好比平时多 1~2 小时，最低不能少于 8 小时。孕妇最好每天睡个午觉，午睡有利于恢复上午的疲劳，保证下午精力充沛。但午睡最多不宜超过 2 小时，午睡太久，会影响晚上的睡眠。

## ♥ 四招让孕妈妈舒适安眠

### ● 舒适安静的环境有利于睡眠

舒适安静的环境有利于入睡，孕妈妈首先要给自己准备一间远离客厅、厨房，并避免在嘈杂的大街那一边的卧室，以保持卧室的安静。卧室不一定很大，但一定要整洁有序，混乱嘈杂的卧室会令人睡卧不安。卧室窗帘遮光性要好，太明亮的光线影响睡眠。

新鲜的空气有助于睡眠，所以在睡前最好开窗通风 30~60 分钟，让室内保持新鲜的空气。当然上床前别忘了关窗，以免受凉。

● 合适的床睡得更安稳

孕晚期孕妈妈大腹便便，一张宽大的床铺既可尽情舒展四肢，又可避免掉到地上，是非常必要的入睡条件。

相比过于柔软的床垫，具备一定硬度的加强型床垫更适合孕妈妈。因为怀孕后胎儿逐渐长大，腹内压力也随之增大，增大的压力作用于腰肌上，使腰肌更加紧张，并得不到稳妥的支撑，久而久之腰肌会发生疼痛和劳损。而一般家庭用的床垫多由各种弹簧制作，富有弹性，但在睡眠时会使承受人体主要重量的腰部下沉，加重腰部肌肉受压的紧张状态。另外，床铺得过软也不好翻身，所以孕妈妈最好不要睡过软的床。

洁净的床上用品也必不可少。如床单、被褥、枕头，还有靠垫、抱枕之类，要常常换洗，保持清洁、无味。最后还要准备一套纯棉、宽松舒适的睡衣以利安眠。

● 舒服的睡姿很重要

从孕中期开始，孕妈妈就不要仰卧睡眠了，要改成膝盖弯曲的侧卧位，这样宝宝的重量就不会压到负责将血液自腿和脚向心脏汇流的大静脉上，从而减少心脏负担。也可左右侧交替，这样可以缓解背部的压力。而孕晚期更应该选择左侧卧位。这是因为肝脏在腹部的右侧，左侧卧位能使子宫远离肝脏。

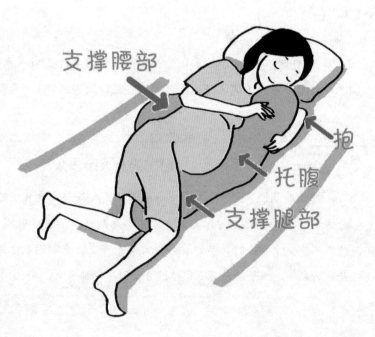

不少孕妈妈发现，将
枕头放在腹部下方或夹在两腿中间比较舒服，此外将摞起来的枕头、被子或毛毯垫在背后也会减轻腹部的压力。所以当孕妈妈侧睡时，可以将弯月形的肚枕垫在膨凸的腹部下面，给腹部一定的支撑，缓解腹部左、右下坠力的不适，有利于安然入睡，有效地减免妊娠期的睡眠困扰。这种方法尤其对怀有双胞胎和个头大的宝宝的孕妈妈有效果。

事实上，市场上有不少孕妇用的枕头，可向医生咨询，以选购最适合的类型。

● 放松心情安然入睡

孕晚期的孕妈妈会普遍出现畏惧分娩的心理，对分娩的过分担忧常常影响到睡眠。要缓解睡眠困扰，松弛的精神状态是关键。上床后孕妈妈要避免想一些事，当然抑制不住时也不要着急，因为这时所想之事都较支离破碎，只要不把它们连起来完整化，往深、往细、往复杂去想即可。

孕妈妈可以学习一些放松心情的办法。比如冥想或参加瑜伽学习班。如果辗转反侧实在不能入睡，也不必着急，索性起床做事，不必躺着等着天亮。可以看看书、听听音乐等，经过这么一折腾，也许会感觉疲劳而容易入睡了。

假如夜里没睡好，可能的话，午间睡上30~60分钟，也可以弥补晚上失眠所造成的睡眠不足。

## 孕中晚期睡觉可多采取左侧卧位

到了孕中晚期后，孕妈妈很容易感到疲劳，因此要注意多休息，每天保证8~9小时睡眠，最好还能午睡1小时。睡觉时不能俯卧或仰卧，可多采用侧卧位，侧卧时可多用一些左侧卧位。这是因为如果在孕中晚期采取仰卧位，会使增大的子宫压迫下腔静脉，减少血液向心脏回流，从而使心脏搏出血量减少，导致血压下降，出现心慌、乏力、冷汗甚至休克等症状，即仰卧位低血压综合征。这不仅对孕妈妈有害，也会影响胎儿，使胎儿出现宫内窘迫。

另外，怀孕后子宫向右侧旋转，这样子宫血管也会跟着出现不同程度的扭曲。因此睡时采取左侧卧位，既能保证子宫血流通畅，增加胎盘血流量，又能给胎儿提供更多的氧气和营养，有利于胎儿生长发育。

为了睡得更舒服，取左侧卧位时，可用被子或枕头支撑腰部，两腿稍弯曲，或上面的腿伸直。如果有下肢浮肿或静脉曲张的孕妈妈，还可将腿部适当垫高。

# 10 孕晚期的行和动

吃饭的时候，看着她高耸的肚子，婆婆建议道："你现在要多动动，到时容易顺产。"他一听，觉得母亲的话不妥："肚子这样大，还是少动为妙，安全！"听着婆婆和老公的争论，她不知道怎么办了，转头看向了公公。争执中的两人也都把目光移向了公公。正埋头吃饭的公公不自在起来了，说："你们为什么都看我呀？这个问题我怎么会知道呢？"

其实，婆婆的话是很有道理的。怀孕后期包括临近预产期的孕妈妈，虽然体重增加身体负担很重，但仍然可在注意安全的前提下，适量从事一些家务劳动和进行一些轻缓的运动。这样不仅有利于调节心

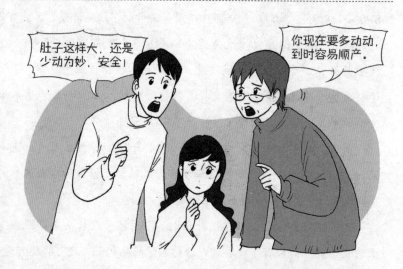

情，对宝宝健康有帮助，还可以达到锻炼的目的，对顺利分娩有利。孕晚期孕妈妈一定要避免整天吃喝却不运动。

## ♥ 孕晚期行动要慢

孕晚期孕妈妈身体的负担越来越重，子宫过度膨胀，宫腔内压力较高，子宫口开始慢

慢变短，经常会感到心慌、胸闷，背部、臀部、腿部疼痛，有些孕妈妈抽筋的状况也时有发生。这个阶段，轻缓的行动或者有选择地适当练习一些伸展动作，能有效缓解腰背酸痛，增强肌肉张力。拉伸髋、腿，还能为顺产积蓄良好的体力，为顺产做好准备。

不过这个时期的行动应配合身体状况缓慢进行，千万不能过度疲劳，更要杜绝过于频繁的大运动量，以免活动不当引发早产。

## 🩷 坚持散步有利顺产

适量、适当的运动可以促进孕妈妈的新陈代谢和心肺功能，加快血液循环，防止便秘和静脉曲张的发生，并可减轻日益增大的子宫引起的腰痛、腰酸及腰部沉重感。适量、适当的运动可调试情绪，缓解孕妈妈对分娩的紧张和担心，增加自然分娩的自信心。适量、适当的运动还可以增强孕妈妈腹肌、腰背肌和盆底肌的力量和弹性，使关节、韧带变得柔软、松弛，有利于分娩时放松肌肉，减少产道阻力，增加胎宝宝娩出的动力，为顺利分娩创造良好的条件。

需要注意的是，怀孕晚期是整个怀孕期最疲劳的时期，此期的运动锻炼孕妈妈应视自身条件而定。不过对大多数孕妈妈而言，散步都是一种可以坚持到生产的运动。孕晚期散步对促进胎头的下降，增进自然分娩的机会，防止体重增长过快都有很好的保证。

## 🩷 孕晚期不宜出远门

孕晚期，尤其临近预产期的准妈妈，身体重心前移，活动越来越不方便，背部和腰部的肌肉经常处在一种紧张的状态，增大的子宫对腰背的压力也越来越大，孕妈妈体力负荷接近极限。如果此时出远门，长时间的车船颠簸和拥挤容易造成早产及破水。所以从生理和安全两方面考虑，孕妈妈这时都不宜出远门，不论是旅行还是出差。

如果孕妈妈想异地生产，必须出行的话也要提前安排并做好计划。出行时，孕妈妈要有人陪同，最好不要一人独自出行。选择的交通工具最好是火车。火车比汽车和飞机平稳，即使出现状况也方便处理。

## 🩷 五种情况不宜运动

● 持续有宫缩，且每小时多过 8 次的。

● 有先兆子痫或者有心血管疾病的。

- 胎儿大小与月份不符或者前置胎盘。
- 宫颈机能不全发生过流产的孕妇。
- 年龄大于 35 岁，有妊娠期并发症或其他慢性疾病的孕妇。

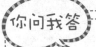

## 孕晚期可以乘飞机出行吗?

到了妊娠晚期，环境因素的改变对子宫影响非常大，而飞机起降时的失重感、飞行中气压差、剧烈的颠簸以及高空气压的影响，容易诱发如早产、胎盘早期剥离等严重的妊娠并发症，但在飞机上却缺乏处理这些突发事件的条件，因而更加大了出行的风险。

怀孕早期有先兆流产症状，孕晚期有合并高血压、蛋白尿、水肿、糖尿病等情况的孕妈妈，乘飞机出行将更加危险，所以最好避免孕晚期乘飞机出行。

一般航空公司为孕妇的身体着想，都附加有搭乘限制：预产期前 8~28 日期间乘飞机出行的孕妇，需要有医生签署的"允许乘坐飞机"的诊断书（距乘机日 7 日之内签署）和本人的保证书（乘机当天在服务台填写）。如遇恶劣天气，航空公司认为孕妇乘机有危险时，即使有医生的诊断书，也有被拒绝登机的可能。预产期 7 日之内的孕妇，除诊断书和保证书之外，还需有医生同行。

## 孕期开车要注意

- 时速请勿超过 60 公里，避免紧急刹车，只开熟悉路线，并避开交通堵塞的高峰时段。且连续驾车尽量不超过一小时，以免影响到骨盆和子宫的血液循环，不利于胎儿。

- 驾驶时要系好安全带，身体不要靠方向盘太近，以免撞击时身体撞到方向盘。坐椅靠背调节到最舒适的位置，可以用腰靠垫减缓疲劳。

- 新购车气味重，不利于宝宝健康，不宜开或乘坐新车。

- 怀孕前三个月和怀孕超过六个月最好就不要开车了。开车时需要精神高度集中，如遇到交通繁忙时段，开车时人容易情绪紧张、焦虑，而且怀孕期间，孕妈妈的反应也会变慢，会增加开车的安全风险。并且怀孕 6 个月后开始膨大的腹部，急刹车时容易被冲撞到。

# 第11章　妊娠33~36周

# 1 胎儿的发育情况

晚上，看着妻子大大的肚子，丈夫突然动情地搂着妻子说："亲爱的，从准备怀孕开始一路相伴到现在，我觉得我们和肚里的宝宝一起在成长。"听了丈夫的话，她也有些感慨起来："是呀，我觉得肩上的责任沉甸甸的。"他的胳膊更紧地搂住了妻子："不要担心，以后的道路，我们，还有我们的宝宝，将会一起走过。"她没有说话，只是深情地凝望着丈夫的眼睛。

## 💙 体温调控成熟

宝宝已有完整的皮下脂肪，脸、胸、腹、手、足的胎毛逐渐稀疏，皮肤呈有光泽的粉红色；皱纹消失，出现婴儿般的脸部；他越长越胖，变得圆滚滚的。胎儿的皮下脂肪将在他出生后起到调节体温的作用。此时宝宝内脏功能完全具备，肺部机

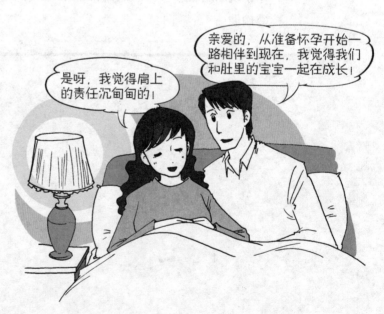

能也调整完成，可适应子宫外的生活。孕 9 个月出生的婴儿，个头长得很小，但体内功能

已相当完善。只要小心护理，仍能够很快地健康成长。

## ♥ 生殖器官发育也已近成熟

宝宝如果是个男孩，他的睾丸很可能已经从腹腔降入了阴囊。但是也有一些胎儿，他要等到出生后当天，一个或两个睾丸才会降入阴囊。如果是个女孩，她的大阴唇已明显隆起，左右紧贴。

## ♥ 头部已开始降入骨盆

此时宝宝已经为分娩做好了准备，将身体转为头位，即头朝下的姿势，头部已经进入骨盆。如果孕妈妈是初产妇，那么这时宝宝的头部大多已降入骨盆，紧压在子宫颈口；而孕妈妈如果是经产妇的话，宝宝入盆时间可能会晚一些，有的产妇在分娩前胎儿才会入盆。

---

**你问我答**

### 有的新生儿出生时为什么会有仿佛被刮破的疤痕？

怀孕后期随着胎儿各种身体器官的完善，胎儿会长出手指甲，当胎儿在子宫内活动时，不小心就会被自己的指甲划破和刮伤，导致他出生后脸上或身体上有刮痕。

---

**温馨提示**

### 胎儿有甜瓜那么大了

到孕 36 周时，随着脂肪的存储，胎儿牙床出现牙脊，粗看之下，好像牙齿要冒出来一样。四肢的手肘和膝盖处开始凹进去，手腕和颈部四周形成褶皱。直到分娩，胎儿身体的脂肪比例将稳定在 15% 左右。这层保护性的脂肪垫在胎儿出生后可以替他保暖。胎儿现在的重量约为 2700 克，像一个甜瓜那么大。

## ② 孕妈妈的生理变化

"老公，你帮我揉揉背吧，好酸。"她叫住了要出门的老公。进入9个月了，她的腰背越发酸痛了，肚子也一天比一天坠胀，她经常摸着肚子对宝宝说："妈妈这样辛苦，宝宝你一定要健健康康的啊。"看到她辛苦，他也理解了为什么人们都说母亲伟大，同时暗暗在心里发誓以后要好好孝顺自己的母亲，好好疼爱自己的妻子。

怀孕9个月了，孕妈妈的身体开始了分娩的准备，此时孕妈妈在生理上又会有哪些变化呢？

### 孕晚期的腰背酸痛

怀孕后随着胎儿逐月增大，腰部支撑力不断增加，长时间的机械作用导致韧带逐渐松弛，绝大多数孕妈妈都有腰痛的感觉。接近预产期时，相当多的孕妈妈越发会觉得腹坠腰酸，骨盆后部附近的肌肉和韧带变得麻木，甚至有一种牵拉式的疼痛，使行动变得更为艰难，原因可能有以下几方面：

● 胎儿增大，并且逐渐下降从而导致腰背酸痛。

● 怀孕后膨大的宫腔压迫盆腔神经、血管，也会导致腰痛的发生。

● 随着肚子一天天隆起，站立时身体的重心一定要往后移才能保持平衡，长期采用这种背部往后仰的姿势，会使平常很难用得到的背部和腰部肌肉因为突然加重的负担而疲惫酸疼。

● 随着预产期临近，体内会分泌黄体素，它使连接骨盆的耻骨联合渐渐地松弛，使骨盆、关节、韧带软化，易于伸展。这是我们身体为了保证生产而做的自然选择，但也加重了腰背关节的负担。

这些原因的综合影响，决定了越接近预产期，孕妈妈的腰背酸痛越难避免。那么除了忍耐之外还有没有什么办法可以缓解孕妈妈的腰酸背痛呢？下面，我们就告诉孕妈妈一些缓解孕晚期腰背酸痛的实用办法。

## 💜 五招缓解孕晚期腰背酸痛

### ● 动作要平缓

要捡拾地上的东西时，避免突然弯腰拾物。可先缓慢蹲下身体，捡起东西后再缓缓站起来，千万不要身体站直时突然弯腰。坐椅子也一样，不要急急忙忙坐下去，应该要先稍微弯腰，然后慢慢地坐进去。最好能坐有椅背的椅子，可以使身体的肌肉得到休息。应避免采取突然用到腰部和腹部的力量或者突然压迫肚子的各种姿势和动作。避免提重物。

### ● 保持良好的姿势

腹部内收、背脊平直。而且不宜久坐或久站，应注意多休息。避免穿高跟鞋，多穿平底鞋或低跟的鞋子。

### ● 使用托腹带

市面上有售托腹带及侧睡枕，可以将肚子托高，减轻腹部的负担；而侧睡枕则可在睡觉或采用坐姿时使用，可以避免腰部悬空，减轻腰部的压力。

### ● 注意保暖

长时间保持某一姿势，或腰背部受凉，均能加重疼痛。平时要加强腰背部的保暖，在坐卧时可以采取比较舒适的位置，如半躺或将双腿架高一点，使背部肌肉放松，血液回流舒畅。

### ● 适当运动

在医护人员的指导下坚持做一些适宜的活动，如适当地伸展大腿，以增强肌肉与韧带张力和耐受力。特别提醒：腰背疼痛最好不要进行按摩，可以通过多休息缓解，因为不适当的按摩容易引发早产。

## 💜 腹部有下沉感

现在孕妈妈的腹部又鼓又硬。因为子宫增大到了最大限度，随着预产期的临近，宝宝的头慢慢进入产道，孕妈妈会不同程度地感觉到腹部下沉。相应的肺部压力会减轻，胸部的胸口憋闷、呼吸困难等问题得到了缓解，孕妈妈将会感觉到呼吸和进食舒畅多了。

## ❤ 腿部痉挛

孕妈妈在这时会发生腿部痉挛，这是因为在孕期中体重逐渐增加，双腿负担加重，腿部的肌肉经常处于疲劳状态；另外，增大的子宫使从腿部到心脏输送血液的血管及从躯干通向腿部的神经受压迫。此外，怀孕后，对钙的需求量明显增加。怀孕后，尤其在孕中期、孕晚期，每天钙的需要量增为1200毫克。如果膳食中钙及维生素D含量不足或缺乏日照，会加重钙的缺乏，从而增加肌肉及神经的兴奋性。夜间血钙水平比日间要低，故小腿抽筋常在夜间发作。

避免长时间站立，或双腿交叉坐着。避免过度疲劳。采取左侧卧位，改善腿部的血液循环可以减少腿部痉挛。但如果不是偶尔的腿部痉挛，而是经常的肌肉疼痛，或者是腿部肿胀或触痛，则应该去医院检查。

## ❤ 子宫大小

肚子越来越大，子宫底升至俞突与脐部的正中部位，到36周时，从耻骨顶部到宫底距离约36厘米。

---

**温馨提示**

### 腰背疼痛注意定期检查

导致孕晚期腰背酸痛的原因很多，其中之一有可能为慢性肾盂肾炎所致。这是因为怀孕后受到身体激素的影响，输尿管会变粗，积张力减小，蠕动减弱，尿流动的速度减慢，更容易引起感染。另外，从妊娠中期开始，子宫不断膨胀，会对各个内脏器官形成压力；又因为子宫是朝右旋的，更容易引起肾盂和输尿管的扩张，压迫右侧输尿管、右侧神经（这也是建议孕妇朝左侧卧的道理），从而引发慢性的肾盂肾炎，而表现为腰背部的疼痛。

所以，孕晚期要重视定期检查。如果右侧腰部痛得比较厉害的话，通过医生的检查诊断就能判断出腰背酸痛是否由慢性肾盂肾炎、泌尿系统的感染所致。

## ③ 准妈妈的产检

又到做产前检查的时候了，她不知道这次的检查是和前次一样呢，还是会有什么新的检查项目。随着预产期的临近，每次产前检查她都很忐忑，担心会有什么意想不到的情况出现。丈夫安慰她说："产前检查的目的就是通过一次次相同的检查监测孕妇和胎儿的身体表现，现在医学如此发达，即使有问题医生也会帮助处理和解决。真正需要担心的是发现不了问题。"但她显然还是很紧张，双手紧紧地抓着丈夫的手。

第 9 个月的产前检查内容仍然包括测血压、体重、查有无浮肿、量宫高、腹围及多普勒听胎心、触摸胎位、复查尿常规等常规检查，除此而外医生往往还会安排 B 超检查、心电图检查，必要时还会做胎心监护。

### ♥ B超检查

这次 B 超检查，主要是确定胎位、羊水、胎盘位置与功能，为确定生产方式提供可靠的依据，并预估胎儿至足月生产时的重量。

这时，羊水深度在 3~7 厘米为正常，超过 7 厘米为羊水增多，少于 3 厘米则为羊水减少；羊水过多或过少都对胎儿生长不利。

### ♥ 心电图检查

做这项检查的目的主要是排除孕妇的心脏疾病，了解其有无心脏病及心脏负担情况，以确认孕妇是否能够承受分娩。如果心电图异常，则需要进一步进行超声心动的检查，必要时还需去看心内科医生。

## 💚胎心监护

胎心监护是借助仪器记录下瞬间胎儿心率的变化。通过胎心瞬间变化的信号曲线图形，医生可以了解到胎动时、宫缩时胎心的反应，以推测宫内胎儿有无缺氧。

一般从怀孕 32 周开始，产检会加入胎心监护，每次约 20 分钟左右。从怀孕 37 周起，医生会在每周产检时安排进行胎心监护。如果孕妈妈是高危产妇或者有合并症或并发症，如妊高症、过期妊娠、糖尿病合并妊娠等，则可能从怀孕 28 周开始就进行这一项检查。正常胎心音 120~160 次 / 分，在没有胎动的情况下，胎心音 160 次 / 分以上或持续 100 次 / 分以下都需要密切观察，如果发现胎儿宫内缺氧，医生会及时采取治疗措施。所以孕妈妈应注意胎心音的节律性是否忽快忽慢，有无异常变化。

### 孕晚期胎心监护很必要

胎心监护是胎心胎动宫缩图的简称，是应用胎心率电子监护仪将胎心率曲线和宫缩压力波形记下来供临床分析的图形，是正确评估胎儿宫内状况的主要检测手段。胎心监护图上有两条线，上面一条为基础胎心率线，一般表现为一条波形直线，出现胎动时心率会上升，表现为一个向上突起的曲线。胎动结束后会慢慢下降，胎动计数 >30 次 / 24 小时为正常，<10 次 /12 小时提示胎儿缺氧。下面一条表示宫内压力，只要有宫缩时就会增高，随后会保持 2.66kPa（20mmHg）左右。正常胎心音 120~160 次 / 分，如果胎心音 160 次 / 分以上或持续 100 次 / 分都表示胎儿宫内缺氧，应及时治疗。

**你问我答**

### 为什么孕晚期有时需要做白带检查？

白带是由阴道黏膜渗出物、宫颈管及子宫内膜腺体等分泌物混合组成，白带异常也属于常见妇科病。妇女怀孕后，这种称为"白带"的阴道分泌物会增多。如果白带只是量较多，但没有恶臭，没引起瘙痒，没有特别的颜色 ( 如红色、咖啡色或黄绿色 )，则属正常的现象，无须特别处理；如果白带颜色较浓、气味难闻或阴部瘙痒，就该求医诊治。因为白带异常通常代表阴道感染，这对胎儿将造成影响。孕妇特别容易感染白色念珠菌。虽然目前认为白色念珠菌感染对胎儿没什么大伤害，但自然生产时，婴儿的口腔可能受到感染而产生一般称为"鹅口疮"的溃疡。而孕妇感染衣原体后，胎儿通过产道时眼睛会被感染而受伤害。所以孕晚期有白带异常症状时需要做白带检查，以便在分娩前得到治疗，以避免在分娩时感染和影响到胎儿。

# ④ 合理饮食，避免孕晚期体重增加过快

"妈，我们以后得吃得稍微清淡点儿，医生让我控制体重。"一回家，她就对婆婆这样说。进入孕晚期后，她的胃不再难受，所以胃口很好，加上婆婆又不停地劝她多吃，结果产检时医生说她的体重有过度增加的风险，让她合理饮食，注意控制体重。婆婆听了，有点儿不高兴："这都快要生了，不多吃点儿，哪有力气生孩子？"他见状立刻说："医生说孕妇体重过度不好，会增加分娩时的风险呢。您以后做饭真的要注意一下了。"公公也来声援儿子儿媳："医生的话我们是一定要听的。老伴儿，我们还是吃清淡点儿好，也有利于我们的健康嘛！"

医生对她做了哪些叮嘱和提醒呢？孕妈妈们一起来看看。

孕晚期是宝宝生长发育最快的时期，胎儿全部的营养尤其是糖分都是从妈妈体内摄取的。所以，有的孕妈妈认为，为了腹中宝宝出生后健康，就必须在孕期最后这个月多吃，以增加营养给宝宝提供足够的养分。

其实这种想法是不科学的。孕晚期进食过多，营养成分比例搭配不当，极易导致孕妇营养过剩，从而使体重超出正常的范围，即妊娠体重过重。这不仅会引发如妊娠期高血压、妊娠期糖尿病等并发症，也会增加孕育巨大儿的概率，不利于顺产。所以，孕晚期饮食并非越多越好，应该合理饮食，以避免孕晚期营养过量体重过度增加。具体来说，可以注意以下几个方面。

## ♥ 每天增加蛋白质20克

孕晚期妈妈不仅要保证胎儿身体发育的营养需要，还要为产后泌乳准备营养和能量，

所以《中国居民膳食营养参考摄入量》建议孕晚期每天增加蛋白质 20 克。禽蛋、鱼类不但含丰富的蛋白质，还含有可调节血压的高低蛋氨酸和牛磺酸；大豆富含植物蛋白质，还能降低胆固醇，保护心脏和血管；奶或奶制品含丰富的蛋白质，同时又是钙的良好来源，孕妈妈宜在饮食中增加这几类食物的摄入量。

## 合理晚餐

晚餐时间不宜过迟。如果晚餐后就上床睡觉，会因为胃肠负担过重而影响夜间睡眠，如果进食较多的荤菜，胰岛素还会将血脂转化为脂肪，存在皮下，容易导致体重增加过快。

因此，我们建议孕妈妈晚餐最好在 18 ～ 19 点之间吃，同时尽量吃一些清淡稀软的食物，饭后离睡觉至少还有 2 ～ 3 个小时，能让身体有非常好的吸收和运化，不至于沉积脂肪影响健康。

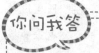

### 是不是肥胖母亲生的孩子也比较肥胖？

妊娠期营养对胎儿的影响十分重要，除了影响胎儿生长发育外，还集中在两个方面：一是对出生体重的影响，二是肥胖母亲与子女肥胖的关系。比较常见的现象是，肥胖母亲生的孩子也比较肥胖。妊娠期的母亲突然变得肥胖，其子女日后发生肥胖的机会可能增加，而孕晚期和生产后第一个月注意控制体重的母亲，其子女发生肥胖的情况比较少。所以孕妇在孕期体重增加不要过度。

### 有些食物摄入量需要控制

● 注意控制盐分和水分的摄入量。所食用的菜和汤中一定要少加盐，并且限制含盐分较高的食品摄入量。因为过咸的食物可引起或加重水肿。

● 对于一些高能量的食物，如白糖、蜂蜜等甜食应少吃，防止食欲降低，影响其他营养素的摄入。

● 忌食刺激性食物，如浓茶、咖啡、酒及辛辣调味品等。刺激性食物易导致大便干燥，会引起或加重痔疮。

# ⑤ 孕晚期焦虑的应对方案

"你说我身体这么弱，会不会不能正常分娩啊？"她又念叨起来。他安慰道："怎么可能？没怀孕的时候你不还是学校的长跑队队员吗？""那我们的孩子会健康吗？""当然，我们不是昨天才做了B超吗？"随着预产期的临近，她开始变得焦虑不安起来。他不知道能用什么方法开解她，只能在心里暗暗着急。

其实，她的心理状态也是大多数孕妈妈会有的，我们一起来看看有什么解决办法。

## 💜 对分娩产生的恐惧和焦虑

孕晚期孕妈妈身体笨重，容易发生睡眠障碍、疲倦、便秘、食欲减退等健康问题，还可能发生妊娠水肿、妊娠高血压、糖尿病等并发症。此时孕妈妈除了想象、猜测和担心孩子的健康、性别、长相外，对分娩也是充满了担心和焦虑。

孕妈妈的心理负担加重，容易出现情绪不稳定，精神上感到压抑、紧张、焦虑、易哭、忧郁等不良情绪。据统计，80%以上的孕妈妈都会因担心分娩而在分娩前表现出焦虑、紧张、不安、恐惧。

## 💜 四招缓解孕晚期焦虑

### ● 掌握有关的分娩知识有助于控制恐惧和焦虑

人的恐惧往往与对事情缺乏了解有关。掌握与分娩有关的知识对控制恐惧和焦虑大有帮助。一旦孕妈妈进行了分娩前的相关训练，了解了分娩的全过程以及可能出现的情况后，就会避免胡思乱想而减少恐惧。

孕妈妈可以看一些关于孕产知识的书或者积极参加医院及有关机构举办的专门讲解怀孕和分娩医学知识的"孕妇学校"，这些对了解整个分娩过程非常有帮助。

● 正视恐惧，做好分娩准备会帮助稳定分娩前的情绪

分娩的准备工作包括孕后期的健康检查、心理上的准备和物质上的准备。如果孕妈妈及家人能对各种可能的意外情况也仔细考虑，并且做好充分的准备工作，那么准备的过程也是对孕妈妈的安慰。

● 做好孕期保健，能有效地减轻心理压力

孕期保健对及时发现并诊治各类分娩异常情况等有很大帮助。其实孕妈妈都会对分娩感到害怕，大部分是担心宝宝的健康和自己是否能分娩顺利。事实上，只要做好围产期保健，定期产检，听从医生的指导，几乎所有孕妇都会顺利做上妈妈。过去说"生个孩子是鬼门关上走一遭"的日子随着现在围产期有效检查的普及已经一去不复返了。

● 家人的帮助对减轻分娩前的恐惧和焦虑很重要

家人，尤其是丈夫的支持、关心和帮助，会使孕妈妈心中有所依托，对孕妈妈稳定情绪、保持心绪的平和、安心等待分娩时刻非常关键。

一般情况下，孕妇临产前都会出现一定程度的紧张心理，此时她们非常希望能有来自他人，尤其是丈夫的鼓励和支持。所以，作为丈夫，在妻子临产前应尽可能拿出较多的时间陪伴妻子，亲自照顾她的饮食起居，使她感到你在和她一起迎接考验。这对于缓解孕妈妈生产前的紧张情绪很有帮助。

当孕妈妈感到内心十分焦虑紧张时，丈夫的"洗耳恭听"可使孕妈妈的情绪得到抚慰和安定。所以在孕妈妈喋喋不休地宣泄时，准爸爸不要表现出不耐烦的样子，要耐心地倾听，让孕妈妈感受被爱和关心。

温馨提示

## 转移注意力可减轻产前忧虑和紧张

孕妇根据兴趣做一些转移注意力的事，如给宝宝编织一件小毛衣；看看幽默轻松的笑话小故事；和丈夫一起听优美的轻音乐；漫步于环境优美的大自然，看夺目的彩霞、碧蓝的天空、如茵的绿草以及色彩缤纷的花朵……这些方法都可镇定孕妇的情绪，减轻产前的忧虑和紧张。

## 6 脐带绕颈

"脐带绕颈一周!"B超产检医生刚吐出这句话,她的心一下子就提了起来,眼泪也哗哗地流了出来。

一起来的丈夫虽然也担心,但仍然强作镇定安慰着妻子:"别太着急,我们听听医生的建议。"

看着她泪水涟涟,产检医生赶紧说:"用不着那么担心,这只是个小问题。而且你们的宝宝也只绕颈一周,宝宝是有可能通过活动脱开的。"

他上前一步,扶住妻子,说:"你看,医生都这么说了,快别哭了,宝宝会笑话你的!"

其实,小两口遇到的问题也是不少的孕妈妈们会碰上的。那么,脐带绕颈是怎么回事?危害大不大?能预防吗?

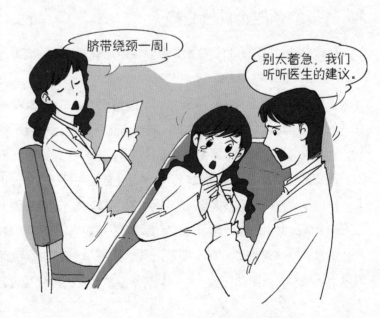

## 💙 什么是脐带绕颈

脐带绕颈是脐带异常的一种,以缠绕宝宝颈部最为多见,此外还有脐带搭颈或者脐带缠绕躯干及肢体等。脐带绕颈发生率占脐带缠绕比率为20%~25%，其中脐带绕颈一周发生率为89%，而脐带绕颈两周发生率为11%，脐带绕颈3周及以上者很少见，脐带缠绕宝宝躯干、肢体比较少见。

脐带缠绕与脐带过长、胎动过频、羊水过多有关，亦有人认为与脐带胶质含量有关。临床中，脐带胶质含量多者发生率低。

## ♥脐带绕颈要注意监测胎动

脐带绕颈可能导致宝宝出现缺氧的问题，所以一旦孕妈妈检查出宝宝脐带绕颈，就要特别注意监测胎动。因为胎动异常是缺氧的最早期表现，胎动会明显减少或异常增加。

不过，孕妈妈也不必太担心，即使是脐带绕颈，由于胎头的活动性较小，只要脐带没有被勒紧，通常不会危害宝宝健康。相反，如果孕妈妈过于惊恐反而会影响母婴健康。

一般脐带绕颈一周的话，随着宝宝在子宫内翻滚打转和活动，脐带缠绕有可能自然脱开。但是，如果脐带绕颈周数较多的话，宝宝自己运动出来的机会就会少一些。

脐带绕颈一般在孕中期发生，孕中期羊水较多，胎儿的活动范围大；到了孕晚期，胎儿相对较大，胎位固定，不会发生绕颈。

如果出现脐带绕颈现象，孕妈妈除了加强围产期保健以外，在日常生活中应加强自我监护意识，平时要随时注意胎动情况，留意宝宝是否继续在活动，并尽早做胎心监护。若发现胎动异常，及时到医院就诊检查。

## ♥脐带绕颈能否自然分娩

脐带缠绕可以选择自然分娩，但要视脐带长短、缠绕周数等情况来决定。

● 脐带长度正常，绕颈一周的情况

正常的脐带长度是30~70厘米，一般情况下是50厘米左右。一般来说，在脐带长度正常的情况下也就是50厘米左右。如果胎儿脐带缠绕一周或脐带搭颈的，随着胎儿的转动，大多数会自行解开；即使一直无法打开，脐带绕颈一圈，一般胎儿都不会有太大的危险。因脐带缠绕及压迫程度较轻，即便是在分娩的过程当中，也不会因为脐带绕颈勒到胎儿，一般不会对胎儿有多大影响，不会使胎儿缺氧。这种缠绕对胎儿危害不大，只要胎儿没有缺氧情况发生，他们都能自然分娩，所以孕妈妈不必听到脐带绕颈就惊慌。

虽然一般脐带绕颈一周不要紧，但发现有这种情况后对胎心要格外注意。连续24小时以上无胎动，或胎动在某一个时间特别频繁，要去医院检查，以免宫内缺氧而造成胎儿有危险。

● 脐带绕颈周数多或绕颈太紧的情况

如果脐带绕颈周数多或绕颈太紧，或者正好脐带比较短，如30厘米，那么绕颈一圈也可能会因脐带过短而使胎儿颈部受勒，自然分娩就有一定的危险。胎儿可能出现宫内缺氧，发生窘迫。这时胎儿胎心加快以弥补供氧不足，胎心每分钟会超过160次。而胎儿严重缺氧时，先是胎动加快，继之减弱，然后消失。

如果在这种脐带绕颈的情况下选择顺产，分娩过程中，需要密切注意准妈妈和胎儿的变化，全程实施胎心监护，根据其图形观察宫缩前后的胎心变化，判断胎儿有无早期缺氧。

除随时进行胎心监护外，还要对胎盘功能是否良好做出准确判断，同时定期做阴道检查以了解分娩的进展情况；如进展不好，有异常情况立即剖腹。当胎儿头娩出后，脐带绕颈较松者，医生会立即将胎儿头顶部或肩部脐带解脱。脐带绕颈过紧或脐带绕颈2周以上者，当胎宝宝头娩出时，医生用两把止血钳夹脐带，在其中间剪断，并帮助迅速娩出胎儿，保证胎儿的安全。

可见，脐带绕颈时，孕妈妈要特别注意胎动，感觉胎动减慢就要立即到医院检查。在预产期前1周应住院待产。如绕颈不紧，可选择从阴道自然分娩；如绕颈较紧，绕颈周数多或出现胎儿窘迫，要做剖宫产结束分娩。

温馨提示

## B超诊断脐带绕颈也会有误差

B超是孕期诊断脐带绕颈的主要工具，特别是彩色多普勒B超检查，医生往往通过胎儿的颈部是否有脐带的血流回声来诊断是否脐带缠绕。因此，B超检查只是给出一个参考，诊断的符合率不是百分之百的。因为B超在说明胎儿颈部有U型（1圈）、Z型（2圈）、W型（3圈）的印迹时很可能是脐带弯曲或者搭肩的情况，未必一定是缠在脖子上。而且，目前的B超检查还没有办法测量宫内脐带长度及判断脐带缠绕的松紧。因此，当B超发现胎儿脐带缠绕，准妈妈不必因惧怕胎儿出现意外而直接要求剖宫产手术，如果未足月，可以注意胎动，同时通过胎心监测来发现异常情况，根据具体情况再做进一步处理。

她打电话给晓玲时，晓玲正在医院静脉输液。"你怎么在医院，难道要生了？预产期不是还有些日子吗？"她惊奇地问道。"不是，是因为 B 超检查时发现我的羊水少，所以虽然我的预产期还没有到，医生还是安排我来住院观察治疗。"晓玲回答道。"羊水少？"她问道。"是呀，真担心我能不能顺利地生下孩子。"晓玲低声说，语气里满是担忧。"不用太担心，在医院里还怕什么呀！"她赶紧安慰道。

羊水量是观察胎儿健康与否的指标。胎儿每 24 小时可吞咽 500~1000 毫升羊水。羊水量可用 B 超做观察，但 B 超只能通过测量胎体周围的羊水情况来估计羊水量的多少，不能精确测量出羊水的量，而且羊水量个体差异较大，羊水问题主要靠产检发现。

## 羊水过少

正常羊水的量随妊娠时期的不同而变化。例如，在妊娠 4 个月左右时，羊水量约 200 毫升；7 个月左右时，羊水量则为 1000 毫升左右；到妊娠晚期，羊水量逐渐减少，到妊娠 37 周，羊水量可减少至 800 毫

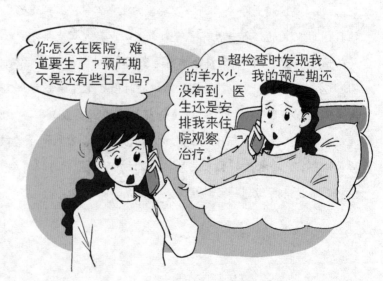

升。当妊娠足月时，羊水量少于300毫升，称羊水过少。

孕中期发生羊水量过少常常会导致胎儿肺部发育不良合并胎儿畸形，需要进行细致检查（如进行脐血或羊水染色体检查，排除染色体异常）。排除胎儿畸形的可能后，可严密观察胎儿在宫内的情况及羊水量的变化。

孕晚期羊水过少胎儿会发育不良，皮肤干燥，缺乏皮下脂肪。如果临近预产期时B超显示羊水量减少就要立即实施分娩。

## ♥ 羊水过少的表现

个别羊水过少的孕妈妈，可能会觉得肚子增大的速度变慢，胎动的感觉比以前明显，有时一次胎动可引起明显的腹部疼痛感。这是由于羊水少，宝宝皮肤与羊膜紧贴，失去羊水的缓冲作用，胎动力量直接作用于局部子宫壁刺激和引起宫收缩，致使每当胎动时孕妈妈就会感到疼痛。

大部分羊水过少的孕妈妈不会有明显的不适感，所以一般都是由医生在产检时或超声波检查发现。

产检时，当医生发现宫高、腹围明显小于相应停经周数时，往往会建议孕妇B超检查，以准确估计羊水量。由于妊娠期高血压、糖尿病、肾病、红斑狼疮等疾病，也会造成羊水过少。因此，对于这些孕妈妈，医生会建议每隔一段时间就做一次超声波检查，以及时发现羊水过少的情况。

## ♥ 羊水过少的治疗

羊水过少的治疗与妊娠周数相关，不同时期方法不同。

对于一些较早期出现不明原因羊水过少的孕妈妈，必要时可以采用羊膜腔内灌注疗法，即在B超引导下用穿刺针经腹向羊膜腔内注入适量的生理盐水以改善羊水过少的状况。这种方法现在被越来越多的人认识并采纳，尤其是如果胎儿不成熟，羊水灌注可以在短时间内改善羊水过少对胎儿的影响，维持胎儿的正常发育。

如果是由于母体血容量不足或缺氧引起的羊水过少，大量饮水、静脉输液以及吸氧的确可以起到一定作用。

对于凝血功能亢进的妈妈，可以皮下注射低分子肝素，或者静脉输注低分子右旋糖酐，使血液不那么容易凝固，胎盘的血液循环更加通畅，以利于羊水的形成。

如果是在妊娠晚期发现羊水过少，在排除胎儿畸形后，可详细评估胎儿宫内情况，促进胎肺成熟；胎儿成熟后应尽快终止妊娠。终止妊娠的方式，可以是阴道引产分娩，也可以是剖宫产，具体要根据胎儿及母体状态来选择。这种情况，大多数可以顺利分娩一个健康的宝宝。

## ♥ 羊水过多

羊水量从妊娠早期开始与日俱增，至最后 4 周开始减少。足月妊娠的羊水量为 1000~1500 毫升。

妊娠任何时期，羊水量超过 2000 毫升者，称为羊水过多。羊水增加速度缓慢者，称为慢性羊水过多；短期内羊水急剧增加者，称为急性羊水过多。

羊水量过多则可增加早产、脐带脱垂及异常先露的风险。

## ♥ 羊水过多的原因

导致羊水过多的确切病因尚未明了。

其中常见的占 30%~40% 的羊水过多都属于特发性原因不明羊水过多；胎儿畸形引起羊水过多，约占 25%，其中中枢神经管畸形和上消化道畸形最常见。

此外，多胎妊娠者发生羊水过多较单胎妊娠多 10 倍；母儿血型不合也会导致羊水过多。胎盘绒毛膜血管瘤影响母胎液体交换和孕妈妈糖尿病引起胎儿血糖过多，也会出现羊水过多的情况。

羊水过多多见于胎儿畸形、双胎、糖尿病、母儿血型不合等孕妈妈。

## ♥ 羊水过多的治疗

当 B 超诊断羊水过多时，要仔细排除有无胎儿的先天异常及上面提到的那些原因。如无异常发现，则可以先观察，不必惊慌，因为大部分羊水过多都是原因不明的。

轻度的羊水过多，不需特殊治疗，大多数在短时间内可自动调节。如果羊水急剧增加，孕妈妈应请医生诊治，同时减少食盐的摄入。至于如何处理则需要根据不同情况进行处理。

# ⑧ 孕晚期洗澡的注意事项

自进入孕9月以来，婆婆总不让她洗澡："都这么大肚子了，卫生间里又滑……"为了图清静，她也经常听婆婆的话，减少洗澡的次数。但最近这几天气温突然升高了，她本来就爱出汗，何况是挺着大肚子，每天都汗涔涔的，所以就不顾婆婆的禁令了。看着媳妇进了卫生间，婆婆知道自己是拗不过媳妇的，只得连声叮嘱道："洗澡的时候要小心，别摔了……"

确实，孕晚期孕妈妈新陈代谢逐渐增强，汗腺及皮脂腺分泌也比常人旺盛，容易出汗，所以洗澡是每个孕妈妈都需要做的事。但是，孕晚期孕妈妈腹部膨胀，重心不稳，容易滑倒，而且身体负担较重，对浴室环境条件适应性较差，所以洗澡时尤其应特别注意以下几个方面。

## ♥ 室温、水温不能过高

孕晚期孕妈妈洗澡时室温、水温不宜过高。否则可能会导致孕妈妈出现头昏、眼花、乏力、胸闷等症状，从而使孕妈妈和胎儿缺氧。

孕妈妈的体温对胎儿的影响很大，当孕妈妈体温超过40℃的时候，会对胎儿的脑细胞造成不可逆转的影响。因此孕妈妈洗澡不能用太热的水，室温不宜过高，洗澡时水温最好应以皮肤不感到凉为宜。

此外，洗澡前后温差也不宜过大，如果温差过大，一是容易着凉，二是容易刺激子宫引起收缩，尤其是夏冬两季。冬天气温低，孕妈妈也最好不要泡澡；夏天气温高，孕妈妈不能贪凉而洗冷水澡。

洗完澡后，要立即擦干头发及身体，将衣服（至少是贴身衣物）穿好后再走出浴室，以免浴室内外温差太大而感冒着凉或引起子宫收缩。

## 💗 防止跌滑

浴室是家中最容易滑倒的地方，孕晚期妈妈一旦跌倒是非常危险的，四肢受伤、骨折不说，还可能会造成早产。所以孕妈妈洗澡最重要的就是要预防跌倒。

洗澡时孕妈妈要穿能防滑的鞋子，千万别赤脚，那很容易滑倒；在浴缸里一定要垫上一块防滑垫，浴室的地面如果不是防滑的，也一定要垫上垫子才行，或在地上铺块毛巾吸水；防滑垫要定期清洗，以免藏污纳垢。浴缸旁甚至浴室墙壁四周应该装上稳固的扶手。

沐浴乳、洗发水、香皂等浴室小用品，用完后一定要随手放在固定妥当的置物架里，以免到处散落造成使用不便，甚至将孕妈妈绊倒，徒增危险。浴室内尽量减少杂物，例如椅子、盆子、篮子等，以免不留神被绊倒。

## 💗 淋浴更适合

孕晚期洗澡最好采用淋浴，不宜采用坐浴。

因为孕晚期孕妈妈阴道分泌物多，阴道对浴后脏水的防病力减弱，容易引起各种阴道感染；妊娠晚期，宫颈短而松，易招致感染，造成宫内感染。如果发生宫内或外阴感染，不但出现畏寒、高热、腹痛等引起早产的症状，还势必会给宫内宝宝带来不利影响。因此，孕妈妈洗澡最好不要坐浴。如果孕妈妈体质较弱特别容易疲劳，可以坐在有靠背的椅子上淋浴；如果偶尔在家里选择坐浴，也要注意浴缸和水的清洁。

## 💗 注意通风

洗澡时浴室温度较高，产生的蒸汽会使浴室内的空气逐渐减少，氧气供应相对不足，容易导致孕妈妈因缺氧引起的头晕。加之热水浴的刺激，会引起全身体表的毛细血管扩张，使孕妈妈脑部的供血不足，也易引发孕妈妈的头晕。受孕妈妈的影响，宫内胎儿也会出现缺氧、胎心率加快的现象。

现在很多家庭会在浴室内使用浴霸，这会加大空气中的湿度，温度也会更高。所以即便天冷使用浴霸也要注意通风，最好安装有良好的通风设备。

## ♥ 洗澡时间不宜过长

浴室里的温度高，空气流通减少，孕妈妈本身血容量增加，如果洗澡时间过长，容易造成缺氧而发生晕厥。所以孕妈妈每次的洗澡时间应控制在 15~20 分钟为佳。

## ♥ 不要到公共浴池去洗澡

公共浴池的卫生条件和环境舒适方便性都不如家里好，尤其孕晚期的孕妈妈，临近分娩，身体的安全和健康非常重要。另外，公共浴池由于人多，普遍室温偏高、空气含氧量低，普通人还容易缺氧，更不要说孕妇了，因此，孕妈妈不要选择去公共浴池去洗澡。

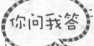

### 孕晚期孕妈妈洗澡时为什么身边最好有人？

孕晚期孕妈妈洗澡时，身边最好能有人陪着。因为孕后期孕妈妈肚子大，行动不方便，身体适应性差，身边有人，则能大大降低发生意外的概率；即使防护不周，也能做到及时救护。孕妈妈洗澡时最好不要将门从里面锁上；如要锁门时，则一定要在浴室外固定位置放一把固定钥匙，以免发生意外时影响救护。

当孕妈妈进入浴室太久没有动静时，家人应体贴地问候一下，一旦敲门无人响应，或听到浴室有巨大的或奇怪的声音，或听到孕妈妈求救，家人应立即进入浴室查看孕妈妈是否发生意外。

### 温馨提示

### 饥饿时或者饭后1小时以内不宜洗澡

孕晚期孕妈妈身体对环境条件的适应性降低，饥饿时或者饭后 1 小时内洗澡，容易出现血液循环障碍从而发生晕厥等风险。因此，洗澡的时机一定要适当，饥饿时或者饭后 1 小时内不要洗澡。

## 9 孕晚期适量运动有助于顺产

"老婆，你快坐着休息吧，我来扫。"看到她在扫地，丈夫立刻放下手上的工作跑上前来。"不用，我就是想动一动。孕晚期适当活动，生产时容易顺产。上次妈妈不是都说过了吗？"她说着，手里的扫帚也是一下都没停。丈夫却还是不放心，就在旁边照顾着："你要累了，我随时接班呀。"

孕晚期有些孕妈妈害怕早产，因而大大减少活动，甚至不参加任何活动，停止做一切工作和家务，体力劳动更不敢参加。其实，这样做是没有必要的，对母婴健康并不利，甚至有害。事实上孕晚期孕妈妈注意劳逸结合，做到适量活动、运动和劳动不仅必要，而且很有好处。

### 💗 适量运动有助于顺产

孕晚期孕妈妈生活要有规律，不可一味地卧床休息，可以每天茶余饭后到室外活动一下，散散步，进行一些力所能及的活动。当然，动作应轻柔、缓慢，不要太激烈，也不要做会压迫到子宫的运动。

如果整天躺在床上，什么事也不做，容易导致胎儿过大，

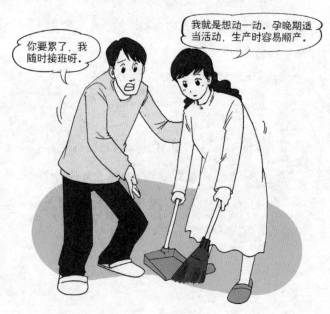

你要累了，我随时接班呀。

我就是想动一动。孕晚期适当活动，生产时容易顺产。

造成分娩时的困难。适当地缓慢活动，对增进肌肉的力量、促进机体新陈代谢大有益处，利于顺利分娩，缩短产程。

## ♥ 瑜伽练习有助于平和心态

分娩要消耗大量的体力，因此大多数孕妈妈在分娩来临前会感到恐惧和不安，这是很正常的现象。虽然瑜伽并不是使怀孕和分娩更为安全顺利的唯一方式，但孕晚期孕妈妈适当练习瑜伽，可以帮助分娩的整个过程变得轻松简单。因为瑜伽帮助人们进行自我调控，使身心合一。即使因体质改变造成瑜伽练习的方式及动作类别不同，但瑜伽追求身心平和的目的是不变的。也就是说，适当的呼吸法、静坐不但能减缓身体的不适，也能让心情更平稳。

需要注意的是孕晚期的瑜伽练习必须以个人的需要和舒适度为准。瑜伽的练习因人而异，必须与个人的身体状况协调。练习时如有不适感，可以改用更适合自己的姿势练习。

另外，瑜伽练习时应动作舒缓，注意自我保护，避免摔跤、碰撞腹部。孕妈妈如果下肢有轻度水肿，双脚感到疲劳时，可以做一些缓慢的垫上运动。当然，最好是能有专业人士的帮助。

## ♥ 七个有助于顺产的运动

这些看似简单的小动作，却可以让孕妈妈锻炼身体各部位的力量，加快体内的新陈代谢和机能循环，并培养持久力，为分娩做铺垫。

**自我放松**

仰卧床上，屈膝，两膝靠拢，双手平放于身旁，双脚分开，略比臀宽。随着妊娠时间的增加，可以在膝下和脖子后面各放一个软垫以求更舒适。屈膝是为了让横膈膜处于放松的状态，膝盖靠拢可以减少对背窝部位造成的压力。

两眼微闭，全身放松，呼吸频率放慢；慢慢吸入一口气，然后慢慢呼出；一吸一呼中尽量放松身体。练习时不要咬紧上下齿，舌头保持柔软置于口腔底部。必要时可以盖上毛毯保持身体温暖。持续进行约 10 分钟。有助于舒缓肌肉和精神紧张。

**腹式呼吸**

仰卧于床上，放一个枕头于膝下，双唇自然合拢，用鼻子呼吸。吸气时腹部胀起，呼气时腹部收缩。切勿使劲儿，要自然松弛。

双手轻放于腹部，鼻子吸气并有意识地让空气到达体内手下方的位置，让气流带动两手自然分开。注意不要移动手臂，而是让呼吸自然引起双手相互分离，进行 10 次有控制的深呼吸。不要让手臂、手或肩膀产生任何紧张感。

将双手移至乳房下方以及乳房上方锁骨以下的位置，重复 10 次深呼吸，默记空气通过肺的各个部分时的感觉，然后，以平常的方式呼吸 10 次以放松身体，手臂置于身体两侧，手心朝上。

接下来进行一次缓慢的有控制的深呼吸，让空气逐渐从肺底部至中部，最后到达顶部充满整个肺。呼气时，先呼出肺顶部的空气，然后是中部，最后是底部。重复 10 次，然后以平常的呼吸方式放松。

腹式呼吸不但对放松身体、消除精神紧张和减轻疼痛非常有帮助，而且对于分娩时调整呼吸也很有帮助。需要提醒的是，孕妈妈在做的过程中如果觉得累就停下休息。

**腹肌运动**

仰卧于床上，双手放于腰下，脚屈起脚掌贴地。吸气时腰部微微向手上压下，呼气时放松全身。

这项运动对减轻腰痛、增强腹背肌力量很有帮助，并有利于分娩。

**舒缓腰椎运动**

将两腿打开与肩同宽或略宽一些，两脚尖朝外（这样才好蹲），再慢慢半蹲下来。双手支撑着身体，头垂下，两肩及背部随着头部一起下垂，使脊骨弓起，然后抬起头来，两肩及背部随头部一起向上挺起，脊骨向下弯。下蹲有助于骨盆肌肉运动，增加其弹性，是最好的助生运动。经常"蹲一蹲"可减少难产的发生。

需要注意的是，36 周后腹部已太沉重或 32 周后胎位仍不正及有痔疮困扰者不宜做全蹲，要量力而行。

这项运动可以减轻腰痛，增强腹背肌力量，训练骨盆腔底层肌肉，帮助生产过程顺利。练习次数不宜多，孕妈妈可根据自己的身体情况随时休息。

**会阴收缩运动（凯格尔运动）**

吸气紧缩阴道周围及肛门口肌肉（提肛动作），就像憋住大便、憋尿一样，闭气，持续 3~5 秒再慢慢放松，吐气。休息、坐、躺、走路时，随时可做。

可以增强会阴与阴道的肌肉的耐力、弹性及张力和控制能力，帮助分娩，亦可避免产后出现大小便失禁的情况，缓和生产时会阴的撕裂伤。

**足部运动**

坐在靠背椅子上保持背部挺直，腿与地面呈垂直状态，脚心着地；然后脚背绷直、脚趾向下，使膝盖、踝部和脚背成一直线。双脚交替做这个动作，方便时可随时做。

通过脚尖和踝关节的柔软运动，促进血液循环，增强脚部肌肉以承受日渐沉重的身体，避免脚踝损伤。

盘腿运动

早晨起床和临睡时盘腿坐在地板上，背部挺直，双手轻放在两膝上，每呼吸一次就用手按压一下，反复进行。注意要用手腕向下按压膝盖，并一点点加力，尽量让膝盖接近床面，每天早晚各做3分钟。

这个动作可增强背部肌肉，松弛腰部关节，伸展骨盆肌肉，帮助孕妈妈分娩时双腿能够很好地分开，使宝宝顺利通过产道。

**你问我答**

### 孕晚期孕妈妈行走时要注意哪些方面？

孕晚期孕妈妈大腹便便，走路时要保持平衡，注意脚下安全，不要走起伏不平的路。上楼时拉住楼梯的扶手，凭借手臂的力量来减轻腿部的负担。下楼时要紧紧握住扶手防止身体的前倾、跌倒。在平路上行走时，应该抬头、挺背、伸直脖子、收紧臀部，保持全身平衡，缓步行走。走路时最好穿后跟低而平稳的便鞋，以防身体重心不稳而摔倒。另外，不能站立时间太长和坐的时间太长，以免影响血液循环或引起疲劳。

**温馨提示**

### 孕晚期运动要温和、适度

孕晚期不宜过度静养，适当的工作和运动对身体健康很有利。但动作要温和一些，做之前最好排空膀胱，让身体处于最松弛的状态，同时餐后不宜很快开始运动。每位孕妇的运动量、频率及动作幅度都要注意自我掌握。最好在医生指导下进行。过重的体力劳动、过多的活动和剧烈的体育运动一定要避免。

## 10 临产前的好习惯

随着预产期的临近，全家人，包括所有的亲朋好友，目光都聚焦在了她的肚子上。这不，李茜又打来电话嘱咐她了："你的预产期越来越近了，如果能培养起临产前的好习惯，对你顺利分娩很有帮助。""临产前的好习惯是什么啊？"她不解地问。"嗯，临产前的好习惯啊，包括分娩前的心态、运动、饮食等。回头我去你家跟你细说吧。"李茜的话得到的回应自然是她一连串的"谢谢"。

下面就是李茜给她介绍的临产前的好习惯，我们也学习一下吧。

## ♥ 对分娩不怕、不急

临近预产期，你可能会焦虑，也可能会兴奋，会出现终于"顺利完成怀孕"的放松，也可能会更敏感，总之，面对即将要进行的分娩，我们可以多做些准备。

这些心理准备包括：对分娩常识有一定程度的认知；了解分娩过程是一种自然的生理现象；对分娩阶段及临产前的疼痛和出血不惧怕、不恐惧；相信在现代医学条件下，只要认真进行产前检

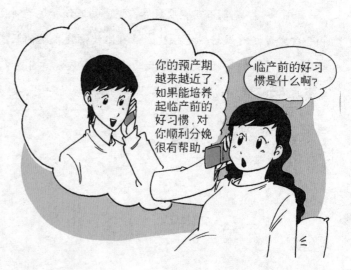

查，分娩的安全性几乎接近百分之百。

要知道，顺产的要素有三条：产道（包括胎位）、产力和信心，基本上，在身体条件允许的情况下，是否能通过阴道娩出胎儿，孕妇的信心是决定性的因素。因此，相信自己和宝宝比什么都重要。

也有一些孕妈妈在面对分娩时很着急，没到预产期就焦急地盼望能早日分娩；到了预产期，更是终日寝食不安。当生产的时刻真正来临时，她们的身体和心理已经非常疲惫了，这时就会延长产程，使产程短则几小时，长则十余小时以上；而她们生产时更是精疲力竭。

其实预产期有一个活动范围，提前10天或错后10天左右，都是正常现象，也就是俗话说的"瓜熟蒂落"。所以，对分娩不怕、不急是保证生产顺利的好习惯。

## ♥ 细心准备

临近预产期，孕妈妈和家人要一起认真进行分娩的准备，包括孕晚期的健康检查、心理上的准备和物质上的准备，尤其物质上的准备不要有所遗漏，免得有些必需品用时没有。

通过准备并对意外情况也有所考虑，临产到来时就不会出现由于准备不充分，弄得手忙脚乱而发生差错影响母婴平安。产前准备可见第385页。

## ♥ 适度运动

怀孕生产是一种正常的生理现象，不是病，孕妈妈不要因此而中断或完全放弃所从事的工作和正常活动。如果活动太少，会使孕妈妈的胃肠蠕动减少，从而引起食欲下降、消化不良、便秘等，不但对孕妈妈的健康不利，甚至会影响到宝宝。

运动，尤其是有氧运动，只要有利于宝宝和孕妈妈健康的，在医生的指导下都可以照常进行，这样既可预防难产，又有利于母子健康。

实际上，孕期活动量过少的孕妈妈，更容易出现分娩困难。所以，孕妈妈在妊娠末期不宜生活得过于懒散，也不宜长时间地卧床休息。适度运动，并注意休息好，保证睡眠充足。这样才能养精蓄锐，使分娩时精力充沛。

## ♥ 情绪稳定、心境平和

临产前精神不振、忧愁、苦闷等消极的情绪会影响顺利分娩。宝宝生长所处的内分泌环境与母体的精神状态密切相连，孕妈妈情绪稳定，心情保持舒畅、乐观豁达有利于自身适应能力的提高和宝宝的顺利出生，所以情绪稳定、心绪平和，安心等待分娩时刻是顺利生产的必要条件。

身心健康的孕妈妈能充满信心地迎接新生命的到来，在分娩中有较好的控制能力；良好的情绪，能提高对疼痛的耐受性，并能运用孕期学习的放松技巧有效减轻压力和疼痛，使分娩顺利进行。反之，心理负担过大，过度担忧、紧张，在分娩中便会引发神经、内分泌系统的连锁变化，从而影响到子宫的血液循环，可造成胎儿窘迫及宫缩乏力，导致产程延长等异常分娩产生。

## ♥ 饮食适度

良好的饮食，不仅保证孕妈妈可以获得充足的养分，以应付孕晚期身体所承受的沉重负担，还可以减少随分娩而来的心情变动不安及疲劳。

孕妈妈孕晚期饮食适度，每日合理进食各类食物，保证营养素的摄入齐全。这样不但不会肥胖，反而能够保持适度体重。体重的增长符合科学规律有利于母子的身体健康，还可以贮存足够体力满足生产所需要，从而保证生产顺利。

孕妈妈分娩时需要消耗很大的体力。因此临产前一定要吃饱、吃好，多吃些营养丰富又易于消化的食物，如果什么东西都不吃就进产房，是很难有体力和耐力坚持生产的。

**你问我答**

### 为什么孕晚期要避免去拥挤的公共场所？

公共场所各种致病细菌多，孕妇一旦受到感染危害很大，不仅影响自己还影响胎儿；人多拥挤，万一孕妇腹部被挤压，极容易引发早产；空气差，可能导致孕妇缺氧晕厥；噪声大，对胎儿有不良影响。因此，孕晚期孕妇不宜去拥挤嘈杂的公共场合。

**温馨提示**

### 孕晚期准妈妈不要远行及单独外出

一般在接近预产期的前1个月左右，准妈妈就不宜远行了，尤其不宜乘车、船远行。因为旅途中各种条件都受到限制，一旦分娩出现难产是很危险的事情，它有可能威胁到母子安全。另外，准妈妈最好只做短途散步，不要在外边走得太远，没有特殊的事最好留在家中，要避免一个人长时间在外，以防出现路上临产的情况。如必须要单独外出，一定要随身携带手机。

# 11 临产前的准备

随着她预产期的临近，全家人越来越紧张。"你们要趁现在赶紧做好准备，以防生的时候手忙脚乱。"这天，婆婆严肃对小两口说。"妈，临产前需要做哪些准备啊？"他问道。"这包括精神的和物质的两部分。"婆婆慢条斯理地说。

下面就是婆婆对他的详细回答。我们一起来看看吧。

## 💜 思想放松、精神愉快

孕妈妈要尽可能了解和掌握分娩的生理过程。有疑问之处，可向医务人员请教，

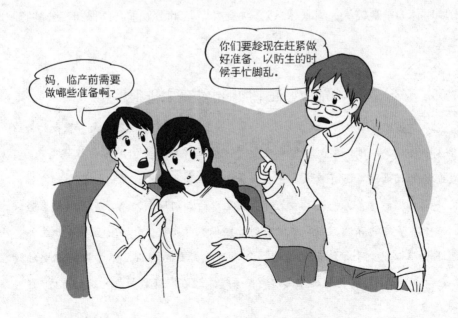

同时还要和丈夫多进行交流，使双方在心理上都做好准备。这样有助于放松临产前的心情。

孕妈妈应该要有信心，在精神上和身体上做好准备，用轻松愉快的心情来迎接宝宝的诞生。准爸爸和周围的亲戚朋友对孕妈妈充分的关怀、爱护、支持和帮助有助于孕妈妈缓解对分娩的焦虑和担心。

生活上，接近临产期间不但孕妈妈尽量不要外出和旅行，准爸爸也尽量不要外出。实在不行，夜间需有其他人陪住，以免半夜发生不测。实践证明，思想准备越充分的孕妈妈，难产的发生率越低。

## ♥ 按时产前检查，做好计划

到了孕晚期，体检的次数就更频繁了，一定要坚持按时去体检。关注每一次检查的结果，以便发现异常后及时想办法解决。

事先计划好去医院分娩的路线和交通工具，有备无患。如果医院的妇产科床位紧张，需要提前联系预约。由于产后不能马上洗澡，因此，住院之前应每天淋浴，以保持身体的清洁。内衣裤应时常更换。若发生破水或出血等分娩征兆，就不能再行洗浴。特别要注意外阴部的清洁。头发也要整理好。

## ♥ 充分的睡眠、休息

分娩时体力消耗较大，睡眠休息对分娩有利，因此分娩前必须保持充分的睡眠时间，

**温馨提示**

### 临产前做好谁来照顾宝宝的安排很重要

宝宝一旦出生，需要有人照顾。刚出生的小宝宝没有白天和黑夜的概念，平均2~3小时就要哭闹一次，不但要喂奶，还要换尿布。更何况，孕妈妈生产后身体的恢复也需要人照顾，还有做饭、洗衣服等一大堆家务活儿。所以，在分娩之前，准父母们要做好思想准备，一起商量好宝宝出生以后如何照料，请谁来帮助做家务，这样可以减少不必要的麻烦。当然尽管有时已经做好了安排，但在小宝宝刚出生的头几天里，还是难以避免手忙脚乱的情形。分娩时所需要的物品，怀孕期间都要陆续准备好，怀孕第9个月时要把这些东西归纳在一起，放在家庭成员都知道的地方。

越是接近预产期越要有充足的休息。这样才能保证孕妈妈分娩时有一个好的能量储备。

当然，这里不是说孕妇就要整天卧床休息，轻度的、力所能及的运动还是有好处的。

## ♥ 准备住院用品

虽然有不少孕妈妈可以在出现分娩先兆以后，比较从容地准备好个人用品，在家人的陪同下去医院分娩。但是，仍有一些孕妈妈会出现胎膜早破或阴道流血等让人措手不及比较紧急的状况，所以提前做好生产的物品准备，可避免匆匆忙忙地去医院，落下一些重要的东西。最好将准备好的用品集中放在一个提包内，如果有生产先兆或异常情况出现，可以拿上包就走，而不必慌乱地东翻西找。

需要准备的东西包括以下这些。各种证件：身份证、产检保健卡、挂号证、医保卡或公费医疗证等；孕妈妈入院时的用品：面盆、脚盆、牙膏、牙刷、大小毛巾、卫生棉、卫生纸、内衣、内裤等；婴儿的用品：内衣、外套、包布、尿布、小毛巾、围嘴、垫被、小被头、婴儿香皂、肛表、扑粉等。详细内容可见第 387 页。

### 什么情况下去医院？

出现以下几种情况时，要及时去医院就诊。

● 出现临产先兆：腹痛、见红和破水。详细的临产先兆可见第 357 页。

● 其他不适：如发生头疼、发烧等，出现这种情况需立即去医院。

● 超过预产期：在预产期计算正常的情况下，如果超过预产期 1～2 周还没有临产，医生多会建议准妈妈每天数胎动，监测胎心音，在 B 超检查胎儿宫内正常的情况下要求孕妇随诊；也可能根据检查结果要求孕妇住院并对其进行人工干预，让小宝宝早点儿出生，以避免过期妊娠对胎儿造成不良影响。

● 阴道流血过多：如果出现阴道流血，量超过月经量，往往预示有不良情况存在。可能是有前置胎盘、胎盘早剥或阴道的炎症等。

# 第12章　妊娠37~40周

·关键词·

◎拉梅兹呼吸法　◎假性阵痛　◎临产信号

◎阴道分娩　◎剖宫产　◎水中分娩

◎无痛分娩

# 1 胎儿的发育情况

终于到了第10个月了，她感觉身体越来越沉重，而心情也由于紧张，不免烦躁焦急起来。李茜适时地打来了电话："在最后这几周中你一定要好好休息。要小心活动，避免长时间站立，洗澡的时候避免滑倒……总之，密切注意自己身体的变化，随时做好临产的准备。""表姐啊，我真是紧张得不行。宝宝这时候也激动得难以自己吧？"她问道。李茜被她的想法逗乐了，柔声说："宝宝这会儿啊，能吃能睡，就等着出来跟妈妈爸爸打招呼呢！"

随着分娩期的临近，孕妈妈开始紧张、焦燥和不耐烦起来，那即将出世的宝宝又有哪些表现和特点呢？

## ♥ 肠道里有胎便

宝宝身上原来覆盖着的一层细细的绒毛和大部分白色的胎脂正逐渐脱落、消失，胎儿的皮肤变得光滑。这些物质及其他分泌物都随着羊水一起被胎儿吞进肚子里，贮存在他的肠道中，变成黑色的胎便，在他出生后的一两天内排出体外。

但是如果宝宝在子宫内缺

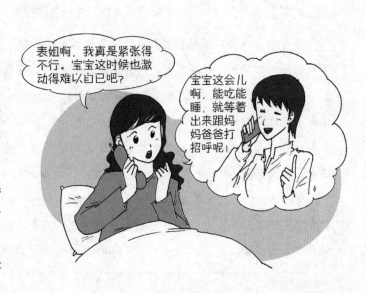

氧时间太长，他的肠蠕动会比较活跃，而且肛门肌松弛，他就会在宫内排出胎粪并将羊水污染变为绿色，对宝宝健康不利。所以，到临产期日常观察胎动是十分必要的，它是胎儿在宫内是否正常的最直接的反映。

## 头骨未闭合

宝宝大部分骨头在变硬，但是头骨还相当软，没有完全闭合，这有助于宝宝顺利地通过狭窄的产道。宝宝颅骨实际上由分离的骨板组成，它们之间存在着空隙。这种松动的结构可以使宝宝的头在经过相对狭窄的产道时有伸缩性。生产过程中，宝宝的头部受到挤压，以至于新生儿头部看起来呈圆锥形。但这是正常的、暂时的，不会给宝宝带来伤害。宝宝的头会很快变圆，他的颅骨板直到9~18个月大时，才会完全闭合。

## 器官发育完成，具备体外生活条件

宝宝内脏、肌肉、神经等非常发达，已完全具备生活在母体之外的条件。其中肺部是最后一个成熟的器官，在宝宝出生后几个小时内他才能建立起正常的呼吸模式。大多数的宝宝都将在这个月诞生，但真正能准确地在预产期出生的婴儿只有5%，提前2周或推迟2周都是正常的。但如果推迟2周后还没有临产迹象，那就需要采取催产等措施尽快生下宝宝，具体需要结合B超里胎儿的实际大小由医生判断（主要针对月经不规则的女性）。

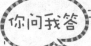

### 宝宝会什么时候出生？

怀孕后，医生会根据你的末次月经来推算出预产期，也就是说你的宝宝大约会在那个时候和你见面。但事实上，只有不到10%的孕妇会在孕产期当天生出宝宝，而在37～42周的任何一天分娩都是很正常的。临床上，大部分超过孕产期2周的人，并不是真正的过期而是因为月经（排卵）不规律。不过，由于现在B超诊疗的进步，对于超过预产期1周的孕妇，我们就会对子宫内情况进行密切关注，比如胎盘成熟度、羊水是否减少等。为了避免胎儿过熟，医生会在妊娠超过41周、子宫颈变软时给予催产。有时候，医生也会根据胎儿和孕妇的整体情况进一步观察。总之，不是说过了预产期宝宝就不安全，更不是施行剖宫产的决定性因素。相反，有些患有妊娠高血压、糖尿病或者心肾疾病的孕妇，可能不到37周就需要进行催产或者进行剖宫产手术了。

## ② 孕妈妈的生理变化

已经晚上 10 点了，她突然觉得腹部收紧，之后就开始疼痛。"离预产期还有好几天，不是宝宝要提前出来了吧? 我怎么突然肚子疼了呢? "她的话一说出来，丈夫立刻紧张起来了，连声说："去医院，快去医院……"一家人急急忙忙地赶到医院，医生询问了她如何疼痛并做了检查之后，说："这是假性阵痛，你们先回家。同时注意观察，等出现规律性的腹痛再来。"于是一家人只好回家。这时天已蒙蒙亮了。

虽然每个孕妈妈都有明确的预产期，但宝宝具体什么时候出生谁也无法确定。不过，女性的身体是非常精妙的，从怀孕开始它就在为宝宝的出生做准备，因此进入分娩倒计时，只要留心，还是可以从一些现象中观察到我们的身体为宝宝出生做的准备。

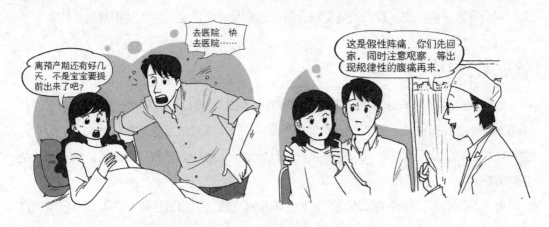

### 💜 子宫下降，胃及心脏的压迫感减轻

随着宝宝出生时刻的临近，胀大的子宫开始下降，临产前 1~2 周，宝宝的头部大多已

降入骨盆。这时，子宫对胃及心脏、横膈膜的压迫减轻了，孕妈妈会感到呼吸困难缓解，孕妈妈食欲也日渐恢复正常。

## 💗 子宫和阴道趋于软化，阴道分泌物增多

子宫和阴道趋于软化，容易伸缩，以方便胎儿通过产道。随着临产日期的接近，宫颈血供应量日渐增加而且变软。

孕妈妈阴道分泌物会增多，分泌物颜色一般偏棕色或粉色，但如果呈鲜红色并伴随疼痛的话，则一定要去医院。子宫收缩频繁，开始出现分娩的征兆。

## 💗 胎位相对固定，胎动减少，体重增长减缓

孕晚期最后几个星期，随着宝宝的发育成熟，胎位已相对固定，因此胎动也不那么明显了。但如持续12小时仍然感觉不到胎动，则应马上接受医生诊断。胎动正常次数为每12小时30~40次，不应低于15次。测胎动的方法见第274页。

这时候，宝宝体重也许还会增加，但孕妈妈的体重增加将开始变慢，甚至不再增加。

## 💗 腹坠腰酸，大小便次数增加

宝宝胎头下降会压迫骨盆、膀胱和直肠，使这些部位受到的压力增加。因而，孕妈妈会感觉下腹坠胀。因膀胱受到压迫，孕妈妈小便次数将明显增加，有时咳嗽、打喷嚏甚至大笑都会导致尿液流出。腰酸的感觉也会越来越明显，大便之后也不觉得舒畅痛快。

## 💗 假性阵痛

临近预产期孕妈妈时常感觉腹部收缩疼痛。如果阵痛持续时间短（不超过30秒）且不恒定，间歇时间长且不规律，起来走一走或躺一会儿疼痛的感觉就暂时消失，宫缩有时强有时弱，但强度不增加，只引起轻微胀痛且局限于下腹部，宫颈口不随其扩张，那就是假性阵痛。

真正的阵痛是持续性的，不会因为休息就停止疼痛。引起假性阵痛的主要原因是催产素的分泌。即将生产时，孕妈妈体内会开始分泌催产素，催产素会诱发乳汁分泌，也会引起子宫收缩，而子宫收缩便会引起阵痛感。临产前由于子宫下段受胎头下降所致的牵拉刺激，导致假性阵痛会越来越频繁。

## ♥ 出现分娩信号

一般来说，在孕晚期出现的子宫收缩，使腹部胀满、发硬，并伴随规律的下腹痛，特别是疼痛的间隔小于10分钟的话，就是临产的先兆了。除了规律性的腹痛以外，有的孕妈妈还会有见红及破水等临产的先兆，一旦出现这些现象就要去医院等待分娩了。分娩信号的具体表现见第357页。

## ♥ 子宫大小

子宫底高度为30~34厘米，胎儿位置向下降，腹部凸出部分有稍减的感觉。

**温馨提示**

### 假性阵痛发生后要注意观察胎动和按时解尿

真假阵痛可以从有无规律性、收缩频率大小和疼痛部位三方面辨别。假性阵痛频率和持续的时间都不规律，休息或改变姿势就会得到缓解，是局部性疼痛。当假性阵痛发生子宫收缩时，胎儿会相对进入较缺氧和窘迫的状态。收缩过后，要留意是否出现胎动。一般而言，当胎儿处于睡眠或静止状态时，受到子宫收缩的影响而醒来或被惊吓，通常会活动身体。如果胎动消失或胎动异常，要马上去医院。

另外，尿意会被阵痛感分散，假性阵痛时孕妈妈很容易忘记解尿，从而导致神经性的麻痹引发解尿困难，所以假性阵痛发生后要注意解尿。

### 你问我答

### 什么是"破水"？

怀孕期间胎儿在子宫里被充满羊水的羊膜囊所保护、缓冲。如果羊膜破裂，水样液体会通过子宫颈和阴道流出来，这就是我们通常所说的"破水"。对大多数准妈妈来说，这通常发生在接近第一产程结束时。

有些准妈妈会在怀孕末期分娩开始前破水，而对另一小部分准妈妈来说，羊水会在怀孕37周之前破裂，这就是所谓的羊膜早破。

羊水流出的数量会因人而异。有的人可能只有很少的几滴，但有的人的量则很大。因为胎儿的头部已经进入骨盆腔，阻塞了它的涌出，所以更多见的是液体一滴滴地流出来。

羊膜破裂后有感染的危险，所以即使没有任何宫缩也需要即刻去医院。一旦发生早破水，就应该马上平卧，防止脐带的脱垂；不要洗浴，立即安排适当的交通工具去医院，接受医生的处理。

# 3 准妈妈的产检

"老公，去产检太麻烦，这次就不去了吧。"她撒娇道。"不行，随着预产期的临近，分娩的可能性越来越大，而身体出现意外的风险也越来越多，怎么能不去呢，别偷懒了，我陪你，走吧。"丈夫很理性，根本就不为所动。"真是不解风情！"她不满地说。"嗯，你现在知道可太晚啦，都是我孩子他妈了。"他打趣道。

确实，丈夫说得对，越是临近预产期，孕妈妈越要更加重视每一次产前检查。

## 产检一周一次

临产前最后一个月宝宝胎位开始固定，胎头已经逐渐下到骨盆腔内，此时产前检查要每星期检查一次，而且孕妈妈应有随时准备生产的心理。

产前检查内容一般包括复查血、尿常规，以及宫高、腹围、胎心、胎位检查、血压、体重等产

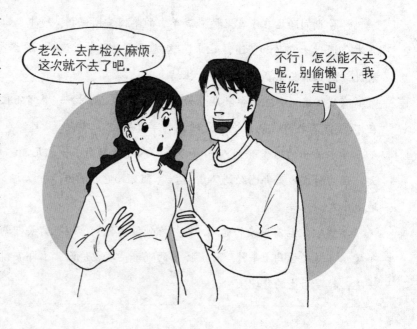

科常规检查，同时通过监护胎动、胎心，了解胎动、宫缩时胎心的反应，观察推测出宫内宝宝有无缺氧。必要时还要进行 B 超检查，了解羊水以及宝宝在子宫内的状况。

## 💗 分娩前胎儿监护

预产期前后两周内分娩都是正常的，所以临近预产期，分娩随时可能发生。此时需通过产前检查密切监视胎儿情况，一旦胎动、胎心异常，及早发现及早处理，才能保证分娩顺利和胎儿健康。

分娩前 2~4 周开始，胎儿会逐渐下降到妈妈的骨盆里，通过胎头衔接检查，医生可以了解胎儿向骨盆下降的程度，即常说的入盆，从而估计分娩发生的时间。产检时医生一般用两个方法来判断：一是内检，看看先露部位是否在骨盆里；二是体外触诊。胎儿入盆时大多数妈妈会有感觉，会发现隆起的肚子好像往下移了，呼吸比以前容易，吃了饭不像以前一样容易饱胀，小便又开始频繁，更重要的是，胎动的频率、幅度和强度和以前相比大为减少。不过这时如果胎动次数明显减少，12 小时内少于 10 次，或胎动不到以前的一半，或与以前相比有明显不同，就是胎动异常，需立即去医院。

随着预产期接近，胎儿下降向子宫颈口移动，胎心位置也明显下降。当出现临产前无痛性子宫收缩时，虽然大部分胎儿都不会受影响，但小部分胎儿可能会胎心率下降至 120 次／分。如宫缩停止后胎心率能恢复到原来的水平，就不是异常情况，但如果胎心持续异常，低于 120 次／分或高于 180 次／分，并存在胎动加快或减慢时，就有可能存在胎儿窘迫、缺氧等情况，必须立即联系医生处理。

通过产前检查，医生可综合评估妈妈身体状况及胎儿大小，决定最合适的生产方式，如果妈妈和胎儿都健康，也没有特别的情况，自然分娩无疑是最好的选择，但如果自然娩出胎儿可能带给母婴危险，剖宫产无疑更佳。无论选哪种方式，都一定要听取医生的建议，没有什么能比母子健康更重要。

温馨提示

### 最后的产检很必要，一定要按时接受检查

产检项目虽然每次相同，但对做好孕期保健、及时发现并诊治各类异常情况很重要，同时对有效地减轻分娩心理压力、解除分娩思想负担大也大有裨益。为了日后将胎儿顺利产出，准妈妈不可刻意或因人为因素疏忽不接受最后几次产检，从而影响自身及胎儿的安危。

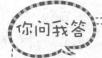

### 哪些因素影响顺利分娩?

产力、产道、胎儿和心理因素四个方面对分娩的影响很大,往往决定了分娩是否顺利。

产力是将宝宝及胎盘等附属物排出子宫的动力。产力包括子宫收缩力、腹肌和膈肌的收缩力以及盆底肛提肌的收缩力。最重要的,在分娩过程中始终起主导作用的是子宫肌的收缩力;腹肌、膈肌和肛提肌则在第二产程时起辅助作用。孕期规律合理的运动可以增加产力,这也是为什么所有产科医生都建议大部分孕妇都要进行孕期锻炼的原因。

产道是宝宝分娩时通过的通道,包括骨产道和软产道。骨产道主要是骨盆,分娩过程中组成盆骨的各个部分会有轻微移位,适应宝宝娩出。软产道由子宫下段、子宫颈、阴道和骨盆底软组织组成。

胎儿能否通过产道,除了产力、产道的因素外,还取决于胎位、胎儿的大小等。过大的胎儿会使自然分娩的过程变得困难,而且并发症也会增加,常常需要剖宫产来帮助分娩。臀位或者横位等胎位不正不仅容易造成分娩不顺利,分娩时还会耗费许多时间及体力。

心理因素。实践证明,分娩过程中产妇的精神心理状态影响很大,会明显影响产力,进而影响到产程的进展。如果孕妈妈能克服、消除对分娩的恐惧和焦虑,不仅能缓减产痛,缩短产程,增加顺产率,而且产后出血也会大大减少。

### 38周尚未入盆还能自然分娩吗?

入盆通常说明宝宝能顺利穿过骨盆,但也存在个体差异,并不是百分之百的。同样,宝宝在游动的状态下临盆,也不意味着分娩困难,事实上,大部分宝宝在临盆时还没有入盆,最终也顺利地通过了骨盆,尤其那些生育过的女性更容易出现这样的情况。对能否自然分娩影响更大的因素是宝宝的头是否能通过妈妈的骨盆。

# ④ 临产信号

晚上夫妻俩躺着聊天，妻子说："老公，什么时候才生啊，我都等不及了。怎么知道孩子要生了？是不是就肚子痛呀？想着我就怕！"丈夫说："生孩子是人的本能，就像瓜熟蒂落，身体自然会有信号提示，就是你比较辛苦，亲爱的，不过别担心，我会陪着你们的。"丈夫边说边紧紧搂住了妻子。

他说得没错，宝宝要出生时，孕妈妈的身体会有信号通知的，下面我们就来了解一下这些分娩信号。

## ♥ 入盆

初产妇到了临产前2～4周左右，子宫底会下降，分娩时胎儿即将先露出的部分，降到妈妈骨盆入口处，这时孕妈妈会觉得上腹部轻松起来，呼吸比前一阵子舒畅，胃部受压的不适感减轻，饭量随之增加。由于下降，下腹部感觉坠胀、受压迫，膀胱被压，出现尿频。同时孕妈妈还会感到腰酸腿痛，走路不方便。不过经产妇入盆比较晚，有可能阵痛后才发生。到了分娩前1周或数小时，胎儿头部降到骨盆，妈妈还会有宝宝要从下部掉出来的感觉。

## ♥ 见红

妊娠最后几周，子宫颈分泌物增加，白带增多、变稠。正常子宫颈的分泌物为黏稠的液体，平时在宫颈形成黏液栓，能防止细菌侵入子宫腔内，妊娠期这种分泌物更多，而且更黏稠。随着子宫规律地收缩，这种黏液栓随着分娩开始的宫缩而排出；又由于子宫内口胎膜与宫壁的分离，有少量出血。这种出血与子宫黏液栓混合，自阴道排出，称为见红。见红是分娩即将开始比较可靠的征兆。

## 💗破水

俗称的"破水"是指包住胎儿的胎膜破裂，羊水从阴道流出来。破水多半是子宫强而有力地收缩，子宫腔内的压力逐渐增加，子宫口开大，头部下降，引起胎膜破裂所致。如果发生破水就要停止活动，尽量平躺，并立即去医院。

## 💗腹部有规律的宫缩

分娩开始，妈妈的腹部会有规律地发硬、变紧、疼痛，这是宫缩，是子宫在推动胎儿通过产道娩出。宫缩开始时是不规则的，强度较弱，逐渐变得有规律，强度越来越强，一般持续疼痛30秒，间隔10分钟；随产程进展，疼痛时间逐渐延长，间隔时间缩短，最后分娩前会持续疼痛1分钟左右，间隔2~3分钟。不过不是所有的宫缩都预示要分娩了，有的妈妈可能很早就感觉到宫缩，还以为自己要生产了，急急忙忙到了医院才发现是虚惊一场。区分真假临产，对第一次怀孕的妈妈来说，并不容易，但如果不是真正临产，宫缩是没有规律的，走动或改变姿势宫缩就消失，宫缩强度也不会越来越强，宫缩时的疼痛也只在前面，不会先从后背开始，再转移到前面。当然，尽管规律的宫缩才是真正临产的主要信号，但如果实在担心，感觉到宫缩就直接去医院让医生帮助鉴别一下没什么不可。

**你问我答**

### 见红后多久会生？

一般见红在阵痛前的24小时出现，但也有在分娩几天前甚至1周前就反复出现见红。见红是分娩的先兆，茶褐色、粉红色、红色都是"见红"可能出现的颜色，如果见红同时伴有规律宫缩，那么离做妈妈已经不远了，一般12~48小时就会进入产程。

**温馨提示**

每个妈妈出现临产征兆表现是不同的，有的宫口全开也没有破水，有的先见红后才出现宫缩，有的开始宫缩频繁，既未见红也未破水，所以到底会先出现什么临产征兆因人而异。

破水和规律性宫缩（间歇期为5分钟）需去医院，而见红则需要等待观察，至少出现上述一项再去医院。

## 5 拉梅兹呼吸法

"你知道拉梅兹呼吸法吗？生产时采用这种呼吸法可以有效减轻阵痛。"表姐李茜告诉她。"这我当然知道啦，产前培训学习后我就时常练习呢。"她得意地说。"哦，我还说如果你不知道，我给你讲解讲解呢。看来不需要啦。"

孕妈妈要想在分娩时更好地运用拉梅兹呼吸法，除了及时参加医院提供的孕妈妈课堂的学习外，回家后仍需认真练习，才能在分娩时熟练应用。

## ♥ 初识拉梅兹呼吸法

拉梅兹呼吸法是用一位法国产科医生的名字命名的呼吸方法，它是通过将注意力集中在对自己的呼吸控制上，从而缓解分娩时的疼痛，可以说是一种精神性的非药物性无痛分娩。当阵痛来临，拉梅兹呼吸法让孕妈妈们把注意力集中在对自己的呼吸控制上来转移疼痛；将原本疼痛时立即出现的"肌肉紧张"，经过多次呼吸练习转化为"肌肉放松"，从而使疼痛减少。

拉梅兹呼吸法分为 5 个阶段，根据产程的进展，在不同的阶段可采用 5 种不同的呼吸方法：胸部呼吸法、"嘻嘻"轻浅呼吸法、喘息呼吸法、哈气运动、用力推。这些呼吸法能有效地帮助准妈妈缓解疼痛，顺利分娩。

## ♥ 胸部呼吸法

此种呼吸法用于分娩开始时。

方法：收缩开始时，慢慢用鼻子深吸一口气，随着子宫的收缩吸气、吐气；反复进行，

直到宫缩结束阵痛停止才恢复正常呼吸。（见图5）

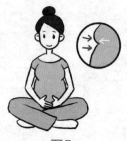

图5

## 💗 "嘻嘻"轻浅呼吸法

当宫颈开口2~3厘米，宫缩间隔5~20分钟，每30~40秒/次时可采用这种呼吸方法。

方法：首先，眼睛注视着某一个地方，让自己的身体完全放松。用嘴吸入一小口空气，保持轻浅呼吸，让吸入及吐出的气量相等；完全用嘴呼吸，保持呼吸高位在喉咙，就像发出"嘻嘻"的声音一样。当子宫收缩强烈时，就加快呼吸，反之就减慢。（见图6）

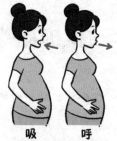

吸　呼

图6

## 💗 喘息呼吸法

当宫颈开口4~8厘米，宫缩间隔2~4分钟，每60秒/次，第二产程接近尾声时，可采用这种呼吸方法。

方法：孕妈妈将空气排出后，深吸一口气，接着快速做4~6次的短呼气，感觉就像在吹气球，比"嘻嘻"轻浅式呼吸还要浅。也可以根据子宫收缩的程度调节速度。（见图7）

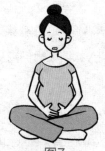

图7

## 💗 哈气运动

宫缩间隔30~90秒，每60~90秒/次，即将临盆时可采用这种呼吸方法。

方法：阵痛开始，孕妈妈先深吸一口气，接着短而有力地哈气，如浅吐1次、2次、3次、4次，接着大大地吐出所有的"气"，就像在吹一个很费劲儿的东西。（见图8）

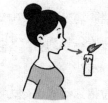

图8

## 💗 用力推

宫口全开后，胎儿下降及娩出时可用此种呼吸方法。

方法：孕妈妈下巴前缩，眼睛视脐，用力使肺部的空气

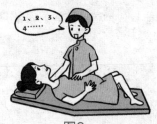

图9

压向下腹部，完全放松骨盆肌肉。口鼻同时吸一大口气，屏住 20~30 秒，需要换气时，保持原有姿势，马上把气呼出，同时马上吸满一口气，继续憋气和往肛门用力，直到宝宝娩出。当胎头已娩出产道时，孕妈妈可使用短促的呼吸来减缓疼痛。（见图 9）

## 哪些准妈妈可以不练习拉梅兹呼吸法？

怀孕的第 7 个月后，打算自然分娩的准妈妈，一旦经医生检查后出现下面的一种或多种情况，就不可以练习拉梅兹呼吸法。

● 医生认为不宜进行运动的孕妇。

● 有高危妊娠状态，如妊娠合并症、并发症、自然流产史、习惯性流产史、有早产征兆、胆淤症等孕妇。

● 有心脏、肝、肾疾病，甲亢及糖尿病、头痛、腹痛、出血或窦性心动过速、心律不齐等内科合并症的孕妇。

● 有扭伤、摔伤等外科合并症的孕妇。

## 利用拉梅兹呼吸法帮助分娩需要平时多练习

拉梅兹呼吸法能通过呼吸放松肌肉，转移疼痛的注意力，使生产的疼痛降至人体可以忍受的程度，对减少分娩中药物的使用很有效果。同时，它通过有效的呼吸还能够让足够的氧气进入子宫，满足宝宝出生的需要，从而有助于加快产程。所以拉梅兹呼吸法是分娩过程中保障母体和宝宝健康的辅助手段。

孕妈妈要想在分娩时更好地运用拉梅兹呼吸法，除了及时参加医院提供的孕妈妈课堂的学习外，回家后仍需认真练习，这样才能在分娩时熟练应用。否则的话，一旦上了产床，会因方法运用不够熟练而使效果不尽如人意。

产科专家指出，拉梅兹呼吸法必须在身心完全放松的情况下才能发挥出最好的减痛效果。因为当子宫收缩时，全身肌肉必须放松，才能让足够的氧气输送到子宫，以供胎儿使用。此外，肌肉放松后，孕妈妈才能集中精神运用呼吸技巧，以达到减缓疼痛的目的。因此，平时丈夫应协助妻子做肌肉放松的练习，陪同妻子做正确的运动，学习待产按摩放松技巧，使妻子真正地放松起来。

# **6** 生产方式的选择

"老公，我想剖宫产。省得如果自然生产生到一半，生不下来又改剖腹的。那可就痛两次了。"她忧虑地对丈夫说。"我们到时先听听医生的建议吧。"他有点儿不想讨论这个问题。"我想听听你的意见。"她对这个问题显然兴趣浓厚。"其实，要我说，还是自然生产好。我们的祖先就是以这样的方式来延续生命的嘛！"他真诚地说。她听了却不太高兴了，白了丈夫一眼，恨恨地说："哼哼，敢情你不疼！"他直接忽略了那个白眼。

孕妈妈究竟要采取什么生产方式？有的人还在考虑中，而有些孕妈妈早在生产前几个月就已经做好了剖宫产的打算。从为宝宝着想的角度出发，医生都会建议孕妈妈自然

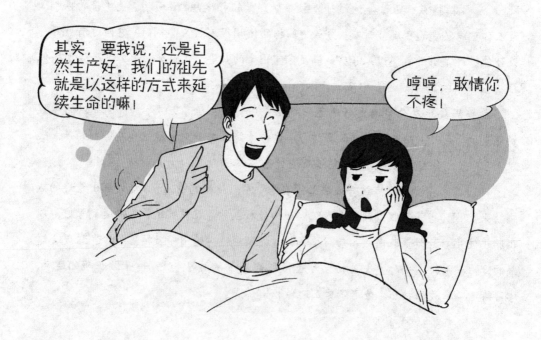

生产，这其实也被很多孕妈妈认可。可是到了实际生产的时候，有一些孕妈妈却坚持不住，在剧烈阵痛过后，还是要求医生实行剖宫产手术，坚持了那么久的立场一下子就松动了。

究竟应该怎样选择生产方式呢？

## ♥ 两类生产方式：阴道生产和剖宫产

如果宝宝中等大小、足月妊娠、单胎头位、胎膜未破、孕妈妈骨盆大小正常、临产后宫缩好、产程进展顺利，孕妈妈可选择阴道分娩。阴道分娩又包括三种方式：不做任何牵引宝宝完全自然娩出的自然分娩、臀位助产术分娩和臀位牵引术分娩。其中，如果孕妈妈是经孕妈妈、宝宝不大，或者孕妈妈产力良好、产道正常自然分娩的情况比较多见。臀位助产术分娩和臀位牵引术分娩都需要助产者协助娩出宝宝。

## ♥ 医生的帮助和建议很重要

在具体选择生产方式时，医生会根据孕妈妈所做的详细全身检查，比如胎位是否正常、分娩时估计的宝宝大小、孕妈妈骨盆测量大小是否正常等提出建议。如果一切正常，医生就会建议孕妈妈可以在分娩时采取阴道分娩的方式；如果有问题，则会建议采取剖宫产。

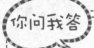

### 我应该选择剖宫产吗？

在分娩时，不少人倾向于剖宫产。因为剖宫产不需要经过长时间阵痛、手术时间短、不会损伤阴道和外阴，但是我们还是建议没有剖宫产指征的孕妇，不要轻易放弃阴道分娩。剖宫产分为择期剖宫产和紧急剖宫产。择期剖宫产的手术是提前安排好的，不需要等到出现分娩征兆。它常常是由于胎儿胎位不正、胎儿过大、母亲或胎儿有某些心血管方面的疾病或者过去曾剖宫产分娩（也有一些可以选择阴道分娩的）而选择的一种替代方式；紧急剖宫产往往是由于产程进行不顺利，为了保证胎儿和孕妇安全而实施的应对手术。要知道，没有哪一种方式只有绝对的好处而没有风险，即便是自然分娩也是如此。因此，是否需要进行剖宫产，请交给医生来做判断。

## 💙 水中分娩

水中分娩是孕妈妈在医生指导下，在分娩池中利用水的浮力和经过特殊处理、水温保持在 36℃~37℃ 的温水中，自然分娩婴儿的过程。

水中分娩最早诞生在 19 世纪初的法国，因为产程短、疼痛少、伤口小，而被国际医学界视为"回归自然"的生育方法。原理是根据婴儿在母体羊水中孕育，诞生的一刹那接触水，可使婴儿和孕妈妈情绪稳定；而借助水中的浮力母亲不需费太大力就可顺产，且产后恢复速度提高近 1 倍。

水中分娩目前在发达国家和我国的大城市逐渐流行。这是因为与传统的分娩方式相比，水中分娩可缩短产程，减轻孕妈妈分娩的痛苦，避免和少用麻醉类镇痛药。

另外，因为水的浮力及水温的变化能改变人体神经、血管和肌肉的反应，水的浮力可以给人心理上安全的感觉，使孕妈妈全身的神经和肌肉处于放松状态，所以在水中分娩孕妈妈更容易放松。而水的包容作用对产道和盆腔可以起到保护作用，能有效消除和缓解子宫口扩张不良、宫缩无力以及因情绪紧张而导致的肌肉痉挛等症状。

对于宝宝来说，在母腹中他本就生活在水里，出生的过程不过是由羊水转到了外界的温水中，环境变化不大，因此，也会更容易适应并感觉自在。

但是水中分娩并不适宜所有孕妈妈，能否水中分娩，要看孕妈妈自身及宝宝的情况。一般孕妈妈年龄在 20~30 岁，身体各方面情况正常，宝宝中等大小，重量 3 千克左右，比较适合水中分娩。

另外，因为水中分娩的整个过程中有感染的风险，所以水中分娩对水的消毒、恒温要求较高，这导致水中分娩费用昂贵，而这也是水中分娩目前无法在国内推广的原因。所以孕妈妈要选择水中分娩，一定要选择专门开展该项目的大医院进行。

---

**温馨提示**

### 身材与分娩能力的关系

有些身材娇小的女性会担心自己不能顺产，事实上，你是否会难产取决于骨盆的大小、形状与胎儿头部是否相称，与身材和身高无关。有些娇小的女性可以拥有很宽的骨盆，而有些身材高大的女性骨盆较窄也并不少见。医生在孕晚期会测量骨盆和预估宝宝体重，目的也是对于头盆的相称度进行检查，从而评估顺产的风险。

# 7 阴道分娩好处多

在丈夫的强烈建议下，她决定听从医生的建议。"你的条件比较好，可以考虑自然分娩。"产检时医生对她说。她有点儿郁闷："那得非常非常疼吧？我很怕疼呀。"医生温和地说："虽然现在剖宫产的孕妈妈越来越多，但顺产才是正常的分娩途径，和剖宫产相比有许多益处，因此如果没有异常情况，为了自己和宝宝的健康，孕妈妈应尽量争取顺产。"她想了想，点点头，道："嗯。"

的确，只要没有明确的临床指征说明孕妇不适合顺产，那么准妈妈们都应该尽量尝试经阴道分娩这种最自然的方式。

## 锻炼宝宝肺部

自然分娩过程中子宫有规律地收缩，使宝宝胸廓受到有节律的压缩和扩张，促使宝宝肺部产生一种促进肺成熟的、叫作"肺泡表面活性物质"的东西。这些物质能够在宝宝出生后使肺泡富有弹性，容易扩张，从而减少了宝宝肺透明膜病的发生概率。另外，分娩时产道的挤压作用，可将胎儿呼吸道内的羊水和黏液排挤出来，使新生儿湿肺和吸入性肺炎的发生率大大降低；有利于宝宝出生后呼吸的建立。

## 宝宝具有更强的抵抗力

免疫球蛋白在自然分娩过程中，可由母体传给宝宝，使宝宝出生后与剖宫产宝宝相比机体抵抗力强，不易患传染性疾病。

## 💗 宝宝皮肤及末梢神经的敏感性较强

自然分娩的宝宝出生时经过产道的挤压作用，主动参与一系列适应性转动，其皮肤及末梢神经的敏感性较强。同时，自然分娩不会因为麻醉剂而使宝宝的神经受到伤害，因此其日后身心协调发育的基础良好。

## 💗 孕妈妈产后恢复快

自然分娩的孕妈妈不受麻醉和手术的影响，且分娩阵痛时子宫下段变薄，上段变厚的宫口扩张，使孕妈妈产后子宫收缩力增强，有利于产后恶露排出，子宫复原，产后出血减少。

自然生产的产妇当天就可以下床走动。一般 3~5 天可以出院，花费也较少。

## 💗 母乳喂养的成功率高

自然分娩，饮食、生活恢复很快，住院时间短，容易早下奶，有利于进行母乳喂养。

## 💗 产妇后遗症少

自然分娩后孕妈妈容易选择避孕方法，如可以早放避孕环。而一旦避孕失败，再度怀孕需做人工流产时，不必担心刮宫引起子宫瘢痕部位穿孔等问题，也不会发生由于腹部手术引起肠粘连，或者腹壁切口的子宫内膜异位症等问题。

### 你问我答

**骨盆越大顺产的机会就越大吗?**

通常的观念，骨盆越大顺产的机会就越大，通过照 X 光可以判断出中骨盆的直径，在医学理论上认为孕妈妈的中骨盆直径在 9.8 厘米以上分娩就不会有问题，小于9.2 厘米自然分娩的概率就比较小。

很多人都认为个子高的人骨盆大，所以容易生孩子。确实，大多数人的身材高矮与骨盆大小成正比，理论上骨盆大的女性也比较容易顺产，但是现实生活中，影响自然分娩的因素太多了，骨盆的大小不是唯一决定因素。如果遇到胎儿体重过大，孕妈妈腹部肌肉力量不足，有时骨盆足够大，生产的过程也不一定顺利，也会出现分娩困难；有时骨盆不是很大，但是胎儿小，也会顺利分娩。

# 五项准备，实现顺产

**年龄：尽量别在 35 岁以后初产**

25~29 岁生育的孕妈妈自然分娩率高。35 岁以后产道和会阴、骨盆的关节变硬，不易扩张，子宫能力和阴道的伸张力也较差，以至于分娩时间延长，容易发生难产。当然这只是比例，如果你身体条件好，宝宝不大，高龄初产也是可以顺产的。

**胎儿体重**

正常大小的胎儿可以通过正常骨盆而顺利分娩，但是巨大儿的头比较大，胎头就可能"搁浅"在骨盆入口处，难以通过骨盆而不得不进行剖宫产。如经阴道分娩常会发生难产、胎儿外伤，采取剖宫产较安全。胎儿预估体重超过 4000 克时需要剖宫产。

**定期产检**

定期做产前检查对顺利分娩十分必要。孕妈妈定期做产前检查有利于早期发现问题，及早纠正和治疗，使孕妈妈和宝宝能顺利地度过妊娠期和分娩，对自然分娩很重要。例如遇到胎位不正，在医生指导下可以采取膝胸卧位等方法矫正，从而不影响自然分娩。

**充分准备**

做好充分准备有利于自然分娩。分娩是一个正常、自然的过程，孕妈妈们只要在分娩前充分了解有关分娩的知识，做好思想准备，相信自然的力量和自己的潜力，心理上不怕、不急，情绪稳定平和，饮食上适量但注意保证营养丰富，睡眠充足，生活正常，确保分娩时身体条件好、体力充足。一旦宫缩开始，孕妈妈就要坚定信心，积极配合医生，那么一定能顺利地自然分娩。

**适当运动**

适当运动有利于控制孕期体重，有助于顺产。常运动的孕妈妈通常可以维持体能及心肺功能在较高水准上，体能好的孕妈妈耐受力高，对分娩疼痛的承受也就比较好，所以女性运动员分娩时就会比普通孕妈妈的并发症少许多。此外，有运动习惯的孕妈妈肌肉张力和弹性好，生产时产程短，相应的难产概率就可以降低。

**温馨提示**

### 孕妈妈在什么时候停止工作？

如果孕妈妈身体状况良好，而且工作环境比较安静、干净，危险性较小，那么完全可以在预产期的 1~2 周前再停止工作。早早地待在家里等待宝宝出生，反而不是最佳选择。当然，如果孕妈妈的工作需要长期使用电脑，或者在工作的操作间等环境不好的地方工作，那么孕期最好调动工作或者暂时离开，待在家里待产。

# 8 三个动作帮助顺产

她挺着大肚子正在吃力地往下蹲。他看了，一个箭步跑上前去扶住她，说道："你在做什么？"她娇嗔道："干吗大惊小怪的？我在练习有助顺产的动作呢。表姐告诉我，如果在阵痛时做这些动作，有利于缓解阵痛加快产程。"他恍然大悟，摸摸脑袋说："原来是这样啊，吓得我不行。"

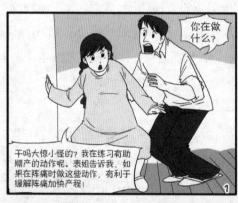

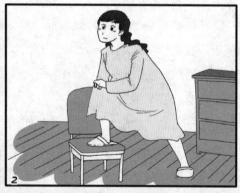

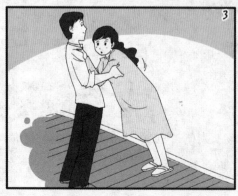

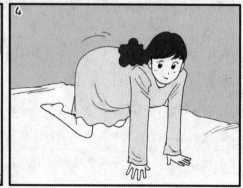

阵痛开始就意味着进入分娩阶段了，这时如果一动不动，一直躺在产床上或坐着默默忍受，都只会让疼痛更加难以忍受。其实，即使阵痛开始了，也要多走动。因为保持身体的直立能够借助地心引力和骨盆运动，使充足的血液流向胎盘，为即将出生的宝宝提供更多的氧气，降低宝宝在分娩过程中发生窒息的危险，有助于分娩的顺利进行。

试试下面的动作，让产程变轻松。

你问我答

### 分娩需要多长时间？

分娩是一个需要等待的过程，初孕妈妈整个产程约需 12~18 小时，而且有些孕妈妈因为某些原因时间甚至会更长。宫缩为缩短这个等待的过程起到了关键作用。规律的子宫收缩是临产的主要标志，子宫口开大的速度与宫缩的强弱有很大的关系。随着子宫收缩的加强，一方面能促进宫口的扩张，加快产程的进展；另一方面也给孕妈妈带来了下腹部或腰骶部坠胀痛、酸痛或撕裂痛。

## ♥ 下蹲

宫缩时下蹲会有助于转移压力，可以有效地减轻疼痛。孕妈妈两脚分开，用手扶住床或者椅子作为支撑，然后屈膝下蹲，孕妈妈可以根据自己的身体情况半蹲或者完全蹲下。需要注意的是，这个动作会让腿部承受一定的压力，最好在预产期前几周或者几个月前就可以开始练习。如果宫颈还没有完全打开的话，在下蹲时不要试图用力娩出胎儿。

## ♥ 压腿

当一条腿抬高时，骨盆的空间会相应地打开变得宽敞些，宝宝容易下降。所以在宫缩到来时孕妈妈可以将一只脚放在比较稳固的椅子、床或者楼梯上，使身体前倾形成压腿的姿势，同时摇晃臀部。这样做不仅帮助宝宝下滑，还能分散对阵痛的注意力。

## ♥ 前倾身体

重力会起到一定的加速产程的作用，所以跪立或站立的姿势比躺着的姿势更适合分娩中的孕妈妈。孕妈妈可以给自己找个支撑，桌子、床或者椅子甚至老公，然后用站立的姿势身体前倾。身体与地平保持垂直有利于分娩，同时当宫缩来的时候就摇晃臀部使自己放松。如果跪立的话，这个动作可以变化成跪在地板上或者床上，双手和膝盖撑地，把腰向上拱起然后再放平，然后再拱起、放平，交替进行，宫缩时摇晃臀部。在做这个动作时，宝宝受到的压力最小，动脉和脐带也不会受到任何压力，放松的感觉要比一直躺在床上好得多。

## 9 剖宫产

"我还是想剖宫产。听说剖宫产的孩子聪明，而且剖宫产风险小。"她对老公说。老公有些着急，说："医生不是说你各方面条件好，建议你自然分娩吗?""可是……"她还在犹豫。"其实你不知道，剖宫产与自然分娩相比，还有一些不良影响呢。"老公严肃地说。

剖宫产与自然分娩相比确实有一些不良影响，所以孕妈妈选择时应谨慎。

剖宫产是通过手术从腹部切开子宫，娩出胎儿及其附属物的方法，是终止妊娠、解决难产和重症高危妊娠、高危胎儿最快捷、最有效的方法。

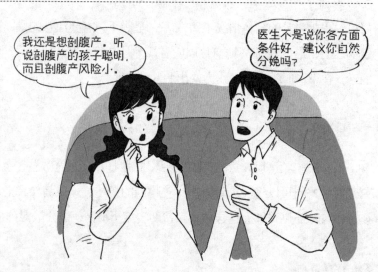

随着现代医疗技术水平的提高，抗生素、输血的应用，麻醉和监测水平的提高，剖宫产手术的安全性大大提高，在降低母婴死亡率和病残率方面确实起到了很大的作用，但剖宫产属于人为创伤，并非绝对安全。

## 💜 什么情况下可能需要进行剖宫产

● 头盆不称、产道梗阻、宫缩乏力纠正无效、异常胎位(包括头位难产)、生殖道感染等不能经阴道分娩的。

● 母亲患严重内外科合并症及产科并发症，不宜从阴道分娩的，如严重心脏病、重度妊高症、前置胎盘、胎儿窘迫、脐带脱垂等。

● 40 岁以上初产孕妈妈。

● 自然分娩中发生危急情况时。

● 以前子宫做过手术，自然分娩有危险，如做过子宫肌瘤切除术、剖宫产。

● 骨盆变形或狭窄，如小儿麻痹或骨盆骨折等。

● 腹部外伤或车祸意外等。

## ♥ 剖宫产的过程

根据宝宝情况，医生会决定剖宫产手术时间，之后孕妈妈要提前做包括孕妈妈体温、脉搏、呼吸、血压、既往病史、血型、肝功能、HIV 病毒、丙肝、梅毒等一系列检查。医生一般会要求孕妈妈在手术前一天住院，以接受手术前的准备。手术前准备包括确认孕妈妈身上有无饰品，剃除阴毛、取血、插尿管等。

进入手术室后先消毒麻醉，如果选择硬膜外麻醉，麻醉师通常都会在腰椎第 3~4 节之间，轻轻插入一根硬膜外管。药物经过管子缓慢释放，一旦麻醉药开始生效，孕妈妈痛觉消失，手术就可以开始。医生会在下腹壁下垂的皱褶处，做一个 15~20 厘米的水平方向的横切口。这个切口在子宫下段，可以减少对子宫体的损害，减少再妊娠的危险。垂直式纵切口只在胎位特殊的情况或紧急时使用。羊膜打开后，胎儿和胎盘就可以被取出来了。有时医生为了帮助孩子娩出，会用手掌压迫宫底。

最后医生做子宫和皮肤的逐层缝合，伤口皮肤对合后做包埋缝合，缝线成分人体可以吸收，从外表看来只是一道细线。伤口大约五六天后可以愈合；如果不是瘢痕体质，以后伤疤就像皮肤的一道皱褶。擦干新生宝宝，吸出其口鼻中的黏液后，儿科医生将给新生宝宝做出包括心跳、呼吸、反射、肌张力、肤色、体重、身长、头围及评估生存能力等的阿普加评分，之后扣下新宝宝的第一个脚印。此时，孕妈妈及家人就可以抱宝宝了。

如果没有什么问题，一切顺利的话，孕妈妈 5~6 天后就可以出院，4~6 周之后就可以恢复正常生活。

## ♥ 剖宫产产后注意事项

剖宫产手术后，大约 3~4 个小时后知觉就恢复了，可以练习翻身、坐起，术后 6 小时内应禁食，随后可逐步增加食量。采取使身体和床成 20~30 度角的侧卧位姿势可以减轻对切口的震动和牵拉痛。24 小时后拔掉导尿管，孕妈妈可下床慢慢活动。剖宫产术后五六天才可以出院。

**注意卫生和营养**

剖宫产分娩后，孕妈妈应比自然分娩者更小心些，注意卫生和营养。头一两天少活动、宜静养，第 3 天后要适当活动；如果不活动，由于体位的关系，可能会导致恶露积聚在子宫腔内，而导致子宫恢复不好，并使阴道出血长时间不干净。孕妈妈要注意阴道出血量，会比自然产多 1~3 倍。如果产后阴道出血超过 3 个星期，称为"产后恶露不尽"，需要治疗。

**积极地进行早期开奶、催奶**

有的孕妈妈认为剖宫产后不会有奶，因此，就不积极地进行早期开奶、催奶，致使丧失母乳喂养的良机，使宝宝失去有利于提高免疫力的最富营养的初乳。

新生儿吸吮母亲乳房时对乳头的刺激不仅可以促进孕妈妈子宫的复原，还可以促进乳汁的分泌，所以剖宫产的孕妈妈千万不要因为腹部伤口疼痛，就不让宝宝吸吮乳房而耽误了对宝宝的喂养，使乳汁分泌减少，从而影响哺乳。这样既会影响宝宝的健康，也不利于孕妈妈自身恢复。

**你问我答**

### 第一次生孩子是剖宫产，第二次必须要剖宫产吗？

这要看第一次是因为什么原因而进行的剖宫产。如果是因为骨盆狭窄，那么第二次生育肯定也要采用剖宫产；如果是其他原因，而第二次怀孕不存在相应的影响因素，那么就不一定采用剖宫产了。具体需要医生根据孕妇身体、胎儿大小、子宫瘢痕来判断。

### 剖宫产前需要注意什么？

实施剖宫产前需要签手术同意书，术前 6~8 小时要禁食，所以如果是第二天早上手术，头一天晚饭后就不要再吃东西了，手术前 4 小时也不要再喝水，以免麻醉时呕吐；手术前要保证充足的睡眠，并注意保持身体健康，最好不要患上呼吸道感染等发热的疾病；手术前还需更换手术衣裤，取下首饰、发夹、眼镜（包括隐形眼镜）、活动假牙等物品。如果胎儿进入产道，就很难实施剖宫产了，所以如果预先就确定剖宫产，阵痛发生时要立即去医院。

## 10 五个放松方法，舒缓分娩疼痛

"听说分娩时很痛，我真担心到时应付不了。"晓玲忧郁地对她说。这个问题马上引起了她的共鸣，她垂下眼帘，说："我看资料了，分娩疼痛是在分娩时，子宫肌肉强烈收缩以及胎儿经过产道时对组织的牵拉作用而引起的。分娩时的疼痛是阵发性的，随着产程的进展，疼痛的频率越大。"旁边坐着的婆婆看不过去了，不屑地说："作为过来人，我负责任地告诉你们，生孩子真的没有那么痛。而且，像你们这样紧张，肯定会让自己更疼的！"

是的，分娩疼痛让许多即将临产的孕妈妈心生恐惧。其实，如果通过运用一些方法让自己放松一点，分娩疼痛还是可以得到舒缓的。我们一起看看有哪些方法吧。

### 💜 呼吸放松

对疼痛产生恐惧的时候，肌肉会紧张，这样会感觉更痛。所以在分娩过程中孕妈妈要尽力保持镇静，放松情绪。要保持放松，就要特别注意呼吸，无论是采取喘气，还是深呼吸的方法，只要把注意力放在呼

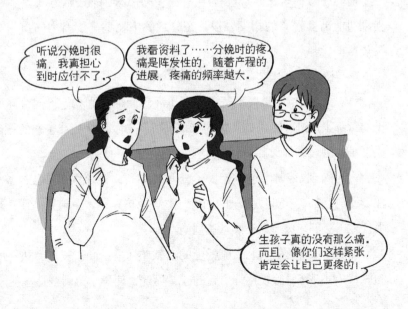

吸上面，就会容易找到放松的感觉。其中，腹式呼吸对减轻分娩疼痛、分散分娩疼痛的注意力效果尤好。

具体做法是：阵痛开始时，松弛腹部肌肉，用鼻深吸气使腹部凸起、胸部保持不动，再慢慢用口吐气并松弛腹部肌肉。

## ♥ 音乐放松

音乐对缓解焦虑，降低心率、血压和呼吸频率，减少肾上腺素的释放，具有很好的效果。孕妈妈在分娩过程中可以利用音乐转移疼痛的注意力，达到加速分娩进程的效果。特别是如果孕妈妈听到的音乐是平时进行放松训练时一直使用的曲子，那么身心会获得自动的放松。所以在分娩时，孕妈妈应当准备好 CD 播放机，用音乐来吸引注意力，缓解分娩过程中的疼痛。

## ♥ 按摩放松

按摩时施加的外力可以帮助紧张的肌肉变得松弛，有利于减少焦虑的情绪，从而舒缓孕妈妈分娩前的阵痛。而且家人，尤其是丈夫为孕妈妈按摩身体正在用力的紧张部位，即使没有达到减轻痛楚的效果，也会让孕妈妈因感觉被关爱而放松。

同时不管是按摩足部还是手部都可以分散转移孕妈妈对疼痛的注意力，进而达到放松和消除疼痛的目的。

需要注意的是在分娩过程中，孕妈妈所需要的按摩方式是不断发生变化的，分娩的初期可能需要轻柔的指尖触摸，在分娩的中晚期需要有力的挤压或按摩、负压、冷敷以及热敷。

**八种按摩方法有效缓解分娩疼痛**

● 在子宫收缩间歇时准爸爸与妻子面对面站立，准爸爸双臂环抱住妻子的腰部，给妻子的背部下方进行轻柔的按摩。准妈妈可以双手环绕住准爸爸的颈部，头部靠在准爸爸肩头，身体斜靠在其身上，让准爸爸支撑自己的身体。

● 在子宫收缩时准爸爸让妻子分开脚站立，将背靠在自己的怀里，准爸爸的双手环绕住妻子的腹部，在鼓励妻子的同时，不断地与其身体一起晃动或一起走动。准妈妈可以双手托住下腹部，头部靠在准爸爸肩上。

● 准妈妈跪趴在床上或地板上的松软垫子上，准爸爸在旁边，用双手不断地抚摩妻子的后背，可以减轻分娩疼痛引起的腰背疼痛，使妻子感到舒适一些。

● 找一把舒适柔软的有靠背的椅子，准妈妈面向椅背而坐，头部靠在椅背上，准爸爸在妻子身后，并不断地用手按摩妻子的腰部，这样可以使妻子腰部的疼痛缓解。

● 妻子趴伏在床上，双手着于床上的一个垫子上，使自己的臀部低于肩膀，并且将双腿分开一些，左右晃动臀部，有助于减轻腰背部疼痛。

● 准爸爸坐在床上或椅子上，让妻子趴伏在自己大腿上，然后轻柔地上下抚摩妻子的腰背部。准妈妈双手环绕抱着准爸爸的腰臀部，让其支撑自己的身体。

● 在从第一产程向第二产程进入时，准爸爸可以让妻子采取蹲坐的姿势，背靠在自己身上，自己手臂从妻子腋下支撑妻子。这时准妈妈可以把自己的双臂搭靠在准爸爸的颈肩上，这种姿势，可以使准妈妈感到舒服一些，而且胎儿的重力还可以促进骨盆扩张。

● 在子宫收缩间歇让妻子采取直坐的姿势坐在床上，给她的后背垫上靠垫或枕头，让她双腿屈起，双手放松地放在膝头上。这样，可以使妻子的腹部及腰部得到一些放松，还可以将胎儿的头向子宫颈推进，让宫缩更为有效。

## ♥ 想象放松

人的想法会影响人的情绪，稳定的情绪离不开积极乐观的思想。所以在分娩中孕妈妈应进行积极正面的想象，这样有利于加强放松效果，缓解疼痛，帮助分娩的顺利进行。比如想象疼痛随每一次的呼气离开，或者想象子宫颈变得柔软而有弹性，宝宝正在钻出来。

## ♥ 活动放松

活动放松，其实是通过活动身体转移对疼痛的注意力，达到放松的目的；同时，走、蹲、跪、坐等不同体位相比平躺更有助于胎头下降。所以当分娩疼痛时，孕妈妈可以散一散步、改变一下姿势或者运动一下身体，这不仅有助于舒缓痛楚，同时还能够利用重力的作用加快分娩的过程。

**温馨提示**

### 心情可以影响分娩时对疼痛的感觉

分娩时产生剧烈疼痛主要有以下几方面的原因：一是分娩时子宫阵发性收缩拉长或撕裂子宫肌纤维，子宫血管受压致组织缺血缺氧，牵引痛感神经中枢从而使孕妈妈感受到剧烈疼痛；二是胎儿通过产道时压迫产道，尤其是子宫下段、宫颈和阴道、会阴部，造成损伤和牵拉，导致疼痛；三是孕妈妈心理紧张、焦虑、惊恐引起体内一系列神经内分泌反应，使肾上腺皮质激素、内啡肽等与疼痛相关的物质浓度增高，使疼痛反应加剧。所以，保持轻松的心态可以帮助孕妈妈顺利度过分娩期。

## 11 无痛分娩

"分娩时，子宫收缩压迫血管，造成子宫缺血；而宫颈口开大的时候，韧带拉伸肌肉变薄、肌肉韧带的神经末梢会有痛感；而且，生产时胎儿对母亲产道也会产生压迫，这些都会使孕妈妈在分娩时感到剧烈疼痛。面对产痛，你可以选择无痛分娩。"医生这一大段话，她听到耳朵里的只有"无痛分娩"这几个字。"无痛分娩？我要我要，我最怕疼了。"她雀跃起来。"但是，你能不能做无痛分娩，还要看你的具体情况。"医生的话，让她的心情一下子转阴了。

有人说，分娩的疼痛是上天在告诫人类，生命就是痛苦，必须慎重。且不管这种说法有没有道理，毋庸置疑的是，阵痛给产妇们带来的身体和心理的影响是非常大的。有的

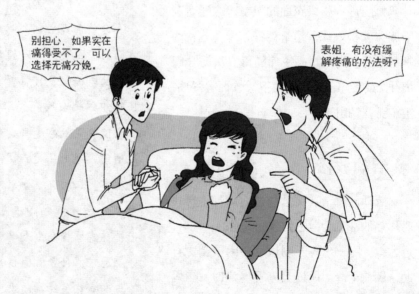

女性不想要孩子，就是害怕面对分娩时的阵痛。其实，今天我们已经找到了许多解决或减轻分娩时的阵痛的途径。分娩中的镇痛方法，临床上称之为无痛分娩，有药物镇痛和非药物镇痛两类。

## ♥ 药物镇痛

**注射镇痛药物**

安定，有镇静、抗惊厥、使横纹肌松弛等作用，可以解除产时的宫颈痉挛，可以加速产程和缓解产痛并改善产妇的恐惧紧张及疲惫状态。

由于药物镇痛都有一定的时间效用，所以用药时间很重要。如果用药过早，镇痛效果不理想；如果用药过晚，又可能会出现新生儿呼吸抑制的问题，需要产科医生根据产程中的具体情况做出正确的判断。

**硬膜外阻滞麻醉**

这是一种椎管内阻滞麻醉镇痛的方法，也是目前国际公认的镇痛效果最可靠、使用最广泛的分娩镇痛法。此方法一般在宫口开到 3 厘米时进行。麻醉师以一根微细导管置入产妇背部腰椎硬脊膜外侧，随产程连续滴注微量止痛药物罗哌卡因。这种新型的药物仅阻断最敏感的感觉神经，而不会影响到运动神经，因此产妇在不疼的时候还可以下地走动，并且一直处于清醒的状态。

到 20 世纪 90 年代末，美国、加拿大、法国等国家此方法的使用率已达到或超过 50%。目前，我国产科临床也多采用该种麻醉方法。

**你问我答**

### 硬膜外阻滞麻醉适用于所有的产妇吗?

硬膜外阻滞麻醉并不是每位产妇都适用的。如果产妇出现下列情况中的一种，就不宜用硬膜外阻滞麻醉：患有出血性疾病、胎盘早剥有大出血可能、脊柱畸形、腰背部穿刺部位皮肤存在感染、严重心肺疾病、原发性宫缩乏力。因此，医生会在你身体条件允许的情况下询问你是否需要用该种方式镇痛。所以在进产房前可以跟家人商量一下，做好准备。

## ♥ 非药物性镇痛

非药物性镇痛的优点是没有副作用，但是镇痛效果不如药物理想，所以在临床上使用并不如药物性镇痛法广泛。一般来说，非药物性镇痛有四种方法：一是注意力转移法；二是针刺经络穴位麻醉；三是电流刺激；四是采用耳穴电脑无痛分娩仪。

**注意力转移法**

紧张、焦虑和惊恐的心理状态会引起体内一系列神经内分泌的反应，使肾上腺皮质激素、皮质醇、儿茶素、儿茶酚胺、内啡呔等与疼痛相关的物质浓度增高，疼痛的反应加剧。因此，如果能够在分娩过程中安抚产妇紧张、焦虑和惊恐的心理状态，则能够减轻产妇分娩中的疼痛。孕期的产前教育、锻炼助产动作，实施陪产，在各个产程给予指导、精神鼓励和支持，就是在实施精神预防性分娩。

**针刺经络穴位麻醉**

简称"针麻"。祖国针灸学经络理论，以针刺双侧合谷、足三里、三阴交等穴位，促进乙酰胆碱大量分泌，阻碍痛觉的传导，从而达到减痛或镇痛的目的。所以依据经络理论，循经取穴针刺，就是实施"针麻"。

**电流刺激**

即以低频率脉冲镇痛仪在产妇背部脊柱两侧进行电流刺激，以分散产妇的疼痛感觉，使疼痛减轻。

**采用耳穴电脑无痛分娩仪**

将耳穴电脑无痛分娩仪的耳膜固定于产妇耳蜗口，耳膜自动选穴后，仪器发放脉冲阻滞传导镇痛。

但是由于此法不是神经阻滞，所以通常情况下会镇痛不全，只能把疼痛级别降低，而达不到完全消灭疼痛的效果。

## ♥ 呼吸法镇痛很可行

其实产妇也可以自行练习分娩镇痛法，即呼吸法。

产前体操训练班里，培训师会用大量的时间来教授孕妈妈们如何放松身体及掌握不同的呼吸方法。这些呼吸方法将在分娩中帮助孕妈妈们保存体力，并减轻疼痛。

**深呼吸**

用鼻子吸气，使肺部的最下端充满空气，这时肋廓下缘会向外和向上扩张。然后用嘴缓慢而深沉地将气呼出。如果准妈妈在子宫收缩的开始和结束时做这样的深呼吸，能够起到镇静的效果。

**浅呼吸**

嘴唇微微开启，通过喉部把气吸入，使肺部的上部充气，这样胸部的上端和肩胛将会向上升和扩展。当子宫收缩达到高点时，可以先做10次浅呼吸然后再次深呼吸，之后再做10次浅呼吸。

**浅表呼吸**

浅表呼吸，类似于喘气。在子宫颈完全张开之前，过渡到停止往下施加腹压的时候，为了防止换气过度，可喘息 10~15 次，然后屏住呼吸默数 5 下。

## ♥ 是否选择分娩镇痛，提前决定

在施行无痛分娩前，医院会要求家属签字。从医学角度上，任何药物都会通过胎盘影响胎儿，但在实际生产中，几乎没有出现过因为这种麻醉引起胎儿发生问题的案例。无痛分娩费用是 800 元，临床上是少量多次给药。有的产妇一两次就可以，但有的产妇可能需要好几次。这些都要先与家人做好沟通，让家人了解这些情况。

有的时候出现过这种情况：产妇在产房里痛得不行，要求做无痛分娩，家人也同意。但等到要签字时，麻醉师循例说："这个有可能会影响胎儿……"家人一听就有了顾虑不愿意签了……

一般情况下，施行无痛分娩后都能让生产更顺利。当然，也会存在个体差异。无痛分娩是需要麻醉师来操作的，麻醉师有时需要应付医院的其他手术工作，不可能随传随到。麻醉的过程亦需要 40 分钟左右。所以，对于是否无痛分娩，产妇需要和家人事先做好决定。

**温馨提示**

### 分娩镇痛在我国的使用情况

对于分娩镇痛，医学界持有不同的意见。有的学者认为生产是一个自然的过程，麻醉本身有风险，应该尽量减少不必要的医学干预，回归自然。而另外一些人则以为，产痛在医学疼痛指数上是仅次于烧灼伤痛排在第二位的疼痛。用现代医学技术帮助减轻或消除自然分娩的疼痛是一种人文关怀，是医疗护理理念的进步。

在临床上，医护人员一般会对产妇提供专业的指导，帮助产妇选择合适她的分娩方式，比如对于产痛不明显的产妇安排她们进行自然分娩，不用过多医疗干预；对于稍有产痛的产妇，则给予非药物镇痛，协助自然分娩；而一些产痛特别强的产妇则提供必要的药物镇痛，帮助她们减少痛苦。

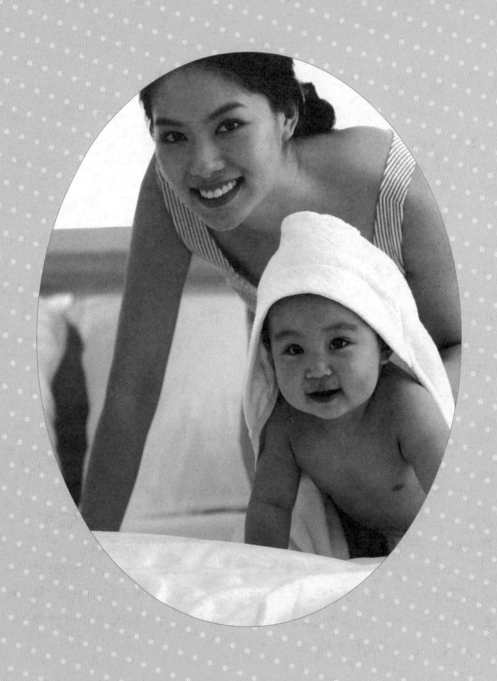

# Part 3

# 下篇　分娩

随着临产期的日益临近，小夫妻变得越来越无助。她无法想象孩子怎样通过窄窄的产道，而老公则对父亲这个角色充满了恐慌和无助。然而，随着那一声嘹亮的啼哭，他们突然明白了：这个世界果然有奇迹！

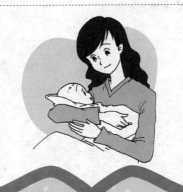

# 第13章　临产及分娩

————————————— · 关键词 · —————————————

◎确定医院　　◎分娩准备　　◎第一产程　　◎第二产程

◎第三产程　　◎产力　　◎分娩姿势　　◎助产术

◎难产　　◎脐带脱垂

# ① 如何确定分娩医院

"老婆，我们同事小郭的老婆生了，是在一家私立医院生的，说服务什么的都特别好。你看，我们要不要也到那里去生呀？"一下班，老公就兴奋地对她说。她没有买账，没好气地说："以前都是在妇幼医院做检查的，这会儿换医院合适吗？再说那里的医生又不了解我的情况。"老公没有放弃，说："带上你每次的检查结果不就好啦？"她一时也拿不定主意，说："我们也不要争了，问问表姐吧。"老公笑道："同意！"

李茜的意见跟她一样，还是选择一直定期做检查的妇幼医院。她的依据可是非常充分的。

## ♥ 口碑

无论是公立医院还是私立医院、综合医院还是专业医院，首先要看的当然是口碑。可以向身边有孩子的人打听一下，也可以找相关的专业人士打听一下，看看哪家医院的医术比较过硬。

此外，产房的情况、医院的配餐以及费用等

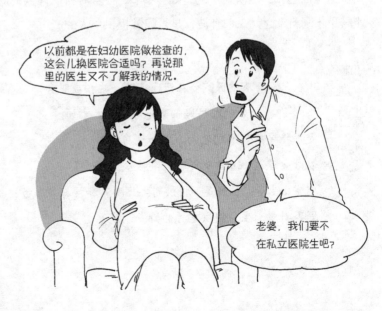

以前都是在妇幼医院做检查的，这会儿换医院合适吗？再说那里的医生又不了解我的情况。

老婆，我们要不在私立医院生吧？

详细情况，也要提前打听清楚，纳入考察范围内。在国内，怀孕12周左右在医院建档时，就已经确定了你分娩的医院，即在产检的医院生孩子是一个不成文的规定。除非有极个别离开原来所在的城市，这可能需要你去新的地方时也要提前把分娩医院安排好。

## 能否选择分娩姿势

就如我们要在下面介绍的，不同的分娩姿势需要相应的器械和设备。如果你希望能够采用立式分娩，那就要事先咨询，他们是否有立式分娩的产床。

需要注意的问题还有：自然分娩时，夜间能不能提供麻醉服务；能否由亲人陪伴分娩。

## 母婴分室还是母婴同室

有的医院是母婴同室，而有的医院则是母婴分室。如果母婴分室，孩子会被放在卫生的新生儿室，妈妈产后能得到较好的休息。但妈妈在住院期间没有办法及时得知孩子的状况，也没有办法学习带孩子的方法。如果是母婴同室，妈妈可以和婴儿亲密接触，但缺点是往往休息不好。准妈妈们要根据自己的需要来选择。

## 医院环境如何

这里面包括：医院待产的产妇多不多，检查时排队等候的时间长不长，需不需要在楼上楼下不同科室之间来回奔波，是否能够提供单人的产房。

有的医院会在产后提供一些相应服务，而有的医院则不提供，这也需要即将分娩的准妈妈们事先考察好。比如：

- 是否指导新妈妈哺乳的方法和乳房按摩法；
- 在分娩全过程中医院是否提供胎心监控；
- 宝宝出生后，医院是否提供新生儿游泳和按摩等服务；
- 是否针对新生儿提供完善的检查制度。

## ② 入院分娩的准备工作

老公决定听她的意见，还是在一直做检查的那家医院分娩。她马上打电话向李茜报告："表姐，我还是在我家附近的那家医院生吧。""好啊，那家医院技术是很过硬的。预产期就要到了，你们也快点儿收拾收拾东西，以便随时出发。"李茜叮嘱道。她一听，又急了："要准备什么东西呀？我这可都不知道呢！"李茜赶紧安慰道："别急别急，听我慢——慢——说——来！"

一旦出现分娩前兆，产妇和家人往往比较惊慌，立刻就想去医院。为了避免过度紧张，孕妈妈和家人不妨先做好入院前的准备工作。

### ♥ 充分了解分娩医院

分娩医院的急诊室在哪里，挂号需要什么证件，办理住院需要哪些手续，各科室的分布如何，需要交纳多少押金，这些都要在前期打听清楚，做到心中有数。有些妇产医院还分成若干产区，不同产区会有自己的特色，比如有些产区侧切率低，有些产区可以有丈夫陪产，这些都要医院网站上做一些了解，便于选择。

### ♥ 做好面对疼痛的准备

生产之前每个妈妈大概或多或少都听别人描述过分娩时的疼痛，但事实上分娩经验对每个人都是独一无二的，即使是同一个妈妈第一个孩子出生时的感受相信与第二个孩子也不会完全相同。生育疼痛是自然的，但只要妈妈健康，分娩时的疼痛是完全能够忍受的，而且疼痛感与心理的关系很大，越是相信自己可以承受疼痛的妈妈，分娩时越是感受到较小的疼痛，而瑞典科学家还发现对分娩恐惧越明显的妈妈，采取剖宫产的可能性越大，且产后也较易产生情绪困扰。为此妈妈一定要增强自信，拿出勇气来正视分娩中的不适和疼痛，积极配合医生。当然，如果实在觉得难以忍受，完全可以请医生予以必要的帮助减轻疼痛。

## 准爸爸的准备

第一次迎接新生命，任何人都会感到紧张，准爸爸也同样会紧张、忧虑。不过，作为孕妈妈的精神支柱，准爸爸一定要学会放松自己才能给临产的妻子最大的安慰与支持。无论是上班还是应酬，如果不在孕妈妈身边，一定要确切告诉她在哪里，并保持通讯畅通；预产期前后提前安排好工作，留出陪伴妻子的时间；了解分娩的过程，提前与孕妈妈商量好生产方式，是自然生产还是剖腹产，避免分娩开始时紧张和恐慌；如陪伴孕妈妈入院待产，应适时观察孕妈妈需求，主动帮孕妈妈减轻身体不适，如协助喝水或湿润嘴唇、保持身体干爽、翻身以及按摩背部以及尾（骶）部、协助解尿、定时排空膀胱等，当孕妈妈有任何不适状况时，即刻告知医护理人员；提醒并帮助孕妈妈放松，并让她尽量休息；调整自己的情绪，尽可能保持镇定自若。

## 入院前可以先洗澡

出现分娩前兆时不要慌乱，先冷静地准备东西。如果没有破水，可以从容地洗一个澡。因为进了医院洗澡就比较费劲儿了。

## 充分进食，补充体力

分娩是一件非常耗力的事，必须有充足的体力做后盾，所以在去医院之前或在医院待产时，也要正常吃饭。

**温馨提示**

### 这些东西不能忘

必要的证件可不能忘，如夫妻双方的身份证、保健卡、挂号证等，要事先集中地存放于容易取拿又不易掉落的地方。医院会给新妈妈和新生儿准备一些物品，但各个医院又有区别，最好提前打听清楚分娩医院会准备什么，以免到时带了又用不上。有的父母签订了脐血保存协议，这时候一定记得带上脐血收集袋和脐血库的联系电话。

## ♥ 备好待产包

待产包一定要提前准备好，一旦需要入院，拎起包就可以走了。

### 新生儿用品

☐ 奶瓶：2 大（240ml），1 小（150ml）

☐ 抱被：1 条

☐ 奶瓶刷：1 个

☐ 小被子：1 床

☐ 杯子：1 个

☐ 纸尿裤：1 包

☐ 小勺子：1 把

☐ 湿巾：1 包

☐ 和尚领内衣：3 件

☐ 口手巾：2 条

☐ 包单：1 件

☐ 护臀膏：1 盒

☐ 帽子：2 顶

☐ 爽身粉：1 盒

☐ 袜子：3 双

☐ 婴儿洗衣液：1 瓶

### 妈妈的待产包

☐ 重要证件，包括产检手册、医疗保险卡、身份证等相关重要证件

☐ 睡衣：2 套

☐ 卫生纸

☐ 拖鞋：1 双

☐ 餐巾纸、湿纸巾

☐ 袜子：2 双

☐ 喝水杯、吸管

☐ 帽子：1 顶

☐ 餐具

☐ 方便穿脱的外套：1 件

☐ 红糖

☐ 哺乳文胸：2 件

☐ 洗脸毛巾、洗脚毛巾

☐ 防溢母乳垫

☐ 洗脸盆和洗脚盆

☐ 吸奶器：1 个

☐ 梳子、镜子、洗浴用品、护肤品

☐ 卫生巾

☐ 产后束腹带、手机及充电器

☐ 看护垫：1 包

☐ 零钱

☐ 一次性内裤：1 包

☐ 简单的零食、小记事本、笔

### 爸爸的待产包

☐ 简单的洗漱用品和换洗衣物，可能需要整夜在医院等待宝宝出生

☐ 手机、电池及充电器，随时与亲友保持联络

☐ 照相机、摄像机，记录宝宝出生的珍贵瞬间

☐ 存折或者银行卡。住院押金，可能需要交 5000 ~ 10000 元

☐ 现金若干

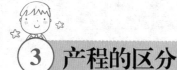

# 3 产程的区分

随着预产期的临近，她越来越紧张了。

"老公，我心里特没底。电视里生孩子疼得撕心裂肺，有的还生几天几夜……"她说着声音渐渐低了下去。

他轻轻抚摸着老婆大大的肚子，说："不用担心，每次孕检的结果都很好。放心！现在科学那么发达，分娩的过程并没有电视和小说里描述得那么吓人。"

朵朵妈的担忧，相信也是很多临盆孕妇的担忧。要想消除这种担忧，这些准妈妈们需要了解整个产程。

分娩的全过程可以分为三个产程：第一产程又称宫颈扩张期，第二产程又称胎儿娩出期，第三产程又称胎盘娩出期。下面，我们详细介绍分娩的三个产程。

## ♥ 第一产程

第一产程从开始出现间歇性 5~6 分钟的规律宫缩，到宫口开全。初产妇需 11~12 小时，经产妇需 6~8 小时。

在临床，第一产程有如下的表现：

一是规律的宫缩。产

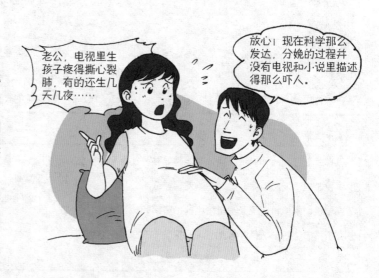

程开始时，每次宫缩持续约 30 秒，间歇 5~6 分钟。之后，宫缩持续约 50~60 秒，间歇 2~3 分钟。宫口近开全时，宫缩持续 1 分钟或 1 分钟以上，间歇期 1 分钟或稍长。

二是宫口扩张。当宫缩频率加快并且增强时，宫颈管逐渐缩短直至消失，宫口逐渐扩张，乃至全张。当宫口开全时，子宫下段及阴道形成宽阔的筒腔。

一般初产妇因宫颈较紧，宫口扩张较慢，约需 11~12 小时。经产妇宫颈较松，宫口扩张较快，约需 6~8 个小时。而且宫口扩张的速度不是均匀的。宫口扩张 3 厘米以前，叫作潜伏期，平均 2 小时宫口开大 1 厘米，最慢速度每 4 小时开 1 厘米；宫口扩张 3~10 厘米叫作活跃期，宫口扩张速度加快，平均每小时宫口开大 2 厘米，最慢速度每小时开大 1 厘米。

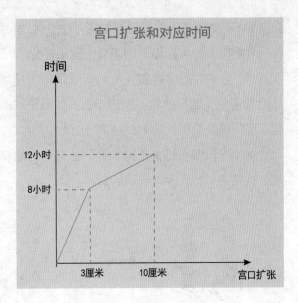

三是胎头下降。这时，医生会定时进行肛门检查，以确定胎头颅骨最低点的位置。

四是胎膜破裂。破膜多发生在宫口近开全时。在胎先露部前面的羊水量不多约 100 毫升，称为前羊水，形成的前羊水囊称为胎胞，它有助于扩张宫口。宫缩继续增强，当羊膜腔压力增加到一定程度时自然破膜。有时候，助产士会采取人工破水的方法帮助孕妇加快产程。

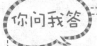

## 人工破膜是怎么一回事?

人工破膜是在分娩过程中采用人为的方式将宫口处羊膜撕破，以起到观察羊水颜色、加强宫缩、加速产程进展的作用，是自然分娩中比较常见的引产方式。在第一产程中，如果羊膜没有自然破裂，许多医生会等到子宫颈扩张到 5 厘米的时候采取人工破膜；或者分娩进程太慢，医生会在子宫颈扩张到 3~4 厘米时采用人工破膜。

人工破膜是将一根 25 厘米长、末端像编织钩针样的塑料钩，从阴道插入子宫，将羊膜钩破使羊水流出来。这样可以释放更多的前列腺素，从而加速分娩的进程。

## 💛 第二产程

胎膜破裂，宫口全开，这时就进行到了第二产程。第二产程是从宫口开全到胎儿娩出。初产妇需 1~2 小时，经产妇通常数分钟即可完成，但也有长达 1 小时者。

宫缩时，胎头露出于阴道口，露出部分不断增大。但在宫缩间歇期，胎头又会缩回阴道内，这叫作胎头拨露。至胎头双顶径越过骨盆出口，宫缩间歇时胎头就不再缩回了，这时称为胎头着冠，然后娩出胎头。接着出现胎头复位及外旋转后，前肩和后肩相继娩出，胎体很快娩出，后羊水随之涌出。

这一阶段胎头迅速下降，产妇会感觉宫缩痛减轻，而在宫缩时会有不由自主的排便感，这是由于胎头压迫直肠所致。

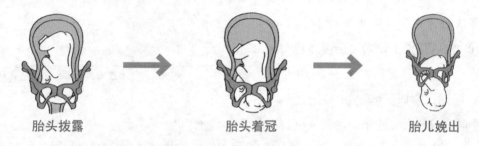

胎头拨露　　　　　　　　胎头着冠　　　　　　　　胎儿娩出

## 💛 第三产程

胎儿娩出后不久随着轻微的腹痛胎盘剥离排出。从胎儿娩出到胎盘娩出，需 5~15 分钟，不超过 30 分钟。之后，医生会检查产道有无裂伤，如有会进行缝合处理。

温馨提示

### 分娩太快未必就是好事

传统的看法是，"生得快，说明妈妈身体好，对孩子也好"。但从医学角度分析，孩子生得太快可不一定就是好事。宫颈口迅速扩张，并在很短的时间内宫颈口开全，整个分娩全程不到 3 小时的情况，医学界称之为急产。过去急产多见于经产妇，但是现在由于各种原因，产前做过人工流产和引产的女性增多，因此急产也常见于初产妇。

如果产前准备充分，急产对胎儿通常不会有任何问题，但是偶尔会出现胎儿缺氧；急产可能会导致新妈妈宫颈、阴道和会阴的裂伤，如果消毒不及时或者由于急产导致医护人员手忙脚乱，也可能会增加妈妈产褥期的感染。

# 4 盘点三种分娩姿势

"表姐，生孩子的时候都得躺着吧？"这天，待产中紧张而又无聊的她又来骚扰李茜了。电话那头，李茜笑着说："你孤陋寡闻了吧？生孩子可不见得都是躺着生的。除了躺着，还有坐着、蹲着，甚至还有站着生的呢！生孩子啊，得怎么舒服怎么来。"她一听来兴趣了，连声说："好表姐，快跟我讲讲！"

正如李茜说的，分娩的姿势并非仅有平躺一种。目前产妇常用的分娩姿势有三种，但我国产科临床上以仰卧为多。

## ❤ 仰卧

这是目前最常用到的分娩姿势。产妇平躺于产床，两腿张开抬高。这种分娩姿势的优点是适合医务人员的产科处理及新生儿处理，但缺点也是很明显的。产妇平躺时，子宫会压迫静脉，使心脏的回血量减少，严重时可引发胎儿窘迫和产后大出血。同时，仰卧式分娩会限制产妇骨盆，增加难产概率。而且，平躺会使腹中胎儿失去原有重力作用，导致产程延长。

## ❤ 侧卧

产妇侧卧可以使会阴部放松，静脉受到的压力大大减轻，而且还可以降低胎儿窘迫和产后大出血的风险，但它的缺点也是显而易见的。对接生的医护人员来讲，这样的姿势操作起来相当不便。

## ♥ 直立

它的优点是可以充分利用重力的作用，直接压迫子宫颈，使子宫收缩强而有力。同时，这种分娩方式，包括坐式、蹲式以及跪式，能够使产妇产道宽度达到最大值。临床研究发现，与仰卧式相比，采取这些姿势分娩时，产道横断面的面积可增加30%。基于上面的这些原因，这种分娩姿势可以有效缩短第二产程时间，减少难产的发生率。

并且，这种分娩方式可以使新妈妈增加乳汁分泌。因此，医学研究人员认为，相对于仰卧分娩，直立式、坐式、蹲式及跪式分娩更科学，也更符合人体生理需求。

但是，在一些特殊情况下，不宜采用这种分娩方式。比如，有急产倾向及进程较快的产妇不应采取坐式分娩；而跪式分娩会使产妇膝盖所承受的重力较大，长时间下来就会非常累。

### 什么是胎儿窘迫?

胎儿窘迫是指胎儿在宫内有缺氧的征象并危及胎儿健康和生命。胎儿窘迫是一种综合症状，是当前剖宫产的主要适应症之一。胎儿窘迫主要发生在临产过程，也可发生在妊娠后期。胎儿窘迫有急性和慢性两种。急性主要发生于分娩期，多因脐带因素、胎盘早剥、宫缩过强且持续时间过长及产妇处于低血压、休克等而引起。而慢性胎儿窘迫则多发生于妊娠末期，并经常会延续至临产并加重。胎儿窘迫多因孕妇全身性疾病或妊娠期疾病而引起的胎盘功能不全或胎儿因素所致。

### 温馨提示  不是所有的孕妈妈都可以自由地选择分娩姿势

不是所有的孕妈妈都可以自由地选择分娩姿势。在一些特殊情况下，比如子宫收缩较强者、胎儿较小者，由于产程进展较快，为避免过快分娩导致产道损伤者，必须采用仰卧式分娩。

不同的分娩姿势需要有各种不同的设备和器材来配合，医院的条件也会对产妇的分娩姿势选择产生限制作用。比如直立分娩需要的产床就和仰卧式分娩的产床不同。

# ⑤ 产程中孕妈妈要积极配合医生

"预产期就是这两天吧?"中午,李茜给她打来了电话。"是呀,我现在时刻准备着。家里人也是处于 24 小时待命状态。"她懒懒地说。"不用担心,相信医生。我今天就是要跟你说一下,生产的时候如何跟医生配合。"李茜的话音刚落,她立刻雀跃起来:"太好了,表姐真是'及时雨'呀!"

分娩过程中,准妈妈们要如何配合医生呢?

## ♥ 第一产程,养精蓄锐

第一产程是三个产程中时间最长的。这个阶段,产妇们的情绪会起伏不定。有些准妈妈对疼痛过分敏感,阵痛开始就大声喊叫。这样的行为是需要避免的。因为持续地高声喊叫,会消耗掉产妇的许多力量,造成宫缩乏力、产程延长,严重时会出现脱水、肠胀气、排尿困难等情况,不仅影响了产程的进展,还增加了手术的概率。同时,大声喊叫还会打乱缓解阵痛的呼吸节奏,使阵痛加剧。

正确的做法是找到感觉舒服的姿势休息,保持安静,养精蓄锐。在宫缩时,为了缓解疼痛,产妇可以进行缓慢的深呼吸。这样既增加了氧气的吸入,提高产妇血液内氧的含量,有利于补充胎儿在子宫内需要的氧气和消除子宫肌肉的疲劳,又能够转移注意力,使产妇保持镇静,协调宫缩进行。

这时,产妇也可以补充一些高热量的食物,以增加能量。

## 💜 第二产程，合理使劲儿

当宫口开全，准妈妈会产生排便的感觉。这时，就是需要产妇用力的时候了。用力时要配合宫缩进行，在宫缩高峰的时候有意识地施加腹压。先深呼吸，待空气吸入胸腔后先憋住，然后像排便时一样，向肛门的方向用力。

当然，这时候，经过几个小时的阵痛，很多产妇已经没有力气再使劲儿了。你可以想象一下蹲厕所的姿势，稍微地仰起上身蜷起身体，腹部会受到压力，产道的角度也会更有利于分娩。

温馨提示

宫口全开后，助产师会指导产妇如何呼吸用力。用力时，两只手要抓住产床两边的扶手。生的时候如果没有听从助产师的话，用力不当或者最后胎头娩出的关键时刻用力太过，都会增加产程的艰辛程度。胎头涌出的一瞬间，使的劲儿不要太大，如果特别大地用力，会阴处可能产生较大的裂伤。

如果无法憋气时可以吐气，然后再吸气、用力。分娩时，医生和护士会给你指示，交互进行用力及放松，也就是在子宫收缩时用力，在收缩停止时放松。放松时要全身放松，使髋关节得到休息。注意，不要让身体向后倾，这样会改变产道的弯曲角度，会使分娩过程增加难度。

在第二产程中，胎头露出后，宫缩强烈时，产妇不要再向下用力。应张口哈气，以解除过高的腹压，避免造成会阴严重裂伤。宫缩间歇时，产妇再吸气同时向下用力，使胎头缓缓娩出。

## 💜 第三产程，再次用力

胎儿娩出后，宫缩会有短暂性的停歇，这个时间大约是10分钟。之后，又会出现宫缩，以排出胎盘。这时，产妇可以按照第二产程的用力方法使劲儿，以加快胎盘的娩出，减少出血。

## 💜 产妇的自信心非常重要

生命的诞生是一个很自然、不需要太多人为干预的过程，所以孕妈妈们一定要相信自己。如果产检显示胎位、骨盆大小等各项指标都很正常，就可以选择自然分娩。

有的产妇就是对自己没信心，软磨硬泡地要求手术生产。要知道手术生产往往会对胎儿和母亲造成很大的伤害。

那些对自己充满信心的产妇，往往懂得随时随地放松自己，积蓄产力，从而顺利生产；而那些极度缺乏安全感的产妇则不能放松身体，致使生产过程中产力不能跟上，从而造成产程延长。可以这么说，产妇能不能顺利生产，很大程度上要依靠产妇自己。

# 6 产科的干预技术和手术

听了李茜的一番讲解，她放下心来，说："表姐，听了你的话，我好像都没那么疼了。"李茜笑说道："我这是在施行精神预防性镇痛法呢！"李茜的话音刚落，她的另一个担心又来了："表姐，如果我生到一半又不想生了怎么办呀？听人说要打催产针？"李茜不慌不忙地说："看来，我这精神预防性镇痛法还得继续。"

下面，我们就跟她一起来了解一下在生产过程中有哪些干预产程的方法吧。

## ♥ 催产针

"催产针"是指产科医生常用的催产素。最早的催产素是从动物垂体后叶提纯的使子宫收缩的成分，其中可能含少量加压素，供注射用，而现在的催产素多为化学合成。

催产素具有乳腺排除和子宫收缩的双重作用。它能够刺激哺乳期的乳腺不断分泌乳汁，贮存于乳腺腺泡之中；同时又刺激乳腺腺泡周围的肌上皮样细胞收缩，促

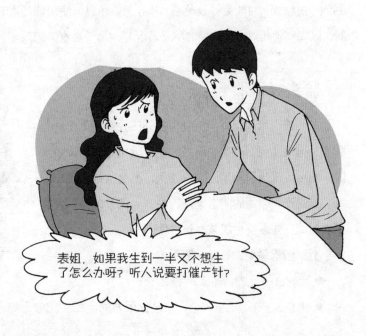

表姐，如果我生到一半又不想生了怎么办呀？听人说要打催产针？

使具有泌乳功能的乳腺排乳。

对于子宫来说，催产素仅限于促进子宫收缩，并不能使宫颈扩张。只有接近足月，妊娠肌细胞都趋于协调时，催产素才能发挥其催产作用。这可能是由于雌激素促进子宫对催产素特别敏感，也有人认为是孕酮控制着催产素的敏感性及传播能力。所以，在妊娠早、中期，催产素的作用仅产生局限性宫缩活动，不能传及整个子宫。

**分娩中宜用催产针的两种情况**

在临床上，催产针一般用于引产、催产和产后出血以及有产后出血倾向者。在分娩过程中，需要用到催产素的两种情况有：分娩没有任何进展，可以考虑使用催产针加快阵痛；或者分娩一开始很正常，可是突然阵痛消失了，或者阵痛的节奏很慢。在这种阵痛很微弱的情况下，也需要通过静脉注射催产针来催产。

催产针静脉注射的速度必须得到严格控制。如果阵痛频率太高，就应该放慢甚至停止点滴，使阵痛间歇重新变得长一些。如果宫缩太弱太稀，可以滴快一点密一点。孕妈妈们要时刻将自己的身体情况及时告之产房中的护士，提醒她们注意自己对催产针的反应。

如果用药 3~4 小时后，分娩仍然没有任何进展，甚至出现胎儿窒息的情况，这时医生根据临床指标可能会进行剖宫产。

**使用"催产针"可能会出现的情况**

任何一种技术都是存在风险的，区别在于风险的可控性有多少。使用催产针的目的是刺激正常的子宫收缩，但是需要产妇做好准备的是使用催产素的子宫收缩常常比自然的子宫收缩更强烈、更频繁，可能会导致胎心音不正常。所以，使用催产素的产妇几乎都需要对胎儿进行监护，以观察胎儿对子宫收缩的承受情况。如果子宫收缩的频率太强，则要减少用药剂量。

# ♥ 胎头吸引术

胎头吸引术是指将胎头吸引器外口放置在露出的胎头上，再用注射器将吸引器内的空气吸出来，形成负压区，利用负压吸引原理，吸住胎头，配合宫缩，娩出胎头。这是产科常用的阴道助产方法，大部分的医院，包括农村的一些医院也能掌握这种助产方法。

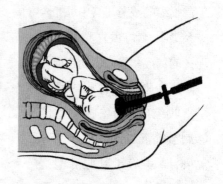

**什么情况需要施行胎头吸引术**

● 产妇宫缩乏力，第二产程延长；

● 患有某些疾病，不宜产时过分用力的产妇，比如产妇患有心脏病、肺结核或者有前次剖宫产史等；

- 产妇出现前置胎盘、胎盘早剥、脐带脱垂及胎儿宫内窒息等情况；

- 产妇出现持续性枕后位，从而使分娩进展过于缓慢。

**实施胎头吸引术的条件**

- 产妇宫口须开全。特别是初产妇，一定要待宫口开全后再实施此手术，否则容易造成产道撕裂；

- 产妇无明显头盆不称情况，并且胎头已入盆；

- 胎头双顶径已达坐骨棘平面，先露骨质部已至坐骨棘下3厘米或以下，头的位置越低，手术越安全；

- 胎膜已破，如果胎膜未破则应先人工刺破胎膜。

**使用胎头吸引术可能会出现的情况**

胎头吸引术也是一种医学干预下的分娩。一般情况下，实施胎头吸引术分娩的胎儿，会在胎儿的头部造成轻微的水肿，可能会变成青肿，会随着时间的推移而消失。如果操作时负压过大，或者吸引时间变长，会导致胎儿头皮起水泡、脱皮或者头皮血肿，出现这些情况，新生儿头皮的血肿和伤口需要较长的时间才能愈合。

## 产钳助产

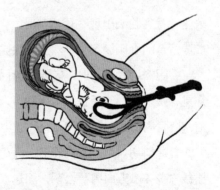

产钳术是助产的方法，在一些低位的难产，尤其在剖宫产胎头娩出有困难时，医生都会用产钳协助分娩。只要手法得当，放置产钳的位置得当，一般情况下对胎儿没有什么损伤。

产钳分双叶产钳和单叶产钳，单叶产钳一般是滑在胎儿面部和子宫壁之间，直至产钳滑到其头弯位于胎头的一侧后，将胎头取出。双叶产钳两叶之间形成胎儿头大小，与胎儿头形状类似的空间，将胎儿头环抱保护之中，以免胎儿头受挤压。助产者手扶钳柄，轻轻向外牵拉，帮助将胎儿头娩出。其优点是着力点稳、形成的拉力大，助产成功率较高。

那么产钳是如何将胎儿取出的？在生产过程中需要使用产钳时，医生会先在产妇的骨盆低区注射局部麻醉药，紧接着做会阴侧切术，以防产钳进入阴道造成会阴撕裂严重。医生通常会把产钳的两个夹子放在胎儿头部适当的位置，在一个宫缩高峰来临的时候，将胎儿的头部轻轻地往外拉，使胎儿头部逐渐通过阴道分娩出来。这个时候产妇要配合用力，使胎儿身体的其他部分能够自然娩出。

**什么情况下需要产钳助产**

● 当第一产程子宫收缩乏力时，第二产程就会延长，这时医生会建议用产钳协助分娩；

● 有些产妇患有某些疾病，比如患有心脏病、肺结核或者有前次剖宫产史等，不宜在第二产程用力，医生也会建议用产钳助产；

● 当胎儿在宫内缺氧，胎儿窘迫时，产钳助产是一种很必要的选择。

**使用产钳助产可能会出现的情况**

因为有器械的操作，不可避免地会对母婴造成一些伤害。宝宝被产钳夹住的头部会出现产钳的印记或者水肿，但是这些现象是无害的，几天之后就会痊愈。由于产钳需要占用一定的空间，可能会造成产妇会阴撕裂伤。

## 💜 会阴侧切术

许多经历过自然分娩的产妇在分娩的时候，"下身"都被剪了一刀，这就是侧切，即会阴侧切术。本节我们详细了解一下会阴侧切术。

**怎样进行侧切**

会阴侧切术通常会在第二产程，宫颈口已经开到十指，并且医生在看到胎头出现在阴道口时，会判断宝宝的体形以及会不会造成严重的会阴撕裂伤，然后再决定需不需要使用会阴侧切术。

会阴侧切术进行时，需要注射局部麻醉药使整个盆底区失去知觉，如果产妇已经进行了硬膜外麻醉则不需要再进行麻醉。目前，会阴侧切术有普通斜切口和正中切口两种。

普通斜切口是宫缩高峰时，医生用会阴侧切剪自阴道一直肠连线左侧45°方向剪开会阴，深达肌肉层；如果会阴发生高度膨隆，剪开角度会变为左侧60°~70°，避免损伤直肠，切口一般为4~5cm；正中切口则是医生用会阴侧切剪从阴道底部垂直向下达直肠上缘。由于此时会阴部已经极度扩张，通常切开时出血量不会很多，切开后可以用纱布压迫止血。

普通斜切口远离直肠，切口可以延长，在使用产钳时更适合。正中切口出血量更少，伤口更容易愈合，但是容易导致肛门

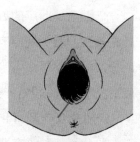
普通斜切口

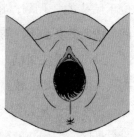
正中切口

括约肌撕裂。

在胎儿和胎盘娩出后，医生会为产妇进行切口的缝合，为了确保会阴部组织结构恢复正常，侧切的切口会被逐层缝合。在缝合的时候往往会为产妇注射局部麻醉，以确保缝合的顺利进行，缝合的线会被身体吸收，所以产妇不必进行拆线。

**为什么要进行会阴侧切**

孕妇在分娩时，阴道内层的黏膜皱褶完全展开，中间肌肉层充分扩张，以便于胎儿离开宫体，通过阴道，降临人世间。

尽管阴道的解剖和生理特点有利于胎儿顺利娩出，但实际上，当直径约 10 厘米的胎儿头娩出时，如果没有助产医生的帮助保护会阴部，那么肯定会有很多产妇的会阴部会发生不同程度的撕裂伤。一旦发生了撕裂伤，就会在产后留下不同程度的后遗症。例如，有些产妇因阴道和会阴受损太严重而发生子宫脱垂，有的甚至裂伤到了肛门括约肌和直肠，使大便失禁。这些后遗症都会给产妇产后的生活带来长时间的痛苦。为了避免会阴部的撕裂以及撕裂所带来的后遗症，所以现在医生通常都会在自然分娩的时候使用会阴侧切术。同样对于胎儿来说，会阴侧切可以缩短其娩出的时间，也就是缩短了胎儿头部在阴道口被挤压的时间，可以减少胎儿缺氧的发生。

**什么时候进行侧切术**

● 会阴弹性差、阴道口狭小或会阴部有炎症、水肿等情况，胎儿娩出时容易致使会阴部严重撕裂。

● 胎儿较大，胎头位置不正，再加上产妇产力不强，胎头就会被阻于会阴部，对孕妇和胎儿都造成危险。

● 35 岁以上的高龄产妇，或者合并有心脏病、妊娠高血压综合征等高危妊娠的准妈妈，为了减少产妇的体力消耗，缩短产程，减少分娩对母婴的威胁，当胎头下降到会阴部时，需要做会阴切开术。

● 子宫口已开全，胎头较低，但是胎儿有明显的缺氧现象，胎儿的心率发生异常变化，或心跳节律不匀，并且羊水混浊或混有胎便。这时，为了胎儿的安全，也需要进行侧切，使胎儿快速娩出。

**术后的护理要点**

根据伤口及缝合的不同，会阴侧切一般 2~4 周就可以恢复。但是，会阴部前近阴道后邻肛门，细菌繁多。所以，会阴部切开术不是无菌手术。如果胎膜早破，产程延长，平时阴道和会阴有炎症、水肿等，则会阴处的切口愈合情况可能欠佳。加上产后排便、恶露排出，也可使切口受到污染而出现发炎情况。因此，实施会阴切开术后，一定要做好术后的护理。

一般护理包括：

● 每次大小便以后要立即用净水清洗，以免污染伤口。

● 要保持伤口的干燥。

● 较严重且伤口肿痛的产妇，可以在水中加入优碘坐浴，或用烤灯加快复原速度。优碘可以杀菌，温水和烤灯则以高温促进血液循环。

● 不要用力解便，避免提重物。产后的1个月内都不要做需要耗费大量体力的家事和运动。

● 产后6周内，避免性行为。

如果遇到这些问题时，可做这样处理：

● 会阴侧切时瘢痕的疼痛，特别在性交时有的人疼痛会持续数星期之久，这时可以采用理疗、热敷、热坐浴或涂润滑剂的办法处理。

● 缝合时对合不好或伤口有感染、裂开时，一般会再次手术矫正。这时保守治疗效果不会很理想。

● 由于局部神经痛引起的会阴瘢痕触痛可采用皮质激素加局部浸润麻醉治疗。如果是因为缝合过紧而引起的触疼，必要时需要做阴道口扩张术或阴道瘢痕扩开术。

**你问我答**

## 侧切会影响产后的性生活吗？

侧切是否会影响产后的性生活，这也是很多孕妈妈担心的问题，其实，这样的担心完全没必要。因为切口很小，很快就会愈合。我们都看到过橡皮筋。橡皮筋用手一拉就会伸长，但一松开就会恢复原状。阴道内是弹力纤维。阴道内的弹力纤维也一样，分娩时，胎头会使阴道内的弹力纤维充分扩张；分娩后这些弹力纤维就会收缩，恢复到产前的样子，不会对以后的性生活产生任何不良影响。

**温馨提示**

会阴侧切术目前在产科临床也已经不是必用手段。事实上，没有明显的指征，助产士和医生不会采用这一手段，这种观念在妇产专科医院会更加普遍。产妇可能会出现一定程度的会阴撕裂，但其失血量小于侧切术，且经过缝合后一样可以恢复良好。

# 7 保持产力进产房

李茜走进她的病房时，看到她的婆婆正端着鸡蛋挂面劝她吃东西。她小脸儿苍白，眉头紧皱，一声不吭。从开始阵痛到现在已经有 4 个小时了，她就吃了几颗巧克力，什么都没吃。李茜走上前去，接过婆婆手里的碗，严肃地说："我知道现在你很疼，但你也不能不吃东西呀。只有吃饱了有了产力，才能确保宝宝顺利地生下来呀！"她龇着牙说："表姐，可我真的很疼呀。""你得学会自我放松。"

很多孕妈妈在生产的过程中实施助产术的原因都是因为产力不足。产力是指将胎儿及其附属物从子宫内逼出的力量，包括子宫收缩力（简称宫缩）、腹肌及膈肌收缩力（统称腹压）和肛提肌收缩力。

## 💜 产力三要素

子宫收缩力。这是临产后的主要产力，贯穿于整个分娩过程。宫缩不但是规律性的，还是对称性的。它起自子宫两侧角部，以微波形式均匀协调地向宫底中线集中，左右对称地向子宫下段

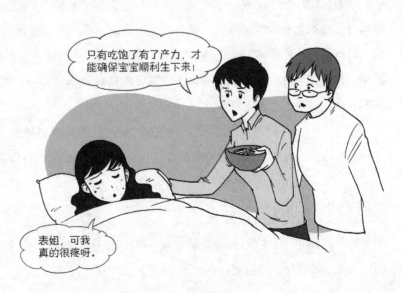

扩散，约在15秒内扩展至整个子宫。宫缩以宫底部最强、最持久，越向下越弱，此为宫缩极性。每次宫缩时，宫体部肌纤维缩短变宽，收缩后肌纤维虽然变松弛，但并不能完全恢复到原来的长度。这样反复收缩后，肌纤维越来越短，这种现象称缩复作用。缩复作用随产程进展使宫腔内容积逐渐缩小，迫使胎先露部不断下降及宫颈管逐渐短缩直至消失。

**腹肌及膈肌收缩力。**即腹压，这是第二产程时娩出胎儿的重要辅助力量。当宫口开全后，胎先露部已降至阴道。这时，每次宫缩进行时，前羊水囊或胎先露部就会压迫骨盆底组织及直肠，从而反射性地引起排便动作。产妇应主动屏气，喉头紧闭向下用力，腹壁肌及膈肌强有力地收缩使腹内压增高，从而促使胎儿娩出。

腹压在第二产程，特别是第二产程末期配以宫缩时运用最有效，否则产妇容易疲劳甚至造成宫颈水肿，而致使产程延长。腹压在第三产程还可促使已剥离的胎盘娩出。

**肛提肌收缩力。**它能协助胎先露部在骨盆腔进行内旋转。当胎头枕部露于耻骨弓下时，能协助胎头仰伸及娩出。胎儿娩出后，胎盘降至阴道，肛提肌收缩力能够促使胎盘娩出。

如何才能增加产力，以确保宝宝顺利出生呢? 有下面三个方法。

## ♥ 以饮食增加产力

生孩子绝对是一项重体力活儿，必须得吃好睡好才能保持体力。但在第一产程中，阵痛往往干扰孕妈妈的食宿，使孕妈妈们食不甘味，睡不安寝。这时，就需要家人多用心，准备一些适合孕妈妈吃的可口食物。而且从有临产征兆开始到宝宝出生，会有很长一段时间，妈妈可以带点儿食物进入待产室，在阵痛间歇吃点儿，既能补充体力，又能改善心情。

孕妈妈吃什么才能很好地增加产力呢? 这是困扰许多准爸爸的问题。临产期间，产妇胃肠道分泌消化液的能力降低，蠕动功能也减弱，食物消化也特别慢，特别容易存食。所以这时候最好不吃不容易消化的高脂肪、高蛋白的食物，应该选择能够快速消化、吸收的高糖或淀粉类食物，以快速补充体力，婆婆准备的鸡蛋挂面就很合适。还有蛋糕、面包、粥等食物，也是很好的选择。

快进入第二产程时，也是阵痛加剧的时候，准妈妈的消耗更大，胃口也更差。这时，孕妈妈可以在阵痛间歇时快速补充果汁、红糖水等流质食物，以保持体力。

## ♥ 保持平和的精神状态

前面我们讲过，产妇的情绪将直接影响产程是否顺利。所以，产妇们一定要放松心情，平复紧张情绪。要做到这一点，产妇们可以提前做一些功课。

充分做好入院准备，不慌不忙地入院。如果事前准备不充分，急急忙忙地入院，到了医院，心情肯定也没有办法放松下来。如果像我们介绍的那样，事先准备好入院物品，入院就能井然有序了。

消除对分娩的恐惧。传统的说法，"女人生孩子是从鬼门关上走了一遭"，说明分娩的危险性。但现在医学高速发展，分娩的危险已经大大降低了。就算分娩当中发生特殊事件，或有一定危险，医生也会马上施行剖宫产术。目前，这种手术的成功率已接近100%。一定要相信医生，相信现代医学。

消除对疼痛的恐惧。"我怕疼，我不要孩子"，这是许多女性选择丁克的理由。就像我们在前面说过的，分娩产生的疼痛在医学疼痛上排第二位，确实是很疼的。但是，我们也要看到，每一位生完孩子的妈妈都没有后悔过，甚至许多人还特别想生第二胎。这说明疼痛并没有到达无法忍受的程度。要相信自己的耐痛度。

## ♥ 安静待产

如我们在前面讲到的，有些产妇在第一产程就由于阵痛而大叫。这样的行为有许多的弊端：一是消耗了大量的体力；二是产妇大喊大叫往往吞入大量气体，引起肠管胀气，以至于不能正常进食。随之而来的，就是脱水、呕吐、排尿困难等情况，引起进一步的体力不支。这样，产妇很快就会筋疲力尽，子宫收缩逐渐变得不协调，有时因宫缩乏力，宫口也迟迟不能开全，以至于产程停滞。有时即使宫口开全了，在第二产程产妇却没有力气使劲儿了。以至于胎头不能按正常分娩情况顺利下降及内旋转，致使胎儿窒息。

**温馨提示**

### 增加产力小食方

优质羊肉350克、红枣100克、黄芪15~20克、当归15~20克，加1000毫升水一起煮，在煮成500毫升后，倒出汤汁，分成2碗，每碗加入红糖50克。在临产前3天开始早晚服用。

这个小食方能够安神，增加孕妇产力，以达到顺利分娩的目的。同时，对产后尽快排出恶露也有一定的帮助。

## 什么是导乐?

"导乐"一词源于希腊文"Doula",指有过生育经历、富有奉献精神和接生经验、专门指导孕妇进行顺利自然分娩的女性。

导乐将从有生育经历的优秀助产士中选拔,并需要经过特殊的课程训练后再上岗,"一对一"地对产妇进行分娩指导。

她们通常从产妇入院待产开始就对产妇进行陪护,并向产妇介绍分娩的生理特性,消除产妇的恐惧心理并随时观察产妇出现的各种情况,及时通知医生。在分娩过程中,导乐也会全程陪同,耐心、果断地指导产妇如何很好地配合医生进行呼吸、用力。分娩之后,导乐也会陪同产妇回到病房,进行 2 小时的母婴观察,教授新妈妈抚育婴儿的基本知识。

总之,如果选择了导乐,产妇可以绝对信任你的导乐,并及时与其交流你的需求,她将会像妈妈般照顾你,帮助你消除紧张情绪。

## 什么是滞产?

医学上,将总产程超过 24 小时的情况称为滞产。滞产通常是由两种原因引起的:一是子宫肌肉无法产生足够强烈或规则性的收缩;二是正常分娩受到梗阻。梗阻发生的原因是胎儿的头太大,而盆腔的骨质出口处太小,这叫作头盆不称,或者是由于胎儿的位置使得分娩发生困难所致。这两种情况只要出现其一,就可能导致滞产。

如果胎头挤压盆底组织时间过久,会导致产妇组织缺血水肿,甚至坏死而形成生殖道瘘管。由于子宫收缩乏力,还可能引起产妇产后出血或胎盘、胎膜残留。滞产对胎儿影响也很大,胎儿常因宫腔内感染而发生宫内窘迫甚至死亡。

为了避免滞产,准妈妈们要定期检查,以便尽早发现异常情况,获得及时而适当的处理。产前要放松,不要过度紧张。同时也要休息好,多进食,增强体力,减少产时疲劳。

# 8 从容面对分娩中的小尴尬

4个小时之后，她终于平安地从产房里出来了，是一个漂亮的小女孩！他没有陪产，他害怕如果自己看到妻子撕心裂肺的疼痛，看到妻子血淋淋的生产，担心自己会晕过去的。这时，他看着那团温软的小东西，眼睛有些温热，他心里只有一个念头：一定要做一个好丈夫、好爸爸！

分娩过程中，产妇经常会遇到一些尴尬情况。这些情况会让一些新晋妈妈在事后脸红心跳，不敢对人言说。其实根本不用尴尬，这些情况很多人都遇到过。下面我们就来看看分娩过程中产妇们经常会遇到哪些尴尬。

## ♥ 尴尬一：丈夫不适合陪产

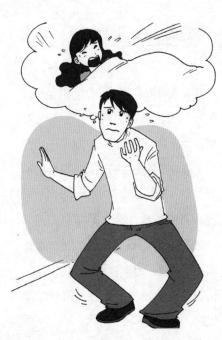

妻子痛得撕心裂肺，产房里的仪器哗哗一片，还有鲜血淋淋……这些都对陪产的丈夫是一种严峻的考验。并不是所有的丈夫都有良好的心理状态，能够顺利经历这些的。在这种环境下，丈夫少有能情绪平静的，他们往往比妻子还紧张，而这只会增加产妇的心理负担。

据一位产科医生说，他曾经看到一位丈夫晕倒在产房里，结果还要医生再分出精力来照顾这位丈夫。所以，医生常常不让丈夫陪产，或者在关键时刻让丈夫离开产房。

如果丈夫觉得自己不能承受这样的考验，产妇也可以选择一位有经验的亲属陪产，或者选择导乐陪产。

## 尴尬二：呕吐

有一位妈妈说她整个分娩过程都在呕吐，最后医生没办法，只好在产床边又放了一个垃圾桶，让她呕吐。几乎90%的产妇在产床上都有过恶心和要呕吐的感觉。有些可能是无痛分娩中采用硬膜外麻醉使产妇血压过低而导致，而血压突然下降的一个最初征兆就是恶心和呕吐。没有进行硬膜外麻醉的产妇也会有呕吐的现象，可能是因为疼痛使胃里的食物暂停消化，导致呕吐。

要避免呕吐，一个有效的办法就是避免进食难消化的食物，最好吃流食和半流食。

## 尴尬三：颤抖

经常听到有新晋妈妈诉说，她躺在产床上的时候全身颤抖。其实，这并不是因为冷，事实上，这时产妇的体温还会上升1℃~2℃。最近有研究发现：产妇颤抖是因为身体内血液中出现了一些不相容的成分。在分娩的过程中，会有极少量的胎儿血液溶入产妇的血液当中。如果产妇和胎儿的血液中有不相容的成分，比如产妇的血型是A型，而胎儿的血型是B型，这时产妇就会出现颤抖、哆嗦、打冷战的现象。

## 尴尬四：排便

有的产妇在分娩时会排便，这真是让人难以启齿的事情。但是，在医生看来，这很正常，完全不必难堪。因为分娩时，胎儿会通过产道慢慢下降，准备降生的时候，就会挤压到直肠，直肠会变得平滑，里面的内容物就会被推出来，即排便。尤其是进行硬膜外麻醉以后，肛门附近的括约肌变得麻痹，没有知觉，这种情况就越会发生。随着大便一起排出的，还可能有一些气体。

> **温馨提示**
>
> ### 丈夫在产房要做的最重要的事
>
> 电视里，丈夫会在产床边紧握妻子的手，在她耳边温柔地说着鼓励的话。实际上，医生并不允许这种情况发生。如果哪位准爸爸试图学习电视里的这个桥段，医生会立刻起来阻止。产房里的丈夫最好安静地待着，不要发出任何噪声。孕妇在分娩时，听觉和嗅觉都会无比灵敏，一点点的声响都会影响到她。而产房里的丈夫要进行的最重要的事情当然是剪脐带。

## ⑨ 分娩并发症

能够顺利生下宝宝，她觉得很幸运，对老公感慨地说："生孩子以前，我还梦到我难产呢。"他揶揄道："半夜三更还哭鼻子！"婆婆正从外面进门来，就听了半句，赶紧问："谁哭啦？为什么呀？"她"扑哧"一声笑了，说："是宝宝哭了。"

## ♥ 难产

难产其实就是指怀胎足月而分娩时胎儿无法顺利通过产道娩出的情况，是所有异常分娩的总称。孕妈妈骨盆腔狭窄、子宫或阴道结构异常、子宫收缩无力或异常都可以导致难产。

**难产可能的原因**

难产在临床上没有固定的原因，多数情况下医生会从胎儿和母体两方面来分析难产的原因。

胎儿因素。胎位、胎向不正。胎位不正包括臀部向下、前额向下、横位和后枕位等错误姿势；胎向不正包括胎儿后脑勺在正后方等情况。

胎儿头部过大。若胎儿间顶距BPD超过10厘米，生产就比较困难；超过10.5厘米，阴道生产就几乎不可能。

胎儿过大。胎儿的平均体重为3300～3400克，太大的胎儿容易造成产道的破裂，增加难产

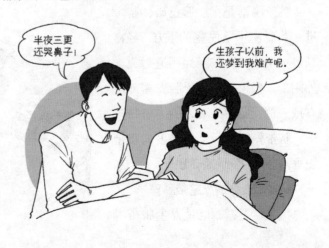

机会。当然盆骨相对较宽的准妈妈可以阴道娩下较大的胎儿。

胎儿异常。胎儿先天性肿瘤、连体婴等。

孕妈妈因素。孕妈妈体质不佳、产力不足、产道异常，以及缺乏心理准备，对分娩过程过度恐惧，不能很好地配合医生，也会造成难产。

**如何有效预防难产**

其实只要在设备完善的正规医院做好妥善的产前检查与及时处理，难产并不是完全不可预防。

孕妈妈和胎儿体重合理增长。妊娠期，孕妈妈应当适当补充营养，减少高热量、高脂肪、高糖分食品的摄入，保持自身体重和胎儿体重的匀速增长，预防巨大胎儿。

定期做产前检查。有一些孕妈妈发生难产是因为胎儿有异常。比如脑积水、胎儿长肿瘤、连体婴、胎位不正等，这些情况 B 超检查都可以发现。如果孕妈妈坚持做产前检查，就可以根据胎儿情况，选择风险小的分娩方式，从而降低难产的发生率。

适当的规律性运动。孕妇适度运动既能保证产力，还能预防胎儿过大。孕妈妈们不要整天待在家里坐着或躺着。

**温馨提示** 预防难产要从产前开始，而且生产过程中，保持放松、愉悦的心情积极配合医生，按照医生的指导，正确用力，能最大限度地避免难产，保证自己与胎儿的安全。

## 💜 脐带脱垂

脐带脱垂是指胎膜已破，脐带进一步脱出于胎先露的下方，经宫颈进入阴道内，甚至经阴道显露于外阴部。如果脐带位于胎先露部前方或一侧，胎膜未破，称为脐带先露，脐带先露实际上是轻度的脐带脱垂，也称为隐性脐带脱垂。

**哪些因素会造成脐带脱垂**

异常胎先露。这是发生脐带脱

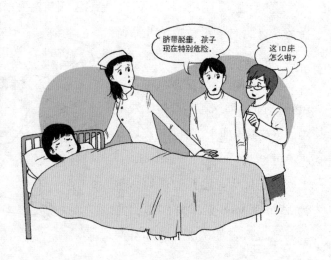

脐带脱垂，孩子现在特别危险。

这 10 床怎么啦？

垂的主要原因。据统计，每500例头先露中有1例发生脐带脱垂，每25例臀先露中有1例发生脐带脱垂，每7例肩先露中就有1例脐带脱垂。

胎头浮动。如果产妇骨盆狭窄或者胎儿过度发育，胎头与骨盆入口不相适应（头盆不称），或经产妇腹壁松弛临产开始后胎头仍高浮，这时分娩时胎膜破裂，羊水流出的冲力可能使脐带脱出。尤其是骨盆扁平者，在胎先露部和骨盆入口之间常有空隙，而且胎头入盆也会更困难，再加上胎膜早破，就容易诱发脐带脱垂。

脐带过长或胎盘低置（或兼有脐带边缘性附着）。脐带长短并非脐带脱垂的主要原因，但当胎头不能接时，脐带过长就容易引发脱垂了。据有关数据统计，脐带长度超过75厘米的人发生脱垂的概率比脐带长度正常（50~55厘米）的人要高10倍。

早产或双胎妊娠。双胎妊娠的脐带脱垂容易发生在第1胎儿娩出后第2胎娩出前。这可能与胎儿过小，胎先露不能与骨盆入口严密衔接有关。

除了上面提到的这些原因，还有一些其他的原因，比如早期破膜、羊水过多等。

**发生脐带脱垂，要尽快采取措施**

脐带先露或脱垂对产妇的影响不大，只是增加了手术分娩的概率，但是对胎儿却非常危险。一旦脐带先露或脱垂，胎先露部还没有入盆，胎膜又没破，在宫缩时，胎先露部就会被迫下降，脐带可因为一时性的受压而诱发胎心率异常的现象。

如果胎先露部已入盆，胎膜已经破了，胎儿脐带脱垂下来，胎头可能因为往下降而直接压迫到脐带上，也就是胎儿自己把自己的血液供应阻断了，这会在3分钟内造成胎儿极为严重的缺氧甚至死亡。如果出现脐带脱垂，医生会让产妇"头低脚高"地躺着，好让胎头或胎儿身体离开压迫位置，再将手伸入产道内，将胎儿往上顶，使胎儿不要压迫到脐带，然后赶紧施行剖宫产。

在手术过程中，医护人员仍要在产妇下方，协助主要医师用手将胎儿顶住并往上推，以方便医生直接从上方尽快将胎儿拉出。所以，一旦出现胎儿脐带脱垂，孕妇最好能平躺着，并尽快由家人送往医院。

**三项措施预防脐带脱垂**

● 定期做产前检查，以便及时发现、纠正胎位异常。胎位纠正有困难或者骨盆狭窄的产妇要提前住院，并在医生的指导下确定分娩方式。

● 临产后先露未入盆或胎位异常的准妈妈一定要卧床休息，尽量减少肛查或阴道检查的次数。必须检查时动作要轻，以防胎膜破裂。

● 如果胎头未入盆而必须做人工破膜的准妈妈，应该在宫缩间歇时行高位羊膜囊穿刺，缓慢放出羊水以防止脐带被羊水冲出。

# 第14章　产后母婴护理

# 1 产褥期新妈妈的生理变化

在病床上醒来后，她浑身乏力，看着扁扁的肚子，眼泪就从眼角流了出来。李茜很细心地帮她拂掉了泪珠，柔声说："这是产褥期，在生理上跟产前是完全不同的，你要慢慢习惯。"她微微点点头，轻声说："表姐，这孩子出来了，我也不知道为什么就掉眼泪了。"

产褥期是指从分娩结束到产妇身体恢复至孕前状态的一段时间。胎儿以及胎盘娩出以后，子宫中胎盘剥离的创面完全愈合大概需要 6 周的时间，因此产褥期一般指胎儿娩出以后到产后的 6 周，民间俗称"月子"。这段时间里，女性的生殖系统会发生一系列的改变。

## ♥ 子宫

子宫是这期间变化最大的器官。胎儿从子宫娩出后，子宫要恢复至分娩前的样子，即子宫复旧。子宫复旧是指子宫从胎盘娩出到恢复至未孕状态的过程，这个过程包括子宫体和子宫颈的复旧。

子宫体的复旧主要是宫体肌纤维的缩复和子宫内膜的再生。产后子宫肌纤维会不断缩复，宫体也逐渐变小。产后 1 周，子

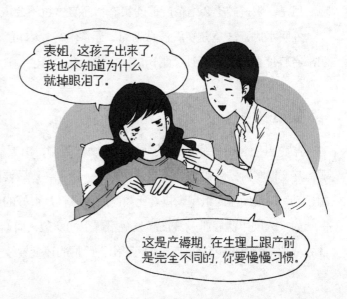

表姐，这孩子出来了，我也不知道为什么就掉眼泪了。

这是产褥期，在生理上跟产前是完全不同的，你要慢慢习惯。

宫将缩至妊娠 12 周大小，产后 6 周子宫将恢复成孕前大小。同时子宫的重量也会逐渐变轻。分娩结束时约为 1000 克，1 周后能减轻一半，为 500 克左右，产后 2 周能减至 300 克左右，产后 6 周则减至 60 克左右，仅比孕前稍重一点点。

胎盘娩出后，子宫内胎盘附着面会缩至原来大小的一半。这样就会导致开放的血窦压缩变窄，开成血栓，出血也逐渐止住。其后，创面表层坏死脱落，并随恶露排出体外。残存的子宫内膜基底逐渐再生并修复。一般情况下，产后第 6 周，宫腔表面除了胎盘附着部位外，都会新生内膜。产后 6 周，胎盘附着部位也会完成修复工作。如果在这段时间里，胎盘附着面因复旧不良出现血栓脱落，就有可能引起我们下面要讲到的晚期产后出血问题。

胎儿通过子宫颈娩出，所以分娩后的子宫颈会变得松软，壁薄，形成皱襞，在子宫颈的外口还会呈现为环状。当然，这也不能包括所有的情况。有的初产妇分娩时子宫颈外口发生了裂伤，这时子宫颈外口就会由产前的环状（未产型）变为产后的"一"字型横裂（已产型）。但子宫颈的恢复比子宫体要快得多，产后 1 周，它就能基本恢复至未孕状态，产后 4 周则能完全复原。

## 💚 阴道及外阴

胎儿通过阴道娩出，分娩过程中阴道的变化也非常大。分娩后，阴道腔的扩张是毫无疑问的，同时，阴道壁也变得松弛，肌张力也会降低，黏膜皱襞都会消失。之后的一段时间里，阴道腔将渐渐缩小，阴道壁肌张力也会渐渐恢复。产后 3 周，黏膜皱襞也会重新出现。但是，阴道腔不会缩至产前的状态，而皱襞也不会恢复至产前的数量。

外阴水肿，这是分娩后最常见的。通常，2~3 天即能自行消退。如果分娩过程中，会阴部有轻度撕裂或进行过会阴切口缝合术，3~5 天也会愈合。

## 💚 盆底组织

盆底组织包括盆底肌及其筋膜。分娩过程中，由于盆底组织过度扩张，弹性就会减弱，甚至很多时候纤维部分还会发生断裂。所以，产后要坚持做一些有助于盆底组织康复的运动，以帮助盆底组织恢复。比如产后体操就是很好的运动。

如果分娩中盆底肌及其筋膜发生了严重的断裂，而产褥期又没有好好休息，过早参加体力劳动，就有可能会致使阴道壁膨出，严重的还会导致子宫脱垂。

## ② 产褥期起居要点

早上护士刚查完房，李茜就来看她了。"就要出院了吧？我告诉你啊，这生产可是女人一生当中最重要的事，可得注意调整好啊。""我妈和婆婆也这样说，可到底要注意些什么呢？"她有点儿犯愁。"我就知道。别着急，我慢慢跟你讲。"

### 💜 一要注意室温

居室应注意保暖和空气流通。冬季室温应维持在 22℃～24℃，夏季室温应维持在 24℃～26℃。夏季室温如果达 29℃以上，温度偏高时应使用空调，但空调设定不可太低，应大于 22℃。湿度保持在 50%～60%，室内可放加湿器和温湿度表来衡量室

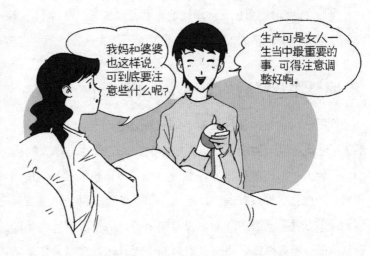

温。每日开窗通风 2 次，通风时产妇和宝宝可到另外一个房间室内，避免直吹，保持空气新鲜，通风良好，光线柔和。但注意不可当风坐卧。

### 💜 二要注意热量

分娩后，为了哺乳，母亲体内储存的能量都会被调动起来。每天，妈妈给宝宝哺乳会

消耗掉大约 600 卡的热量，还需要摄入大约 300~400 卡的热量。这相当于 2 杯牛奶、3 个红薯或 3 个苹果的热量，所以不要过多地补充营养，不然过多的热量就会在腹部和腰部形成厚厚的赘肉，成为新晋妈妈产后的重要烦恼源。

## 💜 三要注意个人卫生

传统上认为：产褥期不能洗澡、不能洗头，怕因此受风受凉留下病根。实际上这种认识是不合理的，"月子"里，新妈妈尤其要注意个人卫生。

"月子"里产妇的会阴部分泌物较多，每天应用温开水清洗外阴部。勤换会阴垫，并保持会阴部清洁和干燥。恶露会在大约产后 4~6 周干净。

建议顺产的妈妈产后 7 天洗澡，剖宫产的妈妈产后 14 天洗澡，但 42 天内禁止盆浴。室温在 20℃~ 22℃。浴水温度在 38℃左右。浴室不要太封闭，不能让产妇大汗淋漓，以免头晕、恶心。需要注意的是产后洗澡应做到"冬防寒，夏防暑，春秋防风"。冬天沐浴必须密室避风，浴室宜暖，浴水须大热，洗涤时不使大汗淋漓。夏天浴室要空气流通，浴水如人体温，约 37℃左右，不可贪凉用冷水。产后触冷，将来可能导致月经不调、身痛等病。而春季风沙较大，尤其北方春风很大，产妇洗浴时也不能开窗户，以免受风。

产后 24 小时即可刷牙，用软毛牙刷温水刷牙。产后 14 天视个人体力恢复的状况，可以洗头；但洗头最好请人代劳，且洗头时间不要太久，洗后一定要热风吹干。

## 💜 四要注意产后恢复性生活的时间

产后何时恢复性生活要视产妇分娩方式而定。一般情况下，产后 6 周就可以进行性生活了。也就是说产褥期不可以有性生活。因为分娩时撑大的阴道黏膜变得很薄，容易受损伤，需要大约 6 周的时间才能恢复。而子宫口也需要一定的时间才能完全闭合。分娩约 1 周后，子宫会变得只有拳头那么大，10 天后继续变小，2 周后会回到骨盆，4~6 周后会恢复到孕前状态。如果在子宫口没有完全关闭的情况下过性生活，细菌就会通过子宫口侵入子宫，再经没有修复好的胎盘附着面侵入母体，容易引起生殖道炎症，如子宫内膜炎、子宫肌炎、急性盆腔结缔组织炎、急性输卵管炎及败血症等。

恢复性生活后就要开始避孕，利用哺乳期不来月经避孕的方法是不安全的。

## 💜 五要注意手术部位的特殊照顾

主要针对侧切术及剖宫产的产妇。侧切术产妇的照顾，我们在前面有过详细的介绍，详见第399页。

剖宫产则要注意刀口部位不要沾水。如果沾水或渗水后，要立刻进行消毒，否则容易产生炎症。分娩后1~2天要消毒一次，敷上消毒纱布，直到拆线后。注意，尽量不要增加手术部位的负担。伤口愈合以后，可以涂上硅制软膏或贴上创可贴。

## 💗 六要注意产后检查

产后10~14天内应进行第一次产后检查，这次检查的主要目的是了解会阴侧切处或剖腹手术部位的恢复情况，一般会有社区医生上门检查。产后42~56天期间，需进行一次产后检查，以确定身体是否完全恢复。顺产的妈妈，需检查会阴及产道的裂伤愈合情况、骨盆底肌肉组织紧张力恢复情况，以及观察阴道壁有无膨出。剖宫产的妈妈，需要检查腹部伤口的愈合情况，子宫及腹部伤口是否有粘连等。

产后检查的项目还包括称体重、测血压、尿常规、血常规，以及其他的常规内科检查，最重要的则是盆腔器官的检查。

盆腔器官检查是最能看出妈妈产后恢复情况的一项检查，内容包括子宫大小是否正常，有无脱垂。子宫位置靠后的产妇应该采取侧卧式睡眠；也可以做膝胸卧位的练习，以帮助子宫复位。

阴道分泌物的量、色、味。产后的6~8周为产褥期，产褥期过后，一般产妇都会排干净恶露。如果还有血性分泌物，颜色暗且量大，或有臭味，则表明子宫恢复不良或子宫内膜有炎症。

子宫颈有无糜烂。如有，要在医生的指导下进行治疗。

子宫的附件及周围组织有无炎症及包块。

## 💜 七要注意产褥热

产褥热，即"产后发热"，是指产褥期内，出现发热持续不退。产褥热与细菌感染有很大的关系，是危及产妇健康的主要疾病之一。产后发热一定要立即看医生，不能当作感冒而忽略，以免病情延误。预防产褥热要合理饮食，均衡营养；保持室内空气流通，室内温度不宜过高；洗澡时用淋浴不用盆浴，冲洗外阴时最好用流水；使用的卫生巾、卫生纸等卫生用品要确保质量；产后要尽早下床活动，及时小便，以免膀胱内尿潴留，影响子宫收缩和恶露排除；恶露期间绝不能同房，以防止细菌感染。还需要提醒的是，除发热外，如果产后突然出汗过多，伴随不适；或恶露异常改变；或小腹、阴道、骶尾部出现疼痛时，都不能随便对待，最好去看医生，以排除产褥热的可能。

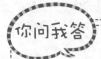

## 产后性生活如何进行？

产后第一次性生活时，新爸爸一定要有耐心，要理解、关怀和充分爱抚新妈妈，并营造浪漫、温馨的气氛，不能一味地考虑自己的需要。如果阴道不能够充分湿润，可以借助润滑油，避免用力过度对阴道造成损伤；哺乳的新妈妈乳房很敏感，不可太用力抚摸，以免引起乳腺炎。需要特别提醒的是，如果分娩后短期内再次怀孕，不但会带来人工流产的烦恼，还会增加手术难度，影响产后身体恢复和母乳喂养，所以产后同房，即使月经未恢复也需避孕。

## 产后什么时候可以上环？

一般顺产后三个月可以上环，剖宫产要半年以上才可以上环。上环是有条件的，若子宫、阴道、宫颈和附件等有炎症，就需治疗后才能上环。正常情况下，月经干净后第三天就可以上环，上环后要休息三天，一周内避免重体力活；两周内禁止性生活和盆浴；如一周后出血或一周内出血较多，要及时就医；放环后应定期复查。

## 夏季产褥期的护理不要捂

夏季坐月子对产妇来说是一项大的考验。坐月子的传统风俗习惯如怕产妇受风而闭门关窗，包头盖被，紧扎袖口、裤角，使产妇处在高温、高湿、通风不良的环境等，严重影响产妇出汗散热，加上产后体质虚弱，就很容易引起大脑内的体温调节中枢发生障碍而产生高热，引起产妇中暑。

夏天温度过高，所以在这个时候分娩的产妇切忌包额头，也不能身穿长衣、长裤和袜子，衣着应以宽大、舒适、简便为原则。住房必须通风凉爽，但应注意不要让风直接吹在身上，以免着凉。

# ③ 注意观察产后出血

她正看着熟睡中的婴儿出神，婆婆急急地走进来。她忙问："妈，怎么这么急？"婆婆喘着气说："旁边产房的一个产妇产后大出血，医生都跑过去了！""啊？会不会很危险？""不知道呢。"婆婆担心地又向门外望了望。

胎儿分娩后，如果经产道生产的产妇出血量超过 500 毫升，或者剖腹生产的产妇出血量超过 1000 毫升，就称之为"产后大出血"。"产后大出血"属产后并发症，可能是早发性的——在产后 24 小时内发生，也可能是晚发性的——在产后 1 天甚至 6 周之内发生。产后大出血的发生率为 2% ~ 4%，因为出血量大，对产妇的伤害较大，因此产后观察出血量非常重要。

## 💜 产后大出血可能的原因

产后大出血多因宫缩乏力、胎盘滞留、产妇软产道损伤或凝血功能障碍等原因引起。

**宫缩乏力**

这是产后大出血最常见的原因。胎盘剥离子宫后，创面必须依靠子宫肌肉层的收缩来迫使子宫内的小血管形成栓塞，从而达到止血效果。如果分娩时出现羊水过多、巨婴、多胞胎等，造成子宫扩张过大，或因催生时间太长、产程过久，造成子宫疲乏，都会影响宫缩，致使宫缩乏力，从而导致不能顺利止血。这种原因引起的产后大出血是早发性的。

**胎盘滞留**

胎盘是母亲向胎儿输送养分的地方，紧紧附着于子宫内壁。当胎儿娩出后，子宫内压力会快速下降，同时催产素也会刺激子宫收缩，阻断子宫与胎盘之间的血流，从而导致胎盘在胎儿娩出后不久即与子宫发生剥离。但有时候胎盘没有完全脱落，或是发生了胎盘植入，或是长出了"副胎盘"，这时就有可能出现一部分胎盘残留于子宫内不能排出，从而引起产后大出血。

### 产妇软产道损伤

软产道包括子宫下段、宫颈、阴道及外阴，每位孕妇在分娩过程中软产道都有可能发生不同程度的损伤。软产道损伤也是造成产后大出血的一个很常见的原因。软产道损伤造成的大出血一般失血速度会很快，常常在伤口缝合还没有完成时就需要输血。但也有时候出血会发生在产后病房里。这时，缝合后虽然伤口外观没有再出血，可是在裂伤较深处却形成血肿，造成产妇发生生命迹象不稳定或会阴肿胀疼痛。

### 凝血功能障碍

如果产妇患有血液病，或者重症肝炎，其后果也是非常严重的，必须高度注意。分娩时一定要到有条件的医院，以免发生意外。

## ♥ 观察出血量很重要

产后大出血发生的原因各异，其危险程度也大小不同。但无论什么原因引起的出血，当失血量达至一定程度，产妇都会有危险。因此护理人员要警惕，保证产妇安全。

产后大出血最明显的症状就是"阴道出血量"。

产妇在产后住院期间，产妇及家属要时刻注意伤口及出血量，一旦发现异常情况要马上通知医生。返家休养的产妇，则要特别注意恶露的量。如果出现恶露量不降反升、腹痛、发烧、伤口红肿疼痛，或其他的异常情况，都要马上到就近的医院进行检查。

## ♥ 药膳调理产后大出血

合适的药膳配合治疗可以使治疗效果更为理想。下面就推荐几例药膳。

### 人参粥

大米 50 克，人参、姜汁各 10 克。大米煮粥，加入人参末、姜汁搅拌均匀；早晚服食。

### 生地益母汤

黄酒 200 毫升，生地黄 6 克，益母草 10 克。将上药同放瓷杯中，隔水蒸 20 分钟后服药汤；每次温服 50 毫升，连服数天。

### 乌蛋饮

乌鸡蛋 3 个，醋、酒各 1 杯。去蛋皮，三者搅在一起，煮成一杯，分 2 次服食；每天 1 剂，连服 5~7 剂。

# 4 产后宫缩痛不要慌

住院3天了，她和宝宝一切正常，医生通知她们可以办理出院了。李茜长吁一口气说："表现真不错呀。宝宝很好，你也恢复得很不错，连产后宫缩痛都没有出现。"她听了笑道："看表姐说的，我多健康呀。对了，宫缩不是生孩子时的阵痛吗? 为什么产后还有宫缩痛呢? ""这是因为产后子宫要通过收缩逐渐恢复到正常大小。有的人子宫收缩很强，所以感觉得到痛感，而有的人则不会有痛感。""我倒是没有宫缩疼，就是怕热……"

产后宫缩是在产褥早期因宫缩而引起的下腹部阵发性剧烈疼痛，多见于经产妇及多胎产妇。

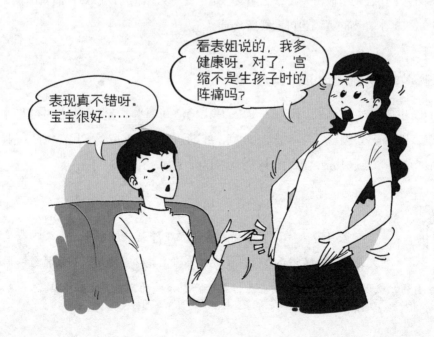

## 产后宫缩痛的原因

产后第一天，子宫依然维持在脐部高度，但之后会每天下降一横指，10~14 天子宫会回复到骨盆内的位置，4~6 周回复到正常体积。子宫只有加强收缩才能完成这个恢复过程，才能实现子宫复旧。所以产后腹部会抽筋般地疼痛，这是宫缩引起的疼痛。

如果胎儿是多胞胎或者巨型胎儿，致使子宫扩张过度，那么就需要更加强烈的宫缩来实现子宫的恢复。所以多胎产妇、巨婴产妇和经产妇更容易发生产后宫缩痛。同时，哺乳时反射性催产素分泌增多刺激子宫加重宫缩，所以给宝宝哺乳时，也经常会出现宫缩痛。

## 产后宫缩痛的处理

一般情况下，产后宫缩痛会在产后 1~2 日出现，4~7 日后逐渐减弱，产后 6 周时，可能就完全感觉不到了，所以并不需要进行特别的处理。但是，如果产妇疼得受不了的话，也可以采取一些办法来缓解疼痛。

**服用止痛药。**记住，一定要遵医嘱，切不可自行乱服药。

**热敷。**可以用热水袋热敷以缓解疼痛。注意水温不要过高，以免烫伤。

**姜汁加米酒按摩。**姜汁性温，有驱寒的作用，而米酒则有舒筋活血的功效。用姜汁加米酒按摩小腹，能有效地缓解产后宫缩痛。

**中医针灸。**用针刺中极、关元、三阴交、足三里等穴位也可以解缓产后宫缩痛。

**食疗。**红糖水、热的黄酒也可以缓解疼痛。

## 缓解产后宫缩痛的小偏方

有的医生会嘱咐有产后宫缩痛的产妇，用山楂泡红糖水或者用干姜粉冲红糖水喝，这样的小偏方也能有效地止痛。取山楂 100 克，红糖适量，水煎取汤服用，每日 1 剂。

一般情况下，连服几剂，产后宫缩痛就能逐渐缓解，并最终消失。

温馨提示　　分娩 4~7 天后，宫缩疼痛会逐步下降到最低水平。如果疼得非常厉害，是否需要服用止疼药，请务必在医生指导下使用。如果持续一周这种疼痛没有得到缓解，请一定要去看医生，排除产科疾病的可能，比如感染等。

# ⑤ 打造产后饮食方案

"到处都在叫卖'月子餐'，你说他们做的月子餐就比家里自己做的好？"婆婆看着那些月子餐的宣传页直撇嘴。她知道老太太非常要强，这肯定又是跟人杠上了，便笑道："只要我们自己多注意一下，做的月子餐肯定比他们做的更营养。"婆婆显然很满意她的话，不屑地说："你等着吧，马上你就知道我的手艺了。"她乖巧地说："我在怀孕的时候就已经知道妈厨艺了得啦！"

## 💜 精、杂、稀、软四原则

精。产后饮食宜精不宜多。如果摄入过多，只会增加热量，进一步增加妈妈的体重，给产后身形恢复带来更大的困难。所以不妨以高蛋白、高热量食品为主，少而精，从而为母乳喂养提供足够的营养。

杂。传统坐月子，忌口特别多，甚至蔬菜水果都要忌口，这显然是不科学的。产后妈妈要达到饮食均衡，就必须做好荤素搭配，品种丰富。

稀。这主要是针对水分的要求。母乳喂养的妈妈要分泌乳汁就必须多吃含水分高的食物。喝汤是一个很好的办法，不但能补充水分还能增加营养。但是要注意，产后头两天不要着急喝催乳汤，因为妈妈的很多乳腺管

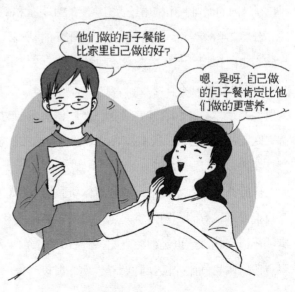

他们做的月子餐能比家里自己做的好？

嗯，是呀，自己做的月子餐肯定比他们做的更营养。

还没有完全通畅，乳汁分泌太多又出不来，会让新妈妈胀奶的。可以喝一些清淡的蛋汤、鱼汤等。油汤也要少喝，汤里的油多了，奶汁中的脂肪含量也会增加，新生儿的消化功能还不完备，奶中过多的脂肪有可能会让宝宝拉肚子。

**软。**这主要是指食物要细软。坚硬的、油炸的食物则要忌口。产后很多妈妈有牙齿松动的情况，过硬的食物会对牙齿造成进一步的损害。油炸的食物热量高又油腻，所以要少吃。

## 💗 常见的三大月子饮食误区

### 误区一：产后不能吃蔬菜水果

这个观点显然是片面的。产后应忌食生冷食物，但非所有的蔬菜水果都不能吃。蔬菜水果中含有大量的维生素和纤维素，适当进食对产妇的身体恢复大有裨益。当然，冷饮、冷菜、凉拌菜等，产妇确实不能吃。一些性寒的水果蔬菜，如柚子、猕猴桃、甘蔗、西瓜、甜瓜、苦瓜、荸荠、慈姑、蕹菜、苦瓜等，产妇也应少吃。

而另外的一些水果则是非常适合产妇食用的。

**香蕉。**香蕉中含有大量的纤维素和铁质，有通便补血的作用，这正是产妇特别需要的。产妇活动少，肠胃蠕动慢，容易便秘，而且分娩时失血量大，需要补血。

**橘子。**橘子中含维生素C和钙质较多，维生素C能增强血管壁的弹性和韧性，防止出血，这对预防产后大出血很有益。而钙是构成婴儿骨骼牙齿的重要成分，妈妈摄入钙质多就会通过乳汁供给宝宝。橘核、橘络（橘子瓣上的白丝）还有通乳作用，可以预防乳腺不通。

**山楂。**山楂酸、柠檬酸能够生津止渴、散淤活血。不仅能帮助产妇增进食欲，还能帮助排出子宫内的淤血。山楂中还含有丰富的维生素和矿物质，对产妇的身体恢复大有帮助。

**红枣。**中医认为，红枣是水果中最好的补药，具有补脾活胃、益气生津、调整血脉、和解百毒的作用，尤其适合产后脾胃虚弱、气血不足的人食用。

**桂圆。**分娩时不宜吃桂圆，但产后则可放心食用。中医认为，桂圆味甘、性平、无毒，入脾经心经，为补血益脾之佳果。产后体质虚弱的人，适当吃些新鲜的桂圆或干燥的龙眼肉，既能补脾胃之气，又能补心血不足。与桂圆性状相似的荔枝，产妇也可放心食用。

### 误区二：产后要大补

产后补不补、如何补，要分清体质区别对待。如果不视个体差异，一通乱补，不仅无益反而有害。有的产妇体质偏热，如果在热还没有退的时候就开始大补气血，就会加重原有的不适症状。这也是很多产妇在产后1周或前半月都会因为过度进补而出现问题的原因。只有正确调和气血才能及时调养体质，促进身体的恢复，避免出现月子隐患。

误区三：产后不能吃盐

有些地方不让产后的新妈妈吃盐，认为盐在人体内会产生凝固水分或血液的作用。这个显然是不对的。产后妈妈出汗多，乳腺分泌旺盛，体内很容易缺水和钠盐，需要补充适量的盐分。但是，就像我们平常的饮食一样，盐的摄入量也不宜过多。

## 产后三周饮食计划

产后的饮食只要做到上面提到的四原则，避免三大误区，按营养搭配的原则，做到饮食均衡即可。有热心网友曾在网上发表自己产后三周的饮食计划，非常科学合理，我们完全可以借鉴。

第一周：以清除恶露、促进伤口愈合为主

- 可以鸡汤、肉汤、鱼汤等汤水类进补，但是不可加酒。
- 错误观点：猪肝有助排恶露及补血，是剖宫产产妇最好的固体食物选择。

注意：猪肝、鸡肝、鹅肝、鸭肝、鸽子肝等所有的肝类食品都是回奶食品，产妇千万不能吃！有人就曾在产后吃了酒席上的很多鹅肝（因为炒得太好吃，她也不知道那是鹅肝），结果本来奶水充足的她第二天就没有一点儿奶水了。

- 甜点也可以帮助排除恶露。但是红糖最好忌食，因为会导致恶露不尽。
- 鱼、维生素 C 有助伤口愈合。
- 药膳食补可添加枸杞、红枣等中药材。

第二周：以防治腰酸背痛为主

- 食物部分与第一周相同，药膳部分则需改用杜仲。

第三周：开始进补

- 膳食可开始使用酒。
- 食物部分与第一周相同，可以增加一些热量，食用鸡肉、排骨、猪脚等。
- 口渴时，可以喝红茶、鱼汤。
- 药膳食补可用四物、八珍、十全（冬日用）等中药材。

**温馨提示**

### 新妈妈不宜多食味精

谷氨酸能与婴儿血液中的锌发生特异性的结合，生成不能被机体吸收的谷氨酸，而锌却随尿排出，从而导致宝宝缺锌。所以，为了防止宝宝缺锌，新妈妈尽量少吃或不吃味精。

# 6 运动助恢复

虽然之前心里也有小暗喜，因为老公说不管她变成啥样都喜欢，但看到镜子里的自己，朵朵妈还是不淡定了，孩子都已经生出来了，可腹部并没有缩小多少，原来让她最自豪的小蛮腰哪里还有，再想起电视上那个明星妈妈，好像孩子刚满月出来亮相，身材就跟原来一样了。她不由得暗暗下定决心，一定要运动减肥，恢复之前的体型。

相信很多女性都和她一样，看着分娩过后自己松弛、不再平坦的腹部、粗粗的四肢和不再纤细的腰，心里会很失落。就想立即开始运动，甩掉多余的脂肪，重新恢复产前的光彩照人。不过需要妈妈注意的是，产后什么时候开始运动，运动的种类、强度和方法是需要根据产后恢复程度来科学计划和安排的，否则不但产后身体难恢复，还可能造成运动伤害影响身体健康。

## ♥ 产后多久能运动

自然分娩的妈妈：产后 1 天后就可以下床走动，2~3 天后可做一些收缩骨盆的运动；产后 2 星期可以做柔软体操或伸展运动。但要特别注意，若顺产后有产后大出血的情况，则要遵医嘱。

剖宫产的妈妈：视伤口愈合情况，一般产后 1~2 内天少活动、宜静养，但可练习翻身、坐起，第 3 天后可下床适当活动；月子过后可开始做伸展运动，而产后 6 ~ 8 周后才适合做锻炼腹肌的运动。

产后适当运动有助于恶露排除和子宫恢复，但强度一定不能大，怀孕导致的子宫、骨盆底肌及内脏器官等部位的变化需要时间慢慢恢复，像急拉、弹跳、不稳定的运动，产后 6 周内一定要避免。

## 💗 月子里就可开始的运动

### 会阴收缩运动

这项运动能增强骨盆第肌肉强度，对促进阴道恢复、预防子宫脱垂和预防改善尿失禁都很有帮助，还能提升性爱乐趣。如果妈妈身体状态许可，产后第 1 天就可开始做这项运动。

做法：仰卧或侧卧，吸气同时紧缩阴道周围及肛门口肌肉，闭气，持续 1~3 秒慢慢放松呼吸，每天练习 4~6 次，每次重复 25 次。任何时候如刷牙、喂奶、听音乐……都可以开始这项练习。

### 胸部运动

为了更好地分泌乳汁哺乳宝宝，并预防乳房变形、松弛下垂，维护乳房弹性，产后第 3 天开始就可开始做这项练习。

做法：平躺，手平放两侧，然后双臂在身体左右两侧抬起伸直，之后在胸前上举，再将双臂移到头两侧伸直平放，最后回原位，重复 5~10 次。

### 臀部运动

为了帮助子宫尽快收缩恢复，收紧腹部、臀部和大腿肌肉，可以从产后第 7 天开始练习这项运动。

做法：平躺，双腿伸直，先将左腿弯起，脚跟靠近臀部，然后伸直放下，换右腿做同样动作，之后在双腿同时弯起，停顿片刻再伸直双腿，身体复原，练习时可重复 10 次。2 周之后，如果身体觉得舒适，可加入臀部和腿部抬起练习。

## 💗 产后运动提醒

### 运动要循序渐进，从简单关节运动开始

产后运动一定不能着急，要根据身体恢复程度逐渐增加运动强度，6 周内，受孕激素影响，产后会关节松弛，运动可从简单的关节活动练习开始，尽量不做关节负重大的动作，如跳跃、奔跑等，并避免压迫乳房的动作，如采用趴着、膝盖和胸部着地的姿势。

### 运动时别憋尿，运动中要适当补水

产后运动应在饭后 1 小时以后再进行，在运动之前，最好去一趟卫生间；运动过程中要适当补水，一般每 15 ~ 20 分钟可以补充 100 毫升水。

### 热身运动不可少，并应在运动前给孩子喂奶

42 天产后检查后，如医生允许，才可开始更剧烈的运动，如跑步、有氧运动、游泳等

时，以免过大的运动强度导致手术创面或外阴切口遭受损伤。运动前，要先做 5 ～ 10 分钟的热身训练。并且因为运动之后，身体会产生大量的乳酸，会影响乳汁质量，所以最好在运动前给孩子喂奶或是锻炼后过 3 ～ 4 个小时再给孩子喂奶。

**运动着装要舒适**

运动时要有一双合脚的鞋，孕期和产后脚的尺寸变大，如果鞋码变小，要换大号；胸罩应有良好支撑，避免摩擦乳房或受到重力牵拉；运动衣要宽松、舒适，易吸汗、透气性好。

**最好有医生或专业运动教练指导**

这样才能保证锻炼效果，又相对安全，也有人督促坚持锻炼；运动中出现问题要终止锻炼，

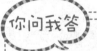

## 为什么产后一直没能恢复孕前体重？

产后减掉孕期增加的多余脂肪，恢复孕前体型、体重是需要时间的，不能操之过急。妈妈可看看自己有没有忽略以下几方面：

运动是否持之以恒。孕期体重不是一天增加的，所以恢复也要慢慢来，要保证运动的持续性，每周甚至每天都要留出锻炼时间。

每天摄入的热量是不是科学。每天摄入的热量不能超过哺乳和维持自己正常生理功能的需要。一般情况下中等活动量的妈妈一天大概需要 2500 千卡的热量，如果希望每周体重下降 0.25 千克，就要减少 250 千卡热量。

膳食是否平衡。减少每日摄入的食物热量，可以从减少高脂、高糖等热量高的食品入手，不应减少食品种类，尤其是母乳喂养的妈妈更要注意膳食营养结构。

## 产后哺乳期减轻体重要控制，不要急于求成

**温馨提示**

根据美国妇产科医师学会（ACOG）的建议，哺乳时每周体重减少超过 1 磅（1 磅 =453 克）就可能对对婴儿的成长有负面影响。如果未进行母乳喂养，则建议新妈妈们每周减去 1 ～ 2 磅的体重。如果产后体重在一周内减轻太多，那么需要减少运动量。十月怀胎增加的体重想短短几周内就恢复是有难度的，操之过急不但身体受不了，还可能使计划落空，所以妈妈不必太焦虑。只要注意运动锻炼和膳食结构，即使产后 3 个月内体重没有减少，6 个月后也就可能恢复了，而宝宝 1 岁时大多数妈妈都能恢复孕前的体型和身材。

# 7 哺乳

望着怀里正起劲地吧唧吧唧吸着奶的孩子，她的心里涌起一阵幸福感。是啊，要不是她坚持，可能孩子就不会像现在这样完全吃母乳了。刚开始喂奶时可费劲了，奶量不够，孩子饿得直哭，后来左边的乳房还肿胀变硬，让她疼得不行，可她就是宁愿自己忍痛，也要坚持喂，因为表姐跟她说过，成功母乳喂养靠的是：信心＋技巧学习＋不轻易放弃。现在看来，这份坚持挺值的，虽然当时自己挺难的，家里人也心疼得不行。

母乳喂养，是上天赋予妈妈的一种本能，正常情况下每个健康的妈妈都具备喂养自己宝宝的身体条件，遗憾的是由于这样那样的原因，不少妈妈没能实现母乳喂养。失败的原因很多，但心理因素占很大的关系，因为乳汁分泌和心理状态有很大关系。积极稳定的情绪、坚持母乳喂养的信念和克服喂养困难的信心，再加上喂养技巧的学习，会影响乳汁分泌，对成功实现母乳喂养很关键。

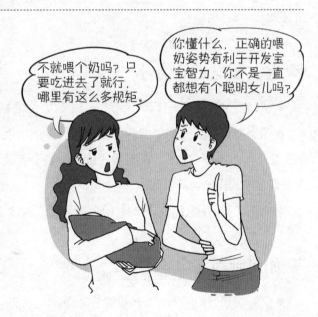

## 💗 早接触, 早吮吸, 早开奶

宝宝娩出后，如没有特殊原因需母婴隔离的话，妈妈应马上将宝宝抱在怀里，同时不管有没有乳汁都让宝宝吮吸乳头，宝宝和妈妈皮肤的接触及宝宝的吮吸，能够最大限度地刺激妈妈脑垂体分泌催产素和催乳素，从而增进乳房泌乳和促进子宫收缩复旧，所以产后最初几个小时，做到"三早"十分重要。剖宫产的妈妈可能无法在术后马上让宝宝吸吮，这也没有关系，只要妈妈有这种意识，尽早进行就好。"三早"之间相辅相成，紧密相连，是成功母乳喂养的基础。

## 💗 珍惜初乳

　　怀孕后妈妈的乳房就开始为哺乳做准备了，宝宝一出生，初乳就随之而来。产后2~3天内分泌的黄色或金黄色的乳汁就是初乳。之后，乳汁分泌增加，初乳就会被正常的乳汁取代而呈奶白色。初乳虽然量少，但营养价值非常高，据科学分析，初乳内含有的蛋白质是正常奶汁的 5 倍多；初乳还有含有大量免疫球蛋白，能保护新生儿抵抗各种疾病的侵袭和感染，能增强新生儿机体免疫力。而且，初乳中含的脂肪量没有后期乳汁高，非常适合刚出生、胃肠道消化和吸收脂肪能力弱的新生儿；此外，初乳中还含有大量对婴儿生长发育有促进作用的锌，有研究测定分娩后 12 天内初乳中含有的锌，平均浓度为血清锌的 4 ~ 7 倍。因此，妈妈产后一定要让宝宝及早吮吸初乳，千万不要挤掉初乳。

## 💗 宝宝要吃奶的信号

● 哭闹。宝宝哭闹不代表一定是宝宝饿了，但饿是哭闹的大部分原因。

● 吸得专注、有力。宝宝想要吃奶时，会用小嘴找乳头。当把乳头送到他的嘴边时，他会急不可待地衔住乳头，满意地吸吮。一般宝宝饿了时会吃得非常认真，吮吸得很有力量，很难被周围的动静打扰。

● 奶涨。母子连心，奶涨的时候一般也是宝宝饿了的时候。

## 💗 如何判断宝宝吃饱了

● 宝宝吃奶开始漫不经心，吸吮劲减弱。

● 有一点儿动静就停止吸吮，甚至放下乳头，转头寻找声源。

● 用他的小舌头把乳头抵出来，再放进去，还会抵出来，如果这时妈妈再试图把乳头送给他，他会把头转过去，不理睬，甚至会以哭来抗议妈妈的强迫。

● 妈妈的乳房从充盈变得柔软，奶水大部分被宝宝吸走。

## ❤ 剖宫产后的母乳喂养

一般来说，剖腹产妈妈术后腹部带有伤口，要平躺几个小时，还要禁食，起身让宝宝吸吮乳汁是件痛苦的事情，而且剖宫产的妈妈下奶晚，不像自然分娩那样很快就感觉到乳房胀痛和子宫收缩，所以母乳喂养开始时难免相对困难。但无论是从妈妈的子宫恢复还是对宝宝的营养供给来看，母乳喂养都是最佳方案，只要妈妈能克服伤口疼痛和哺乳体位的困难，剖宫产妈妈和顺产妈妈没有区别，一样能成功母乳喂养。

早吮吸对于剖宫产的妈妈来说尤其重要，一旦宝宝开始吮吸乳房，体内激素就开始泌乳调节，错过最初让宝宝吸吮的时期，日后想实现纯母乳喂养就会比较痛苦，所以妈妈千万别因为喂奶姿势痛苦，或担心影响伤口愈合而拒绝宝宝吸吮。宝宝出生后的2~3天内要每隔两三个小时就喂一次宝宝，以让宝宝充分吸吮促进开奶。

正确舒适的体位和宝宝衔乳的姿势，能够增强妈妈哺乳的信心，从而达到良性循环，使乳汁更加充沛。下面两种体位姿势比较适合剖宫产妈妈。

床上坐位哺乳。背后垫上舒服的靠垫，枕头或棉被叠放在妈妈身体一侧，高度约在乳房下边缘（可根据个人情况自行调节）。抱起宝宝，宝宝臀部放在垫高的枕头或棉被上，腿朝向妈妈身后，妈妈用胳膊抱住宝宝，使他的胸部紧贴妈妈的胸部。妈妈用另一只手以"C"字形托住乳房，让宝宝含住乳头和大部分乳晕。

床下坐位哺乳。妈妈坐在沙发或舒服的椅子上，身体靠近床边，并与床的边缘成一夹角。把宝宝放在床上，用枕头或棉被把他垫到适当的高度，使他的嘴能刚好含住妈妈的乳

**温馨提示**

### 喂奶最好用"C"字形

"C"字形是用一手的拇指轻轻下压乳晕部分，以防乳房堵住孩子鼻子，其他的四只手指并拢，呈"C"字形，从下面托起乳房，在孩子嘴张大时，迅速地将乳头包括乳晕送入孩子口中。由于我们大多数人的乳房并不是标准的馒头状，很多人会稍稍下垂，"C"字形能很好地承托起乳房，让孩子更容易含接。而且，一边喂奶，四指还可以轻轻来回按摩乳房，达到疏通腋下几条乳腺管的作用，可谓一举两得。至于那种用食指和中指夹着乳房喂奶的"剪刀手"，手指刚好夹住乳晕，而乳晕处正是乳腺管的出口，长期采用容易导致某些乳腺管堵塞，所以不建议采用。

头。这样妈妈就可以环抱住宝宝，用另一只手呈"C"字形托住乳房给宝宝哺乳。

## 💚 哺乳期间应避免的食物

- 会抑制乳汁分泌的食物，如韭菜、麦芽、人参等。

- 有刺激性的食物，包括姜、蒜、辣椒、葱、酒、咖啡及酒精等。

- 香烟。哺乳期妈妈最好能戒烟，并避免吸入二手烟。

- 药物。如果哺乳期间妈妈生病，要主动告诉医生自己在哺乳期，遵医嘱用药，能不用药尽量不用。

- 易致敏的食物。母乳喂养宝宝过敏往往与哺乳妈妈饮食有关，海鲜等易使宝宝过敏的食物，哺乳期要避免吃。

- 油炸食品、膨化食品。这类食品不易消化，热量偏高，添加剂多，应避免摄入。

- 过于油腻的食物。因哺乳妈妈饮食过荤，可能导致宝宝腹泻。

## 💚 护理好乳房

哺乳期乳房是宝宝的粮仓，做好乳房护理，对妈妈及宝宝都有好处，不仅保证乳房泌乳通畅，还能维持乳房的健康、坚挺和完美。宝宝是靠吮吸奶头来获取母乳的，乳头承受的摩擦多，容易损伤。护理时，乳头表面如果有积垢和痂皮，要用植物油（橄榄油、麻油、豆油）或矿物油（石蜡油）外敷变软后，再用温和的乳液和热水做到彻底清洁。每次授乳前和授乳后都要用温开水轻轻洗净乳头和乳晕，保持局部清洁和干燥。

宝宝的吮吸是保证乳房通畅，预防乳腺炎的关键，为此哺乳妈妈喂奶的次数和时间安排要有规律，让宝宝勤吮吸，每次喂奶10～15分钟，吮不完的乳汁要吸净。乳房排空不但能防止乳汁潴留引起乳房结块，还利于促进乳汁分泌。

合适的哺乳胸罩能给乳房提供良好的支撑，为了预防哺乳期过后乳房变形、下垂，哺乳期不能嫌麻烦不穿胸罩。要选择尺寸合适的胸罩，免得戴太紧压迫乳房，影响乳腺分泌乳汁；戴得太松又起不到支撑作用。

为了防止哺乳后乳房一大一小，每次哺乳时要吃完一侧再吃另一侧，并每次轮换先喂奶的乳房，也就是这次喂奶先吸左侧，下次喂奶时就要先吸右侧。每侧乳房都有排空的时间，泌乳均等，大小就会一致，如果总是只先吃一侧，吸得多的一侧泌乳会越来越多，乳房会越来越大，最后双侧乳房大小不一。

## 哺乳疼痛和乳腺炎预防

母乳喂养时，特别是初产妇，如果乳头护理不当，婴儿吸吮姿势不正确或妈妈未能掌握正确喂哺技巧，都可能出现哺乳疼痛，甚至发展成乳腺炎。哺乳第一周这种情况常常发生，为此妈妈们一定要注意下面几个方面：

**宝宝含乳姿势**。喂奶前先用手指轻挠孩子的一边嘴角，等宝宝嘴巴大大张开的时候，将乳房凑向他，乳房皮肤轻轻碰着宝宝鼻子，宝宝的下巴紧贴着乳房，让宝宝的嘴巴含住母亲的整个乳头和大部分的乳晕，而不仅仅是乳头，因为乳腺开口集中在乳晕下面。

**喂奶时间**。每次喂奶时间别超过20分钟，尤其在母乳喂养的初期，乳头长时间被宝宝含在嘴里，可能会损伤乳头皮肤，导致乳头破损、感染。

**别强拽**。喂奶完毕，一定要待宝宝口腔放松乳头后，再将乳头轻轻拉出，硬拉易致损伤乳头。

**保持湿润**。乳头皮肤干燥，加上宝宝吸力过大，极易损伤乳头，所以喂奶之前，先清洁乳头，然后挤出一些乳汁湿润乳头后，再喂宝宝。

**勤哺乳**。有利于排空乳汁，防止乳汁潴留造成乳腺堵塞。

### 如果乳头破裂，怎么办？

如果乳头疼痛剧烈或乳房肿胀，以致婴儿不能很好地吸吮乳头，可将乳汁挤出，用小杯、小匙或奶瓶喂养婴儿，暂时停止哺乳24小时。如还继续哺乳，可从疼痛较轻的一侧乳房开始喂，喂时让宝宝含住乳头和大部分乳晕，同时调整宝宝吸乳时的位置，让宝宝的吸吮力分散在乳头和乳晕四周。乳汁有抑菌作用，且含有丰富的蛋白质，有利于乳头皮肤的愈合，哺乳后可以挤出少量乳汁涂在乳头和乳晕上，待稍干后，还可在乳头上再涂一薄层水状的天然羊毛脂，这于宝宝无害，哺乳前也不用刻意擦掉。另外要穿稍宽松的内衣和文胸，能方便空气流通，利于损伤皮肤愈合。需要提醒的是，如果妈妈在喂奶过程中不仅是乳头疼，还有乳房肿胀并伴随着疼痛，且喂乳时疼痛感更强，或有肿块，伴有发热等症状时，就可能是患上了乳腺炎，这就要尽快去医院就医，以免症状进一步恶化。

# 8 剖宫产妈妈产后宜与忌

"原来剖宫产并不比顺产舒服，伤口可疼了。"中午，她的好朋友晓玲给她打来了电话。晓玲也生了，比她还要早几天，她是剖宫产的，一是因为怕生孩子疼，二是想为孩子的出生挑个好日子。她笑道："看你怕疼吧！其实顺产恢复起来更快呢。"电话那头晓玲也很后悔，蔫蔫地说："还有肚子上那条疤，特难看！"

剖宫产的女性产后会比顺产有更多的疼痛，也需要更精心的护理。

## ♥ 剖宫产产后四宜

**一宜侧卧**。手术后，麻药作用会消失，伤口的疼痛变得真真切切，这时应该侧卧。侧卧可以减轻身体移动时对切口的牵拉而引起疼痛。同时，侧卧也有助于子宫恢复，所以宜多侧卧。但也要避免身体过度侧曲，易对切口造成不好的影响，最适宜的卧姿是身体和床形成20~30度角，也可在背后用被子或毛毯垫上。

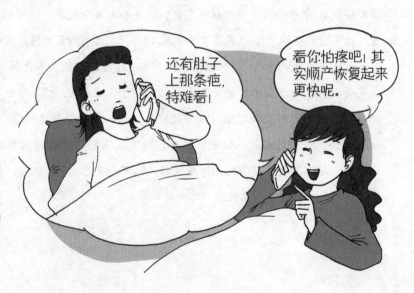

**二宜适量运动**。恢复知觉后，产妇应该进行温和适度的肢体活动。24小时后应该练习翻身、坐起，接着可以下床慢慢活动。这样能增强胃肠蠕动，尽早排气，还可预防肠粘连及血栓形成而引起其他部位的栓塞。千万不要做激烈运动。

**三宜及时排便**。排便需要腹部用力，而许多剖宫产产妇不敢用力，以避免牵引伤口引起疼痛。这样一来，大小便就不能及时地排泄掉，以致形成尿潴留和大便秘结。所以，手术后产妇要及时地大小便。这时也可以用一些药物帮助排便，比如开塞露、四磨汤口服液、益母草胶囊都是很好的选择。

一般于手术后第二天补液结束就可以拔掉留置导尿管了，之后3~4小时应及时排尿。卧床解不出来可以下床去厕所解，再解不出来要告诉医生，直至能畅通排尿为止，以防形成尿潴留。

**四宜严防感冒**。感冒咳嗽会影响伤口的愈合。剧烈的咳嗽甚至可造成切口撕裂。所以产妇要严防感冒，万一患上感冒则要及时治疗。

## ♥ 剖宫产产后三忌

**一忌平躺**。平躺对子宫收缩疼痛最敏感。在麻药作用消失后，平躺的产妇就会感受到伤口和宫缩的双重疼痛。而且长久平躺易长褥疮。

**二忌过饱**。术后进食过度，会导致产妇腹胀，增高腹压，延缓康复。所以，术后6小时内要禁食，以后逐步增加食量。而手术前的最后一餐禁食鱿鱼类食品，会影响伤口修复。术后也不要吃太多鱼类食品，同样会影响伤口的修复。

**三忌大笑**。大笑会牵拉伤口，影响伤口的愈合。咳嗽、恶心、呕吐时，要用手压住伤口两侧，防止缝线断裂。

## ♥ 伤口护理宜与忌

剖宫产的产妇一般会住院至拆线后再出院。在医院期间，医护人员会帮助护理伤口，新妈妈们无须操心，但回家后，伤口的护理就需要新妈妈们自己多留意了。

**宜贴弹力胶**。拆线后可以立即用硅胶弹力绷带或弹力网套等敷料加压包扎，这样可以有效预防疤痕的外凸。

**忌阳光暴晒**。阳光直接暴晒伤口会使疤痕颜色加深，不利于美观。敏感型体质女性剖宫产伤口恢复时，可能需要专业的帮助和指导。

**宜谨慎处理疤痕瘙痒**。刀口结疤2~3周后疤痕开始增生。此时，疤痕会局部发红、发紫、变硬，并突出皮肤表面。这种状态短的要持续 3 个月左右，而长的则会持续半年。再往后，疤痕将逐渐变平变软，颜色变成暗褐色并开始痛痒。特别是在大量出汗或天气变化时，有的人往往会刺痒难忍，甚至抓破见血。正确的处理方法是涂抹一些外用药止痒，如肤轻松、去炎松、地塞米松等。不要用手抓，或用衣服摩擦、用水烫洗，这些行为只会加剧局部刺激，使结缔组织产生炎性反应，引起更进一步的刺痒，形成恶性循环。

**警惕子宫内膜异位症。**正常情况下，子宫内膜覆盖于子宫体腔面，如果子宫内膜在身体其他部位生长，即可成为子宫内膜异位症。剖宫产产妇常在伤口部位出现子宫内膜异位症，表现为经期伤口处持续胀痛，且一月比一月严重，后期可出现硬块。一旦出现此类症状，应及早去医院就诊。

## ♥ 饮食调理

因手术后造成创伤及产后母乳的喂养，新妈妈体能消耗很大，出院后要增加营养，家人一定要打破陈旧的观念，合理安排新妈妈的膳食，让新妈妈获得丰富、均衡的营养，以利于伤口的尽快愈合。但是，剖宫产有伤口，同时产后腹内压突然减轻，腹肌松弛，肠子蠕动缓慢，容易产生便秘，所以在饮食安排上也要与自然生产有一定的差别。

手术后 12 小时内，产妇可以喝一点儿温开水，以刺激肠蠕动，等到排气后，才能进食。刚开始进食的时候，以流质半流质食物为宜，然后再向软质食物、固体食物渐进。

剖宫产产妇要遵守下面的这些饮食禁忌：

● 尽量不要吃深色素的食物，避免疤痕颜色加深。

● 不要摄入咖啡、茶、辣椒、酒等刺激性食物。

● 不要吃油腻的食物。

● 术后 1 周内禁食蛋类及牛奶，以避免胀气。

温馨提示

### 剖宫产妈妈可多侧卧喂奶

宝宝比大人更易出汗，尤其是头部，常在吸奶的过程中汗水淋淋。如果产妇抱着宝宝喂奶，手部就会沾上汗，从而影响恢复。这时，妈妈可以侧卧喂奶。如果妈妈想抱着宝宝喂奶，最好先垫上吸汗巾再抱宝宝。宝宝身体更热并且有一定重量，尽量不要让宝宝压到伤口部位。妈妈可以选择坐在沙发上，把脚放于茶几等高处，或手上垫些东西再抱宝宝。

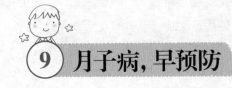

## 9 月子病，早预防

终于回家了，她浑身舒畅，抱着宝宝就舍不得放下来。婆婆提醒她说："别抱太久了，当心月子病！"她惊奇地问道："什么是月子病呀？"婆婆说："就是月子坐得不好冒出来的病。""那会冒出来什么病呀？""那可多了。比如手疼啊，腰疼啊，头疼啊……反正，所有身上不舒服的病，如果月子没坐好都容易种下病根来。"她听得更迷惑了。

月子病是分娩（包括流产）之后一个月内所受到的外感或内伤而引起的疾患。中医认为，女性在生产后，因筋骨腠理大开，身体虚弱，内外空疏，如果此时不慎使风寒侵入，或大怒大悲，或过多房事，都能引起月子病。月子病会引起全身一系列的寒凉病，如月经失调、脾胃虚寒、关节疼痛等。

### 🤍 手腕和手指痛

月子病的表现之一是手腕和手指痛。月子里需要不停地给宝宝喂奶、换尿布，手腕和手指经常会操劳过度。这时，如果一不留神，再受到风寒侵袭，就会使风寒淤滞，引起疼痛，写字、拿筷子、举怀子及拿奶瓶都会引起腕部和手指的酸痛感。如果当时没有及时治疗调整，甚至会形成伸腕肌腱炎和腕管综合征，给日后的工作生活带来无穷的烦恼。

要防止出现这种状况，首先就是防止风寒侵入。保持室内干燥温暖，不要有直吹的风。洗浴时一定要保持水温，时间也不宜过长。其次，要保证良好的休息，手腕和手指的活动要适度适量。如果出现疼痛，最好看医生，配合医生的治疗，不要自行按摩或贴膏药。

## ❤ 腰背疼痛

因为分娩，腹部的肌肉及韧带都变得松弛起来，并且很不稳定。这样，腰背部就失去了稳定的支撑，如果经常进行腰背部运动，腰背部会特别容易酸痛。如果同时伴有恶露排出不畅，那就更是雪上加霜。

要防止出现这种状况，最有效的办法就是减少腰背部的运动。比如给宝宝换尿布、衣服和喂奶尽量坐着，不要弯腰。抱宝宝时多让宝宝坐在妈妈的骨盆上，减少站立，以防止妈妈的腰部过度后伸。同时，也要谨防腰背部受凉，要注意保暖。爱美的女性要注意，过早地穿高跟鞋也会导致腰背疼痛。

## ❤ 奶疖

奶疖的成因是由于部分乳腺管不通，致使乳汁淤积在乳房内而引起疖。如果有乳疖，乳房会有硬块并有触痛。

出现乳疖后，如果不是很肿大，也不是很疼的话，可以按摩。按摩时先从乳房外缘向乳晕方向稍稍用力按摩，一下一下，就像向外挤奶一下。也可以用热敷加宝宝吸的方法。热敷时，可以用热毛巾也可以用热水袋，每次持续 5 分钟左右。

如果奶疖肿大，并且很疼，那就不要用热敷了，涂抹鱼石脂软膏是很有效的办法。晚上睡觉前涂一层，然后用纱布和医用橡皮胶带贴起来，以防染到衣服上。白天则可以改用冷敷加按摩。冷敷能够让奶水分泌减少，从而减轻肿块处的压力，并且会减少疼痛感。

如果长奶疖，饮食也要注意，少吃油腻的东西。豆浆中的软磷脂有助于通奶疖，长奶疖的妈妈们不妨多喝。

## ❤ 乳腺炎

乳腺炎是指乳腺的急性化脓性感染，如果疖没有及时处理，而乳头又正好破损，病菌就会从各种途径入侵，造成感染，形成乳腺炎。初起，乳房肿胀、疼痛，肿块压痛，表面红肿、发热；继续发展，症状加重，乳房出现搏动性疼痛。任其发展，炎症能够在数天内软化，形成乳房脓肿。患有乳腺炎后，若治疗不当危害性非常大，脓肿有可能穿破胸大肌筋膜前疏松结缔组织，形成乳房后脓肿；或乳汁自创口处溢出而形成乳漏；严重的甚至可能发生脓毒败血症。

预防乳腺炎，就要做到以下几点：

- 及时清除乳头表面上的乳疖，以免乳汁排出不畅而造成乳汁淤滞。
- 每次喂奶时让宝宝吸空，如果未吸空，可用手挤出来或者用吸奶器吸出来。
- 不要让宝宝含着乳头睡觉，这样宝宝容易咬乳头而诱发感染。

一旦发现乳房硬块要及时处理。乳房有硬块时可用热毛巾或热水袋进行热敷消肿，每次敷后用手轻轻按摩硬块，再轻轻地向乳头方向挤出乳汁，也可以让宝宝帮着吸吮，以加快通畅而使硬块消失。

一旦患上乳腺炎，初起时，可以勤给宝宝喂奶，或用吸乳器，促进乳汁排空。也可以采取局部理疗的办法，用周林频谱仪理疗。热敷对早期的炎症比较有效。方法是热毛巾热敷，每次20~30分钟，每天3~4次。如果以上这些办法都不奏效，可以使用用青霉素或其他抗生素，肌肉注射或静脉点滴均可。

民间的许多外用药方对治疗乳腺炎很有效果。比如将仙人掌捣碎后，敷在乳房炎块处，外面敷上干净的纱布，每天换1~2次，一般情况下2~3天即可见效。

药膳也可以帮助乳腺炎康复。下面就介绍两道简单的药膳的制作。

### 蒲公英粥

蒲公英60克，金银花30克，粳米50~100克。煎蒲公英、金银花，去渣取汁，然后入粳米煮粥。任意服食。清热解毒。适用于乳腺炎、扁桃体炎、胆囊炎、眼结膜炎等症。

### 金针猪蹄汤

鲜金针菜根24克（或用干金针菜15克），猪蹄1只。将鲜金针菜根与猪蹄加水同煮，吃肉，喝汤。每日1次，连吃3~4次。清热消肿，通经下乳。适用于乳腺炎、乳汁不下。宜秋冬季节早晚空腹食用。

## 膀胱炎

膀胱炎是泌尿系统最常见的疾病，尤以女性多见。膀胱的炎症可分为急性与慢性两种，两者又可互相转化，急性膀胱炎得不到彻底治疗可迁延成慢性，慢性膀胱炎在机体抵抗力降低或局部病变因素加重时，又可转化成急性发作。产后膀胱肌肉处于比较松弛的阶段，容易积存尿液，从而加重膀胱的负担，使细菌有机可乘，引起膀胱炎。预防的办法就是多饮水，保持外阴清洁，常清洗外阴。

## 生殖器官感染

由于产妇产后身体虚弱，抗病能力也会跟着下降。而分娩造成的创伤还在愈合中，细菌就极易乘虚而入。如果此时进行夫妻生活，容易引起外阴炎、阴道炎、子宫内膜炎、盆腔炎、子宫出血、会阴部撕裂伤等。所以一定要在分娩后6~8周内避免性生活；保持身体清洁卫生；注意休息；加强营养，做适量的运动，以增强机体抵抗力。

## ♥ 阴道松弛

自然分娩后，女性的盆腔肌肉群张力下降，甚至会受到损伤，导致肌肉群恢复欠佳。有些产妇会在产后一段时间内出现阴道松弛的现象。当然，如果能够坚持锻炼也是可以恢复的。这里，我们就简单地介绍三个锻炼的小方法。

- 常做"提肛运动"。
- 小便时有意识地屏住几秒钟，然后再继续。
- 走路时有意识地绷紧大腿内侧及会阴部肌肉，然后放松。

## ♥ 便秘、痔疮

分娩过程中会阴部位的损伤也会引起肛门发生水肿疼痛，使产妇自然地排斥大便。而且产后子宫收缩使直肠承受的压迫突然消失，肠腔扩大，排泄物在大肠内滞留时间延长，也容易引起便秘。所以产后要预防便秘和痔疮的发生，产妇应该多活动，促进肠胃蠕动，少食辛辣、精细的食物，适当地进食粗纤维食物，同时也要多喝水，有意识地养成良好的排便习惯。

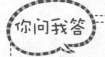

### 夏日坐月子需要注意什么？

产后不宜贪凉，但长时间待在温度高的房间中，也容易中暑和发生产褥热。炎热夏季坐月子使用空调调整室内温度是可以的，但使用时要注意：空调口不能直接对准产妇和宝宝的床；空调温度不能低于24℃，且与室外温差不能小于7℃；每天要定时开窗通风。新鲜水果富含维生素和微量元素，能补充水分和产后营养需要，而且还可预防产后便秘，月子里适量食用是可以的，像苹果、香蕉、梨等每次食用最好别超过1个；另外，产后脾胃虚弱，不能吃寒凉食物，所以刚从冰箱里拿出来的水果不能直接吃，要放一放，吃常温的。

## 10 阿普加评分

听到女儿生了，姥姥和姥爷急急赶来。一见到粉嫩的小宝宝，姥姥和姥爷的眼睛就再也不能从小家伙的身上移开了。"小家伙长得真好看，比她妈小时候可要漂亮。""可不，我还记得她妈当时那脸都皱巴巴的。"听着父母的话，她有点儿吃醋了，说："我在妈妈肚子里长得不好，那得怪你们没有照顾好我，没有给我足够的营养。"婆婆一听，特别高兴："宝宝出生后的一个什么评分可是优秀呢！"姥爷疑惑了，问："什么评分？"他赶紧回答："阿普加评分，是专门针对新生儿的。"

### 💜 什么是阿普加评分（ApgarScore）

阿普加评分是 1952 年由麻醉师弗吉尼娅·阿普加开发出来的，专门针对新生儿出生时的器官系统的生理指标和生命素质进行评分。

它有 5 项评测内容，巧的是阿普加的英文单词"Apgar"刚好是这五项评测内容的首写字母：肌张力（Activity）、脉搏（Pulse）、皱眉动作即对刺激的反应

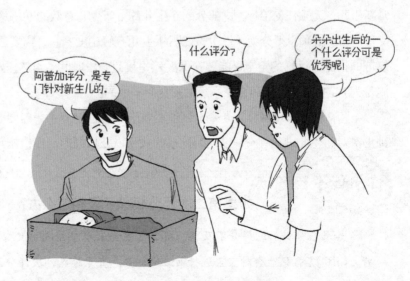

（Grimace）、外貌（肤色）（Appearance）、呼吸（Respiration）。这是一种简单易行的方法，下面我们就介绍阿普加评分的具体内容。

## 💜 如何进行阿普加评分

在新生儿出后1分钟内，测试新生儿的肌张力、脉搏、皱眉动作、肤色及呼吸这五项，并对其进行评分。其中最高为2分，最低为0分，然后将每项得分相加，10分为满分。

| 分值 \ 项目 | 0 | 1 | 2 |
| --- | --- | --- | --- |
| 肌张力（肌肉紧张性） | 无力；不动 | 四肢略呈弯曲 | 四肢屈曲、动作活跃 |
| 脉搏（心率） | 无心率 | 每分钟跳动不到100次 | 每分钟跳动至少100次 |
| 皱眉动作（反射性反应） | 对插鼻管无反应 | 在抽吸口鼻腔时有皱眉动作 | 在抽吸口鼻腔时皱眉、躲闪、咳嗽或打喷嚏 |
| 外貌（肤色） | 宝宝整个身体呈青灰色，或者很苍白 | 身体颜色正常，但手足青紫 | 全身肤色正常 |
| 呼吸（呼吸作用） | 无呼吸 | 哭声微弱，像是呜咽的声音；呼吸缓慢，而且不规则 | 哭声良好响亮；呼吸的频率和力度均匀、正常 |

## 💜 阿普加评分结果及说明

按照最后相加的得分，可以把新生儿分为优秀、及格和不及格三等。

优秀：五项总得分为8~10分，说明新生儿身体素质和神经系统发育基础很好，属于正常新生儿，无须任何治疗。这部分的新生儿约占新生儿总数的90%左右。

及格：五项总得分为4~7分，说明新生儿有轻中度窒息，需要医生采取一些心肺功能复苏的措施。这样的宝宝可能要在保温箱里度过一段时间。当然，妈妈不用担心，这些措施是为了宝宝日后身体和神经系统的发育而采取的。

不及格：五项总得分为0~3分，说明新生儿有重度窒息，需要立即组织抢救。第5分钟再次对新生儿进行评分，以判断抢救的效果以及后面的治疗措施。

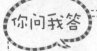
你问我答

### 如果第二次评分仍然不及格怎么办？

如果5分钟后的评分不及格，那么医生会采取相应措施继续对宝宝进行抢救治疗。1小时后，医生会对宝宝进行第三次评分，直至连续两次评分均不低于8分。

## 11 新生儿头面、五官护理方案

"妈，小家伙的鼻子不通气，怎么办呀？"看着熟睡的小宝宝，她发愁地问婆婆。婆婆爱怜地望了望孙女，说："小孩子经常这样的，不用担心！""那怎么让宝宝鼻子通气呀？看她吃奶可不舒服了。"她满怀希望地望着婆婆。"这……"婆婆语塞起来。

小婴儿的鼻腔还没有完全发育，就像婆婆说的，特别容易发生鼻堵塞。堵的时候宝宝特别难受，特别是吃奶和睡觉的时候，他都没有呼吸的器官了。

## 新生儿鼻子护理

新生儿鼻子不通气，有两种原因，一种是因为遗传，一种是因为鼻腔分泌物。如果新生儿鼻子不通气，眼眉上还长有像头皮屑那样的东西，脸颊上也有小疙瘩，那大多与遗传有关，鼻腔还没有完全发育，只需要过段时间，经常是1个月左右，就会减轻。

如果是鼻腔内有干燥的鼻痂，也会影响鼻子通气，这时妈妈可以在宝宝鼻子里滴1滴母乳，等其软化后，再用棉签刺激鼻腔，让宝宝打

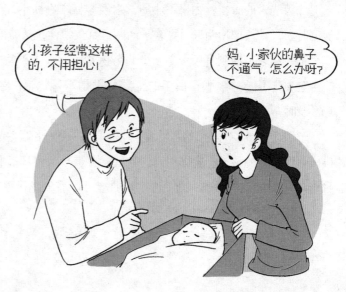

喷嚏，从而让分泌物随着打喷嚏的气流排出来。也可以先把棉签蘸温水后，再把上面的毛毛拉松散一些，用这样的棉签去擦一擦鼻痂，让鼻痂软化后再交替轻轻压宝宝两侧的鼻翼，刺激宝宝打喷嚏。让鼻痂软化后也可以用吸鼻器吸出鼻痂来。总之，千万不要挖鼻痂，以免伤害到宝宝娇嫩的鼻腔。

如果宝宝鼻子并没有分泌物，又不通气，这时妈妈可以用湿热毛巾敷在宝宝鼻根部。水温比洗澡水稍热点儿就行，以防止烫伤皮肤。

## ♥ 新生儿眼睛护理

很多新生儿的眼部分泌物都特别多，这是因为分娩的时候在产道里被感染的缘故。新生儿眼屎多爸爸妈妈可不能忽视，因为它可能会引起新生儿先天性泪囊炎等疾病，如果没有护理好，是会影响到宝宝视力发育的。为了防止产道过程中的感染，一般医院在宝宝出生的 1~3 天里给点一些眼药。如果回家后宝宝还有眼屎，那就需要继续点眼药。如果 1 周后，宝宝还有眼屎，那就要上医院，让医生检查一下。

如果没有眼屎，妈妈只需要用温水擦洗宝宝的眼部就可以了。找一块干净的小方巾，蘸点儿温水，从宝宝眼角内侧到外侧轻轻擦拭。一只眼睛用毛巾的一边，另一只眼睛用毛巾的另一边。完成后清洗毛巾，晾于阳光底下。

## ♥ 新生儿耳朵护理

新生儿耳朵的护理主要是防止液体流入。

洗头洗澡的时候，如果不小心，水很容易流进新生儿的耳朵里，发生中耳炎。洗头洗澡的时候，大人要用两只手把孩子的两只耳朵堵住，然后再洗。

不要让眼泪流到耳朵里。新生儿个体差异很大，有的宝宝新生儿时期没有眼泪，而有的宝宝则眼泪很多。眼泪很多的宝宝如果是平躺的话，眼泪就会流进耳朵里。大人要留意，及时帮宝宝擦拭。

一般来说 5 岁之内都不要给孩子挖耳屎，因为下颚关节活动的时候能够促使耵聍自然排出。但也有的孩子不能排出，这时就需要带孩子到耳鼻喉科进行专门清理。因为耵聍一旦形成耵聍酸这种酸剂，那影响就非常大了。有的孩子耵聍长得特别快，而且还特别黏，可能半年就要去耳鼻喉科清洁一次耳道。

# 💜 新生儿口腔护理

新生儿的口腔护理主要是食物卫生。比如人工喂养的宝宝奶瓶、奶嘴的消毒，母乳喂养的妈妈乳头的清洁。

需要特别进行口腔护理的宝宝是一些患有鹅口疮的宝宝。鹅口疮又叫雪口病、白念菌病，或鹅口、雪口、鹅口疳、鹅口白疮等，是由真菌传染，在黏膜表面形成白色斑膜的疾病。如果母亲阴道有霉菌感染，那么婴儿通过产道时因接触到母体的分泌物会造成感染；同时，奶瓶奶嘴消毒不彻底，或母乳喂养时，妈妈的乳头不清洁，都可以造成感染。

如果宝宝患有鹅口疮，可以用制霉菌素研成末与鱼肝油滴剂调匀，涂抹在创面上，每4小时用药一次，治疗效果很好。以前鹅口疮会涂紫药水，但现在发现其有致癌的作用，已经被禁用。

# 💜 新生儿头部护理

正常新生儿出生时头部约占身长的 1/4，头围 33~34 厘米，颅骨虽然已较硬，但如护理和睡眠姿势不当仍可发生偏头、扁头等头颅畸形。所以这段时期最好不要用枕头。

在抚摸小孩头顶时，在其前部正中可发现一块没有骨头、软乎乎的有跳动感的地方，这是前囟门，约在 12~18 个月时闭合；在头顶后部正中也可能摸到一块没有骨头、软乎乎的地方，这就是后囟门，约在 2~3 个月内闭合，有的孩子出生时就闭合了。囟门部位缺乏颅骨的保护，故要防止坚硬物体的碰撞，但可以用手轻轻摸，也可以洗。

有的新生儿由于受到产道挤压，会使皮下组织水肿而形成产瘤，有的婴儿则会出现血肿。如果是产瘤不用担心，一般会自行消退；如果是血肿，则有可能不会完全消退，形成局部突起的硬块。而如何辨别二者，则需要医生来进行。

# 💜 新生儿面部护理

新生儿洗脸，不要把母乳、牛奶涂到皮肤上。最好用温水给宝宝洗脸。先洗净双手，然后用宝宝专用的小脸盆和小方巾放在温开水中浸湿，拧成半干，再轻轻擦拭宝宝的眼部，然后是耳朵后面的皮肤以及耳廓的内外皮肤，最后再擦洗口鼻周围的皮肤、脸颊和前额部位的皮肤。

新生儿皮肤特别娇嫩，体内免疫系统还不完善，皮肤稍有破损即可能感染，处理不当，严重者甚至会导致败血症，因此用毛巾擦拭脸部和身体时，动作一定要轻柔。

## 12 新生儿吃喝拉撒睡护理方案

婆婆正吃着饭呢，就听到房里她大叫起来："妈妈，宝宝拉了！"婆婆赶紧放下碗筷跑过去，一看，她正手足无措地盯着床中央的朵朵呢。婆婆麻利地给宝宝换下了尿布。她看着婆婆，感激地说："妈，要不是您，我都不知道怎么办了。"婆婆笑笑，说："你也得学着呀。不然，哪天我要是买菜去了你们可怎么办呢？"

不知道怎么给宝宝换尿布，不知道怎么给宝宝穿衣服，不知道怎么给宝宝喂奶……这是很多新妈妈的烦恼。下面，我们就来看看新生儿吃喝拉撒睡的护理方案。

## 吃：按需喂奶vs定时喂奶

传统的新生儿喂养是定时喂奶。新生儿每隔2～3小时喂一次奶，每次喂奶15分钟左右。但现代研究表明，按照宝宝的需要进行哺乳更加符合新生儿的生理特点。因为宝宝胃小，每次吸入的奶量并不多，按需哺乳能够使宝宝吃饱喝足，更快地生长。同时，勤吸吮也能刺

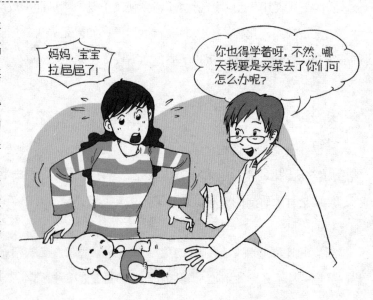

激妈妈催乳素的分泌，让乳汁分泌更加旺盛，同时还有助于消除妈妈的奶胀，防止发生乳腺炎。

但是，按需哺乳并不是只要宝宝一哭就要喂奶。宝宝啼哭的原因很多，尿湿了会哭，想人抱了会哭，受到惊吓了也会哭。妈妈应该细心观察并准确判断，不要一哭就喂奶。喂奶太频繁了并不好，一方面会影响妈妈休息；另一方面还会使奶水来不及充分分泌，造成宝宝每次吃不饱。这样宝宝过不了多久就又要吃，久而久之就会形成恶性循环。

频繁的吸吮还会使妈妈的乳头负担过重，容易破皮，影响哺乳。

## ♥ 睡：适时变换睡眠姿势

睡眠是宝宝很重要的一项生理需要。据报道，熟睡中的新生儿生长发育比醒时快4倍。新生儿每天要睡18~20个小时，除喂奶、洗操、换尿布外，几乎都在睡眠中度过。睡眠的时间和质量某种程度上决定这一时期宝宝的发育良好与否。

为了保证宝宝的睡眠质量，给宝宝营造一个舒适温暖的睡眠环境是非常必要的。宝宝的卧室一定要经常开窗通风，保持空气清新，阳光充足。当然，如果有穿堂风和直射的阳光也不行。室内的温度最好维持在16℃~23℃，湿度在50%~60%。

新生儿出生后，全身各器官都在生长发育中，脊柱周围的肌肉、韧带还很弱，如果睡在凹陷的软床上，容易导致脊柱和四肢发生畸形。通常新生儿应睡在母亲旁边的摇篮或婴儿床里，床的两边要有保护栏。这样既可以从出生起就培养宝宝独立生活的习惯，又便于母亲照顾。

新生儿出生后24小时内，医生会建议宝宝采取低侧卧。宝宝初生时保持着胎内姿势，四肢仍然屈曲，为了帮助他们把产道中咽进的一些水和黏液流出，所以在生后24小时以内，仍要采取低侧卧位。侧卧位睡眠既对重要器官无过分的压迫，又利于肌肉放松，万一婴儿溢乳也不致呛入气管，是一种应该提倡的小儿睡眠姿势。

新生儿的头颅骨缝还未完全闭合，如果始终或经常地向一个方向睡，则可能会引起头颅变形。例如长期仰卧会使孩子头型扁平，长期侧卧会使孩子头型歪偏，这都影响外观仪表。正确的做法是经常为宝宝翻身，变换体位，更换睡眠姿势。

## ♥ 拉：新生儿的大小便护理

90%的新生儿会在出生后24小时内第一次排尿，有的会延长至48小时，这些都是正常情况。如果宝宝超过48小时仍然无尿，应该咨询医生，查找原因。新生儿的第一次大便会在出生后的 2~3 天里出现。第一次大便医学上称之为胎便，这黏稠、黑色的物质，是胎儿肠道分泌物、胆汁、吞咽的羊水以及胎毛、胎脂、脱落的皮肤上皮细胞等在肠道内混合而成的，必须在开始正常的消化之前排出体外。

大小便的日常护理最重要的工作就是做好宝宝大小便之后的清洁工作。妈妈一定要勤洗勤换尿裤、尿布，每次大小便后都要为宝宝清洗外阴和小屁屁。

清洗的方法也是不可忽视的。女宝宝在排泄后一定要及时清理会阴，清洁时要从会阴向肛门处擦拭，然后用水或湿巾擦拭，以防引起尿道感染。男宝宝也应该由前向后清洗外阴，然后清洗肛门，在清洗外阴时，一定要扒开小包皮，把隐藏在里面的污垢洗净。

## 母乳不足怎么办？

如果产后乳量不足，妈妈可以采取下面的四个措施来补救：

一是每次排空乳房。让宝宝多吸吮，尽量排空两边的乳房。因为多吸吮能刺激母体内催乳素的增高，使乳汁增多。

二是保持良好的心态和休息。情绪也会影响乳汁的分泌。心情愉快的妈妈要比焦躁、忧郁的妈妈乳汁分泌旺盛。而且过度疲劳也会让乳汁分泌减少。

三是食补。鸡蛋、瘦肉、豆制品、蔬菜、猪蹄或鲫鱼汤、鸡汤、骨头汤等都可以促进乳汁分泌。

四是针灸催奶及服催奶药。如果结合中医针灸及催奶药，往往能取得良好的效果。母乳实在不足的母亲，可以给宝宝增加配方奶粉。白天应尽量坚持喂纯母乳，晚上再增加配方奶。

## 新生儿尿液的多少取决于摄入奶水的多少

在最初几天里，宝宝摄入量少，每日排尿 4~5 次；随着吸奶量的增加，宝宝排尿次数会逐渐增加。有的时候一天甚至可达 20 次以上，日总量也可达至 100~300 毫升，到满月前后，宝宝的日排尿量可达到 250~450 毫升。

对于宝宝而言，排尿次数多是正常现象，不能因为宝宝老是排尿，就减少哺乳的次数或每次的哺乳量，这样只会给宝宝的成长带来不好影响。

## 13 宝宝脐部要好好护理

回家两天，表姐李茜就来看她了。打开宝宝的包被，看看了脐部，李茜满意地说："嗯，宝宝的脐部护理得不错。"她说："那当然，你也不看看我们宝宝的护理阵容多豪华。"李茜回头，迎上的是满怀关切的目光，那是宝宝的爷爷奶奶和外公外婆。

在新生宝宝的护理中，脐部的护理是非常重要的一环。

脐带是胎儿从母体获取营养和氧气的渠道，里面有2根脐动脉和1根脐静脉。分娩时，脐带会被剪断，残端于1~3周内干枯脱落，此后脐内血管收缩，脐部皮肤向内牵拉而凹陷，形成脐窝，也就是"肚脐眼"。

脐部的护理可以分为脐带脱落前和脐带脱落后两个阶段。

### 脐带脱落前

剪断的脐带形成创面，细菌极容易从这里侵入新生儿体内，造成脐炎，乃至导致败血症和死亡。所以一定要做好脐部的护理工作。

每天要彻底清洁脐带，以防止细菌入侵。清洁时，先准备好75%的酒精，然后一只手轻轻提起脐带的结扎线，另一只手用酒精棉签仔细在脐窝和脐带根部擦拭。当脐带不再与脐窝粘连时，再用新的酒精棉签从脐窝中心向外转圈擦拭。最后，再用酒精消毒提过的结扎线。

同时要保持肚脐干爽。一旦水或者尿液浸湿脐部，要马上用干棉球或干净柔软的纱布擦干，然后再用75%的酒精棉签进行消毒。

这段时间，不要让宝宝坐在浴盆里洗澡。洗澡时，可以分上半身和下半身分别清洗。同时，也要避免纸尿裤或者衣物摩擦脐带残端。

如果脐部包扎的纱布外面有渗血情况，则需要重新结扎止血。

## ♥ 脐带脱落后

一般情况下，宝宝的脐带残端会慢慢变黑、变硬，1~2周脱落。脐带残端脱落后，创面稍有湿红，脐窝内常常会有少量渗出液，属正常现象。这时同样用75%的酒精棉签轻拭脐窝，然后盖上消毒纱布。

以前有习惯用1%的甲紫（紫药水）涂抹创面，因为甲紫有杀菌、收敛的作用。但是甲紫的穿透力没有酒精强，有时表皮已有结痂了，但底下却发生了脓肿，所以我们还是建议大家用75%的酒精棉签进行消毒。

有的妈妈发现脐窝有脓性分泌物，就往脐部撒"消炎药粉"，这也是不可取的，只会加重感染。

如果脐窝有脓性分泌，或者有鲜血渗出，其周围皮肤有红、肿、热，而且宝宝出现厌食、呕吐、发热或体温不升（肛表温度低于35℃）等情况，那么可能有脐炎，要立刻去医院诊治。

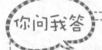

### 如果脐带久不脱落怎么办？

如果宝宝的脐带2周后还没有脱落，家长要仔细观察脐带的情况。特别注意有没有感染的迹象，比如有没有红肿？有没有化脓？有没有大量液体从脐窝中渗出？如果没有出现这些情况，家长就可以不必过于担心。同时，也可以用酒精给宝宝擦拭脐窝，使脐带残端保持干燥，加速脐带残端脱落和肚脐愈合。

### 加强脐带护理，预防脐疝

有些小宝宝，尤其是未足月的早产儿，脐带脱落后会在肚脐处长一个向外突出的圆形肿块，这就是"脐疝"。脐疝俗称"气肚脐"，是新生儿和婴儿时期最常见的疾病之一。脐疝小的如黄豆，大的如核桃。宝宝安静平躺时消失，直立或者哭闹、咳嗽、排便时就会突出来。

脐疝发生的原因是脐带脱落后，脐孔两边的腹直肌尚未合拢，腹腔内压力增高，腹膜便向外突出导致的。脐疝的内容物是肠管的一部分。绝大部分脐疝儿并无其他不适，偶有消化不良或肠痉挛，只是少数可能发生疝气嵌顿，即疝出的肠管被卡在脐环处。

# 14 新生儿易患疾病及护理

"你家宝宝很乖吧?"一大早晓玲就打来了电话。"很乖呀。你家宝宝怎么样?""不好,前两天一直感冒,现在都转成肺炎了。"电话那头,晓玲很郁闷。"如果我家宝宝感冒了,我都不知道怎么处理。"她也着急起来。"听医生说感冒挺容易转成肺炎的,你也要好好照顾你家宝宝呀。"晓玲语重心长地说。

宝宝一生病,妈妈就晕乎。这是所有新手妈妈的经验教训。与其宝宝生病时晕乎,妈妈们不如先了解一下新生儿易患的疾病种类和护理办法,这样就能做到心中有数,遇事不慌了。

一般来说,新生儿肺炎、新生儿黄疸是需要家长特别警惕的常见疾病。

## ♥ 新生儿肺炎

其实,新生儿患感冒的不多,如果真感冒了,就要警惕转变成肺炎。就感冒本身来说,对新生儿的危害并不大,但如果转成气管炎、肺炎,那就是非常严重的疾病了,对孩子的危害也会非常大。

新生儿肺炎是新生儿期感染性疾病中最常见的,发病率高、死亡率也较高。新生儿的肺炎跟大孩子不一样。患儿很少会咳嗽,一般表现为呼吸浅促、鼻翼扇动、点头呼吸、口吐白沫、发绀、食欲差、呛奶、反应迟钝、哭声轻或不哭、呕吐、体温异常。新生儿最明显的症状是口吐泡沫,这是新生儿咳喘的一种表现形式。同时精神委靡,或者烦躁不安、拒奶、呛奶等。重症患儿会出现呼吸困难、呼吸暂停、点头呼吸和吸气时胸廓有三凹症,出现不吃、不哭、体温低、呼吸窘迫等,严重时发生呼吸衰竭和心力衰竭。

新生儿感冒的症状更多的是鼻堵塞或者流鼻涕。但是,如果发现宝宝吃奶不好、精神不好，就要及时看医生了。

如果宝宝患上了肺炎，那更要精心护理。喂奶、吃药等医生会嘱咐，其他的一些护理细节还包括下面几点：

一是要密切注意宝宝的体温变化、精神状态以及呼吸情况。

二是要多喂水。因发热、出汗、呼吸快，宝宝失去的水分较多，喂水一来补充水分，二来还会使咽喉部湿润，稠痰变稀，呼吸道通畅。

三要检查宝宝鼻腔内有无干痂，如有可用棉签蘸水后轻轻取出，以解决因鼻腔阻塞而引起的呼吸不畅。

四是注意室内空气。太闷太热对肺炎患儿都非常不利，可使咳嗽加重，痰液变稠，呼吸更为困难。室内的湿度也要适宜，火炉上应放上水盆，地上应经常洒些水，室内空气不要太干燥。

## 新生儿用药首选"静脉点滴"

温馨提示

口服药需要通过肠胃吸收，而新生儿的胃酸分泌很少，基本处于无效状态；同时，新生儿肠胃蠕动不规则，胃的排空时间很长，这样口服药给药的时间就很难计算准确。而且，很多新生儿容易发生食管反流，根本就不能吸收药物。

那么，选择皮下或肌肉注射行不行呢？答案也是否定的。新生儿肌肉组织皮下脂肪少，血流并不十分丰富。而局部血流灌注情况直接影响皮下或肌肉注射的吸收程度。

静脉点滴则可以很好地规避掉这些问题。静脉给药，药物能够通过静脉进入血液循环从而达到治疗的效果。同时，如果重病新生儿无法吸吮，还可以通过静脉给予营养，从而满足机体对营养的需求。

## ♥ 新生儿黄疸

胎儿靠胎盘供应血和氧气，而体内为低氧环境，必须有更多的红细胞携带氧气供给胎儿，才能满足胎儿的需要。胎儿一旦娩出，就必须用自己的呼吸系统获取氧气，如此一来，体内的低氧环境发生了改变，对红细胞的需求量也大大降低。这时，体内多余的红血球就会分解为胆红素。这些胆红素没有及时排出体外，堆积在血液中，随着血液的流动，把新生儿的皮肤和巩膜染成黄色，出现新生儿黄疸。这属于生理性黄疸，大约有60%的新生儿出生 1 周内会有这种情况。足月分娩的新生儿在产后 2~4 天会出现黄疸，4~5 天为高峰期，2~3 周内黄疸消失。早产儿的黄疸持续时间会长一些。生理性黄疸，家长不必担心。

如果希望宝宝的黄疸早些消退，可以用一些葡萄糖冲水给宝宝喝，糖水的利尿作用可使胆红素加速排出。同时，家长要注意的是，吃奶不好及饥饿可能使生理性黄疸加重延长。

使家长们担心的是病理性黄疸，病理性黄疸如不及时治疗会造成婴儿智力障碍、脑瘫甚至死亡。那么，如何分辨生理性黄疸和病理性黄疸呢？这里需要注意三点。

**一是黄疸出现和消退的时间。**病理性黄疸在宝宝出生后一两天之内就会出现，而且迅速加重，有的时候一个多月都消退不了。有时候会逐渐消退，不久又反复加重了。这些都是病理性黄疸的特点。

**二是看黄疸的程度和黄疸的颜色。**生理性黄疸的宝宝，皮色为浅柠檬的黄色；巩膜有轻度黄染，且仅局限于面部、躯干部，不过膝不过肘；大便颜色为黄色，小便会使尿布微黄，用洗衣粉洗涤之后可恢复原来的颜色。病理性黄疸的宝宝，肤色为橘黄色或者是金黄色，且黄色会过膝过肘，有时候连手心和脚心都是黄的；巩膜颜色的黄也非常重；小便的尿黄用洗衣粉洗涤之后还是很黄；有时候大便呈白陶土色。

**三是看病史。**一般情况下，如果妈妈在孕期很健康，而宝宝分娩时也没有发生窒息或严重的感染，也不是早产、低出生体重，这时出现的黄疸往往是生理性黄疸。

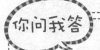

## 什么情况下去医院？

婴儿出现疾病时，成人留心观察孩子的状态很重要，如果新生儿出现以下状况，要迅速去医院让医生进行专业诊疗。

● 发热 38℃或者以上。

● 身体僵硬或者完全无力。

● 鼻塞严重，已经影响吃奶。

● 大便带血或者是水样大便。

● 哭闹严重，伴有刺耳哭闹，拒绝吃奶。

● 不同于平常的溢奶，婴儿突然呕吐出大量奶液。

# 附录

## 0~1个月宝宝身体发育指标

| | |
|---|---|
| **体重** | 新生儿出生时体重超过2.5千克，一般在3 ~ 4千克 |
| **身长** | 足月新生儿出生时身长超过47厘米，一般在47 ~ 53厘米 |
| **头围** | 新生儿诞生时平均头围在33 ~ 34厘米 |
| **胸围** | 比头围小1 ~ 2厘米，平均为32.4厘米。如果头围比胸围小太多，叫小头畸形；如果头围比胸围大太多则可能是脑积水 |
| **坐高** | 约33厘米，出生时坐高约为身长的66% |
| **呼吸** | 以腹式呼吸为主，呼吸较浅，而频率较快，每分钟呼吸40 ~ 60次 |
| **心率** | 测量新生儿的脉搏会发现，宝宝的心跳快，心率波动较大，睡着时为90 ~ 100次/分，活动时为120 ~ 140次/分，哭闹时甚至高达160 ~ 180次/分 |
| **皮肤** | 一般在出生2 ~ 3天后皮肤开始发黄，出生后4 ~ 5天是高峰期，皮肤颜色最黄，有时连眼白都发黄，一周后逐渐退掉，这叫作生理性黄疸。但有些宝宝刚出生皮肤就发黄，也是正常现象 |
| **体温** | 新生儿正常体温为36℃ ~ 37.5℃，因为体温调节功能还不完善，要特别注意给他保暖，炎热天气新生儿卧室应注意通风（但要避免穿堂风） |
| **四肢** | 看手指和脚趾末端，可能微微发紫，这是新生儿四肢血流不多的原因 |
| **大小便** | 刚出生12 ~ 24小时内先排出黑绿色胎便，此后转为金黄色；大多数新生儿出生后6小时排尿，但尿量及排尿次数都比较少，大约一周后尿量明显增多。若超过24小时没有大便或小便，就要立刻就医 |
| **视力** | 宝宝刚出生时视力很低，但有光感，当强光射到眼睛时，瞳孔会缩小 |
| **听力** | 出生一周左右，听力就会逐渐增强，同时自己还会做出生理反应 |

## 0~1个月宝宝智能发育水平表

| | |
|---|---|
| **大运动** | 无法随意运动，动作多无规则、不协调；扶住宝宝腋下让其直立，有步行反射 |
| **精细动作** | 手经常呈握拳状，拇指放在其他手指外面；能短时间握住手中物体 |
| **适应能力** | 会对进入视野的物体跟踪注视；会对声音做出皱眉、微笑表情，或者受到惊吓的动作 |
| **语言表达** | 能自动发出各种细小喉音；当大人与其说话时，会注视大人面孔；逗引时能发出笑声 |
| **社交行为** | 双眼能追视在身边走动的人；大部分时间喜欢无目的地凝视四周 |

# 0~1个月宝宝智能发展测评

| 测评内容 | | 操作方法 | 通过标准 |
|---|---|---|---|
| 大动作能力 | 俯卧抬头 | 让宝宝俯卧，头部稍稍抬起，左右观看 | 宝宝抬头，眼睛能抬起观看 |
| | 扶腋行走 | 扶着宝宝的腋窝，站在硬的地面，让宝宝迈步 | 可以迈5步 |
| 精细动作 | 能力握物 | 给宝宝一把勺或者笔，让宝宝握紧勺把或笔杆 | 宝宝能握紧10秒及以上 |
| 社会交往能力 | 回应微笑 | 大人用手指挠宝宝胸脯，宝宝发出回应性微笑 | 出现在30天以内 |
| 认知能力 | 看笑脸 | 将笑脸的卡片或黑白相间的图片放在宝宝正面20厘米处 | 宝宝能看7秒及以上 |
| | 寻找声源 | 用能发声的玩具在距宝宝10厘米处发出声响 | 宝宝会转头寻找声源 |
| 语言能力 | 发出喉音 | 与宝宝对话，引导宝宝快乐地发出细小的喉音 | 宝宝能偶尔发出喉音 |

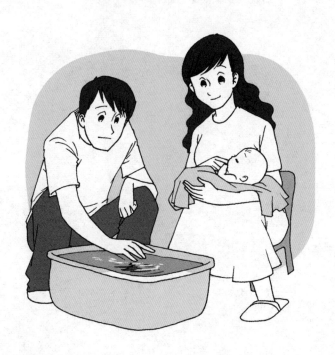